La Medicina
Biorreguladora

Un enfoque holístico e innovador
de la autocuración

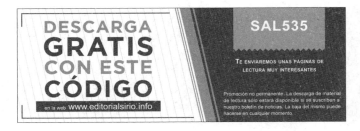
La información contenida en este libro se basa en las investigaciones y experiencias personales y profesionales del autor y no debe utilizarse como sustituto de una consulta médica. Cualquier intento de diagnóstico o tratamiento deberá realizarse bajo la dirección de un profesional de la salud.

La editorial no aboga por el uso de ningún protocolo de salud en particular, pero cree que la información contenida en este libro debe estar a disposición del público. La editorial y el autor no se hacen responsables de cualquier reacción adversa o consecuencia producidas como resultado de la puesta en práctica de las sugerencias, fórmulas o procedimientos expuestos en este libro. En caso de que el lector tenga alguna pregunta relacionada con la idoneidad de alguno de los procedimientos o tratamientos mencionados, tanto el autor como la editorial recomiendan encarecidamente consultar con un profesional de la salud.

Título original: Bioregulatory Medicine. An innovative Holistic Approach to Self Healing
Traducido del inglés por Antonio Luis Gómez Molero
Diseño de portada: Editorial Sirio, S.A.
Maquetación de interior: Toñi F. Castellón

©   de la edición original
    2018 Dickson Thom, James Paul Maffitt Odell, Jeoffrey Drobot,
    Frank Pleus, Jess Higgins Kelley

    Publicado con autorización de Chelsea Green Publishing, White River Jct. VT. USA
    (www.chelseagreen.com) y Ute Körner Literary Agent (www.uklitag.com)

©   de la presente edición
    EDITORIAL SIRIO, S.A.
    C/ Rosa de los Vientos, 64
    Pol. Ind. El Viso
    29006-Málaga
    España

www.editorialsirio.com
sirio@editorialsirio.com

I.S.B.N.: 978-84-18000-10-2
Depósito Legal: MA-1885-2019

Impreso en Imagraf Impresores, S. A.
c/ Nabucco, 14 D - Pol. Alameda
29006 - Málaga

Impreso en España

Puedes seguirnos en Facebook, Twitter, YouTube e Instagram.

La Medicina
Biorreguladora

*Un enfoque holístico e innovador
de la autocuración*

Dr. Dickson Thom
Dr. James Paul Maffitt Odell
Dr. Jeoffrey Drobot
Dr. Frank Pleus
Jess Higgins Kelley

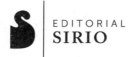

EDITORIAL
SIRIO

ÍNDICE

Introducción. La medicina centrada en el paciente........................ 9
1. La enfermedad moderna y el ascenso del modelo alopático........... 27
2. La medicina biorreguladora.. 59
3. El enfoque sistemático en la biorregulación, regeneración
   y curación 77
4. La desintoxicación... 115
5. La alimentación... 151
6. El sistema nervioso... 189
7. La boca de la medicina 223
8. Introducción a los principales diagnósticos y tratamientos
   de la medicina biorreguladora.................................... 257
Apéndice. Organizaciones y clínicas biorreguladoras 295
Notas 301
Sobre los autores.. 309

LA MEDICINA CENTRADA EN EL PACIENTE

Hoy en día más de la mitad de la población mundial sufre alguna forma de enfermedad crónica o degenerativa —enfermedad cardíaca, diabetes, demencia: hay una larga lista de ellas—. La artritis es actualmente la causa más común de discapacidad, y una de cada cuatro personas tiene dificultades para realizar actividades normales debido al dolor articular. A la mitad de la población se le diagnosticará cáncer alguna vez en su vida. Una de cada cinco personas padece una enfermedad autoinmune. Y estas son solo algunas de las enfermedades diagnosticables. En la actualidad, una de cada diez personas tiene una enfermedad rara, no diagnosticable o médicamente intratable. Estos pacientes cansados, frustrados y debilitados van pasando de un especialista a otro y a menudo emplean años, por no mencionar cuantiosos recursos económicos, buscando respuestas, alivio y, finalmente, una cura. El modelo alopático de medicina convencional occidental, que suprime los síntomas con fármacos, está perdiendo popularidad a marchas forzadas conforme aumenta el número de pacientes que reclaman un modelo médico de prevención y verdadera curación no tóxico ni invasivo dirigido a la raíz de la enfermedad. *La medicina biorreguladora*, escrito por cinco expertos en el campo de la salud natural, introduce un modelo que está vigente en Europa desde hace décadas. En países como Suiza, Alemania, India, China, Canadá y Francia —con una asistencia sanitaria muy superior a la de los Estados Unidos— *medicina biorreguladora* se ha convertido en una expresión corriente.

La medicina biorreguladora, o BioMed (ambos términos se utilizarán indistintamente en este libro), se conoce también a nivel mundial como medicina biológica europea, medicina de los sistemas biorreguladores, medicina biológica suiza o medicina reguladora biológica. Se trata de un modelo médico integral y holístico, basado en datos objetivos, que ha sido utilizado y perfeccionado durante más de cinco mil años por algunas de las mentes más brillantes de la medicina, la ciencia y la filosofía. El alcance de la BioMed, con su enfoque en la totalidad del cuerpo (y la mente) para la salud y la curación, se extiende a la prevención de enfermedades, la mejoría del rendimiento y el tratamiento de las enfermedades crónicas y degenerativas. La BioMed, que utiliza una sofisticada síntesis de una amplia gama de equipos de diagnóstico y tratamiento naturales tecnológicamente avanzados, tiene como objetivo ayudar a facilitar y restaurar los procesos biológicos humanos naturales. Es un modelo médico probado, seguro, inocuo, altamente eficaz, sin fármacos ni efectos secundarios, diseñado para ayudar al cuerpo de manera natural a regularse, adaptarse, regenerarse y curarse a sí mismo. Lo que aprenderás en este libro es que la única manera de prevenir, revertir y corregir las raíces más profundas de la enfermedad crónica y degenerativa es reparar y restaurar los procesos biológicos naturales sistemáticos del cuerpo. Y esta restauración se logra centrándose en las interconexiones entre todos los sistemas reguladores del organismo y facilitando simultáneamente la desintoxicación, la nutrición a nivel celular, la salud bucal y la calibración del sistema nervioso.

¿Qué es exactamente la biorregulación? Para empezar, el cuerpo humano está compuesto por unos cien mil millones de células que llevan a cabo más de cien mil reacciones bioquímicas por segundo. Los seres humanos contamos con docenas de sistemas biorreguladores, como los sistemas nervioso, endocrino, neurológico, cardiovascular, digestivo, y muchos más de los que hablaremos en el capítulo tres. Cada uno de ellos está estrechamente vinculado a los demás a un nivel tanto eléctrico como bioquímico. Cuando falla la comunicación dentro de estos sistemas o entre ellos, se producen la desregulación y los síntomas. El cuerpo humano es un sistema maravillosamente diseñado, autorregulado, que sustenta todos los procesos vitales, tales como la frecuencia cardíaca, los niveles de azúcar en la sangre, la producción hormonal, la frecuencia respiratoria, la desintoxicación, la función inmunitaria y la presión arterial, procesos de los que la mayoría de nosotros ni siquiera somos conscientes. Cada uno de estos sistemas busca un estado de equilibrio, llamado homeostasis. Un ejemplo de un sistema de equilibrio es la termorregulación, que nos hace transpirar cuando nos calentamos en exceso. Otro es el sistema de retroalimentación llamado regulación del azúcar en la sangre, que provoca que si nuestro nivel de glucosa en sangre se eleva excesivamente, se segregue insulina para bajarlo. Y si una toxina entra en nuestro organismo, nuestro sistema inmunitario reacciona para eliminarla. Se regula la respiración, la presión arterial, la digestión, la circulación, etc. ¡Fíjate en la cantidad de funciones que realiza tu cuerpo sin que ni siquiera te des cuenta!

Cuando uno o más de estos sistemas se desequilibran, se produce la enfermedad. Dicho esto, rara vez hay una sola causa de enfermedad. Las afecciones crónicas y degenerativas modernas suelen ser la consecuencia de al menos cinco sistemas regulatorios desequilibrados. Esta complejidad es la razón por la que en la medicina biorreguladora no hay, ni puede haber, «especialistas»: el cuerpo está interconectado. En el momento en que empezamos a contemplar los sistemas aisladamente, perdemos la visión de conjunto. Por ejemplo, en la medicina biorreguladora, un gastroenterólogo también tiene que ser inmunólogo, porque el 80 % del sistema inmunitario está en el tracto gastrointestinal. La microbiota intestinal controla el estado de ánimo. Las hormonas del sistema endocrino afectan a la función del sistema digestivo. No hay ninguna célula ni ningún sistema en nuestro cuerpo que funcione de forma independiente. Puede que, debido a este enfoque holístico basado en los sistemas, los pacientes que acuden por primera vez a la BioMed se sorprendan al ver que, al principio, los síntomas inmunitarios se abordan con tratamientos para el cerebro o los problemas cutáneos se empiezan a tratar en el tracto gastrointestinal. La BioMed es una medicina corporal integral, y esto significa que se ocupa menos del tratamiento de una enfermedad específica que de tratar y revertir la desregulación en el conjunto del cuerpo.

Cada sistema biorregulador tiene una capacidad innata de repararse o curarse por sí mismo cuando se lesiona. Si lo piensas, lo que cura un brazo roto no es la escayola, sino el proceso biológico de formación ósea llamado osificación. La escayola solo crea la condición previa imprescindible —inmovilización estática— para que sane el brazo roto. Conocemos esta capacidad de autocuración desde hace mucho tiempo. Hipócrates declaró durante el siglo v a. C. que el cuerpo posee la capacidad inherente

—la vitalidad— no solo para curarse a sí mismo y restaurar la salud, sino también para protegerse de la enfermedad. Pero lo hace únicamente con la condición de que se le proporcionen las herramientas adecuadas para hacerlo. En la medicina biorreguladora, la enfermedad no se ve como el enemigo contra el que hay que luchar; se trata más bien de una manifestación de la descomposición de los mecanismos que mantienen el control y la homeostasis. Los síntomas son únicamente la forma que tiene el cuerpo de expresar la desregulación, y el objetivo es identificar y eliminar estos obstáculos a la curación.

La BioMed consiste en apoyar y restaurar la capacidad de los sistemas biorreguladores del organismo para regenerarse, repararse y sanarse por sí mismo mediante el uso de terapias naturales y energéticas. Y es todavía más que eso. La BioMed es un modelo médico curativo multifacético y multidisciplinar centrado en el paciente, la salud, el rendimiento, la ecología, la biología, la espiritualidad y la fisiología. La medicina biorreguladora se enfoca en la individualidad, teniendo en cuenta los patrones bioquímicos, históricos, energéticos, estructurales, sociológicos y psicoemocionales propios de cada paciente. Eres único; por lo tanto, solo un enfoque médico hecho a medida puede adaptarse bien a tus necesidades. Es por eso por lo que la medicina biorreguladora ofrece protocolos totalmente personalizados que combinan la sabiduría antigua del cuidado terapéutico con los avances tecnológicos científicos modernos. Dado que no existe ningún manual de atención médica específico para ti, tampoco habrá un supuesto práctico similar a tu proceso. Todos somos diferentes. Así, mientras la medicina alopática se ha esforzado por convertirse en una ciencia exacta, trabajando desde la base de «hechos objetivos», datos estadísticos, fórmulas irrefutables y estudios doble ciego probados, la medicina biorreguladora sencillamente se centra, con toda su técnica y capacidad, en el *paciente*.

Los diagnósticos en la BioMed van más allá de los desórdenes patofisiológicos convencionales de la estructura y de la función para adentrarse en el campo de la regulación de los sistemas y en el de los desequilibrios bioenergéticos y psicoemocionales. La medicina alopática, con su utilización de análisis sanguíneos básicos anuales y pruebas de presión arterial, sencillamente no nos proporciona el tipo de prueba preventiva exhaustiva necesaria para evaluar adecuadamente la enfermedad crónica y degenerativa compleja. Los diagnósticos de la medicina biorreguladora son insuperables ya que utilizan innovaciones en los análisis de la variabilidad de la frecuencia cardíaca, pruebas completas de las funciones hormonales y digestivas, pruebas de termografía de regulación del calor corporal,* análisis digital de las ondas del pulso, pruebas electrodérmicas, pruebas de sensibilidad a los alimentos y alergias alimentarias, y muchas otras más. En una consulta con un médico de BioMed, un paciente podría encontrarse con un enfoque diagnóstico de cientos de años de antigüedad, como el análisis de lengua de la medicina china, y al mismo tiempo con las más recientes innovaciones tecnológicas alemanas de la prueba de la biorresonancia. Ambos son métodos altamente efectivos, no invasivos y no tóxicos para detectar signos tempranos de enfermedad degenerativa de un órgano, de inflamación sistémica o de diversas infecciones. Estas, y todas las demás herramientas de diagnóstico utilizadas en la BioMed (junto con las pruebas de química sanguínea estándar), pueden detectar signos tempranos de enfermedad. Uno de los elementos más atractivos del modelo médico biorregulador es su capacidad de

---

* N. del T.: también conocida como termografía de contacto.

prevención no invasiva: las pruebas son rápidas, indoloras y no tóxicas. Estos exámenes detectan patrones de enfermedad antes de que se manifieste y permiten enfrentarse a ella antes de que progrese. Además de ser el principal modelo médico centrado en la prevención para los adultos, las pruebas médicas biorreguladoras son también el método de referencia para aquellos pacientes pediátricos para los que se prefiere evitar los exámenes invasivos, pero que desgraciadamente cada vez se ven más afectados por la epidemia de las enfermedades crónicas.

Una vez examinados los pacientes, y en el caso de que se aprecien pautas de enfermedad o de desregulación, el paradigma del tratamiento de la medicina biorreguladora se centra en cambiar el terreno biorregulador del paciente, también conocido como el medio interno. El estado de nuestros ecosistemas bioindividuales internos y externos marca la diferencia entre la salud y la enfermedad. Los tratamientos de BioMed pretenden mejorar al máximo el estado del terreno del paciente, facilitando la curación de la manera más segura y eficaz posible para restaurar la homeostasis en todos los sistemas biorreguladores del cuerpo. Cuando el terreno está sano, se convierte en un lugar inhóspito para que se asienten la desregulación y la enfermedad. Esto eleva a la medicina biorreguladora centrada en el terreno a la categoría de modelo médico más selecto y completo en lo referente a la prevención, el rendimiento óptimo, la medicina personalizada y el tratamiento de enfermedades crónicas y degenerativas. En palabras del padre de la medicina homeopática, el doctor Samuel Hahnemann: «El ideal más elevado de curación es la restauración rápida, inocua y permanente de la salud y la remoción o aniquilación de la enfermedad en toda su extensión de la manera más breve, fiable e inocua, basándose en principios fácilmente comprensibles».[1]

La BioMed se centra en el apoyo y la estimulación, trabajando con la biología a través de medios biológicos. Así, una de las premisas principales de la medicina biorreguladora es la doctrina de *vis medicatrix naturae*, o «el poder curativo de la naturaleza», que se refiere a los procesos inherentes de autocuración y autoorganización de todos los organismos vivos. Con la BioMed, cuanto menos tóxicos sean los tratamientos para ayudar a lograr la sanación, mejor. (Curiosamente, la palabra *físico** tiene raíces latinas y significa 'lo relacionado con la naturaleza'. ¡Qué alejada de la realidad nos parece esa definición al hablar con un médico alopático que prescribe fármacos sintéticos!). La medicina biorreguladora consiste en el tratamiento de los seres humanos con los medicamentos biológicos, sinérgicos, simbióticos y orgánicos que han ido evolucionando a la par de nuestros cuerpos y nuestra genética durante cientos de miles de años.

La medicina alopática occidental ha intentado incluso, a su manera, apuntarse al carro de la medicina biorreguladora. Ha adoptado (de forma un tanto confusa) la expresión *medicamentos biológicos* para describir una nueva clase de productos farmacéuticos, principalmente virus y anticuerpos genéticamente diseñados que tienen un origen humano, animal o microbiano. Los practicantes de la medicina convencional vieron que los pacientes entendían la necesidad de atender a la sabiduría biológica, de ahí que incorporaran esta terminología. Lo hicieron con la esperanza de que nadie lo advirtiera. Por desgracia, la mayoría de estos fármacos biológicos patentados actúan de manera *opuesta* a la idea fundamental de la medicina biorreguladora de «mantener y fomentar el biosistema humano y sus mecanismos reguladores». Los medicamentos biológicos, más apropiadamente

---

* N. del T.: término empleado en la Antigüedad para referirse a lo que hoy en día se conoce como médico.

denominadas *biofármacos*, han sufrido alteraciones de su estado natural para poder ser patentados y comercializados, y además, a diferencia de las moléculas biológicas encontradas en la naturaleza, han sido procesados. Por lo tanto, no actúan en el organismo como lo hacen los medicamentos y tratamientos naturales y energéticos a base de plantas. Sin embargo, como los medicamentos de origen biológico son eficaces y a la vez rentables para la industria farmacéutica, se siguen investigando, fabricando y comercializando bajo la denominación de los llamados fármacos biológicos, que a partir de 2016 aumentaron hasta llegar al 25 % del mercado farmacéutico total, alcanzando los doscientos treinta y dos mil millones de dólares. Su nombre hace que suenen como si fueran naturales e inocuos, pero no lo son. Por tanto, es importante no confundir la medicina biorreguladora y sus medicamentos y terapias biológicos naturales con los productos farmacológicos a los que la medicina convencional llama ahora «fármacos biológicos».

La verdadera BioMed utiliza compuestos naturales y energéticamente activos que tienen el efecto biológico más seguro y potente en los seres humanos. Trabajan en armonía con el cuerpo, no contra él. Manteniéndose al tanto de los continuos avances tecnológicos, la medicina biorreguladora incorpora lo mejor de las modalidades de tratamiento naturales, clásicas, probadas a lo largo del tiempo y de las modalidades de tratamiento tecnológico moderno y más avanzadas que el mundo nos ofrece. Entre ellas las medicinas china y antroposófica; las terapias antihomotóxica, bioenergética y de campo electromagnético; la homeopatía; la fitoterapia; la hipertermia; la oxigenoterapia; la ozonoterapia; las terapias de sonido, luz y energía; los tratamientos genéticos, metabólicos, psicosomáticos, dentales, nutricionales y herbarios, así como varias terapias estructurales, posturales y bioenergéticas. Lo más importante es que cada tratamiento está dirigido a apoyar la capacidad del individuo de regularse, adaptarse, regenerarse y sanar por sí mismo. Mientras muchos pacientes se encuentran frustrados y van de un practicante de medicina natural al siguiente, la ventaja de las clínicas BioMed de los Estados Unidos es que ofrecen *todos* estos diagnósticos y tratamientos —a muchos de los cuales no es posible acceder a no ser que vivas en Europa— bajo un mismo techo. Nos encontramos en una etapa emocionante de la BioMed. Por fin, ha llegado el momento en que los pacientes no tienen que viajar hasta Europa para acceder a tratamientos de vanguardia, innovadores, no tóxicos ni invasivos. Por eso toda clase de pacientes, entre ellos altos ejecutivos, gerentes de fondos de cobertura y deportistas profesionales, que se han cansado de atiborrarse de productos farmacéuticos, está acudiendo en masa a estas clínicas.

Para establecer una comparación con un modelo ya establecido en los Estados Unidos, la medicina biorreguladora está más estrechamente relacionada con la medicina naturópata vitalista. La teoría del vitalismo afirma que los materiales orgánicos, biológicos, contienen la «fuerza vital» y son por lo tanto el tipo de medicina más adecuado para apoyar la biología humana. La medicina biológica (*bio* significa 'vida') cura a los seres humanos y a otros seres vivos. Por el contrario, los materiales sintéticos, xenotóxicos o no naturales —como la mayoría de los productos farmacéuticos— son extraños al cuerpo, y por eso carecen de la fuerza vital para provocar una respuesta curativa o sanadora (en el capítulo cuatro veremos más información sobre esto). Mientras tanto, muchos médicos naturópatas estadounidenses están ya practicando la medicina biorreguladora, aunque o bien no lo saben o simplemente no son capaces de identificar qué parte de lo que vienen haciendo en sus clínicas pertenece a una u otra disciplina.

También es importante tener en cuenta que la «medicina integrativa» es un nuevo movimiento iniciado hace apenas veinte años por naturópatas o médicos alternativos que quieren hacer justicia al mundo alopático e integrar la medicina farmacéutica en la medicina natural. Si bien este es un paso importante en la dirección correcta, los daños causados por muchos productos farmacéuticos a nivel mitocondrial contradicen al juramento hipocrático con el que se comprometen de por vida todos los médicos (al menos históricamente) de *no hacer daño*. La medicina biorreguladora está a la vanguardia de la medicina natural, honra nuestra fuerza vital interior y al mismo tiempo se sirve de la eficacia de las modernas pruebas y tecnologías además de la de las tradiciones curativas clásicas. El uso de prácticas altamente tóxicas y sintéticas, incluso en combinación con terapias alternativas, deteriora en última instancia nuestra salud. Cuanto más inocua y no invasiva sea la terapia, menos negativa será para el conjunto integral del paciente.

De hecho, muchos tratamientos de la BioMed son tan sutiles que cuesta creer que de verdad funcionan. Cuando presentamos muchos de los métodos y máquinas de tratamiento biorregulador a los nuevos pacientes, suelen parecerles extravagantes o inverosímiles; la mentalidad alopática que nos han inculcado nos impide creer que funcionan. El uso de la energía, la frecuencia y la luz son solo algunas de las modalidades que utiliza la BioMed para estimular la autocuración, y a veces estas técnicas son excesivamente abstractas para que quienes acuden por vez primera a esta medicina las entiendan por completo. Es como tratar de comprender la física cuántica sin haber estudiado antes ciencia: algo muy complicado. El objetivo de este libro es enseñarte los fundamentos de su funcionamiento. Ha llegado el momento de abrirnos a enfoques modernos y avanzados de tratamientos que llevan la medicina biorreguladora a sus límites.

La introducción de la medicina biorreguladora en los Estados Unidos se ha producido en el momento más oportuno, ya que actualmente estamos viendo una clara división en la práctica naturópata. Podría sorprenderte saber que hoy en día muchas escuelas naturópatas están eliminando gradualmente la educación en tratamientos holísticos con el fin de enseñar la farmacología y la patología alopáticas. El resultado es el siguiente: incluso a los especialistas en medicina natural se los educa para ver la salud y la enfermedad a través del filtro alopático. Es importante saber que el término *alopatía* significa «el tratamiento de la enfermedad con medios que producen efectos *opuestos* a los síntomas». Los tratamientos alopáticos tienen como objetivo reemplazar, eliminar, destruir, bloquear, suprimir o inhibir la función biológica, no apoyar el proceso de curación natural del cuerpo. La medicina alopática no es medicina natural.

Por ejemplo, imagínate que hay un paciente —al que llamaremos número uno— cuyos resultados en una prueba de TSH* parecen indicar que sufre un problema de la función tiroidea. Este paciente acude a la consulta de un médico alopático que le receta Synthroid, un medicamento sintético que reemplaza la hormona tiroidea. El paciente número dos, con el mismo problema, entra en la consulta de un naturópata y este le receta Nature-Throid, un medicamento natural que reemplaza la hormona tiroidea. El paciente número tres tiene el mismo problema y acude a un médico integrador que le receta uno u otro de los mismos fármacos (naturales o sintéticos) y tal vez un poco de

---

* N. del T.: tirotropina en suero. La tirotropina es la hormona estimulante de la tiroides.

zinc. Pero el paciente número cuatro entra en la clínica de su médico biorregulador, donde se le realiza un análisis completo de la tiroides con pruebas de anticuerpos, pruebas de metales pesados, un análisis hormonal completo y pruebas del sistema nervioso, y se le prescribe una dieta correctiva; vitaminas suplementarias, minerales y glandulares; tratamientos energéticos como la acupuntura, y diversas medidas más, dependiendo de su historial y de su composición bioquímica únicos. Nature-Throid, aunque *aparentemente* es más natural, no se diferencia del Synthroid convencional: es un fármaco que no busca corregir el desequilibrio subyacente de la tiroides, sino enmascarar los síntomas con un enfoque consistente en prescribir el mismo fármaco para todos los casos de esa afección. La solución no es tan sencilla como sustituir el «malo» por el «bueno».

Un médico de medicina biorreguladora tiene en cuenta incluso los antecedentes de un paciente previos a su nacimiento. Hay que valorar los elementos y las experiencias que componen el tapiz único emocional, físico y espiritual de la vida de un paciente. ¿Es la disfunción tiroidea un resultado de la exposición a metales pesados o de la sobreexposición a los productos de limpieza en seco? ¿Se debe a una intolerancia al gluten o a un proceso autoinmunitario? ¿A un trauma infantil o al hecho de no lograr encontrar la propia «voz»? A veces, se debe a todo esto. Esta complejidad es la razón por la que la medicina biorreguladora utiliza un enfoque multidiagnóstico para descubrir *todos* los factores causativos involucrados en una enfermedad y así formular un mejor plan de tratamiento individual personalizado.

Aquí tenemos otro ejemplo: en la medicina alopática dos mujeres de la misma edad y con el mismo diagnóstico de cáncer de mama recibirán el mismo protocolo de tratamiento tóxico. Sin embargo, los procesos bioquímicos, emocionales y físicos únicos que las llevaron a esta enfermedad probablemente eran muy diferentes, con independencia del diagnóstico en apariencia similar. Quizá una de ellas había tenido una exposición crónica a materiales de construcción altamente tóxicos y sufría de depresión mientras que la otra tenía sobrepeso, diabetes y estreñimiento crónico. En una consulta de medicina biorreguladora, cada una de estas mujeres recibiría diferentes tratamientos no tóxicos adaptados enteramente a sus circunstancias individuales. Aunque los pacientes puedan tener la misma patología o idéntico pronóstico, la manifestación de la enfermedad es enteramente bioindividual y ha de prevenirse y tratarse a un nivel personalizado. Dicho esto, todos los tratamientos que enumeramos en este libro se utilizan en múltiples y diversas combinaciones e integraciones que se determinan de forma específica para cada individuo. Es decir, se trata de una medicina personalizada.

El objetivo de los tratamientos y las terapias de la medicina biorreguladora es sanar y curar, no reemplazar, suprimir, bloquear o inhibir. Así que la próxima vez que tu médico te recomiende un medicamento, pregúntale si este cura la afección o tan solo suprime los síntomas. Esto también se lo puedes preguntar a un médico naturópata que recete suplementos: ¿Nature-Throid cura el trastorno de la tiroides, o solo es una versión más natural de un fármaco paliativo sintético? Incluso en los modelos de medicina natural e integrativa, si un médico ve que el síntoma de un paciente mejora con suplementos, le aconsejará a este que «siga haciendo lo que hace» y luego se limite a tomar un suplemento o un medicamento durante toda su vida. Pero atiborrarse de suplementos todos los días no sirve para tratar los múltiples factores que ocasionan el desequilibrio, no es una cura bien definida y en el futuro puede provocar nuevas complicaciones. En la BioMed es necesario volver a evaluar y examinar la situación individual del paciente y readaptar el plan de tratamiento. La buena medicina es la que llega a la causa, a lo que está ocasionando bloqueos o desequilibrios en la biorregulación, ya sea una sobrecarga tóxica, mala nutrición, una alteración del sistema nervioso o infecciones orales, y lo elimina.

Si la enfermedad fuera una piedra en el zapato, la medicina alopática prescribiría un fármaco sintético que eliminaría el dolor y te permitiría caminar, mientras que la medicina biorreguladora eliminaría la piedra. En el arte de la medicina eficaz la simplicidad es un elemento importante al que, sin embargo, no se suele prestar atención. Pero la medicina alopática forma parte de un proceso de pensamiento reduccionista y mecanicista que ve el cuerpo como un conjunto de partes separadas del todo. El neurólogo y el gastroenterólogo pueden enviarte al cardiólogo o al endocrinólogo, pero es probable que ninguno de ellos tenga comunicación con el otro. Esto supone un problema, porque todos los sistemas corporales *se comunican* entre sí, y nuestro trabajo es escucharlos. Cuando nos enfrentamos a la profundidad de la enfermedad crónica y degenerativa, la especialización médica es como esa fábula en la que unos ciegos palpan a un elefante: uno cree que es una pared, el otro un árbol. Con la visión perfecta que nos ofrece la medicina holística, un médico biorregulador incorpora todas las especialidades médicas en un plan de tratamiento *y* ofrece una comprensión total de las interacciones entre estos sistemas.

Este libro está destinado a los practicantes y pacientes con una mentalidad abierta que buscan un enfoque natural moderno del cuidado de la salud. Su objetivo es servir como una introducción general a la medicina biorreguladora, por lo que debes considerarlo un punto de partida para continuar la investigación, la experimentación o la educación en alguna de las clínicas del

Instituto de Medicina Biorreguladora. En los dos primeros capítulos cuestionamos la eficacia y la seguridad del enfoque médico alopático basado en productos farmacéuticos, contrastándolo con el historial milenario de seguridad de la BioMed. A pesar de lo reciente que es la medicina alopática en el contexto de la historia de la medicina, su poder financiero ha empujado a las demás opciones médicas naturales a la marginación y las ha etiquetado como «alternativas». En realidad, la BioMed tiene su origen en las formas más antiguas de medicina basada en datos empíricos. A lo largo de los primeros capítulos verás claramente lo diferentes que son la medicina alopática y la biorreguladora en su manera de enfocar la prevención y el tratamiento: la segunda trabaja con el cuerpo, mientras que la primera trabaja contra el cuerpo. Piensa en la gripe. En la medicina alopática, la gripe se previene con vacunas tóxicas y se trata con antiinflamatorios y antivirales que suprimen o bloquean los procesos biológicos. La medicina biorreguladora la previene fortificando el terreno con nutrientes y hierbas que aumentan la inmunidad, reposo adecuado y técnicas de reducción del estrés, y la trata con acupuntura, hierbas caloríficas, hidroterapia, ajo y caldos medicinales. ¿Cuál de ellas te parece mejor? Este libro te ayudará a contestar esta pregunta.

En el capítulo tres explicamos detalladamente los conceptos fundamentales del enfoque de la medicina biorreguladora para la autocuración basado en los sistemas unificados. Esta medicina restaura la capacidad de los sistemas biorreguladores del cuerpo para responder, reaccionar y adaptarse a los factores estresantes diarios de la vida cotidiana y volver al equilibrio, u homeostasis. En los capítulos del cuatro al siete nos sumergimos en los cuatro pilares terapéuticos primarios de la medicina biorreguladora: desintoxicación y drenaje, nutrición, calibración del sistema nervioso y salud bucal. En el capítulo ocho encontrarás una lista introductoria y breves descripciones de numerosos diagnósticos y tratamientos antiguos y más recientes utilizados por la medicina biorreguladora.

Te ánimamos a mantener una actitud abierta, ya que muchas de estas modalidades pueden parecer extrañas e incluso es posible que tu médico alopático las rechace. Lamentablemente, el modelo de *marketing* de los poderes farmacéuticos, químicos y alopáticos nos ha enseñado e inculcado que los únicos tratamientos médicos válidos son los fármacos, la radiación y la cirugía, y nos ha convencido de ello. Cualquier otro enfoque se etiqueta como no ortodoxo o peligroso, y de él se dice que no tiene validez o que «no es convencional». Esta mentalidad es totalmente errónea y viene impulsada por el modelo de la alopatía convencional basado en el miedo: el miedo a la no vacunación, a nuestros genes, a los gérmenes, a la enfermedad, a la gripe. Esta mentalidad se usa como encubrimiento: en 2018 un estudio de la Universidad Johns Hopkins concluyó que los errores médicos son la tercera causa de muerte después de la enfermedad cardíaca y el cáncer.[2] ¿Qué te provoca más miedo? ¿Un remedio natural, no tóxico, utilizado con éxito durante miles de años o un veneno sintético utilizado durante treinta que no se ha probado adecuadamente? Prepárate para una visión y un enfoque de la salud y la curación completamente nuevos.

Capítulo 1

LA ENFERMEDAD MODERNA Y EL ASCENSO DEL MODELO ALOPÁTICO

Todo cuerpo permanece en estado de reposo, o de movimiento uniforme rectilíneo, a menos que actúe sobre él una fuerza externa.[*]

Sir Isaac Newton

El arte de la medicina consiste en distraer al paciente mientras la naturaleza cura la enfermedad.

Voltaire

Las enfermedades crónicas degenerativas son en gran parte nuevas para la humanidad. De hecho, dolencias como el cáncer, la diabetes, la fibromialgia y la esclerosis múltiple han sido denominadas enfermedades *modernas* o *artificiales* porque hasta hace unos trescientos años eran relativamente infrecuentes. La expresión *enfermedad crónica* (en contraste con la de *enfermedad aguda*, como la peste bubónica, o la de *proceso agudo*, como la fractura de un brazo) proviene del dios griego del tiempo, Chronos, y se puede definir como una enfermedad que persiste durante mucho tiempo, por lo general, más de tres meses, y suele progresar lentamente. Su entorno propicio puede establecerse en los primeros años; muchas enfermedades crónicas se originan

---

[*] N. del T.: primera ley de Newton, también conocida como ley de la inercia.

durante la niñez. El cáncer, por ejemplo, puede necesitar décadas de desarrollo antes de convertirse en una masa diagnosticable. Las enfermedades crónicas, como el alzhéimer, comienzan con un deterioro gradual de tejidos, células u órganos específicos. Esto causa pérdida de la función o estructura, para la mente en el caso del alzhéimer y para los huesos en el de la osteoporosis. Poco a poco las cosas empeoran.

En la enfermedad, las células degeneran, lo que significa que ya no generan suficiente energía para asegurar el correcto funcionamiento ni para mantener la salud. Por expresarlo en términos coloquiales: se nos agotan las pilas o nos quedamos sin gasolina. Es como si le diéramos al interruptor y la luz no se encendiera. En el cuerpo, las pilas celulares que proporcionan la energía para funcionar son las moléculas llamadas adenosina trifosfato, o ATP, a la que en ocasiones nos referimos como la divisa de la energía vital. La ATP se crea en las mitocondrias, que son diminutas y sin embargo potentísimas fábricas productoras de energía ubicadas en el núcleo de cada célula. Esto es lo importante sobre las mitocondrias: la investigación médica de vanguardia ha descubierto que todas las enfermedades crónicas y degenerativas tienen *algo* en común: la desregulación de la producción de energía.[1] En otras palabras, las mitocondrias han dejado de funcionar como deberían, igual que le sucedería a un motor sin un alternador. De hecho, entre las numerosas afecciones y trastornos relacionados con la disfunción mitocondrial figuran la diabetes, la enfermedad de Huntington, el cáncer, el alzhéimer, el párkinson, el trastorno bipolar, la esquizofrenia, el envejecimiento, los trastornos de ansiedad, la enfermedad cardiovascular y el síndrome de fatiga crónica.[2] La energía —o su carencia— es la diferencia entre la salud y la enfermedad, la vida y la muerte. Este es el motivo por el que el enfoque central de la

BioMed consiste en el uso de diagnósticos y terapias biológicamente energéticos (vivos).

Las enfermedades modernas a las que nos enfrentamos son multifactoriales, lo que significa que son causadas por numerosos factores contribuyentes y tienen su origen en la desregulación y la degeneración. La desregulación se produce cuando nuestros sistemas biorreguladores se alejan del estado de equilibrio normal u homeostasis, o quedan bloqueados. Algunos síntomas habituales que se presentan con la desregulación son alergias, inflamación, molestias, dolores de cabeza, agotamiento, depresión, tensión, insomnio, indigestión e infecciones recurrentes. Estos síntomas clásicos suelen ser una respuesta al exceso de fármacos, productos químicos tóxicos, contaminación, alimentos de mala calidad o alergénicos, estrés psicoemocional, falta de ejercicio, deficiencias de nutrientes e infecciones dentales, que pueden dañar las mitocondrias cuando persisten con el tiempo. Hoy sabemos que los medicamentos farmacéuticos también contribuyen significativamente al daño mitocondrial, lo que explica todos sus efectos adversos (también conocidos como efectos «secundarios»). De hecho, se ha demostrado que todas las clases de fármacos psicotrópicos, así como las estatinas y analgésicos como el acetaminofén, dañan las mitocondrias.[3] Teniendo en cuenta que muchos de los afectados por las enfermedades crónicas llevan años, y a veces décadas, tomando estos fármacos, estamos hablando de un nivel elevado de daño mitocondrial.

El modelo médico alopático se aferra dogmáticamente al paradigma de un solo fármaco que sirva para todo el mundo y no llega a las raíces energéticas de las enfermedades modernas. Este modelo implica que si tomas Tylenol para el dolor de cabeza y este desaparece, puedes dar por hecho que el dolor de cabeza se debía a una deficiencia de Tylenol. Sin embargo, las estimaciones demuestran que el 85 % de las enfermedades crónicas y degenerativas tienen su origen en elementos adaptables como la alimentación, el estilo de vida, la función mitocondrial y el bienestar emocional. Y este modelo explica exactamente por qué estamos perdiendo la guerra contra el cáncer, por qué los pacientes con esclerosis múltiple van perdiendo lenta pero inexorablemente funciones importantes y por qué el síndrome de fatiga crónica se ha convertido en el mayor diagnóstico general de nuestro tiempo. ¿Dolor de cabeza? Toma Tylenol. ¿Dolor de espalda? Toma oxicodona. La prevención no es el foco de atención y la paliación no es una cura, porque cuando dejas de tomar el medicamento, reaparece el síntoma. La gratificación inmediata, el enfoque alopático de «tómese un par aspirinas y llámeme por la mañana», no cura las enfermedades crónicas ni las degenerativas. Nos merecemos una medicina mejor que esa.

Sin embargo, sin darnos cuenta, nos hemos afianzado en el uso de la medicina alopática. Desde la adopción generalizada del actual sistema sanitario en la pasada década de los sesenta (en la que se establecieron las HMO* y los seguros privados durante el periodo de gobierno del presidente Nixon), los costes médicos han aumentado hasta quince veces, mientras que las tasas de enfermedad crónica se elevarán a más del 50 % en 2023. Hemos gastado enormes cantidades de dinero, pero apenas se han logrado progresos. El sistema sanitario de los Estados Unidos está clasificado como el peor de los once países desarrollados, mientras que Canadá, Dinamarca, Suecia, Suiza y Alemania son los primeros en las listas. ¿Qué es lo que los diferencia? Muchas cosas, sin duda, pero lo que tienen en común estos países es el uso de prácticas de la medicina biorreguladora. Ha llegado el momento de

* N. del T.: organizaciones para el mantenimiento de la salud (Health Maintenance Organizations).

establecer en los Estados Unidos un modelo médico más completo y sofisticado que se adapte especialmente a la actual complejidad de las enfermedades crónicas. La mentalidad de «espere hasta que la enfermedad se desarrolle», prestando poca atención a la prevención o a la mejoría de la salud, es un modelo que ya no satisface a la mayoría de los ciudadanos. Pero ¿realmente sabemos hoy en día en qué consiste la verdadera salud?

A TODO ESTO, ¿QUÉ ES LA SALUD?

La definición alopática de la salud es muy imprecisa. La *salud* se define por lo general como un estado físico y mental libre de trastornos, enfermedad o síntomas. ¿Te parece una definición lo suficientemente buena? ¿Habría que considerar cualquier otro estado que no sea el de enfermo como «saludable»? ¿Debemos esperar a que nos diagnostiquen una enfermedad para prestar atención a nuestra salud? Sin embargo, esta definición tan ambigua es precisamente el motivo de que cuando alguien recibe un diagnóstico, la frase más pronunciada sea: «Pero ¡si estaba muy sano antes de que me lo diagnosticaran!». La verdad es que la mayoría no gozamos de un estado óptimo de salud, aunque creamos que sí. El problema es que el objetivo de nuestros chequeos médicos anuales no es mejorar la salud sino únicamente detectar enfermedades. El enfoque alopático de la prevención y la detección temprana de enfermedades es, en el mejor de los casos, elemental. Se trata de una evaluación estática, un análisis de un momento determinado de la historia del complejo conjunto de nuestro organismo que consiste en los informes básicos del laboratorio y en comprobar la presión arterial, la frecuencia cardíaca y la temperatura. En el modelo alopático, si un marcador de laboratorio está fuera del «rango de referencia», es suficiente para justificar un diagnóstico, lo que hoy en día significa también recibir una prescripción farmacéutica.

Por supuesto, prevenir la enfermedad no deja dinero. Se calcula que para el año 2021 las ventas de fármacos en los Estados Unidos alcanzarán la cifra de seiscientos diez mil millones de dólares.[4] No es una exageración afirmar que la salud auténtica y duradera ofrece pocas ganancias económicas. Cuando la medicina alopática adopta la prevención, normalmente lo hace en forma de productos farmacéuticos o pruebas médicas rentables: aspirinas para bebés para prevenir enfermedades cardiovasculares, estatinas para el colesterol alto, vacunas anuales contra la gripe, etc. La única opción de prevención del cáncer de mama ofrecida a las mujeres suelen ser las pruebas a base de radiaciones como las mamografías, que pueden dar lugar a falsos positivos e incluso se ha demostrado que son una de las *causas* de cáncer de mama.[5] Pero esto no es prevención, sino casi una *preparación* para la enfermedad. Las píldoras, las vacunas y las pruebas solo están dirigidas a encontrar una enfermedad que ofrecerá ganancias con los tratamientos convencionales como los fármacos, la cirugía o la radiación. De hecho, el enfoque alopático de la salud se dirige a la enfermedad; es un modelo centrado en ella.

Esto contrasta claramente con la perspectiva de la medicina biorreguladora, que considera la salud como mucho más que la mera *ausencia* de síntomas o enfermedad. Por el contrario, en la BioMed, se define la *salud* como un estado de «bienestar completo físico, mental y social». El bienestar se define como un «estado de comodidad, equilibrio, presencia, salud y felicidad». La salud es un estado óptimo de equilibrio que nos permite alcanzar nuestro propósito final o superior. No se trata de sentirse *bien a secas*, sino de sentirse *lo mejor posible*. La medicina biorreguladora es un modelo centrado en la salud y la prevención, que tiene muy en cuenta una frase del juramento hipocrático: «Siempre que pueda, prevendré la enfermedad, porque prevenir es preferible a curar». Los diagnósticos y pruebas utilizados en la medicina biorreguladora se basan en tecnologías no tóxicas que tienen en cuenta la comunicación que se produce entre los sistemas biorreguladores. Por ejemplo, un monitor de variabilidad de la frecuencia cardíaca y un dispositivo de evaluación pueden determinar cómo el estrés (que todos sufrimos) está afectando tanto al corazón como al sistema nervioso, y estos datos pueden predecir posibles problemas futuros de salud. Se tardan unos cinco minutos en hacer esta prueba y no es en absoluto invasiva.

LA PRESCRIPCIÓN DE SUPRESIÓN-ADICCIÓN

La medicina alopática occidental se basa en fármacos que provocan un efecto *opuesto* al de los síntomas. El término *alopático* es de origen griego y significa literalmente 'opuesto a la enfermedad'. El modelo se basa en el uso de fármacos que funcionan *contra* nuestra biología para suprimir los síntomas de la enfermedad. Aquí se encuentra la distinción fundamental: los tratamientos de la medicina alopática suprimen la biología mientras que la medicina biorreguladora la apoya. La BioMed representa la medicina simbiótica, en tanto que la medicina alopática es la medicina antagonista. Numerosas investigaciones empíricas están empezando a confirmar lo que siempre han sabido las fuentes de la medicina biorreguladora: que el cuerpo tiene una profunda capacidad natural para sanar que hay que favorecer, no suprimir. En honor a la verdad, es indudable que la medicina alopática occidental ofrece algunos de los mejores cuidados intensivos del mundo. Ha logrado reducir los estragos de las enfermedades infecciosas y desarrollado procedimientos quirúrgicos y fármacos sintéticos increíblemente innovadores. Si te rompes el brazo o contraes una infección aguda, lo mejor es acudir a un hospital. Pero cuando se trata de las enfermedades crónicas y degenerativas, la atención que presta el modelo médico occidental convencional se ha quedado anclada en la supresión de síntomas.

La supresión de los síntomas limita el flujo, la secreción, la acción o la interacción normales eliminando, bloqueando o inhibiendo una acción biológica. Los antihistamínicos bloquean los ojos llorosos y la nariz tapada. Las estatinas inhiben la enzima HMG-CoA reductasa, que juega un papel fundamental en la producción de colesterol. Si bien estas terapias de hecho suprimen los síntomas del paciente, la supresión solo provoca que se produzca una disfunción más profunda. Si sigues escondiendo el polvo bajo la alfombra durante mucho tiempo, llegará el momento en que se acumulará una suciedad enorme. Por ejemplo, un estudio de 2010 publicado en el *American Journal of Respiratory and Critical Care Medicine* demostró que la supresión de la fiebre con Tylenol causa hasta cuatro de cada diez casos de respiración jadeante y asma grave en adolescentes.[6] La BioMed reconoce el poder curativo de la fiebre (en la medida en que no afecte a la salud) e incluso aprovecha el calor en tratamientos como la hipertermia. Se ha demostrado que el uso prolongado de antihistamínicos causa demencia.[7] Sin embargo, sabemos que el aumento de las alergias estacionales (el motivo por el que la gente acude a los antihistamínicos) es una consecuencia directa de la alimentación tóxica y de las deficiencias nutricionales que la BioMed intenta restaurar. El uso de estatinas a largo plazo —diez años o más— incrementa a más del doble el riesgo de carcinoma ductal invasor y de carcinoma lobular invasor en las mujeres.[8] Muchos usuarios de medicación para la presión arterial alta y estatinas sufren ataques cardíacos, lo que sugiere que los fármacos no son útiles y que, de hecho, desde la perspectiva de los procesos biológicos, están haciendo más mal que bien. La triste realidad es que el modelo de atención sanitaria de los Estados Unidos y de otros muchos países industrializados es un modelo de supresión de síntomas, centrado en la enfermedad, que presta poca atención a las verdaderas causas subyacentes y a la curación a largo plazo.

Muchos de los fármacos prescritos hoy en día se han descubierto y desarrollado en los últimos cien años, lo que es apenas un instante en el ciclo vital de la medicina. La era de la quimioterapia contra el cáncer, por ejemplo, comenzó a principios del siglo XX, tras la Primera Guerra Mundial, cuando los productos químicos se convirtieron en los reyes. Por casualidad se observó que un agente tóxico empleado en la guerra llamado gas mostaza también podía inhibir la división y el crecimiento celulares. Así que el sector médico estadounidense dijo: «¡Probémoslo con las células cancerosas!». Hoy en día, un derivado del gas mostaza, la tiotepa, se utiliza como medicamento para el tratamiento del cáncer, pero también está clasificado como carcinógeno del grupo 1 en seres humanos por la Organización Mundial de la Salud. ¿Cómo puede algo considerarse un medicamento y a la vez un agente causante de la enfermedad? Podemos hacer algo mejor que combatir las enfermedades con agentes que sabemos que las causan, especialmente teniendo en cuenta estimaciones que muestran que la mayoría de los casos de enfermedad crónica son provocados por la alimentación, el estilo de vida o cofactores ambientales desfavorables.[9] Es hora de que los pacientes tengan otras opciones de tratamiento aparte de los fármacos tóxicos y los procedimientos invasivos. Por supuesto, la quimioterapia detiene el cáncer en *algunos* casos. Pero, a menudo, quienes sobreviven quedan con secuelas a largo plazo, como las dificultades cognitivas o la neuropatía. ¿Es esta la única manera de hacer las cosas? Aunque a los efectos indeseables derivados del uso de fármacos sintéticos se los llama *efectos secundarios*, la verdad es que se los debería denominar *efectos adversos*, y en algunos casos, *adictivos*.

Actualmente, los medicamentos que más se suelen recetar, y de los que más se abusa, son los opioides. Los extractos de la amapola de delicadas hojas rosadas del opio, llamada la planta de la alegría, actúan sobre los receptores opioides para producir efectos que alivian el dolor. El cultivo de la planta de amapola se remonta al 3400 a. C. Hoy en día en los Estados Unidos y Canadá existen aproximadamente diez clases de medicamentos de uso aprobado derivados de la amapola en el control del dolor. Y luego está la versión ilegal: la heroína. El uso indebido y la adicción a los opioides se ha convertido en un problema nacional extremadamente serio. Cada día mueren más de noventa estadounidenses por sobredosis de opioides debido al uso de fentanilo, hidrocodona, morfina, oxicodona y heroína. Gran parte de esta adicción y sobredosis opioide es consecuencia directa de la sobremedicación. En 2015 se dispensaron en los Estados Unidos doscientos cuarenta millones de prescripciones, casi una por cada adulto en la población general.[10] La situación de los opioides en este país es un caso típico de una crisis sanitaria *causada* por la atención médica alopática.

Sin embargo, el mayor inconveniente de la medicina es que como, técnicamente, una planta no se puede patentar, la industria farmacéutica tiene un gran incentivo para «inventar» fármacos sintéticos. Lo irónico del caso es que muchos de ellos pretenden lograr la eficacia de las plantas biológicamente activas y a veces derivan de estas. La planta de la amapola y la oxicodona es un ejemplo perfecto. De hecho, hasta el 50 % de los fármacos aprobados por la Administración de Alimentos y Medicamentos (FDA, por sus siglas en inglés) durante los últimos cuarenta años se derivan, ya sea directa o indirectamente, de productos naturales.[11] No obstante, esto no significa que los productos farmacéuticos sean inherentemente «naturales». La mayoría de los medicamentos procedentes de plantas son sintéticos (o lo que es lo mismo, extraños a nuestros cuerpos), de manera que pueden causar efectos adversos y de hecho los causan. Hoy en día, casi tres de cada cinco adultos estadounidenses toman medicamentos recetados, con frecuencia uno de ellos para compensar los efectos de otro. Si los fármacos son la «cura», eso indica que la medicina alopática nos dice que curarse de verdad significa estar medicado.

Examinemos los corticosteroides como la hidrocortisona, la prednisolona y el cortisol. Estos medicamentos se crearon en la pasada década de los treinta, hace casi cien años, y siguen siendo algunos de los más ampliamente recetados por sus numerosos efectos opuestos: antiinflamatorios, inmunosupresores, antiproliferativos y vasoconstrictivos. Los esteroides disminuyen la inflamación, por lo que se prescriben en gran medida para la artritis y muchas otras afecciones. También reducen la actividad del sistema inmunitario y por lo tanto son ampliamente utilizados en la medicina alopática para tratar las afecciones autoinmunes. Y mientras se recetan esteroides, los médicos que los prescriben ganan dinero. Según un análisis de ProPublica, en 2004, en los Estados Unidos, alrededor del 75 % de los médicos recibieron al menos un pago de una empresa farmacéutica o de equipos médicos. Ese mismo año se expidieron cuatro mil trescientos millones de prescripciones.[12] Los fármacos paliativos son una buena receta para el lucro.

Eso nos lleva a la siguiente reflexión: cuando el tratamiento médico de las enfermedades crónicas y degenerativas es alopático, deberíamos preguntarnos si nos cura o nos está haciendo daño. Se estima que la medicina alopática causa unas ciento veintiocho mil muertes al año solo en los Estados Unidos; casi la mitad de estos fallecimientos se debe a reacciones adversas a los medicamentos recetados (principalmente opioides) y más de doscientas cincuenta mil muertes al año se deben a errores médicos.[13] De hecho, el motivo más común por el que el estadounidense medio acude al médico tiene que ver con problemas con su medicación. ¿Esto es salud? Hay pastillas para todo, y los fármacos suelen ser la única opción de tratamiento que se nos ofrece. Naturalmente, desde el punto de vista psicológico, este enfoque de «tómate una pastilla y sigue adelante» es el correcto para el ritmo acelerado que caracteriza a nuestra sociedad. La mayoría de la gente «no tiene tiempo» para esperar a curarse. ¡Por ahora basta con un parche rápido! ¿Y por qué no? Podemos conseguir rápidamente casi cualquier cosa: comida, información, sexo, drogas. ¿Por qué esperar a sanar cuando una píldora puede servir para salir del paso ahora mismo?

Desde luego, es indudable que uno de los elementos importantes de la medicina es aliviar los síntomas molestos y debilitantes. Pero hay mejores maneras de combatir el dolor que la sobremedicación. La medicina biorreguladora, como la alopática, utiliza numerosas modalidades diferentes para reducir los síntomas, pero solo para ganar tiempo mientras otros tratamientos restauradores y regenerativos activan, restauran y reparan los mecanismos intrínsecos de curación del cuerpo. Aunque los medicamentos ayudan a paliar, el cuerpo también necesita una estimulación energética para desintoxicarse, regularse, equilibrarse, regenerarse, reponerse y, finalmente, sanar. Y esto es exactamente lo que hace la medicina biorreguladora. Sin embargo, la auténtica curación no es una solución rápida; la reconstrucción y regeneración puede requerir meses o años.

¿Por qué este tipo de medicina profundamente arraigada ha estado fuera del alcance de los ciudadanos durante tanto tiempo? Para responder a esta importante pregunta, necesitamos una plataforma histórica que nos permita ver la evolución de varios sistemas, filosofías y enfoques médicos.

ORÍGENES DE LAS TEORÍAS, FILOSOFÍAS Y SISTEMAS MÉDICOS

Los sistemas médicos más antiguos del mundo son el ayurveda de la India y la medicina tradicional china (MTC), que se remontan a casi seis mil años de antigüedad. En ambos modelos, en los que la BioMed hunde sus raíces más profundas, el enfoque se centra en el *paciente* en lugar de en la enfermedad. En estos sistemas médicos se ha logrado promover la salud y mejorar la calidad de vida mediante el uso de estrategias terapéuticas aplicadas de manera holística. La medicina holística considera al cuerpo como un sistema completo interno y externo que reacciona a su entorno. Estos antiguos modelos curativos se centran también en la mente, el espíritu y las emociones. La medicina holística está lejos de ser un concepto nuevo; es el modelo médico más antiguo que existe.

Asimismo, tanto el ayurveda como la MTC contemplan la salud y la enfermedad en relación con la energía. El *prana*, en su concepción ayurvédica, significa 'energía vital', y el *qi* (pronunciado «chi»), de la MTC significa la 'fuerza vital' del cuerpo. La energía ha sido una parte integral de la salud desde el comienzo de la medicina; hoy la llamamos mitocondrias o biocampos. En este libro aprenderás que la energía es la clave, que no es ningún secreto, para la salud. De hecho, el conocimiento de que la energía es medicina surgió en la China y la India antediluvianas y de allí, a través de Grecia, pasó a Occidente, donde sigue vivo.

Hace alrededor de tres mil años la medicina emergió de las cavernas del oscurantismo y llegó a los templos de la filosofía. Hipócrates de Cos, considerado el padre de la medicina moderna, defendía que la medicina estaba influenciada en gran parte por la conexión humana con la naturaleza y el *pneuma*, el término griego para la energía o fuerza natural. Hipócrates desarrolló una teoría médica (que fue la que predominó durante miles de años en la sociedad) que proponía que los cuatro elementos de la naturaleza —agua, tierra, aire y fuego— tenían una relación análoga con el cuerpo. Estos elementos se reflejaban en el organismo en cuatro líquidos llamados humores: bilis negra, bilis amarilla, flema y sangre. El pneuma impregna cada uno de estos cuatro humores, potenciando sus respectivas funciones y acciones. Por lo tanto, los síntomas y la enfermedad surgían cuando había un exceso —o una falta— de alguno de estos humores. Hipócrates afirmó que el deber del médico consistía en reinstaurar un equilibrio entre estos humores ayudando a facilitar las virtudes curativas de la naturaleza y la capacidad innata de nuestro cuerpo para sanar.

Hipócrates, que fue el primero en proponer la ley de los semejantes, sostenía que el uso de tratamientos que alentaban los mismos síntomas estimulaba la curación. Dijo: «Por el semejante se produce la enfermedad y aplicando el semejante se cura». De modo que las afecciones como la fiebre deben tratarse con calor. El resfriado común se puede tratar con varias aplicaciones de agua fría. Hipócrates demostró que la enfermedad, de hecho, es un proceso natural y que los síntomas son reacciones naturales del organismo a ese proceso. Reconoció la conexión mente-cuerpo y abogó por terapias que incluyen una dieta sana, un estilo de vida equilibrado y medicamentos de origen botánico. Su famosa frase «que la comida sea tu medicina y la medicina sea tu alimento» se suele citar a menudo en la medicina nutricional actual y formaba parte del juramento hipocrático original. Por supuesto, cuestionarlo todo es el sello distintivo de la filosofía, y llegó el día en que se cuestionó la ley de los semejantes.

Claudio Galeno, médico, cirujano y filósofo griego del Imperio romano, también dirigió en gran medida el curso de la medicina, pero en una dirección filosófica diferente. Como Hipócrates, creía en el poder curativo de la naturaleza, pero difiere totalmente en que introdujo la idea del tratamiento por opuestos, conocida como la ley de los contrarios. Si un paciente tenía fiebre, había que tratarlo con algo frío. Esta doctrina proporcionó la base de la medicina alopática. La medicina alopática, nombre que deriva del término griego *allos*, u «otro», es el método de tratamiento de una enfermedad con un medicamento que produce efectos distintos de los producidos por la propia enfermedad. Con Galeno asistimos a la primera división de la filosofía médica: una escuela de pensamiento trabaja de acuerdo con la biología, la otra se opone a ella. Al igual que en el mundo de la política, los defensores de cada una de estas ideologías llevan debatiendo unos con otros durante miles de años. Y del mismo modo en que la filosofía médica ha pasado por un profundo cuestionamiento y evolución, otro tanto le ha sucedido a la medicina en sí.

LA BOTICA, LA FARMACIA Y LA HOMEOPATÍA

La farmacología es la rama de la medicina que estudia los usos, efectos y acciones de los medicamentos. Es un término derivado del griego *pharmakon*, que significa 'veneno' en griego clásico y 'medicamento' en griego moderno. La esencia de la farmacología es examinar la interacción entre un organismo vivo y un compuesto específico, y observar cualquier actividad bioquímica o metabólica normal o anormal. Este campo de estudio, que nos ha llevado del caldero a la botella de Coca-Cola, es tan antiguo como la humanidad. La primera documentación de sustancias farmacológicas de que se tiene conocimiento es el *Sushruta Samhita*, un tratado ayurvédico indio del siglo VI a. C. que describe cientos de hierbas medicinales y explica su seguridad, eficacia, dosis y beneficios. En el antiguo Egipto, el *Papiro de Ebers*, que se remonta al siglo III a. C., enumera la extensa farmacopea derivada de plantas y animales utilizada por esta civilización, como mirra, bayas de enebro, amapola, plomo, sal, sangre de lagarto, aceites esenciales para embalsamar y diversos excrementos. La medicina, desde el principio de los tiempos, procede de las sustancias biológicas naturales que se estudiaron por su acción farmacológica.

Alrededor del año 60 de nuestra era, Pedanio Dioscórides, médico, botánico y farmacólogo griego, escribió *De materia medica*, que se convirtió en la principal fuente de terminología botánica moderna y en el principal texto farmacológico durante los dieciséis siglos siguientes. Considerado el padre de la farmacología, Dioscórides fue al principio un médico militar aficionado a estudiar las plantas medicinales por dondequiera que viajaba. Su enciclopedia de cinco volúmenes describía cómo preparar medicamentos de varias partes de la planta y cuándo debe cosecharse cada parte para conseguir la máxima eficacia. Entre estas plantas figuraban la corteza de pino, la pimienta, el opio, la amapola, el ranúnculo, el estramonio, el beleño y la belladona.[14] A lo largo de toda la historia de la humanidad, hasta los últimos cien años, las plantas, los animales y los minerales fueron la base de todas las sustancias farmacéuticas, y se trabajaba tanto a favor como en contra de la biología dependiendo del tipo de medicina que practicaba el médico.

En Europa, durante la Edad Media, se desarrolló el conocimiento de las plantas medicinales y la atención a ellas. Comenzaron a surgir jardines botánicos y también establecimientos parecidos a las farmacias que formulaban y dispensaban *materia medica*, llamados boticas. El interés por la medicina aumentaba a medida que las enfermedades se volvían más virulentas. La muerte negra, una de las pandemias más devastadoras de la historia de la humanidad, aniquiló a cerca del 60 % de la población de Europa entre 1346 y 1353. Para entonces, la medicina estaba cómodamente asentada en las teorías de los cuatro humores y la ley de los contrarios. De manera que cuando Paracelso entró en escena en el siglo XV, causó un gran revuelo al recuperar la medicina hipocrática, eso sí, con el enfoque renovador que tanto necesitaba.

Paracelso (Theophrastus von Hohenheim), médico, alquimista y astrólogo suizo del Renacimiento, hizo un llamamiento a volver a la visión hipocrática de «lo semejante cura a lo semejante». Era tan inflexible que quemó los libros de Galeno, lo que causó una tremenda agitación en un mundo que dormitaba plácidamente en el nido del enfoque alopático. Asimismo, se propuso resucitar el enfoque de la cura natural de los antiguos griegos. Sostenía que aunque el cuerpo es un sistema químico que ha de ser equilibrado internamente, también necesita estar en armonía con su entorno. Paracelso no solo propuso un enfoque químico y energético de la curación, sino que también introdujo una nueva clase de *materia medica* que incluía sustancias metálicas y minerales. Se le atribuye la famosa frase: «Todas las sustancias son veneno y no hay nada que no lo sea. Es la dosis lo que las convierte en un veneno o un remedio». Con esta mentalidad de dosificación, introdujo por primera vez la idea de usar remedios potencialmente tóxicos para provocar una cura. En su opinión, el mercurio, el plomo, el arsénico y el antimonio —venenos para la mayoría— eran curativos. Su uso de estas sustancias para curar las enfermedades de su época lo erigió en padre de la toxicología.

Siguiendo la estela de Paracelso, Samuel Hahnemann, médico alemán nacido en 1755, fomentó el legado de Hipócrates de lo semejante cura a lo semejante. Hahnemann creía que para obtener un conocimiento válido de los efectos de un fármaco había que realizar pruebas detalladas de medicamentos en cuerpos humanos sanos. Fue tan lejos como para probar en sí mismo los efectos de la quinina, derivada de la corteza del árbol de la quina, contra la malaria. Descubrió que esta sustancia tenía un efecto similar a la enfermedad que se suponía que debía curar: en una persona sana, una dosis de quinina provocaba fiebre. Hahnemann desarrolló la idea central de la medicina homeopática (del griego *homoios*, que significa 'como' o 'parecido'). La medicina homeopática se basa en el principio ancestral de que el cuerpo es capaz de sanarse a sí mismo y en que lo semejante cura a lo semejante. Al primer hospital homeopático inaugurado en 1832 en Leipzig (Alemania), le siguieron varios más en toda Europa. Mientras trabajaba en la Universidad de Leipzig, a Hahnemann le decepcionaron las prácticas médicas incipientes que eran la norma en la época, como el exceso de medicación y la sangría. En lugar de esto estudió las «leyes naturales» de la medicina, oponiéndose a la alopatía, y profundizó en el desarrollo de la ley de los semejantes (*similia similibus curantur*). A mediados del siglo XIX, se confirmaron y empezaron a practicarse los fundamentos de la medicina hipocrática y biorreguladora, hasta que la ciencia puso a la medicina bajo el microscopio, la enfermedad se volvió microbiana y se apagaron las luces de las escuelas de medicina hipocrática.

PARA QUE SEA VERDAD, HAY QUE DEMOSTRARLO: EL AUGE DEL EMPIRISMO

El empirismo, o la teoría de que el conocimiento solo proviene de lo que podemos confirmar con nuestros sentidos, caló profundamente en las poblaciones de los siglos XV al XVIII afectadas por la peste que sufrían la incapacidad de la práctica médica establecida. Se convirtió en un elemento fundamental del método científico actual y estableció que todas las hipótesis y teorías deben ser verificadas mediante observaciones del mundo natural más que por razonamiento, intuición, revelación o prueba anecdótica. El empirismo declara que para que los métodos sean verdaderos hay que *demostrarlos*, independientemente de la prueba anecdótica utilizada durante milenios. Así, por ejemplo, frente a la actitud de los médicos, que siempre habían confirmado la importancia del aspecto espiritual de la medicina, filósofos como René Descartes proclamaron el concepto de dualismo mente-cuerpo, es decir, que la mente y el cuerpo son dos entidades distintas. La medicina, por lo tanto, de acuerdo con Descartes, debe centrarse solo en el cuerpo físico, porque, a diferencia de la mente, el cuerpo es observable y objetivado. Debemos ignorar la mente y el espíritu ya que no pueden cuantificarse. Descartes, llamado acertadamente el padre de la filosofía occidental moderna, creía que una idea que ofreciera cualquier duda debería ser rechazada enteramente, y aceptada solo si adquiría una base firme de conocimiento y validez. El filósofo inglés Francis Bacon, que compartía esta opinión, declaró que el objetivo de la ciencia era obtener conocimiento para que pudiéramos dominar y controlar la naturaleza: «Hay que sujetarla».

Sin embargo, desde el siglo XVII, hemos aprendido que la enfermedad debe considerarse desde la perspectiva de los sistemas biorreguladores, además de tener en cuenta el aspecto energético y emocional. Por fortuna, la mente ha recuperado poco a poco su lugar dentro de la medicina. Los campos de la psiconeuroinmunología y la neuroinmunomodulación trazan las vías entre las emociones y la enfermedad, cuyas conexiones fueron estudiadas durante mucho tiempo en contextos clínicos por médicos que van desde Galeno hasta Sigmund Freud.[15] La neurocientífica Candace Pert expuso en su revolucionaria obra *Moléculas de emoción* que ciertas proteínas llamadas péptidos (entre ellas las endorfinas) forman parte de las sustancias clave para la información del cuerpo que afectan a la mente, las emociones, el sistema inmunitario, la digestión y otras funciones corporales. Su investigación refutó a Descartes, que insistía en separar la mente del cuerpo: la ciencia se encargaría del cuerpo y la metafísica de la mente.

Pero retrocedamos un momento. En el siglo XVII, cuando el científico Isaac Newton estudió el mundo desde su perspectiva matemática, materialista y reduccionista, el cuerpo se vio como una máquina, lo mismo que se veía todo lo demás durante la época de la revolución industrial; una máquina que se entendía mejor si se desmontaba y se analizaban hasta las piezas más diminutas. Descartes ya había eliminado a la mente de la medicina, y con la teoría reduccionista de Newton, la medicina adopta la perspectiva de que los órganos y los tejidos han de ser vistos por separado, ignorando el todo. Se pasó de lo macro a lo micro, y por tanto la búsqueda del conocimiento para entender el cuerpo y la enfermedad se volvió más corta de miras. Fue el momento perfecto para que hiciera su aparición la microbiología.

A finales del siglo XIX surgió la que quizá sea la disputa médica más conocida entre dos científicos franceses: Louis Pasteur, descubridor de la ciencia de la microbiología que proponía la teoría de que los microorganismos eran la causa de la enfermedad, y su rival, el científico Antoine Beauchamp, que se oponía a esta teoría simplista de los gérmenes y sugería que el «terreno biológico» (la estructura del medioambiente interno) era más importante que los microbios. La alopatía se basó en los gérmenes y los genes como causantes de la enfermedad, mientras que la base de la BioMed y muchas otras modalidades de medicina natural se estableció sobre la teoría de que la raíz de la enfermedad se encuentra en los desequilibrios del terreno. Pero la teoría de Pasteur ganó la aclamación popular, pese a que en 1889 la afirmación de Beauchamp, que había tenido tan poca aceptación, quedó reforzada por la hipótesis de la semilla y el terreno de Stephen Paget, quien descubrió que algunas células de tumores cancerosos —lo que él denominaba la «semilla»— crecían preferentemente en el microambiente de órganos selectos, que llamó la «tierra». Paget defendía que las metástasis se producían cuando se plantaban las semillas apropiadas en la tierra adecuada y el microentorno (el terreno) apoyaba su crecimiento. En pocas palabras, dos personas podían estar expuestas a los mismos gérmenes y tener las mismas células cancerosas en el cuerpo, pero solo una de ellas enfermaría debido al estado de su terreno. Curiosamente, se dice que cuando Pasteur estaba en su lecho de muerte, afirmó que Bernard tenía razón: *«Le germe n'est rien, c'est le terrain qui est tout»* [«El microbio no es nada, el terreno lo es todo»].[16]

A pesar de eso, a medida que la medicina del siglo XIX iba infectándose con la teoría de los gérmenes, la teoría de la semilla y el terreno fue quedando relegada al olvido. Con los albores de la bacteriología, el desarrollo de la inmunización, la pasteurización y los antibióticos (término que significa 'antivida') se aceleró a un ritmo vertiginoso desde finales del siglo XIX hasta la pasada década de los treinta. ¿Y por qué no? Era lógico para un mundo que seguía tambaleándose por la pandemia de gripe de 1889 que se cobró un millón de muertos mientras la malaria azotaba aún el planeta. Era hora de encontrar respuestas, y rápido. Fue también una época durante la cual el dinero y la medicina se enamoraron perdidamente el uno del otro. Y cuando eso sucedió, se cerraron todas las escuelas alternativas de pensamiento, y fueron rechazadas, desacreditadas y eliminadas en favor del modelo convencional alopático basado en los fármacos.

De hecho, salió a la luz un documento que desacreditaba a todos los demás sistemas médicos aparte de la alopatía, llamado *Informe Flexner*, escrito por el educador Abraham Flexner y publicado en 1910 con el patrocinio de las fundaciones Carnegie y Rockefeller. El informe instaba a las facultades médicas estadounidenses a promulgar normas de admisión y graduación y adherirse estrictamente a los protocolos de la ciencia «convencional» en su enseñanza e investigación. En aquel momento la corriente principal estaba firmemente consolidada en el mundo de la microbiología; la palabra *holístico* no existía en su vocabulario. Según Flexner, en el mercado de servicios para el cuidado de la salud existían enfoques ilegítimos «no científicos», incluidas las ofertas de los llamados psicólogos populares, naturópatas, homeópatas, quiroprácticos y osteópatas que competían activamente con el paradigma científico convencional moderno de la investigación y la educación. Para él, esos modelos eran «erróneos» y, por lo tanto, peligrosos.[17] Posteriormente, el Informe Flexner llevó a cerrar la mayoría de las universidades y programas complementarios y alternativos (facultades de medicina, escuelas homeopáticas y algunas instituciones psiquiátricas) antes y después de la Primera Guerra Mundial. El resto de los programas de investigación y educación médica aprobados fueron financiados por organizaciones filantrópicas como las fundaciones Rockefeller y Carnegie, que ponían además grandes sumas de dinero a disposición de los fabricantes de medicamentos. Dichas fundaciones, junto con el *Informe Flexner*, impulsaron un golpe médico contra la medicina hipocrática y holística, etiquetándola de superchería. Los practicantes de la medicina natural, acosados por agresores bien financiados, quedaron marginados, y esto dio paso a una nueva era de la medicina: la de los medicamentos sintéticos expedidos bajo receta.

En un principio las empresas farmacéuticas actuales habían sido boticas que, a mediados del siglo XIX, pasaron a la producción de medicamentos al por mayor. Merck, por ejemplo, empezó siendo una pequeña botica en Darmstadt (Alemania) en 1668, y solo se dedicó a la producción de fármacos a partir de la década de 1840. A continuación, las empresas de fabricantes de tintes y productos químicos crearon laboratorios de investigación y en la década de 1880 descubrieron aplicaciones médicas para sus productos. Dos de las empresas de fabricantes de productos químicos que se transformaron en farmacéuticas son Bayer y Pfizer. Esas empresas también establecieron relaciones cooperativas con laboratorios académicos. El Departamento de Medicina Química de la Sociedad Norteamericana de Química fue fundado en 1909 y creó el Departamento de Química Farmacéutica. Los productos químicos se convirtieron en sinónimo de medicina, y se sellaron los lazos de una alianza peligrosa entre la química, la farmacéutica y la formación. Pero en medio de la euforia del desarrollo e investigación de medicamentos había otro científico que experimentaba con ciertas ideas. Ideas que darían un impulso completamente nuevo al enfoque energético, prácticamente olvidado, de los antiguos modelos médicos hipocráticos, manteniendo vivos los latidos de la BioMed entre los tambores de la medicina industrializada.

EINSTEIN, LA ENERGÍA Y LA TEORÍA CUÁNTICA

A principios del siglo XX el físico teórico de origen alemán Albert Einstein cambió para siempre el mundo de la ciencia y la medicina. En contraste con la perspectiva newtoniana que promulgaba que el cuerpo es mecánico, Einstein defendía que los seres humanos somos cien por cien energía. Afirmó: «Todo es energía y eso es todo lo que hay. Iguala la frecuencia de la realidad que quieres e inevitablemente conseguirás esa realidad. No puede ser de otra manera. Esto no es filosofía, es física». Einstein fue un pionero de la teoría cuántica que explicó, a nivel atómico y subatómico, la naturaleza y el comportamiento de la materia y la energía. El ámbito de vanguardia de la medicina energética (que influye profundamente en la medicina biorreguladora) se basa en la premisa fundamental de que todos los objetos físicos (cuerpos) y procesos psicológicos (pensamientos, emociones, creencias y actitudes) son expresiones de energía, no algo simplemente mecánico. Las teorías cuánticas y energéticas de Einstein ofrecieron una explicación moderna a la visión que tenían nuestros ancestros sobre la energía: conceptos como el *qi* y el *veda*. Y como analizaremos en profundidad a lo largo de este libro, la energía lo *es* todo y *es* la clave de la salud y la curación. La medicina natural de origen biológico contiene energía, y la energía es lo que se requiere para cambiar el terreno.

Incluso en la medicina alopática hay muchos usos bien establecidos de campos de energía mensurables tanto en el diagnóstico como en el tratamiento de la enfermedad. Algunos de ellos son las imágenes de resonancia magnética, la cirugía de corrección ocular por láser, los marcapasos cardíacos y las terapias de luz ultravioleta para la psoriasis y para el trastorno afectivo estacional. Sin embargo, la modalidad alopática sigue centrándose únicamente en la bioquímica de las células, los tejidos y los órganos, mientras que la medicina energética se centra en los campos energéticos del cuerpo que organizan y controlan el crecimiento y la reparación de células, tejidos y órganos. Reparar el deterioro de los patrones de energía, los sistemas biorreguladores y las mitocondrias es el modo más eficiente y menos invasivo de mejorar la vitalidad de los órganos, las células y la mente. Esto solo se puede lograr cambiando la energía mediante el uso de la medicina energética que se encuentra en los elementos naturales. Gracias a Einstein, sabemos que nuestros cuerpos, o nuestro mundo físico, así como nuestros pensamientos y creencias, son parte de un campo de resonancia de energía vibrante y oscilante. Y nuestra energía se ve afectada por nuestro estilo de vida, nuestro medioambiente y nuestras emociones. La teoría cuantitativa de la energía de Einstein confirmó finalmente la visión ancestral de la medicina que durante miles de años sostuvo la salud humana.

El justo reconocimiento de la medicina energética aumentó cuando el médico y científico danés Niels Ryberg Finsen (1860-1904) fue galardonado con el Premio Nobel de Medicina y Fisiología en 1903 por su contribución al tratamiento de enfermedades, especialmente el *lupus vulgaris*, con la radiación concentrada de luz. La radiación es la emisión o transmisión de energía en forma de ondas o partículas a través del espacio o de un medio material. La luz visible es una forma de radiación electromagnética, como lo son las ondas de radio, la radiación infrarroja, la radiación ultravioleta, los rayos X y las microondas. La radioterapia oncológica, por ejemplo, que utiliza un tipo especial de rayo de alta energía para atacar las células cancerosas, en realidad es una forma de medicina energética que utiliza luz, o *fotones* (del término griego para la luz). Cada fotón contiene energía.

El biofísico alemán Fritz-Albert Popp, nacido en 1938, demostró que nuestro ADN almacena y emite realmente luz en nuestro cuerpo. Sabíamos que las plantas usaban energía de la luz solar para elaborar alimento, pero se hizo evidente que no son los únicos seres vivientes que tienen una relación compleja con la luz y la necesitan; de hecho, los biofotones emitidos por el ADN humano regulan la actividad de las enzimas metabólicas. Hoy sabemos que básicamente el hombre es un rayo de luz. Cuando una célula muere, el proceso ofrece un aspecto muy similar bajo un microscopio a la muerte de una estrella. Como dijo el genio Nikola Tesla, ingeniero eléctrico, físico y visionario: «Si quieres encontrar los secretos del universo, piensa en términos de energía, frecuencia y vibración».

La medicina biorreguladora contempla al ser humano como un triángulo de salud biofisiológica, energética y emocional. La energía a la que se hace referencia en otros paradigmas denominándola puntos meridianos, chakras, *veda* o *qi* ha sido oficialmente «validada» por la ciencia moderna. Hasta hace poco la corriente principal ignoraba en gran medida la medicina energética; sin embargo, es la forma más innovadora, segura y eficaz de medicina. En la actualidad, a través de investigaciones probadas, la medicina moderna ha otorgado un nombre a estas influencias energéticas: biocampos. El término *biocampo* fue acuñado a principios de los pasados años noventa por los Institutos Nacionales de Salud, que lo definían como «un campo sin masa, no necesariamente electromagnético, que rodea y penetra los cuerpos vivos y afecta al cuerpo».[18] Un biocampo (también denominado campo biológico) es un campo complejo de energía humana organizativa que participa en la generación, el mantenimiento y la regulación de la hemodinámica biofisiológica.

Todos los sistemas vivos están controlados por estos biocampos (energía), cuya influencia en diversas vías biofisiológicas como la bioquímica y los procesos celulares y neurológicos ha sido comprobada científicamente. Estos biocampos contienen energía e información que de hecho rodea el cuerpo humano y penetra en él, guardando y transmitiendo una inteligencia que es vital para la biorregulación. La ciencia del biocampo es un ámbito de estudio emergente que busca proporcionar una base científica para entender la compleja regulación hemodinámica de los sistemas vivos. Pero esto es algo que los seres humanos hemos sabido desde hace mucho tiempo; hace unos tres mil años lo llamábamos «fuerza vital». Por supuesto, desde una perspectiva alopática, bajo la premisa de que «la vida es química», resulta incomprensible la medicina energética, o la aplicación de señales de muy bajo nivel al cuerpo a través de terapias bioelectromagnéticas basadas en dispositivos.[19] Ha llegado el momento de cambiar esa perspectiva. La medicina energética se centra en reabastecer y reparar las mitocondrias, proporcionando a las células el combustible necesario para ayudar a facilitar la biorregulación. Estos tratamientos no tóxicos, incluidos los baños de pies de electrones, las terapias de oxígeno, la vibración electromagnética y la terapia de biorresonancia, son las herramientas que utilizan los practicantes de la medicina biorreguladora.

¿Has visto cómo los cantantes al alcanzar y mantener una nota muy alta pueden romper una copa? El vidrio tiene una frecuencia de resonancia específica, que es la velocidad a la que vibrará si se ve perturbado por un estímulo como una onda sonora. Es más, como afirmaba Einstein, todos los materiales de la Tierra tienen su propia frecuencia de resonancia. Basándose en esta idea, el famoso (y controvertido) microbiólogo Royal Raymond Rife (1888-1971) descubrió una terapia oncológica que llamó terapia de resonancia. Su máquina Rife se basaba en un oscilador de radiofrecuencia naval y destruía gérmenes patógenos, bacterias, virus y células cancerosas utilizando las energías de alta frecuencia creadas por el equipo electrónico. Esta máquina podía destruir organismos vivos biológicos como se destruye un vaso de cristal. Rife descubrió que una frecuencia de resonancia específica causaría que un microorganismo oscilara o se balanceara hacia delante y hacia atrás. Al elevar la intensidad, podía lograr que colapsara la integridad estructural de microorganismos, como los virus, y se autodestruyeran. Llamó a este fenómeno «tasa oscilatoria mortal». Por desgracia, la comunidad médica estadounidense lo silenció, pero su trabajo ha sobrevivido. Puedes ver la charla TED de Anthony Holland, profesor asociado y director de Tecnología Musical en la Universidad de Skidmore, titulada «Shattering cancer with resonant frequencies» ('destruir el cáncer con frecuencias de resonancia'). Consulta a tu médico sobre esto si padeces la enfermedad de Lyme, MRSA* o cáncer, ya que este tipo de terapia forma parte del enfoque multimodal de la medicina biorreguladora y es lo que la hace tan eficaz.

ADN, DESCONEXIÓN Y TEMOR

La desconexión que sentimos con nuestra salud, especialmente en el plano emocional y espiritual, se acentuó aún más en la pasada década de los cincuenta con el descubrimiento del ADN realizado por Watson y Crick. Estos científicos llegaron a la conclusión de que el ADN «controla» la estructura y el comportamiento de los organismos vitales y que todos nuestros rasgos y nuestras características se definen en el momento de la concepción. Esta hipótesis implica una visión fatalista que nos arrebata el poder sobre nuestra salud, y hace que muchos crean que están a merced de sus genes. Sin embargo, la verdad es que la mayoría

---

* N. del T.: *Staphylococcus Aureus* resistente a la meticilina.

de las enfermedades no la causan los genes. De hecho, una de las formas en las que la enfermedad puede surgir es la respuesta de los genes a su entorno, una respuesta modificable conocida como epigenética. Pero esa mentalidad de «los genes y los gérmenes son la causa de la enfermedad» es el motivo de que no estemos más cerca de una cura contra el cáncer y otras enfermedades degenerativas de lo que estábamos en los años treinta del siglo pasado. La medicina alopática y la mentalidad que esta representa llevan siglos intentando conseguir, en detrimento del paciente, algo que desde sus premisas es imposible.

Desde finales del siglo xvi la medicina convencional ha intentado tomar un camino muy diferente del holístico, que defendía el concepto de mente-cuerpo y la idea de la curación natural. Este enfoque formó parte de la historia de la humanidad durante más de seis mil años y desapareció a favor de la mentalidad empírica centrada en demostrar las cosas con su correspondiente visión genética y patológica. Desde la perspectiva convencional de la medicina, a menos que un estudio científico doble ciego demuestre que algo «funciona», para los médicos no hay evidencia que lo justifique. Solo tienes que preguntarle a tu médico de familia si la nutrición es una parte importante del proceso de curación, y lo más frecuente es que su respuesta (incorrecta) sea: «No existen suficientes pruebas para demostrarlo». Mientras tanto, las compañías farmacéuticas pagan enormes sumas de dinero para financiar la investigación de medicamentos que ayuden a «demostrar» su eficacia. La cuestión del sesgo es demasiado extensa para esta obra. Pero es bastante simple: quien financia el estudio influye en sus resultados. Un estudio de enero de 2010 publicado en el *Journal of the American Medical Association* (*JAMA*) estimó que en los Estados Unidos actualmente se emplean más de cien mil millones al año en investigación médica y la industria farmacéutica es el mayor contribuyente de esa investigación, ya que financia más del 60 % de ella. ¿Es esta una medicina transparente y centrada en el paciente?

Mientras tanto, la enfermedad no es lo que solía ser. La tasa de enfermedades infecciosas ha sido eclipsada por una moderna epidemia de patologías crónicas multifactoriales. Sin embargo, el modelo de desarrollo de fármacos de la medicina alopática no ha evolucionado para ponerse a la altura de la nueva epidemia. La palabra *doctor* deriva del latín *docere*, que significa 'enseñar' o 'educar'. Como tal, una de las principales responsabilidades de la medicina biorreguladora es educar al paciente y fomentar que este se responsabilice de su salud. Para alcanzar la curación completa es fundamental una relación de cooperación entre el médico y el paciente. En la medicina biorreguladora, los pacientes no son pasivos, sino que participan activamente en la recuperación de su salud y su bienestar, por medio de cambios en su alimentación, evaluaciones de su estilo de vida y la gestión de su entorno emocional (tanto pasado como presente).

Es importante que sepáis que la medicina biorreguladora no es una «solución rápida». Con las enfermedades crónicas y degenerativas, la curación total suele ser un proyecto a largo plazo. Es una maratón, no una carrera de corta distancia, y el paciente tiene que cumplir su parte. A algunos les cuesta aceptar esto en una época en la que hay tantos programas para recuperar la salud rápidamente y que nos venden una falsa promesa que *suena* bien, aunque en realidad no nos sana. El paciente de la BioMed ha de tener una perspectiva de su salud a largo plazo, ya que sanar por completo puede requerir años y tras ello habrá que seguir prestando atención durante el resto de su vida para poder mantener un rendimiento óptimo. Es importante entender que lograr el rendimiento óptimo no significa que no enfermes *nunca*, sino más bien que alcanzarás un estado que te permitirá recuperarte de la enfermedad lo antes posible.

Y siendo así, la prevención, que significa vivir de acuerdo con las leyes naturales, es la clave para mantener un rendimiento óptimo. Pero no desesperes si padeces una enfermedad crónica o degenerativa. En la medicina biorreguladora, no existen las enfermedades incurables. Nuestros cuerpos, como hemos visto, tienen la capacidad innata de sanar. El objetivo de nuestros sistemas biorreguladores es la curación. Así que vamos a profundizar en estos sistemas que se esfuerzan duramente para mantenerte sano y a ver las maneras en que podemos evaluarlos. Prepárate, porque la salud es mucho más de lo que piensas.

Capítulo 2

LA MEDICINA BIORREGULADORA

EL FUTURO DE LA SALUD Y LA CURACIÓN

La base más noble para la medicina es el amor.
El amor es lo que nos enseña el arte de sanar. Sin
amor, no puede nacer la verdadera curación.

Paracelso

Un buen médico trata la enfermedad; un gran médico
trata al paciente que tiene la enfermedad.

***Sir* William Osler**

Como sabemos ahora, el papel de los practicantes de la medicina biorreguladora consiste en identificar y eliminar los agentes que estén bloqueando el proceso de curación al tiempo que ayudan a restaurar la capacidad innata del cuerpo para rehabilitarse y regenerarse. También sabemos que la curación no se puede lograr si no identificamos correctamente la causa primordial del desequilibrio. Sabemos que el tratamiento y la evaluación de la totalidad de la persona se dirige tanto a los factores subyacentes como a los factores causativos inmediatos y reconocemos la interconectividad entre los componentes físicos y no físicos del cuerpo humano. Sabemos también que alguien puede parecer saludable físicamente pero un entorno emocional inestable podría tener un impacto negativo en su terreno y ser un precursor de una enfermedad futura. Con la BioMed, tenemos una nueva perspectiva de la salud y la enfermedad y de los factores que influyen en ella.

En su origen la mayoría de las enfermedades son, como un tronco que ha caído atravesado sobre el cauce de un río e interrumpe la corriente, bloqueos tóxicos psicoemocionales y ambientales que desbordan los sistemas regulatorios del cuerpo. Imagínate un barril que se va llenando de agua. Cada situación estresante, cada bocado de alimentos tóxicos, cada exposición a empastes de mercurio es como verter más agua en ese barril. Con cada gota, aparecen más síntomas. Cuando el barril se llena, rebosa y da lugar a un estado enfermizo. Pero aunque todo el mundo tiene un barril, los factores que influyen para llenarlo son diferentes en cada persona. Todos tenemos agentes estresantes vitales, hábitos alimentarios, procesos de pensamiento, traumas pasados y entornos únicos. Además, cada uno, dependiendo de su tipo emocional o miasma (predisposiciones heredadas hacia enfermedades físicas o mentales y debilidades), se adapta a su manera a esos factores que llenan los barriles. Algunos no soportan quedar atrapados en un atasco de tráfico, y esta circunstancia contribuye a llenar su barril de enfermedades. A otros, estar en un atasco les permite tomarse un tiempo para relajarse y escuchar su audiolibro favorito, por lo que esta situación no añade agua a su barril. La manera en que reaccionamos —nos regulamos— en respuesta a factores causales se debe en parte a la predisposición genética, las características emocionales y mentales, los factores bioenergéticos, las circunstancias sociales, etc. Hasta qué punto se llena el barril con el paso de los años es algo que tiene una gran importancia en el desarrollo de las enfermedades crónicas. Se trata de un proceso que podría aparecer de repente o de forma insidiosa, desarrollándose lentamente durante meses o incluso años. Al final, tanto la salud como la enfermedad son consecuencia de una compleja interacción y reacción ante los factores físicos, mentales, emocionales, medioambientales, genéticos, espirituales y sociales. Un funcionamiento armonioso y la capacidad de responder adecuadamente a todos estos factores es la base para la salud.

La expresión *capacidad de regulación* es una medida de la capacidad de una persona para reaccionar. Fundamentalmente se refiere a cuántos envites puede uno soportar y seguir estando regulado o equilibrado. Cuando el cuerpo está en equilibrio, no es tan propenso a la enfermedad crónica, y permanece en estado de salud u homeostasis. La regulación consiste en la reacción. Si le arrojas a alguien una pelota a la cara, debe reaccionar ya sea tratando de atrapar la pelota o esquivándola para que no lo golpee. Si se enciende una luz, la pupila se contrae. Si a alguien le pica una garrapata que porta las bacterias causantes de la enfermedad de Lyme, los sistemas autorreguladores de su organismo —inmunitarios, digestivos e inflamatorios— deben reaccionar contra esas bacterias. La reacción es regulación, la regulación es adaptación y la capacidad de regular es *la clave* para la salud. Pero si el barril de una persona está excesivamente lleno o hay demasiados troncos obstruyendo la corriente de su río, ni la regulación ni la reacción pueden producirse. El cuerpo se vuelve más lento, las células degeneran y se nos acaba la energía porque se ha gastado una gran cantidad de ella tratando de volver a la homeostasis.

La enfermedad crónica hace acto de presencia cuando la capacidad de regulación del individuo ha disminuido hasta el punto de que sus fuerzas ya no son capaces de reaccionar contra las afecciones que causan enfermedades con sus esfuerzos correctivos habituales. La enfermedad es, sencillamente, una capacidad reducida de regulación. Nuestra capacidad de regulación consiste en hasta qué punto podemos adaptarnos y reaccionar, y los bloqueos de la regulación son lo que desencadena o agrava las enfermedades crónicas. El objetivo de la medicina biorreguladora es eliminar los bloqueos y drenar el barril, todo lo cual permite que se fortalezcan los recursos para los mecanismos de la autocuración.

Los términos *autocuración* y *regeneración* se refieren a las fuerzas de autorreparación inherentes al ser humano. Sabemos que el cuerpo tiene la capacidad de regenerarse, ya que nuestros tejidos se autorreparan continuamente (piensa en un corte en el dedo que se convierte en una costra y luego se cura por completo). Durante el transcurso de nuestra vida, nuestro cuerpo crece, se desarrolla, madura y decae. En este ciclo de vida, cada una de las células y órganos corporales tiene su propio ciclo de regeneración. Algunas células están programadas para morir tras alrededor de cuarenta divisiones. Cada órgano tiene un ciclo de regeneración en el que mueren las células viejas y se generan otras nuevas. Las bacterias intestinales se regeneran en el espacio de varios días, la pared intestinal en dos semanas y las células inmunitarias en cuatro semanas. El hígado posee una extraordinaria capacidad de regeneración. Con solamente el 25% de la masa hepática original, puede regenerarse y volver a su tamaño completo en el plazo de seis meses. En general, los órganos que trabajan más en contacto con el mundo exterior presentan la tasa de regeneración más rápida. Por ejemplo, el revestimiento del aparato digestivo y las células del sistema inmunitario tienen una vida útil mucho más corta que las células óseas, cardíacas y cerebrales. Por lo tanto, la curación depende del tiempo de regeneración del tejido.

El estado natural del cuerpo es de regeneración incesante. De hecho, en la totalidad del organismo humano cada átomo y cada molécula se sustituyen en un periodo de siete a diez años sin que seamos conscientes de ello. Se trata de un proceso natural que no requiere intervención médica. Sin embargo, en la enfermedad crónica y degenerativa este proceso de renovación se descontrola. En el caso del cáncer, las células se vuelven inmortales y están constantemente dividiéndose y creciendo. En las enfermedades degenerativas nerviosas como el alzhéimer, las células del sistema nervioso en lugar de regenerarse se degeneran, se pudren y mueren sin ser reemplazadas. Quienes siguen la vía médica alopática en una enfermedad neurodegenerativa terminan tomando fármacos como los antagonistas de la dopamina y medicamentos anticonvulsivos que reducen los síntomas pero no llegan a la raíz del problema: la degeneración nerviosa. El enfoque de tratamiento de la medicina biorreguladora ofrece un marcado contraste. Sabemos que existen varios compuestos naturales y no tóxicos con probados efectos regeneradores de los nervios, como, por ejemplo, la huperzina, la apigenina y la seta melena de león.[1] Estos fitoquímicos estimulan el proceso regenerativo, promueven la calidad de vida y la longevidad y curan de manera natural.

LA EVALUACIÓN BIOMED DEL PACIENTE

En la primera cita se pide el historial clínico de los pacientes, como haría cualquier médico de atención primaria convencional. Pero, normalmente, ahí acaban las similitudes. Los terapeutas de medicina biorreguladora se centran también en un multisistema integral de evaluación psicológica y bioenergética, evaluación estructural, análisis de deficiencias nutricionales, toxicidades, traumas infantiles y otras pruebas para identificar los factores desreguladores involucrados en el proceso de síntomas o patología. Los médicos alopáticos preguntan sobre síntomas y quejas específicas y revisan las pruebas de laboratorio básicas de suero con objeto de ajustarlas a un código de diagnóstico y una receta.

Por el contrario, los médicos biorreguladores piensan en patrones y conexiones prestando atención al historial del paciente. Para ellos no se trata del diagnóstico, sino más bien de los sistemas en juego. En el arte de la evaluación inicial biorreguladora hay un elemento de intuición con el que los practicantes han aprendido a reconocer, por ejemplo, que las circunstancias adversas vividas en la niñez pueden manifestarse más adelante en una patología. Por ejemplo, si durante la adolescencia no se aprenden ciertas estrategias para afrontar los problemas psicoemocionales, en la edad adulta puede presentarse un comportamiento adictivo. Múltiples intolerancias alimentarias en los primeros años de la infancia pueden manifestarse más adelante en forma de deficiencias del sistema inmunitario o digestivo o de problemas pulmonares. Quienes han estado expuestos a toxinas en el pasado podrían desarrollar un cáncer en el futuro. Se trata de reconocer la causa y el efecto, los factores que llenan el barril. La enfermedad no aparece de la noche a la mañana, lo mismo que los matrimonios (la mayoría de ellos) no terminan en divorcio de repente. La enfermedad *nunca* es solo mala suerte.

Aunque las principales herramientas diagnósticas de un médico biorregulador son como las de cualquier otro —pruebas de laboratorio, radiografías, exploraciones, sondas, historiales y exámenes físicos—, el practicante de BioMed también emplea herramientas adicionales para poder examinar a cada paciente en múltiples niveles. Algunas de estas herramientas son:

- Examen del cuerpo físico y análisis de su constitución.
- Examen dental y radiografía panorámica.
- Exploraciones de biocomunicación de órganos.

- Análisis sanguíneo general, incluido el análisis ortomolecular.
- Pruebas genéticas y de análisis de SNP.*
- Análisis de composición corporal.
- Microscopía de campo oscuro.
- Pruebas hormonales.
- Pruebas de metales pesados (análisis de orina/sangre/cabello).
- Análisis exhaustivo de flora intestinal y heces.
- Intolerancias alimentarias (IgA, IgG, IgG4).
- Variabilidad de la frecuencia cardíaca.
- Termografía de regulación del calor corporal.

El uso de las pruebas de diagnóstico tecnológicamente más avanzadas permite al médico biorregulador poner en práctica un principio básico: *tolle causan*, o identificar y tratar la causa.

La medicina biorreguladora emplea medios diagnósticos no invasivos que contemplan no solo los desequilibrios, sino también las afecciones funcionales, metabólicas, genéticas, reguladoras, energéticas y psicoemocionales. Por lo tanto, las toxinas, el estilo de vida, las influencias sociales y profesionales, y el terreno ecológico y la información genética son factores vitales que hay que evaluar. Si un paciente entra en la consulta con dermatitis, en lugar de limitarse a prescribir una crema esteroide, el médico biorregulador buscará la causa principal de esa inflamación: una sensibilidad alimentaria, insuficiencia renal o hepática, alteración de la oxigenación, actividad pulmonar débil, estrés laboral, o una combinación de lo anterior. El síntoma suele ser el resultado final de un desequilibrio en varios sistemas. De desviarte

---

* N. del T.: polimorfismo de un solo nucleótido.

una y otra vez de la senda correcta, de tener el barril rebosante y el río obstruido con troncos.

La enfermedad no se produce sin una causa, y los síntomas (náuseas, vómitos, dolor de cabeza, erupción cutánea, fiebre, etc.) no son la causa de la enfermedad. Como hemos explicado, los síntomas son una expresión del intento del cuerpo de defenderse, adaptarse, recuperarse y sanar. Cuando se tratan mediante paliación y supresión (alopáticamente), y se ignoran las causas subyacentes, el paciente puede desarrollar una afección más grave y crónica. Suelen existir simultáneamente diversas etiologías o causas de la enfermedad; esta se desarrolla en una cadena causal, en la que una causa engendra la siguiente. Los médicos biorreguladores no solo descubren la causa primaria de la enfermedad, sino que también identifican el órgano o sistema afectado. Esto se denomina cadena causal, que en esencia es un diagrama del flujo que representa la evolución del historial patológico del paciente, teniendo en cuenta todas las posibles manifestaciones y la evolución de una enfermedad.

TRATAMIENTO DEL TERRENO (O MEDIO INTERNO)

Para la medicina biorreguladora los desequilibrios en el terreno biológico son la causa de la enfermedad. Por ejemplo, no se considera al estreptococo como la causa de la faringitis estreptocócica, sino más bien como un colapso del sistema inmunitario que luego crea un medio favorable para que estas bacterias grampositivas adopten una forma infecciosa y virulenta. Un plan de tratamiento de la medicina alopática eliminaría al estreptococo con antibióticos y suprimiría con aspirina la fiebre asociada. Desde la perspectiva de la medicina biorreguladora, la fiebre es la respuesta natural del cuerpo para estimular el sistema inmunitario y no la suprimiría; lo que haría sería apoyar el terreno biológico mediante reposo, hidroterapia, hierbas, vitaminas, probióticos, etc. Retrocedamos un poco. El *terreno* o *medio interno* es una expresión conceptual acuñada en el siglo XIX por el médico francés Claude Bernard y se refiere al entorno interno de un organismo. Cualquier tipo de perturbación del equilibrio entre las células y el entorno celular circundante puede llevar a un trastorno funcional y más tarde a la degeneración celular o al cáncer. Nuestros órganos, glándulas y tejidos celulares están incrustados en una compleja matriz extracelular biorreguladora (ECM, por sus siglas en inglés) formada por agua, proteínas, carbohidratos y grasas. En la ECM es donde se abordan más adecuadamente las causas y la curación de muchas de las llamadas enfermedades sistémicas y crónicas, especialmente las afecciones inflamatorias. Y es también en la ECM donde muchas de las terapias de naturaleza biológica ejercen su efecto. Todas las sustancias nutritivas —oxígeno, vitaminas, minerales— llegan a la célula pasando por esta matriz. Por lo tanto, la desintoxicación celular, la comunicación y la regeneración dependen de la salud y la integridad de la matriz biorreguladora.

Varios factores influyentes pueden destruir y desregular la matriz y, por lo tanto, la biosfera de las células. La reparación del tejido después de unas lesiones físicas o químicas depende de la síntesis de la ECM para reemplazar el tejido perdido o dañado. Esta matriz dirige la reparación regulando el comportamiento de la amplia variedad de tipos celulares movilizados al área dañada para reconstruir el tejido. La inflamación aguda, la reepitelización y la contracción dependen de las interacciones de la ECM y contribuyen a minimizar la toxicidad y la infección y promover la curación. Así que, como vemos y seguiremos viendo, la Bio-Med acepta las intervenciones médicas centradas en el terreno en todos los casos de enfermedades crónicas y degenerativas. Nuestra salud es más que un simple concepto médico, es un reflejo de cómo elegimos vivir. Los seres humanos no podemos alcanzar niveles óptimos de salud viviendo en entornos poco saludables, comiendo alimentos tóxicos o con insuficiente descanso o ejercicio. Es responsabilidad del médico hacer consciente al paciente de estos factores. A partir de ahí es responsabilidad del paciente crear un entorno que favorezca la salud y apoye el medio interno del cuerpo. Hay muchos factores que pueden tener un impacto negativo en el terreno biológico, entre ellos:

- Deshidratación.
- Alergias alimentarias.
- Alimentación inadecuada y comer en exceso.
- Estrés.
- Metales pesados y toxinas ambientales.
- Problemas dentales.
- Vacunas.
- Medicamentos.
- Infecciones ocultas.
- Falta de ejercicio.
- Exposición a campos electromagnéticos.
- Falta de luz solar.
- Desequilibrios estructurales y lesiones.

Todos estos factores se pueden prevenir. Recordemos uno de los principios fundamentales de la medicina biorreguladora, que es utilizar el poder curativo de la naturaleza, o *vix medicatrix naturae*. Sebastian Kneipp (1821-1897), sacerdote bávaro y uno de los antepasados de los médicos biorreguladores, se curó la tuberculosis utilizando métodos naturales. En aquella época esa enfermedad solía ser mortal, pero Kneipp aprendió la antigua tradición de usar el agua como medio de terapia y decidió sumergirse varias veces a la semana en el gélido río Danubio. Estas breves exposiciones al agua fría fortalecieron su sistema inmunitario lo suficiente como para hacer remitir su enfermedad. Calor y frío, sequedad y humedad, luz y aire, así como la nutrición adecuada, son parte de las tradiciones hipocráticas y constituyen los fundamentos de la actual medicina biorreguladora.

Pregunta a una sala llena de gente cuál creen que es la causa de las enfermedades. La respuesta más normal es los gérmenes, seguida de los genes, las toxinas, la alimentación y el estrés. Pero la verdadera causa de la enfermedad es la transgresión de las leyes naturales. El médico alemán Henry Lindlahr fue el autor de uno de los textos fundamentales de la medicina biorreguladora, *Nature Cure* [Cura natural]. El libro trata temas como la contención de enfermedades en contraste con su eliminación, la hidroterapia y la importancia del aire fresco y de tomar el sol. Se basó en su propio periplo curativo junto a su mentor, Kneipp, partidario de los baños fríos. Hay dos razones por las que *Nature Cure* no es popular entre los médicos alopáticos y el público: la primera es que es extremadamente simple. Pero además se trata de una curación para la que no es preciso el uso de medicamentos, lo que significa que las compañías farmacéuticas no pueden sacar beneficios. Los practicantes de la biorregulación saben que si, para empezar, sus pacientes no viven de acuerdo con las leyes naturales, no se curarán ni llegarán a estar sanos nunca.

Hoy en día, el uso de diversas curas naturales se ha puesto de moda en varias partes del mundo, pero se le ha dado un nuevo nombre: *biohacking*. Esta tendencia a mejorar por tu cuenta[*]

---

[*] N. del T.: al *biohacking* también se lo conoce como biología *do it yourself* ('hazlo tú mismo').

tu propia biología se ha convertido en un movimiento social en el que la gente ha descubierto que adoptar «trucos» de las leyes naturales como ayunar o pasar al menos treinta minutos al día fuera de casa, sea cual sea el tiempo que haga, puede mejorar su salud y su rendimiento cognitivo. Algunos de estos trucos basados en las leyes naturales son pasar tiempo al aire libre en temperaturas extremas, hacer ejercicio, dormir lo suficiente, mantenerse hidratado (la mayoría de las personas que padecen una enfermedad crónica están deshidratadas), comer alimentos no procesados, jugar, reír, meditar y respirar adecuadamente. Se ha comprobado que estas actividades, ya sea por sí solas o combinadas, tienen un impacto positivo en la curación de enfermedades crónicas, desde la depresión hasta el cáncer de colon. Vivir de acuerdo con las leyes naturales es la receta para la prevención que la medicina biorreguladora enseña a todos sus pacientes, sin importar en qué estado de salud se encuentren. Ha llegado el momento de empezar a cambiar nuestras historias de salud y enfermedad y las de nuestros seres queridos. Esta receta no es solo para curar enfermedades crónicas; el objetivo de la medicina debería ser potenciar la salud y la comunidad: *ese* es el futuro de la medicina. La BioMed no es una idea nueva o marginal, y para aprender sobre algunos de sus pioneros hemos de mirar principalmente a Europa.

LOS ORÍGENES DE LA BIOMED

La medicina biorreguladora tuvo sus inicios modernos en Alemania a principios del siglo XX. En 1905, el doctor F. Bachmann reunió a numerosos médicos que compartían las mismas ideas y formó la Sociedad de Medicina Biológica (Medizinisch-biologische Gesellschaft), que promovió la medicina biológica reguladora en las conferencias de Hamburgo de 1912 y Dresde de 1924. A finales del siglo XIX, un gran número de médicos seguía practicando la homeopatía y muchos de esos homeópatas eran judíos. En Alemania y en toda Europa, la Primera y la Segunda Guerra Mundial trajeron el caos y destruyeron casi por completo el movimiento de la medicina biorreguladora (que, como vimos en la introducción, se denominó medicina biológica europea). Durante la Segunda Guerra Mundial muchos científicos y homeópatas judíos huyeron de Alemania hacia Norteamérica y Sudamérica. No fue hasta el final del régimen nacional-socialista, a mediados de la pasada década de los cuarenta, que comenzó el renacimiento de la medicina biológica reguladora en Alemania, Austria y Suiza, para después pasar a lo que hoy llamamos sencillamente medicina biorreguladora.

Hay más de cincuenta pioneros de las ramas herbarias, nutricionales, homeopáticas, energéticas y dentales de la medicina biorreguladora que nacieron antes de 1910. Se necesitaría un libro entero para contar todo su historial de innovaciones médicas y descubrimientos. Santa Hildegard de Bingen (1098-1179), por ejemplo, era una abadesa, mística, sanadora, visionaria y herborista que creía que Dios le había entregado hierbas, especias y alimentos a la humanidad para que sirvieran a nuestros cuerpos y nos mantuvieran sanos. Fue autora de dos importantes tratados médicos que esbozan nueve categorías de sistemas de curación: plantas, elementos, árboles, piedras, peces, pájaros, animales, reptiles y metales. Estas obras fueron los cimientos de la medicina natural. Posteriormente, debido a su destacada labor, que por desgracia nadie fue capaz de entender en su época, fue canonizada por la Iglesia católica romana.

Christoph Wilhelm Friedrich Hufeland fue un médico alemán nacido en 1762, y *Makrobiotik* fue su obra maestra sobre medicina preventiva. Publicado por primera vez en 1797, el libro tuvo ocho ediciones oficiales durante su vida y varias traducciones. En *Makrobiotik* el principio organizativo para entender la vida y la salud humanas era la fuerza vital (llamada *lebenskraft*). Según Hufeland, esta fuerza vital se manifiesta en los seres orgánicos como la capacidad de responder a estímulos externos. Creía que esta fuerza podía debilitarse o destruirse, y también fortalecerse, a través de influencias externas. *Lebenskraft* (o lo que es lo mismo, la vitalidad) se agota por el esfuerzo corporal y se incrementa con el descanso. Hufeland creía que la salud moral y la física están entrelazadas y fluyen de la misma fuerza vital. El concepto de fuerza vital ha estado presente desde hace muchísimo tiempo.

Constantine Hering, uno de los gigantes de la homeopatía, nació el 1 de enero de 1800, en Oschatz (Alemania). Fue autor de una serie de libros, entre ellos *The Guiding Symptoms of Our Materia Medica* [Los síntomas guía de nuestra materia médica], fruto de cincuenta años de investigación. Hering participó en el examen de más de noventa medicamentos y fundó las primeras escuelas homeopáticas de los Estados Unidos. Entre sus muchas contribuciones al campo médico figuran sus observaciones del proceso curativo. Formuló la ley de curación de Hering, la forma en que el cuerpo actúa para curarse a sí mismo, basándose en su observación de que el cuerpo busca exteriorizar la enfermedad y los síntomas emergen como parte del proceso curativo (por ejemplo erupciones); estos síntomas aparecen y desaparecen en orden inverso a su aparición en el cuerpo. Por lo tanto, un paciente podría volver a experimentar los síntomas durante el proceso de curación a medida que el cuerpo sana de arriba abajo, y de órganos más vitales a otros menos vitales. Hoy llamamos a esto una crisis curativa: cuando tendemos a sentirnos un poco peor antes de empezar a sentirnos mejor. Solo tienes que preguntarle a cualquiera que alguna vez ha hecho una cura de limpieza de dos semanas cómo se ha sentido durante el tercer día.

A finales del siglo XVIII y principios del XIX, asistimos a la aparición de diversos campos naturales de curación que también se consideran ramas del árbol de la medicina biorreguladora. Entre ellos figuran la osteopatía, la quiropráctica, la odontología holística y elementos de la medicina psicológica. Carl Gustav Jung (1876-1961) fue un psiquiatra suizo que destacó el importante papel de la mente inconsciente. Wilhelm Reich (1897-1957), psicoanalista austriaco, descubrió una forma de energía que llamó «orgón» y afirmó que esta energía se podía encontrar en la totalidad de los seres vivos y en todo el cosmos. Uno de sus libros, *Análisis del carácter*, publicado en 1933, fue revolucionario. Sugirió que a la hora de diagnosticar y analizar la neurosis había que tomar en cuenta no únicamente los síntomas del paciente sino también su carácter general.

El dentista canadiense Weston A. Price (1870-1948) investigó la relación entre la nutrición, la salud dental y la salud física. Desarrolló la teoría de que las afecciones sistémicas como los trastornos intestinales y la anemia estaban causadas por infecciones bucales. En 1925 publicó el libro *Dental Infections and Related Degenerative Diseases* [Infecciones dentales y su relación con las enfermedades degenerativas]. Asimismo, fundó la Asociación Dental Nacional y fue pionero del movimiento odontológico holístico. Merece la pena señalar que hasta mediados de la década de 1800 la medicina y la odontología eran lo mismo. Cuando la medicina comenzó a exigir especialistas, el cuidado bucal fue separado de los sistemas de enseñanza y de atención médicos. Hoy en día un dentista no es solo un tipo diferente de médico, sino que se considera una profesión completamente distinta. Por supuesto, nuestros *dientes* no saben que deberían mantener sus problemas confinados a la boca. Es más, no se pueden ignorar las conexiones probadas entre una infección bucal y diversas disfunciones orgánicas, como el cáncer de mama.

A finales de 1800, cuando la medicina alopática contemplaba el tratamiento del cáncer con las lentes de la guerra química, los partidarios de la modalidad biorreguladora de la medicina estaban descubriendo y utilizando otros enfoques, no tóxicos, extraordinariamente eficaces. Estos tratamientos BioMed ofrecían resultados prometedores y convincentes. El premio Nobel alemán Otto Heinrich Warburg (1883-1970) descubrió que las células cancerosas tenían un metabolismo alterado y una deficiencia de oxígeno debido a un cambio en su respiración celular. Este descubrimiento es la base de la característica metabólica del cáncer que actualmente está ganando más terreno tanto en el desarrollo de fármacos como en las intervenciones dietéticas. Alrededor de la misma época, el austriaco Rudolf Joseph Lorenz Steiner (1861-1925) y el indonesio-holandés Ita Wegman (1876-1943) fundaron una ciencia espiritual llamada medicina antroposófica, basada en la creencia de que todo lo físico está imbuido del espíritu y es una manifestación de este: la primera alusión a la epigenética. Steiner y Wegman también desarrollaron un tratamiento de inmunoterapia natural utilizando un extracto de muérdago.

Dicho medicamento, llamado Iscador, es un tratamiento aprobado y efectivo contra el cáncer en Alemania y en otros países desde hace décadas, y en la actualidad se está probando clínicamente en los Estados Unidos. Lamentablemente, hasta la fecha, solo los estadounidenses que pueden permitirse viajar al extranjero, a clínicas oncológicas de países como Suiza, han podido tener acceso a la terapia del muérdago.

Por último, entró en escena un norteamericano. William Bradley Coley (1862-1936), cirujano óseo y pionero de la inmunoterapia oncológica, inyectó bacterias estreptococo en un paciente de cáncer terminal, con lo que provocó una alta fiebre que disolvió un tumor inoperable. Este fue un milagro médico (el milagro curativo de la fiebre que los médicos biorreguladores llevaban siglos utilizando). ¿No es sorprendente que, incluso después del milagro médico de Coley, la medicina occidental siguiera suprimiendo el poder de la fiebre con sustancias inmunoterapéuticas obtenidas mediante la bioingeniería?

También en el campo del cáncer tenemos a Josef M. Issels (1907-1998), médico alemán que se dedicó a tratar cánceres resistentes a la terapia avanzada y estándar. Conocido por promover un régimen alternativo de tratamiento contra el cáncer que denominó «tratamiento Issels», sus terapias consisten en desintoxicación, apoyo nutricional, suplementos de vitaminas, minerales y enzimas, terapia de oxígeno y ozono, vacunas y terapia de luz. Sus métodos eran realmente enfoques integrados, naturales y biorreguladores que utilizaban múltiples fármacos para tratar el cáncer y las enfermedades crónicas. Lo que vemos es que estos tratamientos y conceptos naturales de curación se centran en el terreno. Una vez que profundizamos en el terreno, se aprecian claramente las maravillas de los sistemas biorreguladores del cuerpo que crean y mantienen la vida. El éxito de la medicina biorreguladora consiste en centrarse en el uso de tratamientos que fomentan el funcionamiento armónico y la homeostasis de todos los sistemas. En el siguiente capítulo hablaremos de ellos y presentaremos algunos de los diagnósticos y tratamientos utilizados para evaluarlos y abordarlos.

Capítulo 3

EL ENFOQUE SISTEMÁTICO EN LA BIORREGULACIÓN, REGENERACIÓN Y CURACIÓN

*Los verdaderos sanadores de la enfermedad
son nuestras fuerzas naturales internas.*
Hipócrates

*Cuando reconocemos las virtudes, el talento y la belleza de la Madre
Tierra, algo nace en nosotros, algún tipo de conexión; nace el amor.*
Thich Nhat Hanh

Al igual que los seres humanos (y afortunadamente para nosotros), la biosfera terrestre autorreguladora crea un entorno
adecuado para nuestra supervivencia. Los incesantes ciclos
geológicos y biológicos generan los elementos necesarios para
la vida: compuestos como el agua, el carbono, el nitrógeno y el
oxígeno. Estos biociclos naturales equilibran y regulan los espacios habitables de la Tierra. Veamos la fotosíntesis, por ejemplo:
el proceso de creación de oxígeno y energía impulsado por la luz
solar, esencial para la existencia humana. Los seres humanos no
podemos vivir sin oxígeno. Piensa en el ciclo del agua: las nubes
se forman sobre el mar porque las algas oceánicas emiten moléculas de azufre que se transforman en los núcleos de condensa-
ción indispensables para la formación de gotas de lluvia. Los seres humanos tampoco podemos vivir sin agua. En conjunto, los

múltiples ecosistemas de nuestro planeta —la tierra, el mar y la atmósfera— se consideran una unidad autosuficiente. Una biosfera. Hemos evolucionado para habitar un planeta donde cada ecosistema tiene su propio conjunto de procesos regulatorios, incluidos nosotros.

Cuando tenemos en cuenta numerosos sistemas biorreguladores, vemos que el cuerpo es en gran parte un reflejo de la Tierra. Ambos contienen aproximadamente un 70 % de agua, requieren energía para mantener la vida y cuentan con su propio conjunto de ciclos biorreguladores que se encargan de que permanezcan vivos. Los seres humanos mantenemos una multitud de relaciones simbióticas de las que depende la supervivencia del planeta. Dependemos de las abejas para los alimentos, de los microbios para la inmunidad, de los árboles y el plancton para el oxígeno, de los lagos y ríos para el agua. Nuestro sistema respiratorio lleva la cantidad correcta de oxígeno a nuestro organismo; el sistema cardiovascular distribuye luego ese oxígeno gracias a la sangre. Nuestro sistema digestivo transforma los alimentos en energía. Desde la perspectiva de la medicina biorreguladora es innegable la interconexión entre nosotros y nuestro planeta. ¿Cómo podríamos estar separados de nuestro entorno o intentar controlarlo por medios artificiales? No somos seres sintéticos.

La hipótesis Gaia (Gaia era la antigua diosa griega de la Tierra) fue desarrollada originalmente a finales de los pasados años sesenta por el doctor James Lovelock, científico británico, inventor y miembro de la NASA. Esta hipótesis defiende que los componentes orgánicos e inorgánicos de nuestro planeta evolucionaron juntos como un solo sistema de vida y autorregulación. Sugiere que la Tierra es un sistema viviente que controla automáticamente su temperatura, contenido atmosférico y salinidad oceánica para mantener su propia habitabilidad. No es difícil comparar los sistemas vivientes terrestres con el funcionamiento interconectado de los sistemas de biorregulación humana, y con cómo nosotros mismos modulamos nuestra temperatura corporal, sangre, presión arterial, frecuencia cardíaca, etc. Sencillamente, a pesar de que la medicina occidental rechace la interconectividad, no podemos separarnos del medioambiente. Pregúntale quién manda aquí a cualquiera que haya sobrevivido a un fuerte huracán, un incendio forestal u otros desastres naturales, y te dirá que, sin lugar a dudas, no somos nosotros, los seres humanos. Formamos parte de la totalidad, y muchos sistemas se unen para mantener sano este conjunto. Toda la vida en la Tierra requiere de un sistema complejo e interdependiente de bucles de retroalimentación que reaccionan a la información del entorno. Cada información que entra en el sistema causa un cambio en la homeostasis que a su vez requiere una reacción para reequilibrarlo. Para mantener la homeostasis, un conjunto complejo y coordinado de factores bioquímicos, térmicos y neuronales interactúan con cada sistema del cuerpo y también del entorno. Uno de los elementos principales de la homeostasis del organismo humano está controlado en gran medida por el planeta y por nuestras respuestas rítmicas a él.

LA CONEXIÓN ENTRE LA TIERRA Y LA SALUD: LA ESENCIA DE LOS BIORRITMOS

A diario, durante trescientos sesenta y cinco días al año, se producen oscilaciones autogeneradas y programadas genéticamente en el comportamiento, la fisiología y el metabolismo de todos los seres vivientes de la Tierra, entre ellos los humanos, las plantas, los animales, los hongos y las cianobacterias. Los denominados biorritmos (del griego βιος —bios—, que significa 'vida', y *rhuthmos*, que hace alusión a cualquier movimiento o ritmo recurrente) se producen en respuesta a los ciclos circadianos, semanales, mensuales, estacionales y anuales, así como a los de las mareas. El ritmo biológico o biorritmo es la armonía inherente que existe entre los seres humanos y la naturaleza, y las respuestas de nuestros cuerpos a estos ritmos nos permiten adaptarnos al medioambiente de la Tierra. La actividad de las ondas cerebrales, la producción de hormonas, la regeneración celular y otras actividades biológicas cambian a lo largo de periodos aproximados de veinticuatro horas, treinta días, noventa días y trescientos sesenta y cinco días. Por ejemplo, en el sistema endocrino, la glándula pineal (el reloj circadiano primario en los mamíferos) produce un aumento de melatonina (la hormona del sueño) cuando el sol se pone y la retina del ojo percibe menos pulsos de luz. Cuando sale el sol, las glándulas suprarrenales segregan cortisol (la hormona que nos despierta). Interferir en los ritmos circadianos —que en realidad significa interferir en la ley natural— lleva a la desregulación y, con el tiempo, a la enfermedad. Según las investigaciones, la destrucción de los ritmos biológicos podría acelerar la aparición de múltiples enfermedades, como el alzhéimer, la enfermedad cardiovascular, la obesidad, la diabetes y el síndrome metabólico, y es además un factor de riesgo para el desarrollo del cáncer.[1] El reconocimiento de la conexión entre la salud y los biorritmos es primordial aunque la investigación moderna para demostrarla científicamente no ha hecho más que empezar. Sin embargo, en textos médicos chinos que se remontan al siglo XIII existen observaciones de diversos procesos biorrítmicos en seres humanos.

La temperatura corporal varía durante el transcurso del día, así como durante la ovulación en el ciclo menstrual. Pregúntale a cualquier mujer saludable que esté menstruando con qué frecuencia le llega el periodo: el ciclo normal es aproximadamente una vez cada mes. Alrededor de un mes es el tiempo que tarda la Luna en completar una órbita de 360 grados alrededor de la Tierra.

Los cambios en el metabolismo se observan también con la variación estacional: más o menos cada noventa días. Tradicionalmente la disponibilidad de los alimentos dependía de los cambios estacionales, y nuestros controles genéticos de estos biorritmos estaban adaptados a ello. Por ejemplo, nuestro sensor de energía celular durante los meses de verano se denomina mTOR (siglas en inglés que significan «diana de rapamicina en células de mamífero»). El mTOR facilita la síntesis y el crecimiento de las proteínas, inhibiendo el reciclaje interno de las células usadas o dañadas. En verano es cuando se produce el crecimiento porque hay más comida y más luz.

Hasta hace unos trescientos años el invierno solía ser una época de restricción calórica en la que se consumían los recursos almacenados durante el verano y el otoño para garantizar eficazmente la supervivencia. Nuestro sensor de energía celular en el invierno es la proteína quinasa activada por adenosín monofosfato (AMPK, por sus siglas en inglés). La AMPK optimiza la eficiencia energética y estimula el reciclaje de materiales celulares. Este ciclo tiene lugar también en menor medida cada noche y durante el ayuno. Las vías activadas por la AMPK ayudan a la regeneración celular y además son antiinflamatorias porque trabajan para descomponer las proteínas dañadas, lípidos, glicanos, ARN y ADN.[2] Nacimos para acumular músculo y grasa en el verano y consumirlos en el invierno. Teníamos que hacerlo. Ten en cuenta las fuerzas evolutivas impulsadas por el medioambiente que actuaban sobre nuestros ancestros, que hasta hace apenas diez mil años carecían de luz artificial, de un suministro constante de alimentos o de medios para controlar la temperatura. Esto podría ayudarnos a explicar por qué durante la época invernal ganamos peso y contraemos más resfriados y gripes, ya que no restringimos las calorías, sino que más bien las aumentamos (el ponche y el turrón, por muy buenos que estén, no tienen nada que ver con nuestra genética, y menos aún en invierno). Date cuenta de que el cuerpo está constantemente adaptándose al medioambiente, tanto a corto como a largo plazo. Si no hubiéramos aprendido a adaptarnos, no habríamos sobrevivido.

Cada vez que hay un cambio de estación, según la medicina tradicional china (MTC), la frecuencia de la energía del cuerpo, o *qi*, cambiará para coincidir con la frecuencia de esa estación. La MTC siempre ha creído que cada estación tiene sus correspondientes elementos, órganos y emociones. El otoño, por ejemplo, está asociado con el pulmón y el intestino grueso. Cuando la energía de uno no está sintonizada durante este tiempo, surgen enfermedades, como el resfriado común con tos. El pulmón también está asociado con la aflicción, y frecuentemente surgirá esa emoción a medida que nos volvemos hacia dentro tras un verano de expansión exterior, cuando las hojas mueren y caen al suelo. La MTC ha identificado no solo conexiones estacionales con los órganos, sino también relaciones entre los órganos y el ciclo de veinticuatro horas. Por ejemplo, la desintoxicación se produce entre la una y las tres de la madrugada, cuando nuestros hígados están más activos y los tejidos y las células liberan toxinas y ácidos. Durante la noche es también cuando más aumenta el nivel de la hormona de crecimiento centrada en la reparación y son menores los niveles de cortisol. Si alguien es propenso a despertarse durante estas horas, a menudo es una señal de que el hígado está congestionado. Según la MTC, los intestinos están más activos entre las cinco y las siete de la mañana, cuando las toxinas que han sido liberadas de las células durante las horas de sueño pasan al colon. Esta es la razón por la que tenemos mal aliento matutino, y es cuando la orina huele más fuerte y suelen producirse las evacuaciones intestinales. En la fisiología nada es casualidad.

No es de extrañar que lo que la MTC conoce desde hace miles de años esté siendo verificado ahora por la investigación moderna. Según los estudios, más del 10 % de los genes expresados en todos los órganos manifiestan oscilación circadiana.[3] En 2017, Jeffrey C. Hall, Michael Rosbash y Michael W. Young ganaron el Premio Nobel por su trabajo de identificación de los mecanismos genéticos de los ritmos circadianos, que adaptan el funcionamiento del cuerpo a diferentes fases del día e influyen en el sueño, la conducta, los niveles hormonales, la temperatura corporal y el metabolismo. Estos relojes indican a las células cuándo utilizar la energía, cuándo descansar y cuándo reparar o replicar el ADN. Ahora sabemos que casi todas las células del organismo tienen su propio reloj circadiano. Este cronometraje biológico es en realidad un proceso genético que compartimos con gran cantidad de bacterias, plantas, animales e incluso hongos. Nuestros cronometradores celulares, también denominados osciladores periféricos, se han descubierto en las glándulas suprarrenales, el pulmón, el hígado, el páncreas, el bazo, el timo, el esófago y la piel. Estos relojes genéticos aseguran que los procesos metabólicos se realicen en el momento adecuado. Los estudios realizados con ratones con el gen reloj* mutante —que comen a cualquier hora del día— dieron como resultado mayores tasas de obesidad y alteración del metabolismo de la glucosa mientras que los de aquellos que comían en un periodo de

---

* N. del T.: también conocido como gen *CLOCK* ('reloj' en inglés. Acrónimo de *Circadian Locomotor Output Cycles Kaput*).

tiempo más reducido, durante las ocho horas de luz solar, perdieron peso.[4] Nuestros ancestros no cazaban ni recolectaban en la oscuridad, y por lo tanto nosotros tampoco deberíamos comer a esas horas. El desajuste crónico entre el moderno estilo de vida que hemos elegido y los ritmos dictados por nuestro cronómetro interno está asociado con el incremento del riesgo de diversas afecciones, como el cáncer, las enfermedades neurológicas degenerativas, los trastornos del sueño, la depresión y el trastorno bipolar. La importante conclusión que podemos sacar de todo esto es que nuestros cuerpos son sistemas biorreguladores que están influenciados por nuestro entorno y por la programación genética evolutiva asociada a este.

ENTENDER NUESTRO CICLO DE VIDA

Nuestros cuerpos y sistemas de órganos se desarrollan y cambian con el tiempo siguiendo otro patrón cíclico: nuestro ciclo de vida. La glándula timo, que ayuda a preparar las células inmunitarias importantes, entre ellas las células T, es mayor y más activa en los recién nacidos y lactantes y durante los años previos a la adolescencia. Pero en los primeros años de la adolescencia comienza a encogerse y a ser reemplazada por tejido graso. En el transcurso de la vida de una mujer, por ejemplo, sus ovarios evolucionan de estar básicamente inactivos (del nacimiento a la pubertad), al aumento de la producción de estrógeno (pubertad), a regular el ciclo reproductivo mensual (desde la pubertad hasta la menopausia), para finalmente reducir la producción del estrógeno cuando entra en la menopausia. No podemos subestimar la importancia del desarrollo y la maduración fisiológicos y energéticos de un sistema de órganos. De hecho, la obra de Rudolf Steiner, Ita Wegman y otros —que actualmente está desarrollando el doctor Dickson Thom— descubrió que las manifestaciones adultas de enfermedades específicas surgen en determinados ciclos vitales. Por ejemplo, la primera fase de la vida se considera la fase suprarrenal y abarca el periodo de tiempo que transcurre entre la concepción y los dieciocho meses de edad. Esta es nuestra fase de supervivencia, cuando se desarrolla la respuesta de lucha o huida. Cualquier tipo de trauma sufrido durante esta fase, ya sea emocional, químico o físico, puede manifestarse más tarde como una patología suprarrenal. Entendiendo las fases de maduración energética de los órganos, podemos regresar a estas fases y reprogramar las percepciones aprendidas. Mediante este proceso es como se produce la verdadera curación, revisando las fases energéticas y físicas del desarrollo del órgano y el sistema, y reprogramando el cuerpo y la mente con técnicas como la neurorretroalimentación,[*] la homeopatía, la medicina antroposófica, etc., todo lo cual forma parte de la medicina biorreguladora.

¿CÓMO HE ENFERMADO?

Una de las preguntas más habituales que los pacientes les hacen a los médicos al recibir un diagnóstico es «¿por qué?». ¿Qué causó la enfermedad? La respuesta habitual de la medicina alopática es: «No se sabe con certeza». Esto ya no nos sirve porque sí sabemos qué es lo que causa la enfermedad: el bloqueo y el desajuste de los sistemas biorreguladores producidos como respuesta a nuestro entorno. No respetar las leyes de la naturaleza, seguir una alimentación deficiente o un estilo de vida poco saludable, las infecciones, la sobrecarga tóxica y los desequilibrios emocionales, todo esto perturba el equilibrio sistémico. Si reunimos a veinticinco personas con insomnio en una sala, cada

---

[*] N. del T.: método basado en la electroencefalografía, que tiene por objeto enseñar a modificar selectivamente determinados parámetros de la actividad cerebral.

una tendrá sus propios factores causales, diferentes de los de las demás. La progresión de la enfermedad es una evolución que se produce con el tiempo y tiene raíces en muchos estadios fisiológicos, bioquímicos y emocionales. Es absolutamente necesario que la medicina reconozca la simbiosis innegable entre nuestra salud y nuestro medioambiente. El insomnio, por ejemplo, es un desajuste típico del biorritmo endocrino. Mientras que para los problemas de sueño la medicina alopática recetará las muy adictivas benzodiazepinas, la medicina biorreguladora identificará los agentes bloqueadores biorreguladores que causan la desregulación del ciclo de melatonina y cortisol, y estimulará y restablecerá la autocuración de los sistemas nervioso y endocrino con tratamientos biológicamente ajustados. La mayoría de la gente no llega al punto de quedarse despierto toda la noche sin ninguna razón: este desajuste tiene raíces identificables y una cadena causal. La medicina biorreguladora ha identificado cómo evoluciona la enfermedad con el fin de que los tratamientos se puedan adaptar en consecuencia.

LAS SEIS FASES DE LA EVOLUCIÓN DE LA ENFERMEDAD

La enfermedad es la expresión de la batalla del cuerpo contra la desregulación causada por numerosos desequilibrios, como malestar digestivo, función linfática deficiente, desintoxicación insuficiente, carencia de nutrientes, angustia emocional y desequilibrios orales. Por lo tanto, es importante evaluar el proceso de la enfermedad crónica en una serie de fases. Para empezar, sabemos que la salud fisiológica consiste en el equilibrio de todos los sistemas biorreguladores. Cuando estamos sanos y el cuerpo se expone a factores externos (físicos, mentales o químicos), se provoca la reacción adecuada para eliminar estos factores;

esta reacción puede causar síntomas, como segregaciones e inflamación. En ese momento se produce una compensación interna, se restablece el funcionamiento saludable y desaparecen los síntomas. El proceso es similar a cómo los amortiguadores del coche resisten el impacto de los baches profundos y hacen que podamos conducir con suavidad a pesar de ellos. En el momento en que llegamos a la enfermedad crónica y degenerativa, ya es imposible absorber el impacto. La medicina biorreguladora ha definido la evolución de la enfermedad como un proceso de seis etapas.

La fase de excreción

En la pasada década de los cincuenta, el médico alemán Hans-Heinrich Reckeweg combinó antiguos conceptos chinos y naturópatas para confirmar que las enfermedades son procesos que siguen una progresión lógica. Según Reckeweg, las enfermedades son procesos reactivos determinados por agentes cuyas homotoxinas (sustancias que tienen un efecto perjudicial en las células humanas) provocan una reacción de inflamación en el cuerpo. A la primera fase de desarrollo de la enfermedad se la denomina fase de excreción. Aquí se produce la eliminación de toxinas a través de los emuntorios (así se denomina a cualquier tejido u órgano capaz de permitir que las excreciones salgan del cuerpo). Algunos de ellos son los riñones y las vías urinarias, el colon, los pulmones, la piel y el cerebro emocional. Un buen ejemplo de esta primera fase es la intoxicación alimentaria y la reacción inmediata de diarrea o vómitos. La expulsión de toxinas se produce enseguida y por lo general a través de los orificios fisiológicos. El cuerpo trata de expulsar enérgicamente las toxinas, y se trata de una respuesta sana.

La fase de reacción

La segunda fase se denomina fase de reacción, y en ella el cuerpo también actúa contra los elementos desreguladores con una respuesta inflamatoria. Se produce una inflamación para ayudar a movilizar los glóbulos blancos con objeto de destruir y eliminar las homotoxinas. La inflamación —inflamación aguda— es una reacción biorreguladora protectora. Así, en esta fase, el organismo podría tratar de eliminar las homotoxinas por medio de la fiebre. De hecho, lo normal es que las infecciones provoquen fiebre, especialmente en los niños. Otros desencadenantes de la fiebre son las reacciones a las transfusiones, la artritis reumatoide juvenil, los tumores, las reacciones inflamatorias causadas por traumas, los medicamentos (entre ellos los antihistamínicos, los antibióticos o una sobredosis de aspirina), las inmunizaciones, la deshidratación y, a veces, la dentición. En esta fase los mecanismos de defensa están activos, ofreciéndonos signos valiosos de que el organismo está tratando de regularse para conseguir la recuperación. La supresión de la fiebre y la inflamación aguda con fármacos alopáticos, como AINE* o medicamentos antipiréticos, puede empujar la desregulación a una fase más avanzada. En la fase de reacción, el cuerpo *puede* hacer lo necesario para sanar, pero la medicina alopática se empeña en impedirlo.

Vamos a detenernos un momento en el tema de la fiebre. La fiebre se produce cuando los microorganismos infecciosos estimulan a los glóbulos blancos y hacen que estos manden al hipotálamo, situado en el cerebro, la señal para elevar el ajuste del termostato corporal. A su vez, la fiebre calienta el cuerpo aumentando su tasa metabólica y su actividad inmunitaria. Dado

---

* N. del T.: antiinflamatorios no esteroideos.

que la mayoría de los animales (los vertebrados, al menos) desarrollan fiebre en respuesta a una enfermedad, es probable que los seres humanos hayamos conservado esta respuesta evolutiva porque aumenta las posibilidades de supervivencia. La investigación apoya esta teoría; estudios realizados con animales demuestran que cuando bloqueamos la fiebre, disminuye la tasa de supervivencia a la infección.[5] La fiebre cumple diversos propósitos, entre ellos actuar como un antibiótico natural: las altas temperaturas pueden inhibir la reproducción de numerosos virus y bacterias e incluso llegar a eliminarlos (esta propiedad es la razón por la que para purificar el agua la hervimos). La fiebre también causa estimulación tiroidea, aumentando el metabolismo basal, lo que ayuda a la eliminación de toxinas. Al suprimirla, lo que estamos haciendo en realidad es detener la acción del sistema inmunitario y mandarlo de vacaciones. A temperaturas superiores a 40,8 °C, muchas de las proteínas comienzan a desnaturalizarse, y este es generalmente el momento en el que necesitamos intervenir, no tomando una pastilla, sino mediante el uso de procedimientos alternativos como los paños fríos, para minimizar el riesgo de posibles daños celulares. Los médicos biorreguladores favorecerán y controlarán la fiebre mientras que los practicantes de la medicina alopática la suprimirán, y esta supresión tiene un precio.

La fase de deposición

Cuando la fiebre y la inflamación aguda no logran eliminar las homotoxinas, aparece la tercera fase de la progresión de la enfermedad, la denominada fase de deposición. En ella los procesos de defensa del cuerpo no consiguen expulsar por completo las toxinas, que tienen que depositarse en alguna parte. De manera que se incrustan en el tejido conectivo (el mesénquima), en

LA MEDICINA BIORREGULADORA

el tejido adiposo y en todo el sistema vascular. Las homotoxinas que no se eliminan del cuerpo son peligrosas, y sencillamente se almacenan entre células y tejidos que las cubran para que no puedan causar más daño. La investigación ha demostrado que el aumento de los índices de obesidad es un resultado directo de la sobreexposición a las toxinas ambientales. El cuerpo trata de protegerse de las toxinas perjudiciales almacenándolas hasta que posteriormente pueda tratarlas de forma adecuada, pero cuando es incapaz de hacerlo, llega un momento en que la basura se desborda.

La fase de impregnación

En la BioMed, las primeras tres fases son, por lo general, reversibles de forma natural. El cuerpo está reaccionando, defendiéndose, volviendo a regularse y curándose de una manera saludable. La defensa viene antes de la curación, y la curación viene después de que el cuerpo vuelva a regularse y a regenerarse. Sin embargo, las tres fases siguientes son más complejas de tratar porque empiezan a producirse daños y degeneración en los órganos y en los tejidos. Esta cuarta fase se denomina impregnación, y en ella las toxinas depositadas durante la tercera fase comienzan a interferir en las funciones enzimáticas de la célula, lo mismo que unas avispas que entraran en tu coche podrían interferir en tu conducción. En esta cuarta etapa tiene lugar un proceso llamado *loco minoris resistentiae* ('lugar de menos resistencia'). Aquí la inflamación crónica grave se presenta en tejidos u órganos previamente dañados o debilitados. Las toxinas son atraídas a los tejidos y órganos que ya están dañados, ya que tienen menos capacidad para defenderse, y allí se acumulan; esta es la razón por la que quienes sufrieron una lesión en el pasado tendrán brotes cuando enfermen o cuando la presión barométrica disminuya.

Cuando aumenta la acumulación de toxinas, se produce una inflamación crónica. El tratamiento alopático estándar del dolor con AINE, cortisona u opioides actúa prácticamente como una pistola eléctrica aturdidora que paraliza los procesos de la desintoxicación reguladora. En cambio, la medicina biorreguladora apoya el proceso de desintoxicación y además intenta calmar la inflamación.

Una vez que llegamos a esta cuarta fase, comienzan a surgir las enfermedades crónicas. En esta fase el cuerpo tiene que realizar un esfuerzo continuo para intentar restaurar el funcionamiento normal. Es ahora cuando se requiere algún tipo de intervención; se han excedido los procesos de autocuración corporales. Es como un disco que se ha acabado y sigue girando sin detenerse. Sin intervención, el cuerpo no podrá regenerarse y sanar.

Otro elemento importante de la evolución de la enfermedad surge también en esta cuarta fase: los síntomas empiezan a presentarse en sistemas no relacionados con la causa original. Por ejemplo, los eczemas a menudo son manifestaciones de trastornos pulmonares, mientras que las manifestaciones neurológicas de trastornos gastrointestinales aparecen como esclerosis múltiple o mielopatía.[6] Y es justo este el momento en el que la medicina alopática comienza a fallar cuando se trata de una enfermedad crónica y degenerativa. Toma la vía equivocada y trata los síntomas, no las causas. En la medicina convencional el eczema —una señal de alarma de los pulmones— se trata con antibióticos o esteroides. En cambio, cuando hay una afección de la piel, la medicina biorreguladora comienza por examinar los pulmones o el aparato digestivo porque la piel es el primer sistema a través del cual se puede compensar un desequilibrio pulmonar o digestivo. El eczema podría tratarse con probióticos, un antiinflamatorio como el aceite de pescado o varios tratamientos de oxígeno. Los tratamientos biorreguladores estimulan y ayudan al cuerpo para que se desintoxique, se regenere y se sane.

La fase de degeneración

La quinta fase de la evolución de la enfermedad se conoce como fase de degeneración. En ella la estructura y la función del órgano sufren un daño cada vez mayor y con frecuencia irreversible. Se ha producido una continua alteración degenerativa de las membranas celulares, enzimas y estructuras genéticas y orgánicas de las células. Además de la respuesta inflamatoria crónica, la acumulación de toxinas continúa y el cuerpo no da abasto. La sensación que tenemos es como si alguien nos sujetara la cabeza bajo el agua y tratáramos de sacarla a la superficie para respirar. Perdemos energía y los órganos y tejidos no pueden repararse ni regenerarse. En esta fase es donde los tratamientos biorreguladores de medicina energética (homeopático, magnético, oxígeno, etc.) tienen la capacidad de revertir el proceso.

La fase de neoplasma

La fase final de la evolución de la enfermedad se denomina fase de neoplasma. *Neoplasma* significa un crecimiento nuevo y anormal de tejido en alguna parte del cuerpo, la característica típica del cáncer. En la fase neoplasmática se dañan gravemente el material genético y los mecanismos metabólicos. Los radicales libres oxidativos fomentan la disfunción de los órganos y la degeneración tisular; los chicos malos han construido sus propios castillos dentro de las paredes de los tejidos y órganos invadidos. Esta es una enfermedad crónica y degenerativa en estado terminal. En esta fase es donde, en la medicina alopática, encontramos los tratamientos más agresivos y tóxicos, como la quimioterapia en alta dosis. En cambio, en la medicina biorreguladora a partir de este momento es cuando crecen las ramas de las opciones del tratamiento, llegando a la medicina antroposófica y sumergiéndose más profundamente en la medicina energética, emocional y espiritual.

Sabemos que la enfermedad no surge porque sí, aunque a menudo los médicos alopáticos la presentan como mala suerte o casualidad. Pero debido a la naturaleza del diagnóstico de la medicina convencional, la enfermedad no es detectable hasta que pasa las primeras tres fases. Y por lo tanto, el resultado de una primera visita al médico para evaluar los síntomas podría ser un diagnóstico de enfermedad en una etapa avanzada. Lo bueno de la medicina biorreguladora es que emplea un enfoque diagnóstico que identifica la desregulación *antes* de que se manifieste en una patología. Antes de que el castillo de la salud se nos caiga encima. La desregulación precipita una cascada de efectos en todo el cuerpo, así que a continuación vamos a analizar el pináculo de la medicina biorreguladora: sus extensos diagnósticos de la totalidad del cuerpo. Para explicarlos, primero debemos evaluar la función de cada sistema biorregulador.

UNA INTRODUCCIÓN A LOS SISTEMAS BIORREGULADORES

El cuerpo humano es una red biofisiológica y bioquímica altamente compleja de moléculas, células, tejidos y órganos interconectados que se comunican entre sí. Esta red consta de doce sistemas biorreguladores diferentes. Por lo tanto, lo que se denomina biología de sistemas es el principal contexto científico del enfoque médico biorregulador. La biología de los sistemas proporciona una comprensión del cuerpo entero a través de unas lentes de escalas y niveles múltiples. La complejidad de un enfoque basado en los sistemas desafía el pensamiento reduccionista y especializado del que hablamos en el primer capítulo y crea el marco para la curación holística.

En los seres humanos, la homeostasis es la tendencia a resistir el cambio con el fin de mantener un entorno interno estable y relativamente constante. Por regla general, el mantenimiento de la homeostasis implica la acción de bucles de retroalimentación negativa que contrarrestan cualquier cambio del punto de ajuste establecido. Los bucles de retroalimentación negativa se oponen a un estímulo o señal. Su sello distintivo es que neutralizan un cambio, llevando el valor de un parámetro —como la temperatura o el nivel de azúcar en la sangre— de vuelta al punto de ajuste. El mantenimiento de la homeostasis puede compararse a la tercera ley del movimiento de Isaac Newton: a cada acción le corresponde una reacción igual y opuesta. Un ejemplo de bucle de retroalimentación en el cuerpo humano es el mantenimiento de la temperatura corporal. En este ejemplo utilizaremos la temperatura como estímulo. La temperatura ideal, o punto de ajuste, del cuerpo humano es 37 °C, ya que a esta temperatura los miles de sistemas enzimáticos del cuerpo funcionan más eficientemente. Cualquier cambio en ella será detectado por los abundantes receptores distribuidos por todo el sistema nervioso, los intestinos, el sistema linfático y el mesénquima.

El sistema mesenquimal (llamado también intersticio) consiste en el espacio que hay entre los tejidos. Este sistema se asemeja a una red inalámbrica del cuerpo y es fundamental para la coordinación homeostática de la comunicación celular. El cuerpo cuenta con miles de millones de receptores que son moléculas proteicas que vigilan nuestro entorno, tanto interno como externo —lo mismo que un termostato doméstico o el sistema de control de velocidad de un coche— y transmiten la comunicación al centro de control regulador de temperatura en el cerebro, el hipotálamo. Además de la regulación de los biorritmos, el hipotálamo también regula muchas funciones fisiológicas: la temperatura, la sed, el hambre, los ciclos de sueño, la presión arterial, la frecuencia cardíaca y la liberación de hormonas, entre ellas las tiroideas. Este centro de control determina la respuesta y el curso de acción apropiados. Si tu temperatura se eleva excesivamente, tu cuerpo la bajará ordenando la activación de las glándulas sudoríparas y la dilatación de los vasos sanguíneos. Estas órdenes se consideran las conclusiones —las instrucciones energéticas— enviadas desde el centro de control a los sistemas reguladores con el fin de producir una reacción que restablezca el equilibrio.

Es vital que la comunicación sea clara en todo el organismo; cuando esta comunicación se interrumpe, sucede lo mismo que cuando dejan de funcionar los semáforos en el centro de una ciudad como Nueva York: se produce el caos. Esos semáforos obedecen a un patrón perfectamente organizado: no cambian de color arbitrariamente, sino que su funcionamiento optimiza el flujo del tráfico. En el cuerpo, la comunicación y la regulación se establecen también basándose en una fórmula, un flujo o un patrón. Cada sistema biorregulador tiene su propio flujo único de energía, sus bucles de retroalimentación y sus procesos de regulación para mantener la homeostasis. La manera de actuar de la BioMed consiste en detectar cuándo y en qué medida se desequilibran los sistemas, y a continuación utilizar tratamientos naturales y no invasivos para repararlos y regenerarlos. Veamos con mayor atención algunos de nuestros sistemas de biorregulación, las circunstancias que pueden afectarlos y la diferencia entre cómo se evalúan y tratan en la medicina alopática y la biorreguladora.

El sistema cardiovascular

El sistema cardiovascular está formado por el corazón y el sistema circulatorio. El corazón funciona como una bomba o una válvula de presión, empujando la sangre que contiene oxígeno y nutrientes a todos los órganos, tejidos y células del cuerpo. La sangre, al igual que el sistema linfático, elimina el dióxido de carbono y los productos de desecho celular. El corazón humano bombea casi dos litros y medio de sangre al resto del cuerpo a través de una compleja red de arterias, arteriolas y capilares. La enfermedad cardíaca y de los vasos sanguíneos —también llamada enfermedad coronaria— abarca numerosas dolencias, muchas de las cuales están relacionadas con un proceso llamado aterosclerosis. La aterosclerosis es una afección que se desarrolla cuando la placa se acumula a lo largo de las paredes arteriales, como la tubería de un fregadero obstruida por restos de comida. Esta acumulación estrecha las arterias, lo que dificulta la circulación de la sangre. Si se forma un coágulo sanguíneo, puede detener el flujo sanguíneo, lo que causará un ataque cardíaco o un derrame cerebral. La enfermedad coronaria* es el tipo más común de enfermedad cardíaca en los Estados Unidos. Hoy en día es la principal causa de muerte tanto para hombres como para mujeres. Unos seiscientos treinta mil estadounidenses mueren anualmente por enfermedad cardíaca, lo que representa una de cada cuatro muertes.

La típica prueba de diagnóstico médico occidental para la enfermedad cardiovascular consiste en medir el colesterol sérico y los niveles de triglicéridos. Eso es lo único que ofrece la asistencia médica alopática. Sin embargo, la investigación de los últimos cinco años ha demostrado que en realidad el colesterol

* N. del T.: denominada asimismo cardiopatía isquémica.

no es el mejor marcador para detectar la enfermedad cardíaca, y que entre los mejores marcadores figuran la proteína C reactiva y la homocisteína. Y como aprendimos con el superventas de Gary Taubes *Good Calories, Bad Calories* [Buenas calorías, malas calorías], el mito de la relación entre el colesterol de la alimentación y la enfermedad cardiovascular fue promovido en gran medida por los fabricantes de estatinas, y las ventas totales de este fármaco alcanzarán los mil billones de dólares para el año 2020. La atorvastatina (Lipitor), el medicamento de mayor éxito comercial de la historia, tuvo unas ventas que excedían los ciento veinte mil millones de dólares entre 1996 y 2011.

En el transcurso de los últimos cuarenta años hemos visto cambios en los indicadores de laboratorio en relación a lo que constituye el colesterol y la presión arterial elevados con objeto de vender más fármacos, el único enfoque alopático a la enfermedad cardiovascular. En la pasada década de los ochenta, lo que se consideraba «colesterol alto» pasó de 250 en colesterol total en hombres a 200 en colesterol total para hombres y mujeres. Aumentaron las ventas de fármacos. En el otoño de 2017, el Colegio Estadounidense de Cardiología y la Asociación Estadounidense del Corazón establecieron que la presión arterial normal se encontraba por debajo de 130/80 mmHg, mientras que anteriormente se consideraba una presión normal la que estaba por debajo de 140/90 mmHg. Más ventas. Pero ese aumento de ventas de fármacos no se ha correspondido con una bajada del número de personas que mueren por enfermedad cardiovascular.

A cada paciente que acude a una clínica de BioMed, se le realiza una prueba de variabilidad de la frecuencia cardíaca (VFC). Esta no es una prueba de resistencia al estrés ni un ecocardiograma, sino una herramienta no invasiva y eficiente de diagnóstico que analiza los latidos del corazón y los intervalos entre los latidos en una posición reclinada y también estando de pie, para evaluar la biofisiología y la interconexión del corazón y el sistema nervioso autónomo. La máquina también proporciona una evaluación rápida y cómoda del funcionamiento del sistema nervioso autónomo. Es fundamental relacionar el sistema cardiovascular con el sistema nervioso, ya que hay una enorme cantidad de bibliografía que demuestra los vínculos entre el estrés, la inflamación arterial y el consiguiente riesgo de un ataque cardíaco. Los médicos de atención primaria les dicen a sus pacientes que reduzcan el estrés, pero no les explican cómo hacerlo. Reducir el estrés es importante; sin embargo, la clave son los métodos utilizados para controlarlo. La prueba de VFC aporta muchos datos al practicante de medicina biorreguladora, entre ellos un análisis de la circulación y una previsión del riesgo de enfermedad cardiovascular. Al detectar en su fase inicial la desregulación cardiovascular, la medicina biorreguladora puede revertir la evolución de la enfermedad usando las estrategias de tratamiento que veremos en los próximos cuatro capítulos, entre ellas el suministro de nutrientes clave, como el magnesio, que actúan como bujías del organismo y que el corazón necesita para funcionar adecuadamente.

El sistema digestivo

Los órganos huecos del sistema digestivo o tracto gastrointestinal son la boca, el esófago, el estómago, los intestinos delgado y grueso y el ano. El hígado, el páncreas y la vesícula biliar son los órganos sólidos y accesorios del sistema digestivo que tienen la importante función de procesar y descomponer los alimentos. En su conjunto, el aparato digestivo convierte los alimentos en nutrientes básicos requeridos para alimentar a todo el cuerpo, una tarea importante. En los Estados Unidos, entre sesenta y setenta millones de personas están afectadas por enfermedades digestivas, como el estreñimiento, la diverticulosis, los cálculos biliares, el reflujo gastroesofágico, el síndrome del intestino irritable, la enfermedad celíaca, la colitis ulcerosa o enfermedad de Crohn, diferentes tipos de enfermedades hepáticas que provocan deficiencia de vitamina K, el hígado graso, la estenosis de la vena porta, la cirrosis, y un mal funcionamiento pancreático debido a procesos inflamatorios persistentes. Lamentablemente, la mayoría de la gente no sabe que en su sistema digestivo se está fraguando una tormenta hasta que experimentan unos síntomas o una disfunción pronunciados.

En el modelo alopático, las únicas pruebas y evaluaciones de la salud digestiva son unos cuantos análisis enzimáticos mediante una extracción anual de sangre y una colonoscopia a partir de los cincuenta años. Esta evaluación es insuficiente para la población adulta y ni siquiera abarca a la población pediátrica. Las estimaciones muestran ahora que uno de cada ocho niños sufre trastornos digestivos. Someter a los niños a análisis de sangre y dolorosas colonoscopias no suele ser la mejor opción para los padres. Por lo tanto, lamentablemente, muchos niños viven con afecciones digestivas crónicas y se les receta fármacos para bloquear el ácido que los deja sin nutrientes fundamentales como la vitamina B_{12}, imprescindible para la síntesis del ADN, la metilación y la salud genética. Sin embargo, la medicina biorreguladora ofrece varios métodos no invasivos e indoloros para evaluar la salud digestiva, desde el examen de muestras de las heces hasta la acupuntura electrodérmica, pasando por la prueba de termorregulación, la retroalimentación, la biocibernética parasitaria y los diagnósticos de sobrecrecimiento bacteriano. Estas pruebas son rutinarias y forman parte de la atención estándar de las clínicas BioMed. Deberían ser habituales en las clínicas alopáticas, pero desafortunadamente muchos gastroenterólogos las desconocen y tampoco saben interpretar los resultados de las pruebas de la medicina biorreguladora.

El sistema endocrino

El sistema endocrino es un conjunto de glándulas entre las que figuran el hipotálamo, la glándula pituitaria, la tiroides, la paratiroides, las glándulas suprarrenales, el páncreas, la glándula pineal, los ovarios y los testículos. Estas glándulas segregan hormonas directamente en el sistema circulatorio dirigidas a determinados órganos y le proporcionan al cuerpo una comunicación bioquímica y una coordinación de bucle de retroalimentación de vital importancia. El sistema endocrino se encarga de numerosas funciones, entre ellas de equilibrar los niveles de azúcar en la sangre, los niveles de estrógeno y el metabolismo, así como del mantenimiento de las hormonas del estrés. Eso es demasiado trabajo para un solo sistema, y dada la alimentación y el estilo de vida modernos, no es capaz de hacerlo adecuadamente. En la actualidad la infertilidad afecta a una de cada diez mujeres. Los trastornos endocrinos, desde la diabetes tipo 2 hasta el cáncer de mama, pasando por el hipotiroidismo, afectan a más del 50 % de la población. Es mucha gente.

A pesar de la extraordinaria importancia de las hormonas, la mayor parte de los médicos de atención primaria de medicina alopática no las evalúa de forma adecuada en los pacientes. Con relación al azúcar en la sangre, por ejemplo, la mayoría nos sometemos, con suerte, a una prueba de glucemia en ayunas al año, una prueba de HBA1C[*] (un análisis para obtener la media de azúcar en la sangre de los últimos tres meses). Con frecuencia

---

[*] N. del T.: hemoglobina glicosilada.

aunque el paciente muestre síntomas claros de prediabetes no recibe tratamiento hasta que desarrolla por completo la diabetes, momento a partir del cual se le recetan medicamentos entre los que podría figurar la insulina. En general, las pruebas alopáticas de prevención no toman en consideración las hormonas como el cortisol o el estrógeno. En lo referente al desequilibrio hormonal, los ciclos menstruales naturales y la menopausia son tratados como enfermedades. A las pacientes se les receta píldoras anticonceptivas y terapia de reemplazo hormonal (HRT, por sus siglas en inglés) como si fueran caramelos, sin evaluaciones de referencia para determinar los niveles hormonales.

Cuando se trata de prescribir hormonas sin evaluación, hay dos cuestiones. Para empezar, los síntomas tanto de exceso como de deficiencia de estrógeno se asemejan mucho, por lo que a una mujer menopáusica podría recetársele una terapia de reemplazo de estrógeno cuando en realidad tiene un exceso de esta hormona. En segundo lugar, ¿por qué no se investiga de dónde proceden esos síntomas hormonales como el síndrome premenstrual? Si tratamos con una HRT un exceso de estrógeno, lo que conseguimos es una receta para que se produzcan más cánceres inducidos por el estrógeno, como el de mama o el de ovario, que actualmente afectan a una de cada ocho mujeres. El enfoque del tratamiento alopático para el sistema endocrino puede ser peligroso.

Cuando los médicos alopáticos realizan análisis hormonales, estos suelen ser de suero (sangre). La prueba de suero no es particularmente válida para muchas hormonas, entre ellas el estrógeno y el cortisol. Desafortunadamente estas pruebas no reflejan el panorama completo de las hormonas unidas en contraste con las hormonas libres, ni investigan los niveles de DHEA, uno de los precursores de todas las hormonas. La DHEA tiene una importancia fundamental en muchos trastornos y es esencial para entender adecuadamente la mayoría de las enfermedades crónicas. Es perjudicial someter a las mujeres a reemplazos hormonales o a diversos programas de tratamiento de fertilidad en lugar de llegar a la causa principal del desequilibrio, ya se trate de una sensibilidad al gluten que afecta a la tiroides, de baja progesterona que causa infertilidad, de exposición a los xenobióticos que causan crecimiento de tejido irregular en el pecho, el útero y el tejido ovárico, o de una dieta baja en grasas que esté causando las deficiencias suprarrenales que provocan la mayoría de los síntomas menopáusicos. En lo referente a los trastornos endocrinos, la medicina occidental no se ha mantenido al día con respecto a los avances en los diagnósticos. La BioMed sí: para evaluar la salud del sistema endocrino su estándar de excelencia consiste en realizar análisis de saliva o una prueba de orina de veinticuatro horas.

El sistema linfático

El sistema linfático, considerado el sistema desconocido u olvidado, es un ejemplo perfecto de lo interconectados que están entre sí los diferentes sistemas corporales. No solo es parte del sistema circulatorio, sino que también es una parte vital del sistema inmunitario. Su actividad interconectiva tiene una gran importancia.

El sistema linfático está compuesto por la médula ósea, el bazo, las amígdalas, el timo, los ganglios linfáticos y los vasos linfáticos (una red de tubos finos que transporta glóbulos blancos por todo el cuerpo). Su función principal es transportar la linfa, un líquido que contiene glóbulos blancos que combaten la infección. Si las células cancerosas se desprenden de un tumor, uno de los primeros lugares al que se dirigen son los nodos linfáticos.

Los vasos linfáticos se ramifican, como los vasos sanguíneos, por todos los tejidos corporales, entre ellos el cerebro, lo que los convierte en la superautopista ideal para metastatizar las células cancerosas. El sistema linfático también limpia cada célula y órgano del cuerpo, abriendo una vía para desprenderse de las toxinas. ¿Cuándo fue la última vez que alguien te habló del sistema linfático? Seguramente, nunca, ya que este es el único sistema para el cual la medicina alopática carece de especialista.

Sin embargo, todo paciente con una enfermedad crónica o degenerativa tiene un problema en el sistema linfático. ¿Por qué? Porque a diferencia del sistema cardiovascular, el linfático no tiene bomba y para circular depende del movimiento del cuerpo. Lamentablemente, nuestro moderno estilo de vida tiene a la mayoría de los adultos sentados el día entero frente a un ordenador y muchos de nosotros, por no decir la mayoría, padecemos de congestión linfática. Esta congestión también puede ser causada por lesiones, cirugía, alimentación deficiente, estados emocionales y estrés, toxinas ambientales, desequilibrios hormonales y los procesos normales de envejecimiento. Cuando se produce la congestión linfática, estos bloqueos causan un estancamiento en el flujo del líquido linfático, lo que provoca una hinchazón o edema en los tejidos, llamada linfedema. Por consiguiente los desechos tóxicos no pueden eliminarse adecuadamente del cuerpo, el sistema inmunitario es incapaz de funcionar con un rendimiento óptimo y pueden producirse infecciones, bloqueos y enfermedades agudas o crónicas, como el cáncer.

La afección más frecuente en la medicina es la fatiga. Nuestro aletargamiento a menudo está relacionado con el estancamiento de la linfa. Aun así ignoramos al sistema linfático, y engañamos la fatiga con café, bebidas energéticas, azúcar y alcohol. Sin embargo, el sistema linfático es una de las bases principales de la BioMed. El cansancio no es normal, lo normal es la *vitalidad*. La salud linfática se evalúa a través de uno o más de, al menos, cinco métodos diferentes de prueba linfática, como la acupuntura electrodérmica, la termorregulación, los diagnósticos de iris, la reflexología podal y la microscopía de campo oscuro. Eliminar la congestión linfática es como extraer ese tronco que bloquea la corriente del río: se incrementa el suministro de nutrientes a las células, se eliminan las toxinas, se mejora la circulación, se drena el exceso de líquido, mejora la formación de colágeno y aumenta la función inmunitaria. Los pacientes se despejan y su confusión desaparece. Las tecnologías de tratamiento linfático como las máquinas Lymphstar o Indiba han demostrado su eficacia para la salud de los senos, el dolor, el edema, los problemas inmunitarios, la curación de una lesión y el periodo postoperatorio, el rejuvenecimiento de la piel, el equilibrio hormonal y la disminución del estrés. ¿Cansado? Es el momento de aprender más sobre tu sistema linfático.

El sistema inmunitario

El sistema inmunitario, que se compone en gran parte de órganos linfáticos, es un sistema clave en lo referente a las enfermedades crónicas y degenerativas. Su propósito es mantener los microorganismos, como ciertas bacterias, virus y hongos, en equilibrio en el cuerpo, y también destruir los microorganismos infecciosos que lo invadan. El sistema inmunitario está formado por una red compleja y vital de microbios, células y órganos. Este sistema tiene dos ramas: la innata y la adquirida. Nacemos con la llamada inmunidad innata, que es responsable de nuestras defensas no específicas. Las superficies epiteliales y la piel actúan como barreras físicas para impedir que los invasores penetren en nuestro cuerpo. La inmunidad adquirida es solo eso: se obtiene a partir del desarrollo de anticuerpos en respuesta a la exposición a un antígeno, a partir del ataque de una enfermedad infecciosa o de la transmisión de anticuerpos de la madre al feto a través de la placenta.

El sistema inmunitario innato identifica cualquier elemento que sea ajeno (que no sea de uno mismo) como un objetivo para la respuesta inmunitaria, los gérmenes de la gripe, por ejemplo. Sin embargo, en la época actual este sistema se ha desequilibrado: se han identificado más de ochenta enfermedades autoinmunes diferentes, y ahora una de cada cinco personas sufre uno de estos trastornos, como la enfermedad celíaca, el lupus o la diabetes tipo 1. En la enfermedad autoinmune, el cuerpo se ataca a sí mismo por error. Mientras que la medicina biorreguladora trabaja para apoyar y restaurar la función y la comunicación del sistema inmunitario mediante el uso de decenas de tratamientos diferentes no invasivos ni tóxicos, la medicina alopática se dirige a un objetivo genérico al que ataca con fármacos inmunosupresores como los esteroides. El enfoque primario del sistema médico alopático es suprimir los sistemas diseñados para ayudarnos a sanar. Y es por eso por lo que en la esfera alopática no existen curas para las enfermedades autoinmunes como la esclerosis múltiple y la artritis reumatoide; lo único que hay son fármacos supresores de síntomas.

Cuando se trata de hacer diagnósticos para el sistema inmunitario, los médicos convencionales realizan pruebas rutinarias anuales de CSC,* examinando varios glóbulos blancos. Hasta ahí llegan sus evaluaciones inmunológicas. Es como echar un vistazo a un coche y decir que tiene bastante gasolina sin comprobar la aguja del indicador. Sin embargo, hay muchas amenazas

---

* N. del T.: conteo sanguíneo completo.

al sistema inmunitario detectables: se estima que hasta un 90 % de los estadounidenses tienen deficiencia de nutrientes inmunitarios vitales, como las vitaminas D y C que, sin embargo, rara vez se examinan. La medicina biorreguladora se centra fundamentalmente en la evaluación inmunológica, así como en su restauración y fortalecimiento. La norma son las evaluaciones que incluyen la carga de metales pesados, exámenes generales de heces, pruebas de detección de cáncer, pruebas de saliva, pruebas genéticas de citoquinas, interferón y función enzimática de la desintoxicación, perfil de linfocitos, análisis de quimiosensibilidad de sustancias naturales y pruebas de nutrientes. Si el sistema inmuntario está agotado, se utilizan, entre otros enfoques, los tratamientos con vitaminas intravenosas y antioxidantes y un poderoso agente de inmunoterapia natural, el muérdago. En cambio, los fármacos inmunosupresores utilizados en la medicina alopática reducen la fuerza del sistema inmunitario. Estos medicamentos son el tratamiento principal para afecciones como la psoriasis, el lupus, la artritis reumatoide, la enfermedad de Crohn, la esclerosis múltiple y la alopecia. A corto plazo, estos fármacos tienen su razón de ser en el caso de un trasplante de órganos, por ejemplo, pero cuando se trata de afecciones autoinmunes, el uso de fármacos inmunosupresores confunde y agota al sistema inmunitario. La cura viene de corregir las causas de la perturbación, no simplemente de suprimir todo el sistema. La medicina alopática es displicente; su actitud es la de «vamos a encerrar este proceso en el sótano». La creencia alopática es que no se puede curar una enfermedad inmunitaria y, por lo tanto, solo tienes que tratar de controlar los síntomas y retrasar su progresión inevitable hasta la muerte. La medicina biorreguladora dice: «Vamos a sacarla del sótano, nutrirla y hacer que vuelva a valerse por sí misma».

El sistema musculoesquelético

El sistema musculoesquelético es el sistema interconectado de nervios, músculos y huesos del organismo. La anatomía es el estudio de la estructura de la parte corporal, mientras que la fisiología estudia la función de las partes del cuerpo. Uno de los principios rectores en la anatomía y la fisiología es el denominado principio de complementariedad, que establece que la función depende de la estructura, y que la forma de una estructura se relaciona con su función. La estructura es igual a la función. Cuando no hay dolor, es fácil no darles ninguna importancia a nuestros huesos y músculos. La estructura del sistema musculoesquelético permite que el movimiento y la función tengan lugar sin dolor. Los músculos esqueléticos mueven los doscientos seis huesos del cuerpo adulto. Los músculos lisos se encuentran dentro de los órganos e impulsan los alimentos por el esófago hasta el estómago, a través de los intestinos y hasta el otro extremo del tubo digestivo. Nuestro corazón es un músculo liso. Los huesos son también muy activos, incluso cuando no están en movimiento. El sistema esquelético es responsable de la producción de células sanguíneas, el almacenamiento de calcio y la regulación endocrina. La médula ósea del interior de todos los huesos del sistema esquelético humano contiene células madre. Estas células madre dan lugar a los glóbulos rojos, que transportan el oxígeno a través del cuerpo; los glóbulos blancos, que combaten las infecciones, y las plaquetas, que ayudan con la coagulación sanguínea. El sistema esquelético es también parte del sistema inmunitario, y el sistema muscular es parte del sistema digestivo.

Cuando el sistema musculoesquelético está desregulado, se produce una disminución de su función, que suele manifestarse en forma de dolor. Hoy en día más de cien millones de estadounidenses sufren de dolor crónico, más del triple de los enfermos de diabetes. La respuesta de la medicina alopática: cirugía, fármacos opioides y antiinflamatorios no esteroideos. Ya hablamos sobre la crisis de opiáceos en los Estados Unidos, y muchos médicos alopáticos han sido acusados de negligencia debido a la prescripción excesiva de estos fármacos. Los fármacos *no* son la respuesta. En cambio, tanto la medicina osteopática como la quiropráctica y la terapia de masaje —todas ellas modalidades que utiliza la BioMed— se centran especialmente en el sistema musculoesquelético. Estas modalidades proporcionan terapias manuales no invasivas cuyo objetivo es mejorar la salud de todos los sistemas corporales manipulando y fortaleciendo la estructura musculoesquelética: las articulaciones, los músculos y la columna vertebral. Afecciones como el reflujo ácido, la tendinitis, el túnel carpiano, la artritis reumatoide y la fibromialgia están relacionadas con este sistema. Al tratar la estructura del cuerpo, se corrige la función.

El sistema nervioso

El sistema nervioso consiste en una red muy compleja de nervios y células que transporta mensajes entre el cerebro y la médula espinal y las diversas partes del cuerpo. El sistema nervioso central está formado por el cerebro y la médula espinal, y el sistema nervioso periférico se compone de los sistemas nerviosos somático y autónomo. El sistema nervioso somático consiste en fibras nerviosas periféricas que recogen información sensorial, o sensaciones, de los órganos periféricos o distantes (como los brazos y las piernas) y la transportan al sistema nervioso central. El sistema nervioso autónomo consta de tres partes: el sistema nervioso simpático (que regula la respuesta de lucha o huida), el sistema nervioso parasimpático (que regula el descanso y la digestión) y el sistema nervioso entérico. El sistema nervioso autónomo controla las funciones de los órganos internos, sobre los cuales los seres humanos no tenemos un control consciente, entre ellas el ritmo cardíaco, la digestión y la respiración. Nuestro sistema nervioso se ve influenciado por nuestro entorno externo y ajusta nuestro entorno interno en consecuencia. Una función importante del sistema nervioso, junto con el sistema endocrino, es controlar la homeostasis.

Los trastornos neurológicos son enfermedades del cerebro y la columna vertebral y de los nervios que los conectan. Hay más de seiscientas enfermedades del sistema nervioso, como tumores cerebrales, epilepsia, esclerosis lateral amiotrófica (ELA), alzhéimer y párkinson. Sin embargo, en la medicina alopática la función del sistema nervioso no se evalúa desde el punto de vista de la prevención. En absoluto. Mientras tanto, el estrés, la dieta deficiente, el agotamiento de nutrientes (las vitaminas B y los ácidos grasos DHA son críticos para la salud cerebral), la falta de ejercicio y las toxinas ambientales causan estragos en la salud del sistema nervioso. La medicina biorreguladora tiene en cuenta todo esto al evaluar las enfermedades crónicas y degenerativas y también el rendimiento. El equilibrio entre el sistema nervioso simpático y el parasimpático es esencial, y a menudo esto se logra aplicando terapias BioMed, como la neurorretroalimentación, un método de vanguardia, no invasivo y que no utiliza fármacos, para enseñar al cerebro a funcionar de una manera más equilibrada y saludable.

La neurorretroalimentación, que generalmente se considera una técnica sencilla y agradable, puede ayudar a cambiar la forma en que el cerebro produce y distribuye su energía eléctrica. En el capítulo seis veremos en profundidad este y otros elementos del sistema neurológico, pero por ahora lo importante es saber que el sistema nervioso se comunica e interactúa con los entornos internos y externos, y que mantenerlo sano es una pieza fundamental del rompecabezas de la prevención de enfermedades. Hay que ir a una clínica BioMed para hacerse un examen preventivo completo de diagnóstico; se acabaron los días del CSC y el examen físico básico.

El sistema urinario

El sistema urinario está compuesto por todos los órganos que participan en la formación y la liberación de la orina. Consta de riñones, uréteres, vejiga y uretra. El sistema urinario también nos ayuda a regular la cantidad de glucosa, sales y agua en la sangre. Los riñones —considerados centros de energía del cuerpo en la MTC y en la medicina biorreguladora— filtran la sangre para eliminar los desechos y producir orina. Además, mantienen el equilibrio ácido-básico del cuerpo, reabsorbiendo bicarbonato de la orina o excretando en ella iones de hidrógeno. La sangre por lo general es ligeramente básica, con un rango de pH normal de 7,35 a 7,45, y en gran medida este estado se mantiene gracias al sistema urinario. La medicina alopática realiza a veces pruebas para examinar el equilibrio ácido-alcalino y también analiza diversos marcadores renales séricos, especialmente en los pacientes diabéticos. La BioMed evalúa los mismos marcadores de diagnóstico, pero utiliza muchas más pruebas para cada sistema. Para la salud del sistema urinario, las pruebas incluyen la termografía de regulación del calor corporal, los análisis de orina y la exploración con la máquina Zyto. El equilibrio ácido-alcalino apropiado determina los mecanismos reguladores del cuerpo y la medicina biorreguladora le presta una atención específica. El sistema urinario desempeña una función vital tanto en la desintoxicación como en el importante proceso homeostático de mantener el pH sanguíneo. Aprenderemos más sobre las proteínas y el pH en el capítulo cinco, pero lo fundamental es saber que los riñones tienen una importancia extraordinaria para nuestra salud y vitalidad.

El sistema respiratorio

El sistema respiratorio humano está formado por una serie de órganos responsables de absorber el oxígeno y expulsar el dióxido de carbono. Sus principales órganos son los pulmones, que realizan este intercambio de gases mientras respiramos. Al proceso respiratorio lo ayuda un gran músculo en forma de cúpula situado debajo de los pulmones llamado diafragma. La mucosidad la producen las células de la tráquea y los conductos bronquiales, para evitar que el polvo, las bacterias, los virus y las sustancias causantes de alergias entren en los pulmones. Actualmente el cáncer de pulmón es uno de los tipos más habituales de cánceres en todo el mundo y cada año afecta a más no fumadores. Además, en los últimos cincuenta años se han elevado los índices de alergias, asma y enfermedad pulmonar obstructiva crónica (EPOC). Como sabemos, el cuerpo humano requiere oxígeno, nutrientes y agua para permanecer con vida. El oxígeno, desprovisto de contaminantes tóxicos, es una sustancia muy beneficiosa para la salud. La medicina biorreguladora presta una gran atención a su importancia, tanto para el tratamiento de la enfermedad como para mejorar el rendimiento deportivo. Los tratamientos no tóxicos ni invasivos, como la ozonoterapia y el ejercicio con oxigenoterapia, son altamente efectivos para mejorar la salud del sistema respiratorio.

La ozonoterapia se ha venido estudiando y utilizando desde hace más de un siglo. Sus beneficios están demostrados, son constantes, seguros y con efectos secundarios mínimos que pueden evitarse. El ozono médico se utiliza para desinfectar y tratar la enfermedad. La ozonoterapia inactiva bacterias, virus, hongos, levaduras y protozoos, mientras que activa el sistema inmunitario: una terapia excelente para contrarrestar los actuales entornos internos y externos tóxicos. Asimismo, varios tratamientos de ozono han resultado altamente efectivos para tratar la enfermedad de Lyme, una infección bacteriana crónica cada vez más común para la que la medicina alopática tiene un solo tratamiento: los antibióticos. Quienes padecen esta enfermedad pueden pasarse décadas —si no la vida entera— sufriendo la desregulación de los sistemas respiratorio, inmunitario, neurológico, digestivo, etc. La medicina alopática no tiene nada que ofrecer para abordar estas desregulaciones aparte de antiinflamatorios y antidepresivos. La BioMed, en cambio, utiliza tratamientos tales como hidroterapia, neurorretroalimentación, vitamina C, probióticos, terapia de energía y, especialmente, terapias de oxígeno para restaurar la calidad de vida de estos pacientes.

Otro tratamiento eficaz con oxígeno consiste en la práctica de respirar un elevado índice de flujo de «aire enriquecido con oxígeno» (90 % o más) durante el ejercicio. Se ha demostrado que este tratamiento proporciona espectaculares beneficios de salud y previene el cáncer, la degeneración macular, las cataratas, la diabetes, la fatiga crónica y la fibromialgia. El ejercicio con entrenamiento de oxígeno, o EWOT,* ha sido utilizado durante años por los equipos deportivos profesionales; consiste simplemente en respirar altos niveles de oxígeno durante el ejercicio. Los efectos causan un aumento de la capacidad de transportar oxígeno de los glóbulos rojos, el plasma sanguíneo y la parte líquida de la sangre. Esto eleva el rendimiento e incrementa la

---

* N. del T.: Exercise With Oxygen Training.

salud pulmonar, y ha demostrado ser una terapia eficaz contra el cáncer ya que las células cancerosas proliferan en entornos con bajo nivel de oxígeno, pero les cuesta sobrevivir cuando el nivel es elevado.

En la medicina alopática hay un especialista para cada uno de estos sistemas (con la excepción del linfático), que dedica toda su carrera exclusivamente a su campo. Cuando tenemos problemas cardíacos vamos al cardiólogo, un reumatólogo diagnostica y trata los trastornos musculoesqueléticos y las enfermedades autoinmunes, los urólogos tratan afecciones que afectan al sistema urinario y el sistema reproductivo masculino, mientras que los endocrinólogos tratan el sistema reproductivo femenino y diversos desequilibrios hormonales. Cada especialista tiene su propio conjunto de protocolos farmacéuticos y quirúrgicos. No obstante, en la medicina debería haber solo una especialización: el paciente. Los patrones y las conexiones entre los sistemas son fundamentales, entre ellos el eje hipotalámico-hipofisario-adrenal y el sistema psico-neuro-endocrino-inmune (que cubriremos más detalladamente en los próximos capítulos). El cuerpo humano es complejo, y necesita un modelo médico que comprenda esta complejidad. Ya hemos visto una pequeña introducción a algunos de los sistemas y a las desregulaciones asociadas a ellos; en los próximos cuatro capítulos profundizaremos en los cuatro enfoques principales de tratamiento de la BioMed: la desintoxicación y el drenaje terapéutico, la nutrición, la calibración del sistema nervioso (incluidos los componentes mentales y emocionales) y la salud bucal.

Capítulo 4

LA DESINTOXICACIÓN
HOMOTOXICOLOGÍA Y DRENAJE BIOTERAPÉUTICO

*Todas las sustancias son veneno y no hay nada que no lo sea,
es la dosis lo que las convierte en un veneno o un remedio.*

Paracelso

*Las enfermedades son la expresión intencionada de un
mecanismo biológico de defensa contra las homotoxinas
endógenas y exógenas, o la expresión del esfuerzo del
organismo para compensar los daños tóxicos que ha sufrido.*

Dr. H. H. Reckeweg

H asta hace unos trescientos años, cuando los motores de la revolución industrial alimentados con combustibles fósiles comenzaron a funcionar, las únicas sustancias venenosas con las que se habían encontrado los seres humanos eran sustancias orgánicas de origen animal, vegetal, mineral, metálico, viral o microbiano: una hoja brillante, una serpiente venenosa, beber de un estanque sucio. Como especie, hemos dispuesto de mucho tiempo para adaptarnos a estas biotoxinas, o sustancias venenosas producidas por organismos vivos (como las mareas rojas), así como a los aproximadamente noventa elementos de origen natural pero tóxicos para el ser humano (como el plutonio). En el transcurso de los últimos seis millones de años, los seres humanos hemos evolucionado con plantas, animales, minerales, metales y microbios y los hemos consumido. De hecho, hasta ciento cuarenta y cinco genes humanos proceden de virus, bacterias, *archaea*, hongos y animales.[1] No solo nuestros cuerpos reaccionan a los biorritmos del planeta, sino que los seres humanos también formamos parte del planeta.

Por ejemplo, el 18 % de nuestra masa corporal es carbono. En nuestros cuerpos, la proporción entre los microbios residentes y las células humanas se estima entre 1:1 y 10:1, y aproximadamente el 1 % de nuestro genoma proviene de plantas que contienen sustancias tóxicas naturales, repelentes e incluso compuestos farmacodinámicos diseñados para contrarrestar nuestros ataques y los de otros herbívoros. En el transcurso de milenios, nuestros diversos sistemas corporales —especialmente el inmunitario— evolucionaron para reconocer estas biotoxinas de origen natural y los elementos identificados en la tabla periódica y responder a ellos. Hemos adquirido unos límites genéticamente adaptados que determinan cuántos de ellos podemos admitir en nuestros sistemas sin enfermar ni morir. Es la dosis y la duración de la exposición lo que hace que una sustancia sea venenosa o, en algunos casos, medicinal.

El término *hormesis* es la definición del efecto de una dosis biológica. Este proceso es un fenómeno por el cual puede obtenerse un efecto beneficioso de la exposición en dosis bajas a un agente que en dosis más altas es tóxico o letal. Por ejemplo, en la obra de Shakespeare *Romeo y Julieta*, cuando Romeo ingiere una ampolla de una pócima de flores púrpuras de acónito, muere. Pero esta misma planta, *Aconitum napellus*, ejerce efectos inmunoestimulantes al tomarla en una dosis homeopática específica. Este concepto hormético de «la dosis crea el veneno» es la razón por la que hoy en día la medicina alopática está usando virus oncolíticos —virus vivos como el poliovirus— para tratar de destruir el cáncer. Al parecer muchos agentes biotóxicos tienen efectos antitumorales, inmunomoduladores y apoptóticos.[2] La relación dosis-respuesta es la línea fina que separa lo terapéutico de lo perjudicial; es el umbral entre el punto en el que la dosis y la duración pasan de lo que podemos tolerar a lo que no, a los síntomas que experimentamos y a los que no. Incluso el agua puede tener un efecto mortal si bebemos demasiada de golpe. Sin embargo, los límites difieren mucho de una persona a otra. Las variaciones en anatomía, composición corporal, patrones enzimáticos, actividad endocrina, patrones de excreción, genética, metabolismo basal, flora bacteriana, absorción y utilización de nutrientes, constitución, miasma y estilo de vida pueden afectar a nuestra respuesta a una sustancia. Dos personas pueden beber la misma cantidad de alcohol en una fiesta y sin embargo reaccionar de forma muy distinta.

Con objeto de evitar la extinción, nuestros cuerpos desarrollaron mecanismos de adaptación muy complejos para tratar con biotoxinas y elementos perjudiciales como la cicuta y el cinabrio. Estos mecanismos, llamados vías horméticas o vías de respuesta al estrés, implican cambios adaptativos en las células y las moléculas que regulan y fomentan la citoprotección, un proceso en el cual varias proteínas de nuestro cuerpo proporcionan y activan la protección celular contra los agentes dañinos, del mismo modo en que, si tu cuerpo fuera un coche, tendría *airbags* y otras medidas de seguridad automovilística. Una de estas proteínas protectoras horméticas de resistencia al estrés es el activador NF-ĸB[*] de la inflamación y la inmunidad que actúa como primera respuesta de emergencia y participa en la comunicación y la activación de respuestas específicas a estímulos

---

* N. del T.: el NF-kB (factor nuclear potenciador de las cadenas ligeras kappa de las células B activadas) es un complejo proteico que controla la transcripción del ADN.

externos como estrés, lesiones, ingestión de plantas venenosas, bacterias patógenas o virus. El NF-κB también juega un papel activo y protector en la segunda fase de la evolución de la enfermedad, la fase de reacción.

Otro ejemplo de las respuestas de protección inherentes de nuestro cuerpo son las enzimas antioxidantes superóxido dismutasa, glutatión peroxidasa y catalasa. Cada célula las fabrica para protegerse de los efectos perjudiciales de los radicales libres, incluidas las especies de oxígeno reactivo (EOR o ROS por sus siglas en inglés). Las EOR son un producto normal del metabolismo celular, como los gases del tubo de escape de un coche. Constituyen un tóxico interno o endógeno, o producto residual producido a partir de actividades metabólicas normales, respirar, hacer ejercicio y digerir. Sin embargo, las EOR y todos los demás radicales libres perjudican a las células sanas quitándoles sus electrones. Otros radicales libres endógenos son el dióxido de carbono, la urea y el ácido láctico. Nuestro cuerpo genera a cada segundo estas toxinas que inducen el estrés oxidativo y, cuando se encuentran en equilibrio, el organismo está bien equipado para neutralizarlas con enzimas antioxidantes. Pero cada sistema biorregulador tiene su límite y solo puede lidiar con una determinada cantidad de toxinas; una vez sobrepasada esta, las vías se bloquean, se sobrecargan, se desregulan y terminan colapsando. Cuando hay una sobreacumulación de toxinas internas o externas, este sistema enzimático antioxidante se desborda y se desequilibra.

Avanzamos rápidamente por la historia de la evolución humana hasta hace trescientos años, en los albores de la época moderna con sus chimeneas industriales y sus rascacielos. Durante los dos o tres últimos siglos las causas más comunes de muerte han pasado de ser contagiosas a no transmisibles, de agudas a crónicas. Las mayores amenazas a la mortalidad humana pasaron de tener un origen biotóxico (es decir, comer una seta venenosa y morir) a estados de enfermedad crónica y persistente, como una batalla de diez años contra el cáncer. El factor precipitante de este cambio es la tremenda avalancha de ochenta mil nuevos tipos de toxinas que ha entrado en la biosfera de la Tierra: los xenobióticos (también denominados homotoxinas en la medicina biorreguladora) son toxinas químicas sintéticas creadas mediante procesos artificiales. Estas toxinas son extrañas a los sistemas biológicos humanos y a los de nuestro planeta.

Desde la revolución industrial, hemos adoptado rápidamente un estilo de vida caracterizado por la fabricación de máquinas, los productos derivados químicamente del petróleo, el transporte impulsado por combustibles fósiles, la agricultura intensiva y los fármacos artificiales. En un periodo de tiempo muy breve la industria química aprendió a convertir materiales naturales como el petróleo, el gas natural, el aire, el agua, los metales y los minerales en sustancias químicas inorgánicas utilizadas para los productos de consumo e industriales que, en muchos casos, no son biodegradables. Las sustancias no biodegradables son las que no pueden transformarse en sustancias naturales e inofensivas mediante la acción bacteriana, por ejemplo, los plásticos. En lugar de eso, perduran. Pero trescientos años, en el lapso de la existencia humana, es el equivalente a una letra en una novela de quinientas páginas o a un chasquido de un dedo en el transcurso de las veinticuatro horas del día.

Con anterioridad a esa época no había plásticos, televisores, gases de los tubos de escape, vacunas, fluoruro, alimentos sintéticos, fibras sintéticas, detergentes perfumados para ropa, BPA,[*]

---

[*] N. del T.: bisfenol A.

sofás con recubrimiento ignífugo, productos para el cuidado del cuerpo que perturban el sistema endocrino, alimentos alterados genéticamente, productos de limpieza tóxicos, antibióticos, hormonas sintéticas, electricidad, aviones, pesticidas, redes inalámbricas, Tylenol, dioxinas, conservantes... Esta lista de xenobióticos podría continuar durante quinientas páginas más. Y lo más probable es que hayas estado expuesto a muchos de ellos. Con el advenimiento de la industria, que depende en gran medida de la energía del petróleo, la humanidad ha sido bombardeada con todo un nuevo tipo de xenobióticos extraños.

La lista de las sustancias a las que estábamos expuestos los seres humanos (y nuestros sistemas inmunitario y antioxidante) antes de la llegada de la industria incluye únicamente biotoxinas y elementos originados de forma natural. *Originados de forma natural* significa generados a partir de un organismo vivo o un elemento que tiene una estructura molecular identificada en la tabla periódica (o una combinación de ambos). Además, las sustancias orgánicas contienen siempre carbono. El carbono, producido por todos los organismos vivientes –biológicos– o derivado de estos, es la base de la vida. De hecho, todos los organismos vivos están formados a base de compuestos de carbono y todos, incluidas las personas, necesitan carbono para vivir, crecer y reproducirse. En el capítulo anterior vimos algunos de los biociclos del planeta, y el del carbono es uno de ellos. El ciclo del carbono es un ciclo biogeoquímico por el cual este va pasando por las plantas, las personas, los océanos, la atmósfera, los ecosistemas y la geosfera. Las plantas, por ejemplo, absorben el dióxido de carbono de la atmósfera para elaborar glucosa en el proceso de la fotosíntesis, que a su vez proporciona combustible para que las células de la planta funcionen. La glucosa es una molécula compuesta de carbono, hidrógeno y oxígeno. En el mundo natural, por dondequiera que mires hay carbono.

Sin embargo, las formas *alteradas* de carbono pueden tener elevados efectos genotóxicos. Los hidrocarburos aromáticos policíclicos (PAH, por sus siglas en inglés), por ejemplo, son productos químicos que se liberan al quemar materiales orgánicos como el carbón, el petróleo o la madera en automóviles, aviones, casas y máquinas. Los PAH también se utilizan en productos farmacéuticos, agrícolas, fibras sintéticas, detergentes y otros. Además de calentar el planeta a una velocidad alarmante, pueden causar efectos carcinógenos y mutagénicos y son potentes inmunosupresores.[3] Ciertos PAH, como el benzopireno, uno de los gases de escape del combustible diésel, son carcinógenos, mutágenos y teratógenos bien conocidos que plantean serias amenazas a la salud humana y el bienestar. Y estos PAH se encuentran en muchos productos de la vida diaria. La disminución, aumento o alteración de los elementos naturales, como el carbono, provoca serios problemas tóxicos y es la causa principal de las enfermedades crónicas.

Los cerca de cien mil nuevos xenobióticos aprobados para su uso en nuestro entorno provienen de diversas fuentes, como vertederos, incineradores, fábricas, esmog electromagnético, contaminación química, emisiones, producción de alimentos y productos farmacéuticos. Los genobióticos están en todas partes: en el aire, en la tierra y en el agua. Tan solo en el transcurso de nuestras actividades de la mañana podemos estar expuestos a más de cien compuestos tóxicos sintéticos diferentes, desde los ingredientes del jabón hasta el fluoruro del agua de la ducha, los perfumes, los tintes de la ropa, las dioxinas de los filtros del café, los gases residuales de los nuevos materiales de construcción, los conservantes y aditivos de los alimentos, el escape del motor durante el trayecto al trabajo, los campos electromagnéticos de nuestros móviles... La lista es agotadora e interminable en nuestra época actual. Para cuando llegamos al trabajo, la mayoría llevamos parte de la mañana absorbiendo genobióticos. En la actualidad, el 99 % de todo lo que tocamos —con la excepción de las personas, las mascotas y la tierra— tiene compuestos sintéticos que participan en su producción. Los cuerpos no reaccionan bien ante esto, tal y como lo demuestra el alarmante aumento de las tasas de morbilidad.

Lo que resulta escalofriante es que menos del 5 % de estas toxinas han sido estudiadas para saber si son seguras y en ningún caso para conocer sus efectos sinérgicos, o cómo interactúan entre sí. El vinagre y el bicarbonato son inocuos, pero si mezclamos una sustancia con la otra, como hacíamos en la clase de química del colegio, obtenemos un volcán en erupción. No sabemos con certeza el efecto que tiene la combinación de, por poner un ejemplo, el hidroxitolueno butilado de los cereales del desayuno y el talco de las estatinas. Lo que sí sabemos es que en la actualidad hay una gran cantidad de productos químicos que no se han testado, y nuestros niveles de tolerancia están sobrepasando claramente sus límites. Por desgracia, en lo referente a la seguridad de los productos químicos, hemos dejado que el lobo se encargue de vigilar a las ovejas, ya que nuestra legislatura actual permite que prácticamente sea la industria química la que se supervise a sí misma. Y no es de extrañar que lo haga tan mal. Se puede ganar tanto dinero que no hay tiempo que perder preocupándose por la seguridad. En 2016, las ganancias de la industria química global alcanzaron los 5,2 billones de dólares.

Mientras nuestros sistemas biorreguladores tratan de responder a la avalancha de toxinas externas sintéticas, nos enfrentamos además a un nuevo tipo de toxinas internas. Con la adición de los alimentos sintéticos y los pesticidas químicos, y el aumento del azúcar, las hormonas y los antibióticos en nuestra alimentación, en la actualidad los seres humanos tenemos el tracto gastrointestinal plagado de disbióticos. Los desequilibrios microbianos permiten el crecimiento excesivo de bacterias patológicas, levaduras y hongos, que luego liberan gases tóxicos como el amoníaco y el acetaldehído en nuestros sistemas digestivos. Una vez absorbidas, estas toxinas causan una grave alteración de las funciones del organismo.

De hecho, las toxinas microbianas derivadas del intestino participan en una amplia variedad de dolencias, entre ellas los cánceres del tracto digestivo, la enfermedad hepática, la enfermedad de Crohn, la colitis ulcerosa, la enfermedad tiroidea, el lupus, las alergias, la pancreatitis, el asma y los trastornos inmunitarios. Estas toxinas son completamente desconocidas para nuestra fisiología. Teniendo en cuenta que la mitad de la población padece una enfermedad crónica o degenerativa, hemos de empezar a prestar atención al papel que estas nuevas toxinas podrían estar jugando en nuestro declive. El problema es que los síntomas suelen aparecer lentamente, comenzando por la fatiga y las dificultades para pensar. También se manifiestan psicológicamente: la ira, la depresión y la ansiedad pueden ser signos de toxicidad profunda. Estos son síntomas que a menudo se eliminan o enmascaran con un café y algún antidepresivo.

Veamos otros síntomas del exceso de toxinas:

- Dolores frecuentes, sin explicación, de cabeza, espalda, cuello y articulaciones o artritis.
- Problemas respiratorios crónicos, alergias o asma.
- Olor anormal del cuerpo, mal aliento o lengua sucia.
- Alergias alimentarias, mala digestión, estreñimiento crónico con hinchazón intestinal o gases.

- Uñas y cabellos quebradizos, psoriasis, acné adulto.
- Inexplicable aumento de peso o incapacidad para adelgazar.
- Insomnio crónico.
- Memoria generalmente deficiente, estado de ánimo deprimido, irritabilidad y otros síntomas neurológicos, como confusión mental o trastornos psíquicos.
- Hormigueo en las manos y los pies o reflejos nerviosos anormales.
- Fatiga crónica (dificultades para empezar por las mañanas).
- Problemas para digerir alimentos grasos, cremosos o aceitosos, que pueden hacerte sentir malestar o incluso náuseas.
- Niveles altos de colesterol, ácido úrico o triglicéridos.
- Sensibilidades ambientales, especialmente a olores como perfumes.
- Intolerancia al alcohol.

En la pasada década de los sesenta, la lúcida obra maestra de Rachel Carson *Primavera silenciosa* advirtió al público acerca de los peligros de los xenobióticos. Su libro explica que los niveles de exposición a toxinas no pueden controlarse, y que los científicos son incapaces de predecir con exactitud los efectos a largo plazo de la bioacumulación xenobiótica en nuestras células ni cuantificar el impacto de las mezclas químicas en la salud humana. Tenía razón. Ahora sabemos que la exposición a las toxinas persiste a través de las generaciones. Solo hay que pensar en lo que sucedió con los niños expuestos al dietilestilbestrol, una forma sintética de estrógeno de carácter artificial que entre 1938 y 1971 se recetaba a mujeres embarazadas en riesgo de aborto espontáneo o parto prematuro. Años más tarde, sus hijos e hijas e incluso los descendientes de estos experimentan malformaciones del tracto reproductivo, disminución de la fertilidad y mayor riesgo de cánceres endocrinos como el de ovario y el de próstata. A pesar de las advertencias de Carson y de otros, la contaminación ambiental y diversas formas de homotoxicidad se han disparado en el último par de décadas.

Trastocar los biorritmos y elementos naturales nos ha sumergido en una sopa tóxica y desregulada aterradora. No se puede negar que los síntomas de la enfermedad son la respuesta inherente del cuerpo a la expulsión de las enormes cantidades de toxinas a las que se ven expuestos nuestros sistemas reguladores. ¿Por qué más motivos estamos tan enfermos? Ha llegado el momento de acabar con la represión de la verdadera medicina para poder vivir con más salud y vitalidad. Se estima que cada año se introducen dos mil nuevas sustancias químicas en artículos de uso cotidiano como alimentos, productos de aseo personal, medicamentos recetados, limpiadores domésticos y productos para el cuidado del césped. Y cada vez estamos más enfermos.

Lo más probable es que no tengas idea de hasta qué punto estás intoxicado. Cuando en los pasados años setenta la Agencia de Protección Ambiental estadounidense inició su estudio nacional sobre el tejido adiposo humano, uno de los objetivos era conocer los niveles de xenobióticos presentes en las células de grasa. No es de extrañar que sustancias químicas altamente tóxicas, entre ellas dos carcinógenos conocidos, el benceno y las dioxinas, aparecieran en el cien por cien de las muestras. Hoy en día pueden encontrarse de quince a quinientas sustancias químicas sintéticas en cantidades mensurables en la grasa corporal de cada ser humano: productos químicos como pesticidas, plásticos, ftalatos, medicamentos y contaminantes orgánicos persistentes. Estos productos químicos se encuentran incluso en los recién nacidos, ya que pasan de la madre al hijo a través de la placenta. Las toxinas son altamente inestables, y una vez que entran en el cuerpo a través de la ingestión, inhalación, inyección o absorción, provocan todo tipo de estragos. Los xenobióticos tienen efectos perjudiciales en la estructura y función de la célula: causan daños e inflamación en el ADN, suprimen la función inmunitaria, alteran el metabolismo, trastornan el sistema endocrino y causan daños directos en los tejidos.

Las toxinas son minúsculas bombas atómicas que causan destrozos en la homeostasis y son la causa principal de la desregulación sistémica. Y aunque a menudo no podemos ver los efectos en el exterior, por dentro, cada uno de nuestros sistemas biorreguladores está esforzándose al máximo por identificar, neutralizar y excretar estas toxinas sintéticas extrañas. Y se las ven y se las desean para tratar de mantener la situación bajo control.

TOXINAS EN EL CUERPO: EL TIEMPO APREMIA

Cuando el cuerpo está expuesto a cualquier tipo de toxina, se producen cientos —por no decir miles— de reacciones metabólicas a lo largo de todos los sistemas biorreguladores para ayudarlo a volver a la homeostasis. Las toxinas, dependiendo de la dosis y duración, pueden ser letales, por eso la totalidad del organismo se emplea a fondo en solucionar el problema. Un cuerpo biorregulado utiliza básicamente tres pasos para responder adecuadamente a cualquier tipo de toxina, ya sea orgánica o sintética: reconocer, metabolizar y eliminar. Este proceso es una respuesta de la totalidad del organismo que incluye los sistemas inmunitario, linfático, hepático, digestivo, cardiovascular, de desintoxicación, etc. Cuando cualquiera de estos sistemas biorreguladores está desequilibrado, se produce el caos en el proceso de eliminación de toxinas, lo que conduce a la sobrea-cumulación de estas y, en última instancia, a enfermedades cró-nicas, siguiendo las seis etapas del desarrollo de la enfermedad que expusimos en el capítulo tres. El problema es que la tasa de exposición xenobiótica ha aumentado con una rapidez extraor-dinaria, y nuestros cuerpos sencillamente no han tenido tiempo de evolucionar y crear mecanismos adaptativos para responder a todas estas nuevas sustancias químicas. Es tan difícil como beber de una manguera contra incendios.

En el primer paso, el reconocimiento de toxinas, el sistema inmunitario tiene una implicación íntima. La función principal de este sistema es protegernos de sustancias extrañas: biotoxinas y elementos naturales y sintéticos. La protección se logra cono-ciendo qué elementos del cuerpo son «uno mismo» y luego res-pondiendo a cualquier sustancia que no lo sea. Pero la clave es el *reconocimiento*, y nuestros sistemas inmunitarios se enfrentan ahora a decenas de miles de nuevos xenobióticos que no han vis-to nunca y para los que no han desarrollado anticuerpos. Un sis-tema inmunitario sano puede marcar y etiquetar rápidamente las sustancias que no son uno mismo, como la *giardia*, por ejemplo. Una vez que clasifica una sustancia como extraña, la destruye o la neutraliza, y luego es biotransformada por el hígado antes de su eliminación. El hígado es el sistema de filtración del cuerpo, y cumple muchas tareas vitales, entre ellas las digestivas y las hor-monales; es responsable del buen funcionamiento de los seres humanos en general, por lo que tiene esa capacidad de regene-ración tan increíble.

Dentro de las células hepáticas tienen lugar sofisticados procesos que descomponen o metabolizan las sustancias tóxi-cas. Estos mismos mecanismos también se enfrentan actualmen-te a infinidad de nuevos compuestos que no son «uno mismo».

El hígado, como un hámster corriendo en una rueda, tiene dificultades para lograr cualquier progreso, lo que conduce a la desregulación. Cada fármaco que tomamos, cada sustancia química artificial, pesticida, conservante u hormona se metaboliza dentro de nuestras células hepáticas. La forma en que se metaboliza una toxina depende de su tamaño, forma y solubilidad, lo que significa que una sustancia se disolverá en agua o en grasa. Por ejemplo, si intentas mezclar mantequilla y agua, la mantequilla flotará en la superficie del agua, lo que significa que es soluble en grasa. En cambio, si al agua le echas sal, se disolverá porque es soluble en agua. Hay toxinas solubles en grasa (liposolubles) y toxinas solubles en agua (hidrosolubles). Las primeras son más difíciles de excretar por el cuerpo mientras que las segundas pueden eliminarse rápidamente a través de la orina. No es de extrañar que la mayoría de los xenobióticos sean liposolubles, lo que los hace aún más persistentes en el organismo. Imagínatelos como islas de plásticos flotantes en los océanos de nuestros cuerpos.

El hígado tiene dos vías primarias de desintoxicación diseñadas para convertir las sustancias químicas liposolubles en sustancias químicas hidrosolubles para excretarlas del cuerpo. Se las denomina vías de desintoxicación de primera fase y segunda fase. La desintoxicación de primera fase utiliza enzimas de citocromo P450. La de la segunda fase, también denominada vía de conjugación, involucra las células hepáticas añadiendo otra sustancia, como la cisteína o el azufre, a una toxina para hacerla menos dañina. Ambas vías de desintoxicación están reguladas por nuestros genes, utilizan una gran cantidad de antioxidantes y para funcionar requieren de nutrientes. Si tienes polimorfismo de nucleótido único (PNU) en tus diversas enzimas P450, las vías y los procesos de desintoxicación pueden deteriorarse. Los PNU son como un hipo en la función genética. Por ejemplo, casi el 25 % de todos los fármacos son metabolizados por la proteína CYP2D6, entre ellos los betabloqueantes y los antidepresivos. Si alguien tiene un polimorfismo de nucleótido único en este gen, esto perjudicará a su metabolismo de muchos fármacos sintéticos. Lo que es más, tanto la desintoxicación de la primera fase como la de la segunda tienen requisitos nutricionales para funcionar, como la vitamina C y el magnesio, y más del 60 % de la población adulta estadounidense sufre carencia de estos nutrientes.[4] Son muchos los factores que pueden deteriorar el metabolismo de las toxinas. Un metabolismo deteriorado es como una situación en la que la basura se sigue acumulando, pero el vertedero está siempre cerrado.

Hoy en día existen muchos compuestos tóxicos sintéticos que al cuerpo le cuesta metabolizar y eliminar debido a la carencia de enzimas específicas que aún no hemos tenido tiempo de desarrollar. Sencillamente, trescientos años no son suficientes para adaptarse a ochenta mil nuevas sustancias químicas, y trescientos mil años probablemente tampoco lo sean. De todos modos, esas peligrosas toxinas sin metabolizar no pueden quedar sueltas causando daño, por lo que el organismo las «encierra» en el tejido adiposo (grasa) y las obliga a marcharse, a «descansar» en la matriz extracelular, los tejidos o los órganos. Este proceso es la tercera fase del desarrollo de la enfermedad. Las toxinas liposolubles como los metales pesados, entre ellos el mercurio del pescado o de los empastes dentales, el plomo, el aluminio y también las moléculas sintéticas orgánicas como los organofosfatos, las dioxinas, los herbicidas, los colorantes y los conservantes, se depositan en determinados tejidos, órganos o tejidos conectivos (la matriz). La investigación ha hallado niveles elevados de aluminio en el cerebro de los pacientes con alzhéimer, y niveles elevados de plomo en los dientes de leche de niños que están en el espectro autista. La obesidad es la máxima expresión de la toxicidad: creamos grasa para almacenar toxinas. En realidad, los factores que normalmente se consideran las causas de la obesidad —comer en exceso y la inactividad— no explican por completo la epidemia actual de este trastorno; la investigación apunta ahora a los *obesógenos*, término utilizado para compuestos químicos liposolubles extraños que desregulan el metabolismo lipídico, como causa principal de la obesidad.[5] La atrazina, el segundo herbicida más usado habitualmente en los Estados Unidos, está clasificada como obesógeno y se encuentra en el maíz, la caña de azúcar y el trigo no orgánicos. Estas sustancias químicas sintéticas nos están robando la salud, como podemos apreciar mirando nuestras cinturas.

Pero volvamos a las toxinas no metabolizadas. Estas se depositan, formando capas, en el interior de las células y tejidos de nuestro entorno, como si almacenáramos cajas en un garaje. Las toxinas más antiguas se incrustan en lo más profundo. Año tras año van hundiéndose cada vez más. Estas toxinas profundas no se pueden eliminar hasta que antes se eliminen las más nuevas; hay que sacar las cajas que están delante para llegar a las más antiguas. El problema es que, en la época actual, la exposición xenobiótica es incesante. Siguen viniendo cajas no deseadas y las más viejas son empujadas cada vez más atrás. Y cuantas más toxinas se almacenen, más disfunción y degeneración sufrirán los tejidos y órganos específicos. ¿Cómo puedes aparcar el coche en el garaje si está lleno de cajas? Es imposible. Y tampoco las células o los tejidos pueden funcionar correctamente con toxinas en su espacio. Un tejido, órgano o matriz de tejido conjuntivo tóxicos se manifestarán progresivamente en síntomas serios que van desde la inflamación, los quistes, la gota y el reumatismo hasta la aterosclerosis, los tumores y el cáncer. Así, la sobreexposición a las toxinas, sin una adecuada desintoxicación, nos conduce a las fases posteriores, más difíciles de tratar, de la evolución de la enfermedad.

En el caso de una exposición tóxica aguda, como la intoxicación por plaguicidas o quimioterapia, se almacenan temporalmente algunas de las toxinas y luego se eliminan a un ritmo adecuado para los órganos de desintoxicación. Esta lenta liberación reduce el estrés inmediato y los efectos genotóxicos sobre el hígado y los riñones especialmente. Con la expresión *efectos tardíos* se denominan los efectos secundarios que se producen en algunas personas meses o años después de un tratamiento farmacológico citotóxico. Los fármacos citotóxicos contienen sustancias químicas que son perjudiciales para las células y que se utilizan para tratar el cáncer, la artritis reumatoide y la esclerosis múltiple. Algunos síntomas de efectos tardíos son la fatiga, las dificultades de concentración, la menopausia precoz, los problemas cardíacos, la disminución de la capacidad pulmonar, los problemas renales y urinarios, los trastornos nerviosos como el entumecimiento y el hormigueo, y los problemas óseos y articulares. El resultado a largo plazo de una fuerte exposición química aguda o prolongada es reversible en algunos casos e irreversible en otros. La reversibilidad depende de la combinación de dosis, la duración, la predisposición genética y la presencia de cofactores nutricionales requeridos para el metabolismo de las toxinas. Por ejemplo, más de un tercio de los veteranos de guerra expuestos a agentes altamente tóxicos, como organofosfatos, carbamatos, gas sarín y medicamentos de bromuro de piridostigmina experimentan fatiga prolongada, dolores de cabeza, disfunción, depresión, fibromialgia, cáncer cerebral y afecciones respiratorias, gastrointestinales y dermatológicas.[6] No hay duda de que la exposición a toxinas causa problemas de salud.

Los seres humanos disponemos de tres mecanismos inherentes para la eliminación de toxinas: la temperatura (fiebre), la inflamación y la secreción. En la actualidad hay un consenso general sobre el hecho de que *todas* las enfermedades crónicas y degenerativas son resultado de la inflamación. Recordemos que una de nuestras vías de respuesta hormética es la activación del NF-κB,* la molécula madre que activa la respuesta inflamatoria. La inflamación es el intento del cuerpo de cercar la toxina mientras el sistema inmunitario se encarga de destruirla y la sangre se la lleva para su eliminación. La fiebre permite una mayor circulación y también tiene una capacidad natural para destruir patógenos. La fiebre y la inflamación ayudan a avanzar en el proceso de eliminación de toxinas. Las toxinas salen del interior del cuerpo al exterior a través de los tejidos y órganos emuntorios en un proceso llamado secreción. Los cinco emuntorios principales son la piel, el tracto gastrointestinal (intestinos), el pulmón, el riñón y la vejiga. Al sistema nervioso central, que alberga muchas emociones, también se le reconocen funciones emuntorias.** Estos órganos y sistemas sacan las toxinas del cuerpo en la forma de descargas, como la orina, las heces, los vómitos, la mucosidad y el sudor. Los emuntorios son como las cañerías de una casa, una red de tuberías que transporta vertidos tóxicos al exterior. El hígado, el estómago, la sangre, la linfa y el páncreas realizan numerosas funciones esenciales en el proceso de desintoxicación, y esa es otra de las razones por las que tenemos que ver los sistemas regulatorios del cuerpo como un sistema integral, trabajando en conjunto como una orquesta en lugar de como artistas solistas.

---

* N. del T.: Grupo de proteínas que ayudan a controlar muchas funciones en la célula, como el crecimiento y la supervivencia. Estas proteínas también controlan las respuestas inmunitarias e inflamatorias.
** N. del T.: es decir, de eliminación, emocional en este caso.

Cuando nuestros emuntorios funcionan correctamente, las toxinas son expulsadas del cuerpo sin apenas causar molestias. En cambio, cuando no funcionan bien, surgen síntomas como consecuencia del proceso curativo. Lo que se conoce como *crisis curativa* puede suceder cuando los emuntorios no están funcionando con normalidad a nivel fisiológico. Es decir, el cuerpo ha alcanzado un estado en el que es incapaz de eliminar adecuadamente todos los desechos endógenos producidos metabólicamente y los desechos exógenos acumulados: el garaje está repleto de cajas y no hay espacio para más, y además algunas cajas se encuentran esparcidas por el camino de entrada, humedecidas y dañadas. Si a nuestros entornos altamente xenotóxicos les añadimos el enfoque médico convencional de la supresión de la enfermedad y el elevado nivel de estrés emocional característico de la vida moderna, es fácil entender cómo nuestros sistemas regulatorios ya no pueden funcionar correctamente para defendernos de la sobrecarga de toxinas.

TOXINAS: LA CAUSA PRINCIPAL DE LAS ENFERMEDADES CRÓNICAS Y DEGENERATIVAS COMUNES

Los xenobióticos atacan específicamente a los sistemas inmunitario, neurológico y endocrino, lo que explica la gran cantidad y variedad de problemas causados directa o indirectamente por la sobrecarga de toxinas sintéticas. Con el tiempo, múltiples exposiciones de las que no somos conscientes —las rosquillas de la mañana, el esmalte de uñas rojo, la limpieza en seco— comienzan a acumularse. Las sustancias químicas solubles en grasa, como pesticidas y aditivos alimentarios, no solo fomentan la producción de grasa para ayudar a encapsular y metabolizar los xenobióticos, sino que además tienen una afinidad con los tejidos grasos de, por ejemplo, el pecho y el cerebro. Las toxinas se acumulan en estas partes grasas del cuerpo, difíciles de eliminar, lo cual explica en parte el creciente predominio de cánceres y enfermedades degenerativas en estos tejidos. El cáncer de mama es el más común hoy en día, y afecta a una de cada ocho mujeres.

Los médicos alopáticos que insisten en que se desconoce la causa de las enfermedades crónicas y degenerativas modernas, especialmente los trastornos alérgicos, autoinmunitarios, neurológicos y endocrinos, deberían leerse las cerca de trescientas páginas del informe emitido en 2012 por la Organización Mundial de la Salud y el Programa de Protección frente a los Productos Químicos titulado «Documento número 10 del Proyecto de Armonización». El «Documento número 10» enumera veinte enfermedades y trastornos de «categoría 1» que tienen la inmunotoxicidad como factor precipitante de su desarrollo. Se define la *inmunotoxicidad* como «los efectos adversos en el funcionamiento del sistema inmunitario como resultado de la exposición a sustancias químicas». Entre estos efectos se encuentran las infecciones del oído, las enfermedades autoinmunes, el asma, la leucemia infantil, la esclerosis múltiple, la artritis reumatoide, la sarcoidosis, el síndrome de Sjogren y la diabetes tipo 1. Sí, las infecciones infantiles del oído interno pueden ser causadas por toxinas.

Como el sistema inmunitario es el encargado de la respuesta inicial frente a la invasión tóxica, se trata de un objetivo altamente toxicológico, ya que es un sistema biorregulador bastante disperso presente en la mayoría de los tejidos, órganos y zonas periféricas, entre ellos los sistemas respiratorio, dérmico, gastrointestinal, neurológico, cardiovascular, reproductivo, hepático y endocrino. Independientemente de la vía por la que una toxina entre en el cuerpo, el sistema inmunitario es la primera línea de defensa para reconocerla y responder al ataque. Hoy en día nuestros sistemas inmunitarios están muy ocupados, y por desgracia este sistema biorregulador es el más afectado, lo que da lugar a enfermedades relacionadas con la inmunotoxicidad como alergias y enfermedades autoinmunes. Las toxinas sintéticas causan todo tipo de estragos a nuestro sistema inmunitario: disminuyen los niveles de células T y reducen la actividad de la célula asesina, reducen los niveles de inmunoglobinas (anticuerpos) que se adhieren a los xenobióticos y ayudan a destruir los anticuerpos.

La epidemia de enfermedades autoinmunes

La epidemia de enfermedades autoinmunes es, junto con la obesidad, una consecuencia de la toxicidad que han alcanzado nuestros entornos. En los últimos treinta años se han disparado los índices de enfermedades autoinmunes; unos cincuenta millones de estadounidenses, el 20 % de la población o una de cada cinco personas, sufren de una enfermedad autoinmune. ¡Esto no es en absoluto normal, ni deberíamos aceptarlo como algo a lo que hay que acostumbrarse! En pocas palabras, la enfermedad autoinmune se presenta cuando el sistema inmunitario crea un anticuerpo para contrarrestar una toxina que, al activarse, ataca el tejido al que está ligada o en el que está almacenada. Esto le sucede a la tiroides en la tiroiditis de Hashimoto y a la vaina de mielina que rodea las células nerviosas en el caso de la esclerosis múltiple. En las enfermedades autoinmunes vemos niveles elevados de anticuerpos de ciertos tejidos, entre ellos anticuerpos autitiroideos, antimielina y antimúsculo liso. Este proceso es como cuando la policía trata de disparar a los neumáticos de un coche fugitivo para detenerlo. Lamentablemente, en el caso de las enfermedades autoinmunes, en mitad del fuego cruzado el sistema inmunitario tirotea al tejido sano.

Las toxinas y el cáncer

Existe una clara relación entre los cánceres y los productos químicos ambientales. Muchos xenobióticos han sido identificados también como genotóxicos, entre ellos los fármacos sintéticos antibacterianos, antivirales, antipalúdicos y antimicóticos (resulta irónico porque todos estos fármacos han sido diseñados para suprimir las respuestas inherentes del cuerpo a los agentes biotóxicos de origen natural). Además de productos farmacéuticos, se han encontrado niveles superiores de PCB, hexaclorociclohexano (champú antipiojos) y otras sustancias químicas en el tejido adiposo de pacientes con cáncer de mama al compararlo con los grupos de control. En niños, 2, 4-D, un herbicida doméstico común (que se encuentra en el herbicida Roundup de Monsanto y Weed B Gone de Ortho B) está relacionado con los carcinomas de tejido blando. Las tiras insecticidas No-pest y los collares antipulgas están relacionados con la leucemia. Se ha demostrado una correlación entre la reducción de la actividad de la célula asesina que es característica de la exposición a toxinas y una mayor susceptibilidad a los sarcomas y melanomas. Tanto la piel como los pulmones actúan como barreras entre nosotros y el medioambiente, y por eso a menudo están directamente expuestos a toxinas ambientales. No es de extrañar que los cánceres de piel y pulmón sean también dos de los tipos más comunes de cáncer en todo el mundo.

Las toxinas y las enfermedades neurológicas

También las enfermedades neurológicas están relacionadas con la toxicidad. Investigadores de los Centros de Control y Prevención de Enfermedades (CDC, por sus siglas en inglés) descubrieron que entre 1999 y 2014 la tasa de mortalidad por alzhéimer había aumentado en más del 50 %.[7] Las neurotoxinas, una amplia variedad de sustancias químicas exógenas que afectan negativamente a la función del tejido nervioso maduro y en desarrollo, son venenosas o destructivas para el tejido nervioso, ya que causan neurotoxicidad. Lo que hacen básicamente es interrumpir la comunicación; nuestros cuerpos hablan un idioma y las neurotoxinas hablan otro. Se ha descubierto, por ejemplo, que el mercurio penetra en la barrera hematoencefálica y la daña. La barrera hematoencefálica es una membrana semipermeable altamente selectiva que separa la sangre circulante del cerebro y el líquido extracelular del sistema nervioso central. Es como la puerta que separa al piloto de los pasajeros en un avión. Es necesario que la puerta permanezca cerrada durante el vuelo. Si los pilotos, que actúan como el cerebro del vuelo, se distraen mientras realizan una maniobra, esto podría perjudicar al funcionamiento y la seguridad del avión. La barrera hematoencefálica es como esa puerta. En la actualidad, hemos añadido a nuestro entorno cantidades elevadas de sustancias químicas tóxicas, como el mercurio, que pueden atravesar fácilmente esta barrera y causar problemas en el sistema nervioso. El mercurio es un metal pesado de origen natural presente en el aire, la tierra y el agua, y el hombre lo conoce (y lo utiliza en la medicina) desde hace miles de años. Pero los seres humanos lo adaptaron y empezaron a añadirlo a productos farmacéuticos sintéticos, como el metronidazol utilizado para tratar la enfermedad de Lyme, como adyuvante en las vacunas y en rellenos de amalgama (también conocidos como empastes de plata). Hoy en día, se señala a la neurotoxicidad como una de las causas principales de enfermedades neurodegenerativas como el alzhéimer. ¿Cuál es, por

tanto, el tratamiento inicial para las enfermedades neurodege-
rativas en la BioMed? Se trata sencillamente de reducir la toxicidad. Tenemos que identificar la causa tóxica y deshacernos de
ella, y enseguida explicaremos cómo hacerlo.

Las toxinas y el sistema endocrino

Por último, como si, cuando se trata de daño inducido por
toxinas, no fuera bastante con el cáncer y el alzhéimer, hemos
guardado para el final el sistema biorregulador más castigado:
el sistema endocrino. Curiosamente, la mayoría de las toxinas
producidas por los petroquímicos se clasifican como xenoestrógenos porque tienen una estructura química similar al estrógeno humano. Estos estrógenos sintéticos, también llamados
disruptores endocrinos, imitan las hormonas naturales que se
generan en el cuerpo, como los estrógenos (hormonas sexuales
femeninas), los andrógenos (hormonas sexuales masculinas) y
las hormonas tiroideas (hormonas metabólicas). A veces causan sobreestimulación: el estrógeno es un factor de crecimiento
muy potente. A veces los xenoestrógenos se unen a los receptores celulares, lo que impide que las hormonas naturales se unan.
Es como si los xenobióticos aparcaran su coche en el lugar reservado para otro (el sitio del receptor). Así, la hormona natural intenta aparcar pero no le es posible hacerlo, porque el sitio
está ocupado. Cuando la hormona natural no puede entrar en el
lugar de estacionamiento (sitio del receptor), es incapaz de conferir su señal normal y el cuerpo no responde correctamente.

Lo peor es que a nuestro alrededor hay *muchos* de estos xenoestrógenos. Se cree que existe una amplia y variada gama de
sustancias que causan disrupción endocrina. Producen efectos
adversos para el desarrollo y los aspectos reproductivos, neurológicos e inmunitarios de los seres humanos y la fauna. En 2013,

la organización Environmental Working Group (EWG),* que presenta una lista anual de los doce alimentos más contaminados con pesticidas, compiló una lista de los doce peores disruptores de hormonas. En ella figuran plastificantes como el bisfenol A, agentes blanqueadores denominados dioxinas, la atrazina agrícola y retardantes de llama que recubren la ropa. Los disruptores endocrinos están en muchos productos de uso diario, como botellas de plástico, latas de conservas, filtros de café, detergentes, sofás, alimentos, juguetes, cosméticos y pesticidas.

Además, un estudio austriaco de 2008 reveló que los organismos genéticamente modificados (OGM) dañaban la capacidad de reproducción de los animales de laboratorio. Los efectos se fortalecían en la tercera y cuarta generación, lo que sugiere, por consiguiente, que la bisnieta de una mujer que consumiera OGM podría sufrir de infertilidad. Los resultados de este estudio inédito fueron presentados por el profesor de la Universidad de Viena, Jurgen Zentek, en una conferencia de expertos organizada por la Agencia Austriaca para la Salud y la Seguridad Alimentaria. En 2016, los CDC** estimaron que el 12 % de las estadounidenses de edades comprendidas entre los quince y los cuarenta y cuatro años sufrían algún trastorno de la fertilidad y aproximadamente una de cada seis parejas tenía dificultades para concebir.[8] Un análisis de 2017 publicado en la revista *Human Reproduction Update* determinó que, a nivel global, la concentración de esperma en los hombres ha disminuido en un 52 % y el recuento total de espermatozoides ha disminuido un 59 % durante el periodo de cuarenta años que terminó en 2011.[9] Mientras tanto, el mercado de servicios relacionados con la infertilidad, como clínicas para tratarla, bancos de esperma y medicamentos para

---

* N. del T.: Grupo de Trabajo Ambiental.
** N. del T.: Centro de Control y Prevención de Enfermedades.

la fertilidad, supera actualmente los tres mil quinientos millones de dólares, cuatro veces más que hace veinticinco años.[10]

Hoy en día, la industria farmacéutica se limita a suprimir o modificar artificialmente los efectos que nos causa la industria química. En la actualidad la cuestión ya no es *si* estás intoxicado, sino *cómo* de intoxicado estás. Tenemos que limpiar el garaje para que nuestros coches puedan entrar y salir. Si no lo hacemos, es probable que para cuando hayamos desarrollado enfermedades crónicas y degenerativas, el cuerpo ya no tenga fuerzas para defenderse y eliminar las toxinas almacenadas.

LA MEDICINA BIORREGULADORA TRATA PRIMERO LOS EMUNTORIOS

Una premisa fundamental de la medicina biorreguladora es que los sistemas reguladores del cuerpo funcionarán saludablemente cuando se elimine la carga de toxicidad. Del mismo modo que cambiamos el aceite del coche cada tantos miles de kilómetros, tenemos que eliminar la toxicidad de nuestros cuerpos. Desde hace milenios la medicina ayurvédica ha recomendado un complejo régimen de limpieza a base de hierbas en cada cambio de estación para despejar los canales corporales de las toxinas acumuladas en él en la anterior estación. La medicina tradicional china ha utilizado métodos como la terapia con ventosas y la acupuntura para ayudar a facilitar el proceso de desintoxicación. La medicina tradicional europea promueve la limpieza hepática al menos dos veces al año. ¿Por qué? Porque la toxicidad es la causa principal de la desregulación, o bloqueo del flujo energético, y en los modelos médicos más antiguos esto se conoce desde hace mucho tiempo.

En lo referente a reducir la carga de toxicidad, la medicina biorreguladora difiere de las medicinas alopática, funcional e incluso naturópata en dos aspectos: primero, en el orden de las acciones y segundo, en la elección de la línea terapéutica. Mientras que algunos practicantes de medicina complementaria se apresuran a administrar agentes naturales que favorecen la desintoxicación, antes de que podamos comenzar a extraer toxinas de los tejidos en los que se han almacenado y de la matriz extracelular, la BioMed no solo examina los niveles de diversas toxinas sino que se asegura de que cualesquiera que sean tengan canales despejados para salir del cuerpo. Si no se hace el trabajo de despejar las salidas, el paciente podría sentirse extraordinariamente enfermo. Es como liberar una presa cuando hay troncos caídos bloqueando el caudal. Estamos tratando de que el río fluya, no de que haya una inundación. Estimular la desintoxicación sin que los emuntorios funcionen plenamente es la principal razón por la que muchas personas se quejan de malestar cuando empiezan a perder peso o al iniciar un programa de desintoxicación. Las toxinas se liberan con una rapidez excesiva o carecen de una vía de escape, de modo que el cuerpo recibe un bombardeo tóxico que puede ser bastante peligroso dada la naturaleza inestable de numerosos tipos de toxinas.

Cuando el ritmo de desintoxicación no excede la capacidad de los emuntorios para excretar las toxinas del organismo, se puede —y se debe— evitar la agravación, la crisis curativa. Todos los canales emuntorios han de ser evaluados y abiertos antes de cualquier procedimiento de desintoxicación y depuración, así como durante el mismo. Si estás estreñido, las toxinas no pueden salir del cuerpo. El hígado, los riñones, los pulmones, el aparato digestivo, la vesícula biliar, la piel y las emociones participan en la eliminación. La eliminación también está relacionada con la circulación y el flujo linfático. Todo está conectado. Examinemos con más atención estos emuntorios y algunos de los enfoques que utiliza la BioMed para asegurar su funcionamiento.

Los intestinos

El intestino trabaja para limpiar nuestros cuerpos de los restos de los alimentos que comemos que se convierten en materia fecal. También elimina la acumulación tóxica que puede venir en forma de hormonas, contaminación, productos químicos u otros agentes dañinos que el hígado no procesa. Cuando se produce una impactación[*] fecal en el intestino, este podría no rendir a un nivel óptimo y, por tanto, causar estreñimiento y otros problemas digestivos. Lo que entra debe salir, y la salud digestiva normal significa una o dos deposiciones intestinales al día. ¡Compara esta cifra con la perspectiva alopática de la necesidad de una sola deposición cada dos o tres días! El estreñimiento puede provocar que en los intestinos proliferen las bacterias perjudiciales y que las bacterias beneficiosas aumenten excesivamente su tamaño. El uso de probióticos comestibles y complementarios, enemas, hidroterapia de colon y compresas de aceite de ricino son solo algunas de las herramientas que utilizan los médicos de medicina biorreguladora antes de estimular la liberación de toxinas.

Los riñones y la vejiga

Los riñones juegan un papel muy importante en la desintoxicación diaria del cuerpo. Tienen la función de procesar casi ciento ochenta litros de sangre todos los días. Filtran, limpian, reabsorben nutrientes y agua que son vitales para el cuerpo y excretan por medio de la orina, entre uno y dos litros de orina diarios, las sustancias que el organismo no puede utilizar. Una sobrecarga de toxinas puede causar irritación y todo el tracto urinario se vuelve más propenso a la infección. Cuando la

---

[*] N. del T.: masa de materia fecal dura y seca que no puede salir del colon o del recto.

función renal normal se altera, puede causar retención de agua, cálculos renales y deficiencias minerales. Una dieta alta en azúcar hace que algunas personas retengan la sal y el agua e interfiere en el metabolismo del calcio contribuyendo al aumento de peso y a la creación de cálculos renales. Un consumo adecuado de agua, el uso de combinaciones herbarias específicas y tratar los niveles de proteína (como veremos en el capítulo cinco) son medidas que favorecen la salud renal.

Los pulmones

La respiración desempeña un papel crucial en la eliminación porque, aparte de la piel, los pulmones son el primer órgano de desintoxicación en contacto con toxinas, sustancias químicas, virus, bacterias y alérgenos transportados por el aire. Para la salud pulmonar es importante evitar todo tipo de gases y humos, y esto incluye ambientadores de aire sintéticos y velas aromáticas. Para una limpieza efectiva de nuestros pulmones, debemos aprender a respirar de la manera correcta, que consiste en emplear el diafragma, permitiendo que el aire penetre más profundamente en nuestros pulmones y alargando el proceso respiratorio. La respiración adecuada implica tomar respiraciones largas y permitir que el aire fluya al diafragma, con lo que el vientre se hinchará levemente y, a continuación, contener la respiración durante treinta segundos antes de soltar el aire. El uso de diversas terapias de oxígeno también fomenta la salud y la función pulmonar.

La piel

La piel refleja nuestra alimentación y nuestro estilo de vida; es esencialmente el espejo de nuestra salud interna. Cuando el tracto intestinal está desregulado, lo vemos en nuestra piel.

Cuando una gran cantidad de toxinas entra en el cuerpo, la fuerza de nuestra piel se debilita y por lo tanto se vuelve más propensa aún a permitir que entren toxinas. A medida que el cuerpo se limpia durante la desintoxicación, las toxinas son empujadas desde el interior a salir por la piel. Esto se manifiesta en forma de erupciones y otras alteraciones cutáneas. La piel está expuesta a múltiples toxinas del medioambiente y también de los productos a los que la exponemos. Limpiar el armario de todo maquillaje tóxico, cremas, lociones, champús, jabones y perfumes tóxicos y reemplazarlos por productos naturales ayudará a facilitar el proceso de desintoxicación. El cepillado de la piel seca también ayuda a eliminar la piel muerta y activar el sistema linfático, que apoya a los demás sistemas del cuerpo, entre ellos el inmunitario, el digestivo, el de desintoxicación y los sistemas nerviosos. De hecho, la mala salud linfática subyace bajo una serie de enfermedades, desde la celulitis hasta el cáncer. Debido a que el sistema linfático no tiene una bomba, debemos estimular el flujo a través del cepillado de la piel seca, el ejercicio y el drenaje linfático asistido.

El sistema nervioso central

Desde la perspectiva de la medicina biorreguladora, para estimular la curación es imprescindible eliminar la toxicidad mental y emocional. Muchos órganos fisiológicos tienen sus funciones emocionales correspondientes. En la medicina tradicional china, por ejemplo, el hígado está relacionado con la ira, los pulmones con la ansiedad y los riñones con el miedo. La «firma» emocional de los diversos órganos es universal y está vinculada a los sistemas biológicos. Algunas de las emociones tóxicas son resentimiento, ira, odio, culpabilidad, amargura, vergüenza, dolor, remordimiento, celos, impotencia, depresión, apatía, soledad, temor, rechazo e incapacidad de perdonar. Si no somos capaces de expresar adecuadamente estas emociones tóxicas o de desintoxicar nuestro cuerpo de ellas, serán un impedimento para nuestra salud. La BioMed puede ayudarnos a eliminar estas emociones con herramientas como neurorretroalimentación, asesoramiento, psicoterapia posjungiana y terapia neorreichiana. Esta medicina optimiza el funcionamiento cognitivo, la gestión emocional y los sistemas de creencias ayudando a sus pacientes a expresar las emociones no asimiladas y desprenderse de patrones de pensamiento negativos y creencias autolimitantes. Las emociones son una especie de secreción y hay que descargarlas. Llorar, por ejemplo, es muy saludable.

Para que se produzca la curación tiene que haber una vía por la que las toxinas —emocionales y químicas— salgan del cuerpo. Abrir esa vía es el primer paso que da la medicina biorreguladora para reducir la carga tóxica. Cuando se abren los canales de eliminación, es el momento de comenzar el drenaje bioterapéutico. Aquí es donde la elección de la terapéutica se vuelve altamente exclusiva, especializada y personalizada. Lo fundamental es que todas las terapéuticas son naturales y se realizan utilizando medios biológicos, no sintéticos. Este enfoque activa las respuestas horméticas y señala la respuesta apropiada para provocar la desintoxicación y la descarga. La curación no puede ni siquiera comenzar a producirse hasta que se haya procedido a la desintoxicación.

DRENAJE BIOTERAPÉUTICO Y TRATAMIENTOS ANTIHOMOTÓXICOS

La finalidad de todos los tratamientos de la medicina biorreguladora es imitar, facilitar, estimular o promover los mecanismos naturales de autocuración del cuerpo. La desintoxicación es uno de esos mecanismos autocurativos que, como hemos visto, puede ser desregulado por la sobreexposición a xenobióticos, el agotamiento de nutrientes, etc. Para contrarrestar esta desregulación, el drenaje bioterapéutico —otro principio básico de la BioMed— utiliza tratamientos con diversos objetivos que actúan en concordancia con múltiples sistemas, bucles de retroalimentación y biorritmos. No se trata de una desintoxicación a base de hierbas que pueda conseguirse sin receta sino de un enfoque integral y sistémico supervisado clínicamente, altamente personalizado y especializado para reducir la toxicidad y restaurar la homeostasis. Una vez que los canales emuntorios están despejados y hemos sacado los troncos que bloqueaban nuestra corriente, el drenaje bioterapéutico facilita y estimula la descarga de la acumulación de sustancias tóxicas de la matriz extracelular, los tejidos y los órganos. Los tratamientos de drenaje bioterapéutico básicamente agitan las células y los tejidos, movilizando y liberando los sedimentos tóxicos que se asentaron en el fondo. A continuación se eliminan los desechos tanto intracelulares como extracelulares a un nivel físico, emocional y energético, por lo que el cuerpo puede regenerarse y sanar.

Los tratamientos antihomotóxicos tienen tres objetivos principales: primero, drenar y desintoxicar; segundo, equilibrar y restaurar el sistema inmunitario, y tercero, proporcionar apoyo a las células, los tejidos y los órganos dañados. Algunos de los medicamentos prescritos más habitualmente para lograr estos objetivos son remedios homeopáticos complejos, también llamados homeoterapéuticos. La medicina homeopática, que tiene su primera expresión en Hipócrates y se desarrolla con Paracelso y más tarde, durante el siglo XVIII, con Samuel Hahnemann, representa lo mejor de la medicina biológica natural y proviene solo de fuentes naturales, como minerales, metales, plantas o animales. Los remedios homeopáticos son sustancias con las que nuestros cuerpos y genomas han evolucionado durante siglos, sustancias que se producen de manera natural y poseen propiedades. Se preparan por medio de una serie de disoluciones, creando una medicina energética y terapéutica para promover, facilitar y estimular el drenaje y la curación. Es necesaria una terapéutica que actúe tanto en el plano energético como en el fisiológico para drenar las toxinas profundamente enraizadas y extraerlas de las células en las que se encuentran cómodamente arraigadas desde hace décadas, en algunos casos.

Las empresas que desarrollan los fármacos alopáticos ponen todos los medios posibles para la creación y la comercialización de medicamentos sintéticos, pero las empresas homeopáticas de toda Europa han llevado la medicina homeopática al siguiente nivel, creando fórmulas de compuestos muy específicos a base de plantas, así como compuestos glandulares, hormonales e inmunitarios diseñados para tratar órganos específicos y facilitar el drenaje de toxinas, mejorar la salud inmunitaria y reparar los órganos dañados. Los remedios homeopáticos complejos de empresas como Boiron, Heel, Pekana, Seroyal, Spagyros, Spenglersan, Wala, Weleda, etc., aprovechan la afinidad vinculante entre los órganos y ciertos compuestos vegetales con el fin de llevar a las células remedios a base de metales puros potenciados; en ellas ejercen sus funciones farmacodinámicas que consisten en eliminar y drenar toxinas endógenas y exógenas de células, tejidos y órganos afectados.

Los remedios homeopáticos de drenaje hacen muchas cosas. No solo tienen un efecto biológico activo, sino que también aumentan la circulación, el metabolismo y la función en sistemas específicos de órganos. Por ejemplo, la celadina (*Chelidonium*) y el diente de león (*Taraxacum*) son hierbas específicas para el hígado, los espárragos y el enebro (*Juniperus*) ayudan a los riñones, la valeriana es beneficiosa para el sistema nervioso, y el gordolobo (*verbascum*) es bueno para los pulmones. Estos medicamentos biológicos se pueden ingerir por vía oral, inyectarse por vía subcutánea o administrarse intravenosamente. Asimismo, las fórmulas complejas de drenaje homeopático estimulan y apoyan los procesos metabólicos que ayudan a la desintoxicación y el drenaje, como el ciclo de Krebs, que tiene lugar en la mitocondria y es lo que genera energía celular. Este ciclo se bloquea cuando las células se sobrecargan con toxinas, lo que explica por qué la fatiga es el síntoma primario en la toxicidad relacionada con enfermedades crónicas y degenerativas.

Además de apoyar con homeopatía los procesos de desintoxicación y drenaje, la medicina biorreguladora también emplea otros tratamientos, tales como ayuno, saunas, drenaje linfático, minerales, sales de tejido, espagiria,[*] remedios inmunometabólicos e hidroterapia (caliente/fría), todo lo cual ayuda a liberar toxinas de los tejidos profundos. El oxígeno hiperbárico es también una herramienta poderosa, ya que limpia la matriz, reduciendo así la acidez y la inflamación de los tejidos. La terapia intravenosa de quelación (*quelación* significa «agarrar» o «atar») puede también ser útil, y es el tratamiento médico preferido para reducir los efectos tóxicos de los metales pesados. Los agentes quelantes son capaces de unirse a iones metálicos tóxicos, formando estructuras complejas que luego son excretadas del cuerpo más rápido que las toxinas mismas. Los compuestos naturales como el ácido 2,3-dimercapto-1-propanosulfónico, el

---

[*] La espagiria es una forma de fitoterapia que además de tener en cuenta los principios de la herbología, añade unos conceptos propios relacionados con las fases de preparación de estos remedios vegetales. Estos conceptos beben de las fuentes de la alquimia medieval y la astrología. En los productos *espagíricos* también se emplean derivados de minerales y de gemas.

ácido alfa-lipoico y los fosfolípidos pueden ser potentes agentes quelantes naturales. Sin embargo, la práctica y el ritmo de quelación podrían estar contraindicados si los emuntorios no están funcionando adecuadamente o si hay permeabilidad intestinal, ya que los metales pesados liberados pueden cruzar la barrera hematoencefálica y provocar síntomas. Es importante trabajar con un médico biorregulador cualificado.

La medicina alopática no solo ignora la toxicidad, sino que además suprime cualquier tipo de drenaje: se detiene la diarrea, se seca el moqueo de la nariz, se bloquea el sistema inmunitario... Sin embargo, detener estos tipos de drenaje solo causa efectos secundarios y alimenta otras patologías.

La BioMed reconoce que, de forma natural, el cuerpo quiere y necesita eliminar toxinas; por ejemplo, vomitamos cuando contraemos una intoxicación alimentaria. Por eso utiliza las tecnologías y bioterapias más innovadoras del mundo para ayudar a acelerar el proceso, aligerar la carga, limpiar el garaje y drenar el barril de la enfermedad. La enfermedad no es mala suerte; de hecho, los profesionales de medicina biorreguladora pueden identificar su evolución. E independientemente de la enfermedad que haya causado una toxina, en la medicina biorreguladora no se trata la enfermedad en sí, sino que se aborda la fisiología anormal, que suele estar causada por una sobrecarga de toxinas. Las toxinas, junto con una nutrición deficiente, infecciones dentales y desequilibrios en nuestro sistema nervioso, son lo que causa la desregulación y, en última instancia, la enfermedad. Con la medicina biorreguladora podemos revertir la enfermedad.

A continuación, vamos a examinar atentamente uno de los sistemas biorreguladores más poderosos del cuerpo: el sistema digestivo. La comida que entra en la boca y termina en el aparato digestivo puede ser o bien tóxica o bien terapéutica. Por lo tanto, la nutrición es una de las herramientas más potentes que utiliza la medicina biorreguladora para restaurar la homeostasis en todo el organismo.

Capítulo 5

LA ALIMENTACIÓN
DIGESTIÓN, NUTRICIÓN Y PLANTAS MEDICINALES

Cuando la alimentación es inadecuada, la medicina no sirve.
Cuando la alimentación es adecuada, no hace falta medicina.
Proverbio ayurvédico

Quien toma medicinas y descuida la alimentación
desperdicia la habilidad del médico.
Proverbio chino

El médico del futuro ya no tratará el organismo
humano con fármacos sino que curará e impedirá
la enfermedad por medio de la nutrición.
Thomas Edison

Muchos no nos paramos a pensar demasiado en la comida: cómo se ha cultivado, cómo terminó en nuestro plato, qué contiene esa barrita de granola que nos tomamos por las mañanas. A veces, cuando las cosas nos resultan fáciles no somos capaces de apreciarlas. Sin embargo, durante millones de años los seres humanos tuvieron que ir de un lado a otro en busca de alimento. La comida se apreciaba, se celebraba y constituía un ritual. Durante la mayor parte de la existencia humana, prácticamente la totalidad de las horas de vigilia se pasaron recolectando plantas y raíces comestibles o persiguiendo animales. Hay restos fósiles de al menos tres especies de homínidos que comían la carne y el tuétano de los animales, además de una amplia variedad de frutas, hojas, flores, corteza, insectos, raíces y tubérculos, hace alrededor de 2,6 millones de años.[1] Las primeras evidencias de la tecnología de caza, las puntas de lanza, se remontan a alrededor de quinientos mil años atrás. Hace ciento sesenta y cuatro mil años, los humanos modernos recogían y cocinaban crustáceos, y para cuando llegamos a hace noventa mil años habíamos comenzado a confeccionar utensilios especiales de pesca. Luego, en los últimos doce mil años —apenas una coma en la gran novela de la existencia humana— nuestra especie, el *Homo sapiens*, hizo la transición de la caza y la recolección de alimentos silvestres naturales, integrales, de origen vegetal y animal a producir, elaborar y domesticar sus propias fuentes alimenticias. Con el tiempo, conforme cambiaban nuestras fuentes calóricas y nutritivas, fue cambiando también nuestra salud. Nuestras mitocondrias comenzaron a ver nuevas fuentes de combustible, como cereales, legumbres y productos lácteos de vaca. En ese mismo tiempo, alrededor de hace doce mil años, las plagas causaron mayores estragos y se crearon las condiciones para la aparición de las enfermedades crónicas.

Durante los últimos ciento cincuenta años, hemos sido testigos de la llegada de alimentos y bebidas sintéticos, modificados genéticamente, cargados de plaguicidas y conservantes biotóxicos. Los alimentos modificados sintéticamente (también conocidos como *synbio*) están llegando al mercado en miles de formas diferentes: desde el salmón genéticamente diseñado que crece el doble de rápido que el salvaje, hasta la vainilla sintética aromatizante elaborada con compuestos del carbón. Al igual que los fármacos sintéticos, estos alimentos son completamente ajenos a nuestro ADN y también a nuestros sistemas digestivo y de desintoxicación, sistemas biorreguladores que evolucionaron en el transcurso de millones de años para reconocer, responder y requerir fuentes alimenticias vegetales y animales orgánicas que contienen carbono, microbios y nutrientes. Hoy en día, no solo están bombardeando nuestros sistemas corporales con alimentos biotóxicos altamente procesados, sino que tampoco caminamos ya una media de más de nueve kilómetros al día buscando las calorías que necesitamos para nuestra supervivencia. En la actualidad esas calorías están a nuestra disposición las veinticuatro horas del día. Nuestra predisposición evolutiva y genética a movernos para buscar comida ha sido reemplazada por la comodidad de recogerla sin bajarnos del coche. Tanto la calidad como la cantidad de los alimentos han cambiado drásticamente, y estos cambios subyacen en la gran variedad de enfermedades metabólicas, como la diabetes, que se han extendido descontroladamente en nuestro tiempo. Mientras que en la Antigüedad Hipócrates afirmaba que la comida debía ser nuestra medicina, en la actualidad la comida se ha convertido en nuestro mayor veneno.

El potencial venenoso de los alimentos procesados fue demostrado clínicamente por primera vez durante los pasados años treinta y cuarenta cuando el doctor Francis Pottenger publicó sus famosos estudios sobre gatos. Pottenger observó que cuando los gatos comían los mismos alimentos procesados que las personas, desarrollaban las mismas enfermedades. Un segundo grupo de gatos fue alimentado con carne cruda y no desarrolló todas las enfermedades que sufrieron los alimentados a base de comida procesada. Es más, el grupo de los alimentos procesados se volvió infértil a partir de la cuarta generación alimentada con esta clase de alimentos y se necesitaron cuatro generaciones para revertir todos estos resultados. A partir de este estudio, podemos deducir que una de las principales causas de la infertilidad es una dieta de alimentos procesados y desprovista de nutrientes. Y esta situación no se puede cambiar de la noche a la mañana con un suplemento multivitamínico.

La comida y el concepto impreciso de la alimentación han dado lugar a una gran confusión (así como a cientos de *bestsellers*). Y hay un buen motivo para ello: la comida ha sido aliñada con desconcierto y contradicciones. Escuchamos que la carne y la grasa son malas y que los cereales y la leche son buenos. Dos comensales sentados a una misma mesa en un restaurante pueden experimentar, dependiendo de la comida que pidan, dos tipos de efectos muy diferentes para su salud. Un plato puede tener biotoxinas como el azúcar, ingredientes sintéticos y artificiales, aceites rancios y alimentos a los que muchas personas tienen sensibilidades. Otro plato podría tener alimentos, especialmente los de origen vegetal, que contienen algunas de las fuentes más ricas de macro-, micro- y fitonutrientes que favorecen la salud. El cuerpo procesa y metaboliza de forma muy diferente una ensalada orgánica y una pasta Alfredo. Además, los fabricantes de alimentos han formulado inteligentemente nuestros tazones de cereales de la mañana para que sepan mucho mejor (traducción: para que estén más dulces) que un tazón de brócoli o espinacas.

Debido a esto, muchos nos hemos vuelto adictos a los alimentos procesados. Y aunque nos saturamos de calorías, en realidad estamos gravemente desnutridos. La mayoría de los alimentos procesados no solo no tienen absolutamente ningún valor nutricional sino que además contienen compuestos antinutricionales que requieren nutrientes como el calcio para poder ser neutralizados. Por ejemplo, los alimentos muy ácidos como el caramelo y los refrescos requieren minerales amortiguadores para mantener la homeostasis de la sangre. Meternos en el conflictivo terreno de qué alimentos podemos comer (y lamentablemente cuáles podemos permitirnos) puede ser abrumador.

Lo que lo hace aún más difícil es el hecho de que muchos alimentos biotóxicos, a menudo sabrosos, que están prohibidos en otros países siguen siendo legales en los Estados Unidos: por ejemplo, los colorantes artificiales como el azul número dos y el amarillo número cinco, el azodicarbonamida causante del asma utilizado para blanquear la harina, o los conservantes cancerígenos butilhidroxianisol y butilhidroxitolueno. Los alimentos genéticamente modificados que se encuentran principalmente en productos a base de maíz y soja también están prohibidos en la mayoría de los países desarrollados, pero no en los Estados Unidos. Mientras tanto, bocado a bocado, estos ingredientes extraños y biotóxicos están causando estragos en la homeostasis humana. Más allá de la digestión y la desintoxicación, los sistemas biorreguladores, incluidos el inmunitario y el nervioso, se van desequilibrando cada vez que comemos algo que nuestros genes no reconocen. La comida es, junto con el aire y el agua, lo que nos ha mantenido vivos a los seres humanos durante millones de años; hoy, en cambio, nos enferma.

Debido a los alimentos tóxicos, la prevalencia de trastornos digestivos crece sin cesar. Las enfermedades digestivas abarcan más de cuarenta afecciones agudas y crónicas del tracto gastrointestinal, que van de los trastornos digestivos comunes a enfermedades graves potencialmente mortales. El reflujo gastroesofágico, la enfermedad celíaca, la enfermedad de Crohn, la colitis ulcerosa, el síndrome del intestino irritable, la diverticulitis, el crecimiento excesivo bacteriano intestinal, así como los cánceres del tracto digestivo, el estreñimiento crónico y la diarrea, han aumentado en más de un 30 % desde principios de los pasados años noventa. Se estima que el 75 % de los estadounidenses vive con algún tipo de malestar digestivo. La respuesta alopática es, como siempre, recetar fármacos.

Por ejemplo, para numerosas afecciones digestivas los médicos alopáticos recomiendan el uso a largo plazo del lansoprazol, un inhibidor de la bomba de protones (IBP), a pesar de tener una etiqueta de advertencia en la que se indica que ha de usarse solo durante dos semanas o menos. Lo que se oculta bajo la sombra de los miles de millones de dólares de ingresos por las ventas de IBP es el hecho de que, con su uso, el riesgo de accidente cerebrovascular aumenta un 21% y también se incrementa el riesgo de demencia. Sin embargo, los IBP se han convertido en una de las clases de medicamentos que se emplean más habitualmente en los Estados Unidos, con quince millones mensuales de prescripciones en 2015 contando solo el Nexium.[2] Otros trastornos digestivos reciben un tratamiento alopático similar. Solo tienes que buscar en Internet «tratamiento para colitis ulcerosa» y verás fármacos antiinflamatorios no esteroideos, antibióticos, fármacos inmunosupresores y procedimientos quirúrgicos como la colostomía y la ileostomía. No se habla de abordar la causa, que en la mayoría de los casos es la alimentación moderna biotóxica, obesogénica y extremadamente inflamatoria. ¿Por qué? Sigue la pista del dinero.

En las últimas décadas hemos sido testigos de cómo se iban entrecruzando y desdibujando significativamente las líneas que separan los alimentos, los fármacos, los productos químicos y las industrias médicas. Los grupos de presión de las empresas de alimentación gastan cada año miles de millones de dólares, y las directrices dietéticas gubernamentales siguen sus tendencias. En 1980 se publicó la pirámide alimentaria, que promovía una dieta baja en grasas con un aumento de las recomendaciones para el consumo de carbohidratos. El sector alimentario nos mintió diciendo que la grasa es perjudicial y los carbohidratos de los cereales son beneficiosos. A pesar de que los seres humanos llevan miles de años comiendo grasas animales y vegetales, a principios del siglo XIX los ingredientes químicos y sintéticos se impusieron en nuestros sistemas de salud y alimentarios. Los huevos se convirtieron en tabú, la margarina en un milagro. Este cambio no redundó en beneficio de la salud; desde 1980, cuando el gobierno emitió su primer conjunto de directrices dietéticas, el número de estadounidenses obesos o con diabetes tipo 2 ha ascendido a más del doble.

Lamentablemente, la absorción y acumulación excesivas de carbohidratos derivados de cereales conducen a enfermedades metabólicas como la obesidad, la hiperlipidemia, la diabetes y los cánceres. Pero la medicina alopática está justo ahí para hacerse cargo de los enfermos, por supuesto con un tratamiento a base de medicamentos farmacéuticos. Lo que en realidad necesitamos es identificar claramente, y a continuación cambiar, los hábitos dietéticos dañinos. Mientras tanto, los únicos «expertos en nutrición» a los que se permite trabajar en la mayoría de los entornos hospitalarios son los nutricionistas certificados, los alópatas del mundo alimentario, cuya educación deriva directamente de las políticas e intereses particulares del mercado de productos agrícolas convencionales que subvenciona las calorías baratas. Las empresas de comida basura patrocinan conferencias de nutricionistas certificados y los delegados empresariales se encargan de la presentación: imperan los intereses particulares. Ha llegado la hora de empezar a otorgar un merecido reconocimiento a los terapeutas nutricionales y a otros profesionales expertos que se preocupan por los alimentos naturales.

También es el momento de empezar a prestar atención a nuestra comida y a su origen. La buena medicina no puede ignorar la importancia fundamental de la nutrición humana, que además es la forma más antigua de medicina que existe. Pero si una dieta deficiente nos mantiene enfermos, lo que a su vez alimenta a nuestro deficiente sistema de asistencia sanitaria, esto no anima mucho a la medicina convencional a realizar cambios. Y así, la dieta de la mayoría de los occidentales, repleta de alérgenos alimentarios comunes, azúcares, carbohidratos procesados, pesticidas e ingredientes sintéticos, continúa siendo el principal contribuyente al daño y la permeabilidad intestinales, el debilitamiento del sistema inmunitario, la autoinmunidad y los trastornos digestivos. Pese a que la bioquímica básica nos muestra que la mala alimentación interrumpe la homeostasis y promueve un proceso de enfermedad crónica, hoy en día la ciencia de la nutrición sigue sin ser una materia obligatoria en la mayoría de las facultades de medicina. Casi todos los médicos alopáticos tienen unos conocimientos nutritivos mínimos, así que es fácil entender por qué se ignora la nutrición.

Un enfoque primordial de los médicos y terapeutas nutricionales biorreguladores consiste en reducir los alimentos biotóxicos de nuestras dietas mientras creamos protocolos de nutrición bioterapéutica modificada genéticamente. Tomar alimentos saludables, no tóxicos, favorece el drenaje, reduce la carga biotóxica y promueve la salud de todos nuestros sistemas biorreguladores. Además de poner un gran énfasis en los alimentos saludables y en las dosis terapéuticas de macro-, micro- y fitonutrientes, los médicos y terapeutas nutricionales biorreguladores también utilizan muchas herramientas para determinar la salud del sistema digestivo y evaluar las deficiencias nutricionales.

Algunas de estas herramientas son las evaluaciones clínicas, los análisis de laboratorio, la biorresonancia, el análisis exhaustivo de heces, las pruebas de HCL, de pH, de alergia y de sensibilidad alimentaria, los análisis de permeabilidad intestinal, parásitos y bacteriología y el análisis de ácido biliar. Todas estas pruebas, obligatorias en la medicina biorreguladora, son rechazadas por la alopatía. Por el contrario, para diagnosticar trastornos y enfermedades digestivos, la alopatía recurre a métodos altamente invasivos, como la endoscopia (tubo hacia abajo), la colonoscopia (tubo hacia arriba) y las imágenes en el caso de las radiografías. Estas pruebas se realizan cuando hacen aparición los síntomas en el paciente, no antes. Las pruebas de la medicina biorreguladora son para *prevenir*, antes de que la enfermedad tenga la oportunidad de aparecer.

ANALIZAR LA DIGESTIÓN

Como dijo Hipócrates hace dos mil quinientos años: «Toda enfermedad comienza en el intestino». ¿No sería maravilloso que pudiéramos ver todo lo que sucede en nuestros cuerpos y asistir al mágico espectáculo de los miles de procesos que se producen en nuestro sistema digestivo? Si pudiéramos observar la comida cuando es arrastrada hacia nuestro esófago con la ayuda de los músculos alineados a lo largo de todo el aparato digestivo, músculos que se agitan como una serpiente tragando un ratón gracias a unas contracciones llamadas peristalsis... Si pudiéramos ver la comida cuando los dientes la mastican y cuando entra en el estómago, donde da vueltas y se agita como en una lavadora y, una vez allí, ese bocado de alimento se empapa en jugos digestivos y se separa en trozos cada vez más pequeños que liberan sus nutrientes... Imagínate cómo se vierte en el intestino delgado lo que una vez fue la comida gracias una palanca como la de las máquinas recreativas; nuestro increíble revestimiento intestinal activa complejos inmunitarios para identificar las partículas de alimentos, mientras los microbios intestinales crean vitaminas y facilitan la absorción de nutrientes.

¿Y si pudiéramos observar el páncreas, derramando secreciones como la insulina y las enzimas digestivas que ayudan al cuerpo a utilizar los macro- y micronutrientes? ¿Y el hígado, señor del metabolismo y guardián de todas las sustancias que entran en el cuerpo, ya que inspecciona todos los nutrientes antes de que los intestinos los absorban? Los residuos fibrosos indigeribles (de los cuales solo tenemos una porción ridícula en la dieta norteamericana estándar, carente en gran parte de fibra) son fermentados en el colon por un conjunto diferente de bacterias que también ayuda a producir nutrientes y energía. Ahora piensa en los alimentos sintéticos que comemos hoy en día, en cómo se digieren en nuestro interior y en el trabajo que tienen que hacer nuestras entrañas para descomponer esos materiales demasiado procesados que son claramente tóxicos, así como en la sobrecarga de sustancias químicas y el daño que hacen al revestimiento intestinal. ¿No crees que la comida sea tan importante? Recapacita.

LA IMPORTANCIA BIOLÓGICA DE LA NUTRICIÓN HUMANA

En términos biológicos, los seres humanos requerimos alimento para extraer la energía, los materiales estructurales y los agentes reguladores necesarios para apoyar el crecimiento, mantenimiento y reparación de todas las células, tejidos y órganos corporales. La comida proporciona mucho más que calorías. Con el fin de mantener la homeostasis el cuerpo humano precisa la ingesta diaria de más de sesenta nutrientes esenciales diferentes, entre ellos treinta macrominerales y oligoelementos, trece vitaminas solubles en grasa y agua, nueve aminoácidos esenciales y tres ácidos grasos esenciales. Un *nutriente esencial* es un nutriente necesario para el funcionamiento normal del cuerpo que el organismo no puede sintetizar (elaborar); estos nutrientes esenciales son imprescindibles y no hay otras sustancias que puedan reemplazarlos. Los nutrientes esenciales, como el triptófano, el magnesio y el ácido alfa-linolénico, son las bujías de la vida. Es interesante señalar que en la lista de nutrientes esenciales no hay carbohidratos, que es por lo que, desde el principio de los tiempos, las dietas cetogénicas bajas en carbohidratos han sido una parte importante de la evolución humana.

Las vitaminas, los minerales y los fitonutrientes de plantas biológicamente activas (*fito* significa 'planta' en griego) se extraen principalmente de los alimentos vegetales, que son carbohidratos, y los carbohidratos de origen vegetal tienen una extraordinaria importancia en nuestra alimentación. Los cereales y los azúcares también son carbohidratos, pero contienen compuestos antinutrientes e incluso pueden inhibir la absorción de otros nutrientes (entre ellos el zinc) debido a la presencia de compuestos como el ácido fítico. Algunos nutrientes se consideran no esenciales, porque se supone que nuestro organismo los fabrica, al contrario que los nutrientes esenciales que solo podemos obtener consumiéndolos. La vitamina D, por ejemplo, la sintetizan las células de la piel con la ayuda de la luz solar. Algunos alimentos convencionales están reforzados con vitamina D; sin embargo, los productos lácteos reforzados contienen una forma no biodisponible de vitamina D, vitamina D_2, por lo que es ridículo pensar que tú, o tus hijos, podáis absorberla de la leche. De ahí que más del 80 % de la población padezca deficiencias de esta vitamina tan importante. Los nutrientes requeridos, como la biotina, el folato y la vitamina K, los fabrican las bacterias gastrointestinales en el intestino; es decir, esto es así a menos que sufras un trastorno digestivo o un desequilibrio microbiano.

Las deficiencias nutricionales deterioran el equilibrio homeostático y a la larga causan enfermedad. Hay ciento cuarenta y siete afecciones conocidas por la ciencia médica que pueden ser inducidas, desencadenadas, agravadas o causadas exclusivamente por una deficiencia de calcio. Por mencionar solo unas cuantas, insomnio, calambres musculares, osteoporosis, hipertensión, artritis, parálisis de Bell, cálculos renales, cáncer colorrectal, síndrome premenstrual, gingivitis y encías en retroceso. Además, el zinc es necesario como catalizador para muchas enzimas; sin él nuestro metabolismo apenas funcionaría. Si perdiste el sentido del olfato o del gusto o te han aparecido manchas blancas en las uñas, podría tratarse de uno de los primeros signos de deficiencia de zinc. El zinc adecuado, que se encuentra en las ostras, la carne de ternera alimentada con pasto y las espinacas, es esencial para el crecimiento, la inmunocompetencia y el desarrollo neuroconductual adecuados; sin embargo, casi el 25 % de la población mundial tiene deficiencia de este mineral.[3] ¿Alguna vez te ha examinado el médico los niveles de zinc?

El magnesio, un mineral que activa más de cuatrocientas enzimas, es esencial para la función de los vasos sanguíneos, la regulación de la presión y las contracciones cardíacas normales. Una deficiencia de magnesio aumenta el riesgo de afecciones tales como la disfunción endotelial, la hipertensión y las arritmias cardíacas. Los síntomas como el estreñimiento pueden informarnos de una deficiencia de magnesio, al igual que el mal aliento puede señalar una deficiencia de vitamina B_3. Los mareos y el tinnitus suelen ser causados por una deficiencia de manganeso, mientras que la pérdida de memoria puede venir de una deficiencia de vitamina B_1 u omega-3. Los problemas menstruales se atribuyen a la deficiencia de vitamina B_6 y la curación lenta de las heridas, a la deficiencia de vitamina C. Las venas varicosas son causadas por una deficiencia de cobre; la cardiomiopatía y la enfermedad tiroidea, por deficiencia de selenio; la diabetes, por deficiencia de cromo, y el alzhéimer, por deficiencia de vitamina E (entre otras cosas). La lista es interminable. Cada uno de los sistemas corporales necesita unos nutrientes para su biorregulación. La especie humana evolucionó para requerir nutrientes, y nuestros cuerpos también están formados a base de todos estos nutrientes. En más de un sentido, nuestra composición nutricional es un reflejo del planeta Tierra.

El cuerpo humano es una de las estructuras más complejas de la naturaleza; numerosos elementos abundantes en la Tierra se encuentran también en nuestro organismo. Cuatro elementos representan más del 96 % de nuestro peso corporal: carbono, hidrógeno, nitrógeno y oxígeno. Del mismo modo, todas las vitaminas derivadas de los alimentos contienen al menos tres de estos elementos (muchas contienen los cuatro). Los minerales constituyen cerca del 4 % del cuerpo humano: el calcio, por ejemplo, es abundante en los huesos y en los dientes. Por eso es por lo que resulta tan eficaz la medicina homeopática, que utiliza elementos naturales en microdosis. Para vivir necesitamos los nutrientes, y no hay ningún fármaco que pueda llegar a reemplazar jamás su función.

Un principio fundamental de la nutrición biorreguladora es asegurarse de que el cuerpo tenga las cantidades correctas de nutrientes requeridos, en las formas adecuadas y más biodisponibles (por ejemplo, vitamina B_{12} en forma de metilcobalamina en lugar de cianocobalamina sintética fabricada con cianuro altamente tóxico). Crear homeostasis en un cuerpo sano es como seguir una receta. Si no tienes levadura, el pan no sube. Si no tienes aminoácidos, no se pueden formar el ADN ni determinados complejos inmunitarios. Por el contrario, un exceso de ciertos nutrientes también puede ser contraproducente para la homeostasis. El consumo excesivo de carbohidratos refinados puede causar diabetes tipo 2. Todos los sistemas biorreguladores necesitan equilibrio.

La medicina ortomolecular, una rama de la medicina biorreguladora, es la práctica de prevenir y tratar la enfermedad proporcionando al cuerpo cantidades óptimas de nutrientes, enzimas, hormonas y otras moléculas que son naturales para el organismo. Esta medicina, practicada hoy en día en todo el mundo y creada por el estadounidense Linus Pauling, galardonado en dos ocasiones con el Premio Nobel, tiene como objetivo restaurar el entorno óptimo del cuerpo corrigiendo los desequilibrios moleculares sobre la base de la bioquímica individual. Es más, los suplementos dietéticos, como vitaminas, minerales, ácidos grasos esenciales, aminoácidos, flavonoides, hierbas y fitonutrientes, son las sustancias más valiosas e inocuas para la prevención y el tratamiento de las enfermedades crónicas y degenerativas.[4] Las sustancias ortomoleculares crean el entorno molecular óptimo para nuestras células, mejorando el metabolismo y, por consiguiente, la capacidad de reacción de nuestras células.

ABSORCIÓN Y DEFICIENCIAS NUTRICIONALES

Una vez que se ha adoptado una nutrición adecuada, la nutrición biorreguladora se asegura de que se *absorban* realmente estos nutrientes y de eliminar los obstáculos comunes a la absorción. En la actualidad, a pesar de consumir alimentos que contienen nutrientes no tenemos garantizado el acceso a esos nutrientes cuando los asimilamos en nuestro sistema corporal. La salud viene determinada por los nutrientes que podemos absorber. Muchos factores pueden contribuir a la malabsorción y a las deficiencias nutricionales. Por ejemplo, los estadounidenses suelen comer unos 12 gramos de fibra al día, menos de la mitad de lo que se recomienda (20-30 gramos por día) y la mitad de lo que comían hace ciento cincuenta años. Las dietas inflamatorias ricas en azúcar y alimentos procesados, así como ciertos medicamentos e infecciones, pueden contribuir a la deficiencia de nutrientes. Debido a esto, la medicina biorreguladora prescribe bioindividualmente dosis óptimas para nutrientes que en la mayoría de los casos son muy superiores a la cantidad diaria recomendada (recuerda, son niveles con los que se pretende prevenir la enfermedad, no fomentar un perfecto estado de salud).

Hay una gran diferencia entre comer fuentes alimenticias de nutrientes y tomar suplementos por vía oral e incluso intravenosa. Por ejemplo, en las clínicas biomédicas se emplea la vitamina C en altas dosis de forma intravenosa, comenzando por 7,5 gramos. La nutrición intravenosa es una herramienta potente y terapéutica ya que muchos pacientes con enfermedades crónicas y degenerativas tienen la función digestiva afectada. De hecho, una de las causas más habituales de deficiencia de nutrientes son las paredes intestinales dañadas. La nutrición intravenosa es capaz de llevar nutrientes directamente a la sangre, sin pasar por el intestino, y en los casos de enfermedad crónica, a menudo es el único tratamiento que puede sacar a los pacientes del pozo de la enfermedad crónica. Pero ¿qué es lo que causa daños en las paredes intestinales?

Una de las razones principales es la ingesta de alérgenos alimentarios e irritantes como los alimentos inflamatorios sintéticos, así como los medicamentos, como los antibióticos y los agentes de quimioterapia. Se trata de alimentos y sustancias que entraron a formar parte de la alimentación humana en los últimos doce mil años, que nuestros cuerpos no reconocen y para los que, por consiguiente, no han desarrollado la adecuada desintoxicación y respuesta enzimática. Algunos de estos alimentos son los cereales procesados, el azúcar, las legumbres genéticamente modificadas y los productos lácteos pasteurizados desnaturalizados. En el aparato digestivo estos «alimentos extraños» son como un maestro de karate con el cinturón negro que le da una paliza al revestimiento endotelial, que no ha entrenado en las artes marciales ni un solo día. Profundicemos un poco más en esto.

SALUD INTESTINAL Y SENSIBILIDADES A LOS ALIMENTOS EXTRAÑOS

Nuestro sistema digestivo —el intestino, el hígado, la vesícula biliar, el páncreas y la microbiota intestinal— está estrechamente ligado a nuestros sistemas neurológico, endocrino y, sobre todo, inmunitario. La digestión es fundamental para descomponer los alimentos en nutrientes que el cuerpo utiliza para obtener energía, así como para el crecimiento y la reparación celular. La comida y la bebida han de ser transformadas en moléculas más pequeñas de nutrientes para que la sangre pueda absorberlas y llevarlas a las células hambrientas de todo el cuerpo. Esta conversión tiene lugar principalmente en los intestinos. El intestino, formado por el intestino grueso y el delgado, no es solo el mayor órgano del cuerpo humano, sino también el que más rápidamente se regenera; la regeneración intestinal puede producirse en tan solo siete días.

Recuerda que los tejidos y órganos que más rápidamente se regeneran en nuestro cuerpo (como las paredes intestinales, las células linfáticas y las bacterias intestinales) son los que poseen la clave de la homeostasis y la vitalidad. El intestino delgado es uno de estos, y tiene diversas funciones biológicas, como la absorción de nutrientes, la función de barrera, la producción de neurotransmisores y servir como una reserva. En los recién nacidos el 98 % de todas las células inmunitarias se encuentran en las paredes intestinales; la cantidad cae a aproximadamente el 70 % en los adultos. El recubrimiento de mucosa del intestino contiene varios anticuerpos llamados inmunoglobulinas, entre ellos IgA, IgG, IgM, IgE e IgA secretora. Estas inmunoglobulinas funcionan como anticuerpos, activados, como quizá recuerdes, cada vez que el organismo se encuentra con cualquier tipo de toxina. Cuando este recubrimiento está dañado, la función inmunitaria se ve afectada.

Una vez que comemos el alimento, la mayor parte de la absorción tiene lugar en el intestino delgado. La superficie interna del intestino delgado está arrugada en cientos de pliegues y, cuando se estira, es más grande que una pista de tenis. Cada pliegue está moldeado formando millares de proyecciones parecidas a las anémonas, denominadas vellosidades, que se agitan constantemente. Si aumentamos más la imagen, cada vellosidad se compone a su vez de cientos de células cubiertas de pelos llamadas microvellosidades. Las venas linfáticas y circulatorias corren a través de la vellosidad, que contiene enzimas que reconocen diferentes nutrientes. Las moléculas nutritivas se difunden o son transportadas activamente a través de las estrechas conexiones de la membrana de las células vellosas intestinales, pasando al torrente sanguíneo o al sistema linfático. La complejidad de nuestro aparato digestivo es extraordinaria, y esta complejidad sugiere la importancia de obtener nutrientes.

Si las microvellosidades están dañadas o atrofiadas, se reduce la superficie absorbente del intestino delgado. Es como si una puerta giratoria estuviera girando, y los nutrientes que esperan en la entrada no pudieran entrar. Además, cuando estas superficies intestinales están dañadas, también pierden su integridad las estrechas conexiones que actúan como una barrera protectora para mantener las partículas no deseadas fuera del sistema. A esta pérdida de integridad se la llama intestino permeable o aumento de la permeabilidad intestinal. En el intestino permeable las partículas no digeridas de alimentos pasan directamente al torrente sanguíneo y activan reacciones inmunitarias y desencadenan numerosas reacciones alérgicas. La atrofia vellosa se produce cuando las vellosidades intestinales se erosionan, dejando una superficie prácticamente lisa en la que los nutrientes son como pelotas de fútbol que se deslizaran por el hielo en lugar de ser ralentizadas y absorbidas por la hierba. La atrofia vellosa puede dar lugar a graves deficiencias nutricionales. El aumento de la permeabilidad intestinal, en diversos grados, es más habitual de lo que la mayoría de la gente piensa. La medicina biorreguladora examina la integridad intestinal para que podamos saber exactamente, sin tener que entrar a mirarlo, lo que está sucediendo ahí.

La enfermedad celíaca, por ejemplo, es una reacción inmunitaria caracterizada por un daño en la mucosa intestinal, causado por proteínas de gliadina que se encuentran principalmente en el trigo, la cebada y el centeno. Las estimaciones actuales demuestran que la enfermedad celíaca afecta a una de cada cien personas y los índices han aumentado drásticamente desde la pasada década de los ochenta cuando los granos de trigo fueron tratados por primera vez con el pesticida conocido como glicposato. Hoy en día, los productos del trigo como pan, cereales, rosquillas, pasta, *pizza* y galletas son los alimentos que más habitualmente se consumen en los Estados Unidos. Pero la atrofia vellosa puede ser causada por otras afecciones. Hay casos documentados de atrofia vellosa provocada por sensibilidad a la soja o a la leche de vaca, intolerancia a los frutos secos, infecciones oportunistas, linfoma intestinal, yeyunitis ulcerosa, giardiasis, estrongiloidiasis, coccidiosis, enfermedad de la anquilostoma, leucemia, carcinoma intestinal, gastroenteritis eosinofílica, gastroenteritis viral y medicamentos como metotrexato, olmesartán, Imuran y

Colcrys.[5] La ingesta de vitaminas y minerales puede verse afectada negativamente cuando los fitatos de material vegetal dietético (entre ellos cereales, maíz y arroz) quelatan e inhiben la absorción.[6]

Muchas personas no saben que tienen deficiencias nutricionales, sensibilidades alimentarias o aumento de la permeabilidad intestinal, pero experimentan los síntomas típicos. Estos síntomas son artritis, diarrea, estreñimiento, depresión, trastornos de la piel, congestión, dificultad respiratoria, dolores de cabeza y alergias estacionales. ¿Te suena? Empieza a examinar tu alimentación, en ella está la clave de la salud y la enfermedad. Los médicos de medicina biorreguladora examinan los niveles de micronutrientes y abordan la función y la permeabilidad intestinales en todos los casos de enfermedades crónicas y degenerativas. También son normales, dentro del protocolo BioMed, las pruebas de alergias y sensibilidades alimentarias empleando exámenes genéticos, acupuntura electrodérmica y análisis séricos de laboratorio. Toda enfermedad comienza en el intestino, por lo que es primordial evaluar la dieta y la función digestiva juntas, ya que la absorción de nutrientes puede marcar la diferencia entre una afección que se cura y una crónica que no se cura nunca. En palabras del doctor Linus Pauling: «Siempre que uno tenga el nivel correcto de vitaminas, minerales y aporte nutricional, el cuerpo puede superar la enfermedad». La receta para la autocuración es una nutrición apropiada.

MICROBIOS, GENÉTICA Y BIORREGULACIÓN

Aunque muchas vitaminas y minerales que provienen de los alimentos son absorbidos en los intestinos, en realidad, nuestra microbiota intestinal es la responsable no solo del funcionamiento de nuestros sistemas inmunitarios, sino también de la fabricación y utilización, siempre que estén intactos, de numerosos nutrientes. El microbioma humano tiene tanta importancia como nuestros genes, y posiblemente más. Considerado el órgano olvidado, contiene hasta mil especies bacterianas que codifican alrededor de cinco millones de genes y desempeña muchas de las funciones requeridas para la fisiología y supervivencia del ser humano. Controla nuestra inmunidad, metabolismo, nutrición y dinámica mitocondrial. En la medicina biorreguladora los microbios están en primera línea del tratamiento. Y mientras que la medicina alopática no duda en atacar a las bacterias, la BioMed utiliza la sabiduría de nuestro microbioma para señalar hacia el sendero de la patología. El verdadero futuro de la medicina se centrará menos en la enfermedad en sí y más en el tratamiento de los trastornos del microbioma humano, que en parte logrará introduciendo en nuestro intestino especies microbianas específicas y alimentos terapéuticos. Los mejores medicamentos del futuro estarán llenos de gérmenes benéficos.

Las bacterias

Los seres humanos evolucionamos con las bacterias. Y nuestra microbiota intestinal, al igual que la composición mineral de nuestro cuerpo, es un reflejo directo de los microorganismos que viven en el suelo de la Tierra. Así como hemos destruido inconscientemente microbios vitales del intestino humano mediante el uso excesivo de antibióticos, alimentos sintéticos altamente procesados y dietas carentes de diversidad, también devastamos imprudentemente la microbiota del suelo esencial para cultivar la salud (es decir, los alimentos que comemos, el aire que respiramos) por culpa del uso excesivo de determinados fertilizantes químicos, fungicidas, herbicidas y pesticidas. Los microorganismos del suelo, en particular las bacterias y los hongos, llevan los nutrientes y el agua a las plantas, a nuestros cultivos, a las fuentes de nuestros alimentos y por último a nuestros cuerpos. Esta es otra de las razones por las que nos hemos quedado sin nutrientes: nuestras fuentes de alimentos han perdido gran parte de su contenido en nutrientes en los últimos setenta y cinco años debido a las prácticas agrícolas. Solo porque algo se parezca a un tomate, no significa que contenga todos los nutrientes que debe tener un tomate. Durante el último medio siglo se han registrado «disminuciones indudables» en las cantidades de proteína, calcio, fósforo, hierro y vitamina C en cuarenta y tres hortalizas y frutas diferentes.[7] El promedio de niveles de calcio en una docena de vegetales diferentes ha caído un 27 % , los niveles de vitamina A un 21 % y los niveles de vitamina C un 30 %. Si trabajamos en contra de la naturaleza en la agricultura, perdemos todos sus abundantes efectos saludables.

Reintroducir bacterias, hongos y nutrientes adecuados en suelos estériles y agotados con compost orgánico es como comer alimentos ricos en probióticos y prebióticos (o tomar los «medicamentos del futuro» a base de probióticos específicos). Michael Pollan afirmó una vez que «el alarmante aumento de las enfermedades autoinmunes en Occidente podría deberse a una interrupción de la antigua relación entre nuestros cuerpos y sus "viejos amigos", los simbiontes microbianos con los que evolucionamos».[8] No podemos negar la conexión humana con el planeta, con los alimentos que extraemos de él y la simbiosis entre todo esto. Cuando negamos esta conexión, surge la enfermedad.

Se calcula que en nuestro tracto gastrointestinal viven diez billones de bacterias; varían en tipo y número, dependiendo del pH, la dieta y la tasa de peristalsis. Los practicantes de la BioMed solo necesitan saber qué tipo de especies de bacterias habitan en su intestino y en qué cantidad, ya que muchas especies han de estar presentes en el equilibrio adecuado, o la homeostasis se interrumpirá. Empleando análisis de última generación del microbioma, los médicos biorreguladores pueden averiguar si tienes la población ideal de cepas específicas, como *Lactobacillus*, que ayuda a la utilización de carbohidratos, y *Bifidobacterium*, que neutraliza los productos de desecho e inhibe la colonización de bacterias perjudiciales. Estos microbios intestinales participan en la utilización y el metabolismo de proteínas, carbohidratos y lípidos (grasa) mediante la creación de los ácidos grasos de cadena corta, el alimento que las células epiteliales necesitan para ayudar a facilitar una rápida regeneración. La vitamina K es producida por *E. coli*, la vitamina B_{12} por el *Lactobacillus* y el ácido folato por las bacterias ácidas.

Los microbios participan en nuestro eje cerebro-intestino, que, cuando se ve alterado, se manifiesta en un nerviosismo creciente y muchas enfermedades psicológicas y neurológicas como trastornos de ansiedad, depresión e incluso esclerosis múltiple. También existe una interrelación entre la flora intestinal y la reactividad de un cuerpo a ciertos medicamentos, entre ellos los agentes de quimioterapia. Los microbios son desintoxicantes y desacidificadores, y, por si todo esto no fuera suficiente, también intervienen en la preparación del sistema inmunitario y colaboran estrechamente con él, incluidos los procesos de inmunomodulación, inmunoestimulación e inmunosupresión. Y al igual que la biodiversidad es importante en el reino animal y vegetal, también es importante en nuestras poblaciones microbianas. Pero, después de millones de años, nuestro estilo de vida moderno está poniendo a estos microbios en la lista de especies en peligro de extinción. Como vimos anteriormente, nuestro microbioma se forma durante nuestros primeros años de vida, y la exposición a una edad temprana a alimentos, vacunas, antibióticos, cremas esteroides, inhaladores, etc., puede influir en nuestro microbioma durante el resto de nuestras vidas.

En la actualidad el uso excesivo de los antibióticos genera una gran preocupación. Se estima que en 1945 sesenta y cinco personas recibieron un tratamiento con antibióticos; para el año 2014 el número de recetas de antibióticos ascendía a más de doscientos sesenta y seis millones. En 2016, un estudio publicado en el *Journal of the American Medical Association* (*JAMA*) por los CDC, en colaboración con Pew Charitable Trusts y otros expertos en salud pública y medicina, llegaron a la conclusión de que el 30 %, como mínimo, de los antibióticos prescritos en los Estados Unidos son innecesarios, y lamentablemente, el uso desenfrenado de estos fármacos (tanto en los alimentos como en la medicina) contribuye en gran medida a la crisis de salud pública de resistencia a los antibióticos. Hoy en día, las infecciones farmacorresistentes son una de las mayores amenazas a las que se enfrenta la humanidad. Pero los antibióticos, además de los antimicrobianos, los partos planificados por cesárea, la reducción de la lactancia, los entornos estériles y los detergentes tóxicos, generan una masacre de poblaciones enteras de microbios. Si a estos factores les añadimos una alimentación con bajo nivel de fibra, alto nivel de azúcar, carnes y productos lácteos repletos de hormonas y antibióticos, consumo excesivo de alcohol y café, edulcorantes artificiales y alimentos procesados ricos en emulsionantes, el resultado es que se diezman poblaciones de bacterias y nuestras paredes intestinales se dañan gravemente. Todo esto conduce al malestar gastrointestinal, las deficiencias de nutrición y el debilitamiento de la inmunidad.

LA HOMEOSTASIS Y EL EQUILIBRIO ÁCIDO-ALCALINO

El equilibrio ácido-alcalino (también conocido como el equilibrio ácido-base), es decir, el equilibrio homeostático del cuerpo entre la acidez y la alcalinidad, constituye también un factor importante en la medicina biorreguladora. El cuerpo controla con precisión el equilibrio ácido-alcalino de la sangre porque incluso una desviación menor de los límites normales puede afectar gravemente a muchos órganos y a la capacidad de transportar sangre. Los seres humanos tenemos varios mecanismos que controlan el equilibrio ácido-base de nuestra sangre, entre ellos los pulmones, los riñones y los sistemas estabilizadores, y necesitamos un pH específico en la sangre para mantener la homeostasis de nuestros muchos sistemas reguladores mecánicos (la escala de pH mide el nivel de acidez o alcalinidad en varios tejidos corporales, la sangre y los espacios intersticiales, y el valor de pH es una cifra que oscila entre 1 y 14, con el 7 como punto medio. Los valores inferiores a 7 indican más acidez; los valores por encima de esta cifra indican más alcalinidad. Aunque un pH de 7 es neutro, se considera que lo óptimo para la salud humana es un pH de sangre ligeramente alcalino de 7,37-7,43). Los microorganismos crecen mejor en su pH de crecimiento óptimo, y algunos pueden tolerar ambientes más ácidos, mientras que otros no. Así, cuando funcionan correctamente, las células parietales del estómago segregan ácido clorhídrico que lleva el pH del estómago a un rango de entre 1,5 y 3,0. El ácido clorhídrico, diez veces más ácido que el zumo de limón, puede quemar la madera y atravesarla. Afortunadamente para nosotros, el revestimiento interno del estómago está protegido de su propio ácido por una gruesa capa de células mucosas y epiteliales que producen una solución de bicarbonato que neutraliza el ácido. Es importante que el estómago tenga un ambiente

altamente ácido para que pueda empezar a descomponer proteínas y liberar minerales, entre ellos el calcio, el magnesio, el zinc y
el manganeso, al tiempo que inhibe las bacterias patógenas o un
sobrecrecimiento parasitario. Y es por este proceso por lo que
los medicamentos bloqueadores del ácido gástrico *no* curan los
problemas digestivos; de hecho, se estima que aproximadamente
el 90 % de los casos de reflujo ácido se producen en niveles bajos
de ácido estomacal, no en niveles altos.

La acidez estomacal baja a un pH de alrededor de 6 al inicio
del intestino delgado, y luego aumenta poco a poco hasta llegar
a aproximadamente 7,4. Un pH vaginal de 3,5-4,5 indica que
hay una cantidad óptima de bacterias beneficiosas (*Lactobacillus*)
y no hay un sobrecrecimiento de bacterias perjudiciales. En el
control del pH del cuerpo los riñones hacen la mayor parte del
trabajo manteniendo los niveles de minerales amortiguadores o
electrolitos. Cuando los niveles de ácido son muy altos, se llama
a la acción a los minerales amortiguadores. Todos ellos —calcio,
magnesio, sodio, potasio, zinc, manganeso, cromo, selenio, hierro y cobre— son fundamentales para mantener el pH adecuado
del organismo. Es por eso por lo que el carbonato de calcio, el ingrediente activo de Tums,* se utiliza para disminuir rápidamente la acidez de estómago. Y este es también el motivo por el que
hoy en día la osteoporosis se está desbordando en los Estados
Unidos: cuando consumimos alimentos y bebidas altamente ácidos, como azúcar, alimentos procesados, leche de vaca, alcohol, excesivas proteínas animales, refrescos, café y otras bebidas
con cafeína como Red Bull, el cuerpo utiliza sus minerales de
amortiguación con el fin de neutralizar estas sustancias y mantener el pH sanguíneo correcto.

---

* N. del T.: medicamento antiácido popular en los Estados Unidos.

Cuando el pH está desequilibrado, puede producirse una acumulación de depósitos ácidos en las articulaciones, por ejemplo en las muñecas, que daña los cartílagos. El ácido úrico, un subproducto del metabolismo de las proteínas, se acumula en forma de cristales, como vidrio roto, en los pies, las manos, las rodillas y la espalda. La sensación es como la de la artritis gotosa o el dolor articular. Sin embargo, la respuesta a la osteoporosis y la artritis no son los fármacos, sino más bien disminuir la acidez en la dieta y mejorar la nutrición.

Los niveles de pH pueden evaluarse a través de marcadores sanguíneos, vía orina, y también mediante microscopía de campo oscuro, también denominada análisis de sangre viva, que utiliza un microscopio de campo oscuro de alta resolución para observar las células sanguíneas vivas y proporcionar información adicional sobre nuestro terreno biológico. Muestra imágenes iluminadas contra un fondo oscuro, a diferencia de la microscopía de campo brillante, la técnica convencional, que muestra los colores de un espécimen que aparece más oscuro contra un fondo más brillante. Como si miráramos a las estrellas por la noche, la microscopía de campo oscuro nos muestra muchos componentes presentes en la sangre que la microscopía de campo brillante (el equivalente a tratar de ver estrellas durante el día) no puede. Las bacterias vivas, por ejemplo, se ven mejor con un microscopio de campo oscuro. La sangre viva puede mostrar indirectamente la presencia de toxinas u otros bloqueos, la función de los glóbulos blancos, grasas no digeridas, levaduras, toxicidades de metales pesados, deficiencias de nutrientes, diversas bacterias y parásitos y la carga amortiguadora de la sangre. Aunque no se utiliza habitualmente, esta es otra herramienta que puede ayudar a determinar lo que está causando dolor crónico.

Antes de seguir adelante, vamos a centrarnos en un alimento importante: la proteína animal. La especie humana evolucionó comiendo carne de animales, la única fuente de proteína completa (lo que significa que contiene los nueve aminoácidos). La proteína es importante para la fisiología humana; entre otras muchas funciones, los aminoácidos participan en el proceso de reparación del revestimiento intestinal dañado, formando complejos inmunitarios y facilitando la formación de ADN. Estas son solo algunas de las razones por las que la proteína se considera un macronutriente —se necesita en grandes cantidades, junto con las grasas y los carbohidratos, para mantener la homeostasis en el cuerpo—. Pero, al igual que todas las cosas buenas, los humanos hemos tomado la carne, una sustancia evolutivamente beneficiosa (como el azúcar) y la hemos consumido en exceso. La ingesta diaria de proteínas de un adulto debería estar entre 40 y 60 gramos en lugar de 140 gramos, la ingesta media actual. Como referencia, un huevo de gallina contiene 6 gramos de proteína, mientras que un filete de medio kilo contiene 132 gramos. Así que mientras que el consumo de proteína es importante, el consumo excesivo puede causar depósitos de ácido úrico en el intersticio y los tejidos, lo que da lugar a obstrucciones e hiperacidez. Asimismo, demasiada proteína puede reducir la actividad mitocondrial, causando fatiga, y estimulando vías de crecimiento que promueven el cáncer, como mTOR.* En realidad, la mayoría de los pacientes con enfermedades degenerativas tienen un exceso de proteínas. El aumento de la acidez y la acumulación tóxica crean una matriz menos reactiva que bloquea el flujo informativo entre las neuronas y los neurotransmisores. En algunos casos lo más indicado es evitar la proteína animal durante un periodo de

---

* N. del T.: diana de rapamicina en células de mamífero.

tiempo para despejar el cauce del río. En la totalidad de los casos, para mantener la salud es necesario evitar la carne industrial altamente tóxica que ha sido tratada con antibióticos y hormonas y que proviene de animales criados con una dieta de cereales genéticamente modificados. Pregunta a un nutricionista biorregulador cuáles son tus requisitos bioindividuales de proteínas.

LA SOBREACIDEZ, EL MESÉNQUIMA Y LOS TRATAMIENTOS BIOMED

En general, excluir de la dieta los alimentos y bebidas que acidifican, como el pan blanco, el azúcar y las hamburguesas dobles de gran tamaño, es un primer paso importante para favorecer la homeostasis. Al mismo tiempo, la importancia del consumo habitual de alimentos alcalinos, como las hortalizas verdes, es clave para reemplazar esos importantes minerales amortiguadores. Y por cierto, las sardinas y las berzas tienen cantidades mucho más altas de calcio biodisponible que la leche de vaca (promover la leche como rica en calcio es otra de las estafas de *marketing* del sector alimentario y de las pautas de nutrición). Es primordial abordar el efecto que tiene la hiperacidez en el medio interno, por lo que en algunos casos los tratamientos intracelulares se prescriben sobre una base altamente individual. Debido a que el terreno biorregulador consiste en un líquido mesenquimal y es la principal área del cuerpo donde tiene lugar la comunicación, un pH desequilibrado puede cambiar la carga electromagnética del mesénquima, que a su vez interrumpe la comunicación. Y como nuestros cuerpos dependen del líquido mesenquimal para estar intactos con el fin de adaptarse, es esencial mantener en equilibrio los niveles de proteína.

En la BioMed, uno de los objetivos principales del tratamiento es restaurar el equilibrio del pH en el cuerpo. Esto se logra aplicando la medicina ortomolecular con especial énfasis en la optimización del estado mineral y el uso de remedios isopáticos y homeopáticos. Todos estos tratamientos tienen resultados altamente efectivos en los procesos regulatorios como el equilibrio de pH, el entorno interno, la capacidad de respuesta inmunitaria y la regulación de la ecología bacteriana en el organismo. La isopatía (*isos pathos*, que se traduce como «igual sufrimiento», se refiere al uso terapéutico de la misma sustancia que causa una enfermedad como herramienta terapéutica para esa enfermedad) es el principio subyacente de la inmunoterapia convencional y es una subversión más específica de la medicina homeopática. Durante décadas los profesionales europeos de la salud han usado remedios homeopáticos isopáticos e inmunomoduladores con excelentes resultados. En la actualidad estos tratamientos sin efectos secundarios pueden conseguirse también en las clínicas médicas biorreguladoras estadounidenses.

FITOTERAPIA: EL USO DE PLANTAS COMO MEDICINA

Ahora que hemos aclarado qué alimentos no debemos tomar con el fin de mantener el pH equilibrado y evitar el daño intestinal, es el momento de examinar con mayor atención los bioquímicos activos que se encuentran en los alimentos vegetales y en los medicamentos procedentes de las plantas. La cuestión aquí es que las sustancias que siempre han formado parte de nuestra alimentación y se producen naturalmente en la tierra no solo son necesarias para la salud, sino que también nos proporcionan la medicina más potente. Por más inteligencia que haya adquirido la humanidad, sencillamente no somos capaces de mejorar la sabiduría y la biología de la madre naturaleza. Muchos quizá desconozcan que la fitoterapia, también llamada medicina basada en las plantas o herbología, se remonta a la era Neandertal. Hoy en día, en Alemania, Austria y Suiza, la fitoterapia se considera una disciplina regular de la medicina natural ortodoxa de orientación científica. Al menos el 30 % de las medicinas farmacéuticas actuales derivan de las plantas. El amplio y polifacético alcance de la medicina biorreguladora también se extiende al poder medicinal de las plantas y aprovecha los miles de años de conocimiento de las tradiciones médicas chinas, ayurvédicas y europeas.

El poder de lo que comemos va mucho más allá de proporcionarnos macro y micronutrientes; muchos alimentos vegetales contienen productos químicos que también transmiten acciones medicinales. La medicina vegetal ha existido desde hace mucho tiempo: el mismo que llevamos nosotros en la Tierra. La prueba escrita más antigua del uso de plantas medicinales en la preparación de fármacos se encuentra en una losa de arcilla sumeria de Nagpur, que tiene aproximadamente cinco mil años de antigüedad. Contenía doce recetas para medicamentos y mencionaba más de doscientas cincuenta plantas, entre ellas la amapola, el beleño y la mandrágora.[9]

Hay pruebas textuales y arqueológicas de que en la Antigüedad el incienso y la mirra se utilizaban como sustancias medicinales. Tanto el incienso como la mirra son savia, extraída de los árboles *Boswellia sacra* y *Commiphora*, respectivamente. La resina olívano (*Boswellia*) se utilizaba históricamente quemándola como incienso, mientras que la mirra se abrió camino en la medicina e incluso como perfume. La ciencia moderna ha descubierto que las moléculas de la mirra actúan sobre los receptores opioides del cerebro, lo que explica su acción analgésica, y el ingrediente activo de esta resina, el ácido boswélico, tiene efectos antiinflamatorios y antiartríticos.

La medicina herbaria, el eje central de la medicina tradicional china, el ayurveda, la medicina nativa americana y la medicina tradicional europea —y por supuesto de la medicina biorreguladora— es muy poderosa tanto en el plano físico como en el espiritual. Los casi diez mil fitoquímicos diferentes identificados hasta la fecha son compuestos químicos que proporcionan a las plantas su color, olor o sabor distintivos. Los estudios clínicos han mostrado que los fitoquímicos pueden aportar beneficios para la salud, entre ellos:

- Como antioxidantes.
- En la regulación inmunitaria.
- Como antiinflamatorios.
- En la modulación hormonal.
- En la citotoxicidad tumoral.
- Como antiangiogénicos.
- Como quimiopreventivos.
- En la inducción de la apoptosis.
- Para inhibir la metástasis.
- Para apoyar la metilación del ADN y la epigenética.[10]

Existen tres familias fitoquímicas principales: polifenoles, terpenos y alcaloides. La curcumina, por ejemplo, es un polifenol derivado de la raíz de la cúrcuma y pertenece a la familia del jengibre. Tiene un largo historial de uso en la medicina ayurvédica y yunani para tratar varias afecciones, como asma, anorexia, tos, enfermedades hepáticas, diabetes, enfermedades cardíacas y alzhéimer. Varios estudios científicos han demostrado que la curcumina ejerce actividades antiinfecciosas, antiinflamatorias, antioxidantes, hepatoprotectoras, trombosupresoras, cardioprotectoras, antiartríticas, quimiopreventivas y anticarcinogénicas. Puede suprimir las etapas de iniciación y progresión del cáncer, mejora la efectividad de algunos agentes quimioterapéuticos y ha demostrado un posible beneficio terapéutico en estudios experimentales de diabetes e hiperlipidemia. Todo esto en solo una raíz anaranjada brillante. Varios otros polifenoles proporcionan protección contra la radiación, la sobreexposición actual a los campos electromagnéticos y el uso de radioterapia. El resveratrol, la quercetina y los polifenoles del té verde se encuentran entre los protectores frente a la radiación más potentes y estudiados de esta categoría. El resveratrol, un compuesto polifenólico natural producido por una variedad de plantas, como uvas y bayas, es un radioprotector del tejido sano y también ejerce actividad antitumoral. La quercetina, que se encuentra en la cebolla, el apio de montaña, la col rizada y las alcaparras, protege a los lípidos y las proteínas de dosis de radiación gamma que de otra forma serían letales, y lo hace principalmente a través de sus propiedades antioxidantes. La quercetina y otros polifenoles no solo proporcionan radioprotección cromosómica, sino que además protegen el ADN del daño oxidante inducido por radiación. Por último, el galato epigalocatequina de polifenol (derivado del té verde) protege a los animales de la radiación que afecta a todo el cuerpo; de ese modo bloquean la oxidación lipídica y prolongan su vida.

Los terpenos, los fitoquímicos que se encuentran en las plantas y los hongos, son los componentes de complejas hormonas vegetales, pigmentos y esteroles. Hay más de treinta mil estructuras diferentes de terpenos que tienen acciones anticancerígenas, antimicrobianas, antifúngicas, antivirales, antiinflamatorias, antiparasitarias y antihiperglucémicas. Los terpenos se pueden encontrar en la lavanda, la canela, la pimienta negra, el tomate, la rosa mosqueta, los cannabinoides y muchos hongos curativos.

Las setas tienen un historial intercultural de uso terapéutico que abarca muchos milenios. En Asia, Sudamérica, África y toda Europa, se han utilizado medicinalmente y como alimento, así como en los rituales para despertar la conciencia. Las setas medicinales fueron empleadas durante siglos por los médicos y herbolarios asiáticos y europeos, y las crecientes pruebas de su eficacia las están haciendo aceptables también para la mentalidad occidental. Los estudios sugieren que determinadas setas tienen un fuerte efecto inmunitario y nos ayudan a mantener la homeostasis fisiológica, restaurar el equilibrio físico y mejorar nuestra resistencia natural a las enfermedades. Se sabe que hay más de doscientas setenta especies reconocidas de setas con propiedades inmunoterapéuticas. De hecho, quizá en las setas medicinales se encuentre la mayor esperanza inmunológica para el futuro de la oncología y el tratamiento de las enfermedades infecciosas crónicas.

Las setas córdiceps, *chaga*, cola de pavo, *maitake*, *shiitake*, *agaricus* y *reishi* contienen todas terpenoides, así como otros fitoquímicos, entre ellos beta-glucanos, polisacáridos y ergosteroles. Se sabe que los beta-glucanos son modificadores de la respuesta biológica, y su capacidad de activar el sistema inmunitario está bien documentada. En concreto, los beta-glucanos pueden estimular a los macrófagos, las células asesinas naturales (NK), o células T, y las citocinas del sistema inmunitario. El hongo medicinal *Agaricus blazei Murill* (*AbM*), originario de la selva tropical brasileña, se ha utilizado en la medicina tradicional sudamericana para la prevención y el tratamiento de una amplia gama de afecciones, entre ellas la infección, la alergia y el cáncer. Se ha demostrado que el *AbM* exhibe actividades antimutagénicas, antioxidantes e inmunoestimulantes. Varios informes de todo el mundo muestran cómo esta seta se está empleando con éxito en cánceres en su etapa tardía con pronósticos que de otro modo serían desesperanzadores. De hecho, algunas clínicas europeas basan todos sus protocolos de tratamiento en los extractos de hongos *AbM* y otros elementos botánicos complementarios. Un estudio de 2004 investigó los efectos beneficiosos del consumo de un extracto de *AbM* en el estado inmunitario y la calidad de vida de pacientes con cáncer sometidos a quimioterapia. La actividad de las células asesinas aumentó significativamente tras un periodo de seis semanas en comparación con el placebo. Además, mejoraron los efectos secundarios asociados a la quimioterapia, como pérdida de apetito, alopecia, inestabilidad emocional y debilidad. Estas setas de tronco blanco y sombrero pardo también están demostrando su eficacia como remedio para la arteriosclerosis, la hepatitis, la dermatitis, la hiperlipidemia y la obesidad. Añadir algunas setas *shiitake*, *maitake* o *chaga* a los alimentos o bebidas que tomas diariamente te proporcionará beneficios para la salud, así que la próxima vez que vayas a la tienda, ¡no te olvides de comprarlas!

Los alcaloides, la tercera clase de fitoquímicos, son compuestos orgánicos que contienen nitrógeno y de los que existen unas tres mil clases diferentes identificadas en más de cuatro mil especies de plantas. Durante mucho tiempo los alcaloides y los extractos de plantas que contienen esta sustancia se han utilizado para elaborar remedios, venenos y drogas psicoactivas. Algunos alcaloides conocidos, como la morfina, la quinina, la nicotina y la efedrina, y ciertos fármacos utilizados en la quimioterapia, como los taxanos paclitaxel y docetaxel, derivan de los alcaloides vegetales. Hay una planta en particular que contiene alcaloides y ha demostrado ejercer una potente acción medicinal, el muérdago, que se adhiere a las ramas de un árbol o arbusto, penetra en él y a continuación absorbe el agua y los nutrientes de su planta huésped. Aunque existen cientos de especies de muérdago en todo el mundo, solo la *Viscum album* se usa para tratar el cáncer. La comunidad científica ha estado estudiando el muérdago como agente anticancerígeno desde los años veinte del pasado siglo, ya que sus extractos muestran propiedades citotóxicas e inmunomoduladoras. En la actualidad, los extractos de muérdago se utilizan para tratar diversas afecciones además del cáncer, entre ellas el sida, la hepatitis y la enfermedad articular.

El muérdago, o *Viscum*, ha sido considerado durante miles de años una de las plantas más mágicas, misteriosas y sagradas de la naturaleza. Fue utilizado por los druidas y los antiguos griegos, y aparece como una panacea en la leyenda y el folclore. En Europa, el extracto inyectable de muérdago lo emplearon por primera vez para la terapia del cáncer en la pasada década de los veinte Rudolf Steiner e Ita Wegman, basándose en los principios de la medicina antroposófica. Los oncólogos llevan noventa años recetando extractos de muérdago; según las estimaciones, el 40 % de los pacientes franceses de cáncer y hasta el 60 % de los alemanes reciben este extracto botánico.[11] Cada año, solo los alemanes gastan más de treinta millones en preparaciones de muérdago como tratamiento oncológico. Los resultados de una encuesta nacional llevada a cabo en Alemania en 1995 por la Society for Biologic Cancer Defense ('sociedad para el tratamiento biológico del cáncer') concluyeron que las preparaciones de muérdago eran el medicamento botánico prescrito con mayor frecuencia (80 %) seguido de oligoelementos, vitaminas, enzimas y péptidos xenogénicos como las preparaciones de timo. En Alemania, Suiza y Austria, las preparaciones de muérdago son medicamentos con licencia parcialmente reembolsables a través del sistema de atención sanitaria. Sin embargo, la FDA no ha aprobado el muérdago como tratamiento para el cáncer o cualquier otra dolencia. Afortunadamente para los pacientes de los Estados Unidos, algunos médicos biorreguladores pueden obtener extractos inyectables de muérdago directamente de Europa.

Por desgracia, los extractos de muérdago suelen darse en la etapa tardía del cáncer como último recurso después de que hayan fallado la quimioterapia y la radiación. Si se empiezan a utilizar en un periodo anterior del proceso de la enfermedad, los extractos de muérdago como *Iscador* generan tasas impresionantes de supervivencia general. El extracto de muérdago normalmente se administra por inyección subcutánea, por lo general de una a tres veces por semana, pero también se puede administrar por vía intravenosa. En las clínicas europeas, un tratamiento normal de muérdago puede durar de varios meses a varios años. Las dosis se incrementan gradualmente y se ajustan dependiendo del estado general, el sexo, la edad y el tipo de cáncer del paciente. En los Estados Unidos, sin embargo, la duración del tratamiento de *Iscador* prescrito por los médicos es con frecuencia demasiado corta para muchos pacientes.

Si padeces una enfermedad crónica o degenerativa, a estas alturas tu médico debería haber mencionado algunos (o todos) de los remedios siguientes: olívano, curcumina, setas medicinales, quercetina, muérdago y tal vez incluso los cannabinoides. Si no lo ha hecho, y estás investigando por tu cuenta en Internet, ya es hora de que acudas a una clínica de BioMed. Aunque los efectos de estas sustancias naturales son potentes, no debes automedicarte con ellas. Recuerda que es la dosis lo que crea el veneno, y estas sustancias naturales se utilizan mejor bajo supervisión médica, porque algunas pueden interferir en los medicamentos. Por supuesto hay muchas prácticas biorreguladoras que se pueden realizar en el hogar y que deberías comenzar inmediatamente, empezando por volver a vivir en sintonía con las leyes naturales y seguir una dieta sana que incluya fuentes alimenticias de plantas fitonutrientes. Pero al igual que con todo en la medicina biorreguladora, no hay una sola dieta, ni un tratamiento, ni un fitoquímico que actúen como una varita mágica.

Todas las recomendaciones dietéticas, homeopáticas y nutricionales están hechas a medida para el individuo, su genética y su salud o su proceso de enfermedad. A la hora de diseñar una dieta terapéutica basada en ti, tu terreno y tu proceso de enfermedad, es fundamental consultar con un médico o nutricionista biorregulador. Hay una gran diversidad –cientos– de dietas posibles y se han escrito miles de libros sobre el tema. Pero las dietas *deben* adaptarse, en mayor o menor medida, al individuo. Las dietas antiinflamatorias, ricas en fitonutrientes, sin gluten, sin caseína, paleolíticas, cetogénicas o autoinmunes suelen ser la base, y determinadas cantidades de restricción proteica o variaciones del ayuno terapéutico son también parte del repertorio de dietas de la medicina biológica terapéutica. Tu dieta, basándose en la historia evolutiva humana, la genealogía y la fisiología, debe reflejar lo que nuestros antepasados paleolíticos (es decir, de antes de la aparición de la agricultura) comieron en el transcurso de su evolución durante más de un millón de años y, por tanto, lo que tiene el mayor potencial de apoyo a la curación y a la prevención de la enfermedad. Cuando se trata de recomendar programas de nutrición terapéutica, la medicina biorreguladora utiliza preparaciones específicas naturópatas, homeopáticas y herbarias con una dieta orgánica hipoalergénica además de una limpieza intestinal. Aparte del uso de probióticos, prebióticos, simbióticos, tónicos herbarios y preparaciones homeopáticas, el tratamiento biorregulador integral para el sistema digestivo también incorpora apoyos terapéuticos específicos de tipo bioenergético, psicosomático y estructural. Es importante señalar que una vez que el sistema digestivo se desequilibra, tarda al menos de dos a seis meses en restablecer un equilibrio normal del tracto gastrointestinal y la sensibilidad a la insulina. Si hay una resistencia a la insulina grave u obesidad, podría tardar mucho más en estabilizarse. Sin embargo, con un programa biorregulador la mayoría de las personas experimentará algunas mejoras desde el principio. Esperamos que, con el tiempo, notes menos síntomas de tu afección y veas mejorías que se manifestarán en valores de laboratorio, presión sanguínea, energía, pérdida de peso (especialmente abdominal) y pérdida de antojos de carbohidratos. Como la comida suele estar ligada a los desencadenantes emocionales y neurológicos, los médicos biorreguladores también abordan los elementos psicosomáticos de las relaciones alimentarias. Nada se pasa por alto cuando se trata de restablecer la homeostasis del cuerpo y de la mente.

En el siguiente capítulo exploramos el tercer pilar de la biorregulación: la medicina mente-cuerpo. Veremos el papel de nuestro sistema nervioso en la salud y la enfermedad, la personalidad, el miasma y la constitución, así como las herramientas de terapia energética usadas en la medicina biorreguladora.

Capítulo 6

EL SISTEMA NERVIOSO
VOLVER A UNIR LA MENTE CON LA MEDICINA

Si hablas con tu cuerpo, te escuchará.
Dr. Bernie Siegel

*En el momento en que cambias tu percepción
reescribes la composición química de tu cuerpo.*
Dr. Bruce H. Lipton

El estrés se presenta de muchas formas: preocupaciones familiares, problemas económicos, tensión matrimonial, presión por estar a la altura de los vecinos, calentamiento global, política, violencia, exposición a toxinas y, por supuesto, la ansiedad relacionada con la salud. En la actualidad las preocupaciones pueden parecernos absolutamente interminables. Pero el estrés se ve como algo habitual y es normal no tener nunca bastante tiempo para relajarse. ¿Quién no está a punto de «perder la cabeza» por llevar una vida excesivamente ajetreada? Estos agentes estresores crónicos —que parecen no tener fin— se han incrementado en la actualidad. En 2017, más del 50 % de los estadounidenses encuestados declararon que experimentaban un estrés mental significativo.[1] Los estados mentales y emocionales de la mayoría de los adultos (y cada vez más niños) de hoy en día se caracterizan por altos niveles de estrés, ansiedad, depresión y trastornos neurológicos como el déficit de atención e hiperactividad (TDAH), el trastorno del espectro autista y el alzhéimer. Los desequilibrios emocionales, mentales y neurológicos, como los trastornos digestivos, son ahora tan frecuentes que casi se aceptan como normales. Pero el modelo de la medicina alopática occidental ha ignorado o tratado de forma totalmente inadecuada el estrés. Mientras tanto, hay un incremento de los trastornos mentales. Las tasas de suicidio van en aumento. Uno de cada cinco adultos está deprimido. Los trastornos de ansiedad entre los adolescentes nunca habían sido tan frecuentes como ahora. En la actualidad, hay más fallecimientos solo por suicidio que por los accidentes de tráfico, las infecciones por el VIH y el abuso de drogas juntos. Sin embargo, la medicina alopática sigue confiando únicamente en medicamentos como Prozac, que tiene ya treinta años, y no aborda el estilo de vida, los aspectos nutricional y bioquímico o ni siquiera los desequilibrios genéticos que contribuyen a la aparición de la depresión. Así que mientras que se ha producido una degeneración física en respuesta a las toxinas y la mala alimentación, también nuestras mentes están debilitándose. Esto se refleja en las ventas de fármacos: la población de los Estados Unidos representa el 4 % de la población mundial; sin embargo, consume más del 50 % de los psicofármacos del mundo.[2] Pero ¿los medicamentos curan estos desequilibrios? No, lo más habitual es que quienes los toman se vuelvan completamente adictos a estos fármacos que adormecen la mente, tanto que dejarlos puede hacerles sentir mucho peor que cuando comenzaron. La verdad es que no es una buena medicina.

Ciertamente nuestros estresores vitales son diferentes de los de nuestros ancestros. Por aquel entonces las preocupaciones cotidianas predominantes eran la supervivencia y la reproducción, que de hecho son estresantes. El estrés que sentimos — nuestros pensamientos— es algo que no podemos ver, y por lo tanto es difícil medir o cuantificar. Sin embargo, aunque los pensamientos y el estrés sean en cierto modo invisibles, transmiten energía, y esta energía afecta negativamente a todos nuestros sistemas de biorregulación, entre ellos el nervioso, el endocrino y el inmunitario. Al estresarnos, se elevan nuestros niveles de cortisol, la hormona del estrés, y si permanecen elevados, se incrementa el riesgo de inflamación crónica, enfermedades cardíacas y enfermedades infecciosas. Las emociones y los patrones de comportamiento crean neurovías en nuestro cerebro e influyen en la función celular. Descartes se equivocó. La ciencia moderna ha refutado en incontables ocasiones su teoría filosófica de la separación entre mente y cuerpo, y se ha demostrado repetidamente la urgente necesidad de volver a unir ambas. Mente y cuerpo *son* una misma cosa. La medicina biorreguladora proyecta su luz serena, restauradora y armónica sobre nuestros modernos desequilibrios mentales y emocionales. Para quienes están atrapados en el círculo vicioso del estrés crónico, de un antiguo trauma o de una enfermedad o un desequilibrio neurológico, endocrino, cardiovascular, inmunitario o digestivo, ha llegado el momento de empezar a prestar atención al papel de la mente en la medicina.

Para sanar las enfermedades crónicas y degenerativas, la medicina ha de bucear bajo la superficie de lo que podemos ver y medir. Si la enfermedad fuera un iceberg, la punta flotante visible representaría los síntomas clínicamente diagnosticables. La vasta porción sumergida, a menudo diez veces mayor de lo que alcanzamos a ver, representaría la masa de factores contribuyentes, llamados elementos subclínicos de un proceso de enfermedad. A menudo lo que *no* vemos es lo más importante, y no podemos

LA MEDICINA BIORREGULADORA

ver ni cuantificar las emociones de las personas. Sin embargo, cómo nos sentimos con respecto a los estresores vitales y las circunstancias, cómo los percibimos y respondemos a ellos *sí* tiene importancia. Y en este capítulo aprenderás que verdaderamente importa *mucho*. Estrés, trauma, emociones, felicidad: cada experiencia que hemos vivido ha creado nuestras biografías biológicas únicas. Estas biografías afectan a nuestra fisiología. Para lograr una verdadera curación, para que ocurran remisiones radicales, se debe establecer una conexión entre la mente y el cuerpo. Esta conexión es fundamental en el enfoque biorregulador.

Nuestras células y órganos guardan en nuestro interior restos o recuerdos de todo lo que nos sucedió alguna vez. De hecho, un extenso conjunto de investigaciones ha demostrado que los pacientes expuestos al estrés inducido por un trauma en sus primeros ocho años de vida son más propensos que los que no experimentaron ningún trauma a desarrollar trastornos del estado de ánimo, trastornos psicóticos, trastorno de estrés postraumático (TEPT), enfermedad cardíaca, demencia, presión arterial alta, diabetes tipo 2, obesidad y dolor crónico.[3] Por otro lado, se ha comprobado que la meditación reduce los síntomas de depresión, ansiedad y dolor. La investigación también ha descubierto que la risa puede disminuir las hormonas del estrés, reducir la inflamación de las arterias y mejorar la salud cardíaca.[4] La risa no solo reduce las hormonas del estrés como el cortisol, sino que también libera endorfinas que pueden aliviar el dolor físico al aumentar el número de células productoras de anticuerpos y mejorar la efectividad de las células T. ¿Cuándo fue la última vez que respiraste sin pensar en nada durante diez segundos? ¿O que te reíste con ganas? ¿O que te sentiste de verdad contento, incluso feliz? Si no puedes acordarte, es el momento de hacerte unas pruebas de medicina biorreguladora.

El humor o el estado de ánimo, pese a que es algo transitorio, influye en nuestra manera de pensar y ver el mundo. El estado de ánimo se agita como las ramas de un árbol no solo por las circunstancias estresantes de nuestra vida, sino que también se ve afectado por la cantidad de horas que dormimos, nuestros niveles de nutrientes, la exposición a toxinas, las hormonas e incluso el clima. Todos estos factores influyen en la tríada de componentes eléctricos (ondas cerebrales), arquitectónicos (estructuras cerebrales) y neuroquímicos que actúan en conjunto creando nuestro estado de ánimo. El sistema nervioso regula las sustancias químicas involucradas en ello, como la dopamina, y también controla funciones biorreguladoras como la frecuencia cardíaca. Es increíble que alguien que conozca la medicina crea que es posible separar la mente del cuerpo. ¡El mismo sistema los regula a ambos! Se trata de biología básica. Solo tienes que pensar en uno de los mejores ejemplos: la conexión cerebro-intestino. Hay una razón por la cual al intestino lo llamamos nuestro segundo cerebro. El cerebro y el intestino están conectados por un bucle de retroalimentación complejo de neuronas, neurotransmisores y hormonas llamado eje cerebro-intestino. Es por eso por lo que sentimos una punzada en la boca del estómago cuando nos asustamos.

CONEXIONES ENTRE LOS SISTEMAS BIORREGULADORES EN LAS ENFERMEDADES CRÓNICAS

Nuestro cerebro está recubierto por una red de elementos celulares que forman la llamada barrera hematoencefálica creando una especie de muro entre la corriente sanguínea y el cerebro. Las conexiones estrechas que forman esta barrera se parecen sorprendentemente a las que recubren el sistema digestivo y tienen la misma importancia. Los mismos factores que provocan la impermeabilidad del intestino pueden hacer que también las uniones estrechas de la barrera hematoencefálica se vuelvan permeables. Un intestino permeable lleva a un cerebro permeable y el aumento de la permeabilidad puede permitir que cualquier sustancia, por ejemplo las toxinas y especialmente los metales pesados, penetren en el cerebro. Una vez que esto sucede, es como los agujeros de un tamiz que se van haciendo cada vez más grandes. De hecho, los síntomas digestivos casi siempre se presentan acompañados de síntomas neurológicos: se ha demostrado que el dolor de cabeza, el deterioro cognitivo, la demencia, el alzhéimer, la fatiga crónica, la depresión y la esquizofrenia hunden sus raíces en la inflamación gastrointestinal.[5] Un estudio clínico publicado en 2009 en la revista *Cardiovascular Psychiatry and Neurology* concluyó que en los pacientes con enfermedades psiquiátricas importantes, como la depresión y la esquizofrenia, se había detectado un fallo en la barrera hematoencefálica. Existe una conexión definitiva entre el síndrome del intestino irritable y la ansiedad.[6] No podemos tratar las afecciones mentales y neurológicas sin tratar el intestino primero, y viceversa. Usar fármacos para tratar la mente es un enfoque médico atascado en la edad de las tinieblas.

Básicamente, la medicina alopática especializada ignora el sistema psiconeuroinmunoendocrino (PNIE) y todo el campo de la psiconeuroinmunoendrocrinología. Este campo centrado en la fusión estudia las interacciones entre la psiquiatría, la neurología, la endocrinología y la inmunología. Sabemos que el sistema inmunitario está conectado a los sistemas endocrinos y neuronales a través de una serie de vías que integran las funciones del hipotálamo, la glándula pituitaria, las glándulas suprarrenales, las glándulas tiroideas, las gónadas y el sistema nervioso autónomo.[7] Reconocer estas interrelaciones es lo que les permite a los profesionales de la medicina biorreguladora aplicar el conocimiento médico en el tratamiento de diferentes patologías alérgicas, inmunes, autoinmunes, reumáticas, digestivas, endocrinas y cardiovasculares. ¿Padeces desequilibrio hormonal, insomnio o trastorno del intestino irritable? Estas afecciones están relacionadas con un PNIE desregulado.

El área principal para mejorar las enfermedades crónicas y degenerativas relacionadas con el PNIE es la psicológica. De hecho, los factores emocionales son los desencadenantes más habituales del desequilibrio de este sistema. El dolor al que no se le encuentra una explicación suele ser casi siempre emocional. El dolor de la zona lumbar, por ejemplo, a menudo viene de un sentimiento de ser el apoyo de todos o de la sensación de que nadie nos apoya. Se han publicado varios libros, entre ellos los del doctor John Sarno, que exponen cómo en la mayoría de las ocasiones el dolor de espalda tiene una base emocional. Además, en los estados agudos de estrés el cortisol y la adrenalina se incrementan sistemáticamente, una situación que, cuando se prolonga, termina afectando a neurotransmisores tales como la serotonina, causando resistencia a la insulina, diabetes, aumento de peso, insomnio y depresión. Los estados estresantes también pueden perturbar el eje hipotálamo-hipófisis, dando lugar a problemas de tiroides y peso. ¿Te suena familiar? ¡El cerebro y el intestino, las hormonas y el cerebro, todos los sistemas biorreguladores están conectados!

La mejora de la gestión del estrés desempeña un papel crucial en la regulación y la homeostasis del PNIE, y de todo el cuerpo. Si queremos estar verdaderamente sanos, no podemos mantener nuestras emociones y traumas pasados escondidos en una caja debajo de la cama. Con el tiempo, las emociones tóxicas reprimidas reaparecen, como el muñeco de una caja de sorpresas, en forma de enfermedad. Lo que está emocionalmente suprimido se expresa a nivel físico. El cuerpo *siempre* encuentra la manera de expresar sus estresores emocionales. El cuerpo hablará a través de sus síntomas incluso aunque prefieras «no destapar esa olla».

EL SISTEMA NERVIOSO: CENTRO DE CONTROL DE LA SALUD CORPORAL TOTAL

El sistema nervioso y sus diversas subcategorías son esencialmente una compleja red de nervios. Los nervios, o neuronas, son manojos de fibras parecidas a cables que transmiten mensajes de una parte del cuerpo a otra a través de señales eléctricas y químicas. El cerebro y la médula espinal se consideran el sistema nervioso central (SNC), y todos los nervios que se encuentran aparte de estos constituyen el sistema nervioso periférico (SNP). Las células nerviosas de los dedos, por ejemplo, forman parte del SNP. Si la mano se acerca demasiado a una llama, las neuronas de los dedos transmiten instantáneamente un mensaje al cerebro, el SNC, que a su vez le indica a la mano que se aleje. El SNP se divide en dos categorías: el sistema nervioso somático (SNS) y el sistema nervioso autónomo (SNA). El SNA regula las funciones de la mayoría de los sistemas biorreguladores, entre ellos el cardiovascular, el respiratorio y el digestivo. De hecho, el sistema nervioso entérico (SNE), también conocido como sistema nervioso intrínseco, es una de las divisiones principales del SNA y consiste en un sistema parecido a una red de neuronas que regula el funcionamiento del tracto gastrointestinal. Las otras divisiones del SNA son el sistema nervioso parasimpático, que controla la homeostasis y es responsable de la función de descanso y digestión del cuerpo, y el sistema nervioso simpático, que controla las respuestas corporales a lo que percibimos como una amenaza y es responsable de la respuesta de lucha o huida.

En resumen, el sistema nervioso es el que lleva el mando, el control, y es además el centro de comunicación del cuerpo que responde y reacciona constantemente a los elementos emocionales y ambientales externos. Si fallece un ser querido, la herida emocional comienza a abrirse en el área límbica del cerebro donde se registra la tristeza. Lo curioso es que las lágrimas emocionales contienen productos químicos diferentes de los de las lágrimas reflejas, las que se vierten al pelar una cebolla, por ejemplo. Las lágrimas emocionales contienen compuestos como la leucina-encefalina, una endorfina que reduce el dolor y mejora el estado de ánimo. Sí, hay datos científicos que corroboran los beneficios de llorar. El cerebro produce sustancias neuroquímicas como los neuropéptidos y los neurotransmisores —entre ellos la dopamina, la oxitocina, las endorfinas, la serotonina, la adrenalina y el GABA—,* que coinciden con las emociones. En 1997, Candace Pert, brillante bióloga molecular considerada la madre de la psiconeuroinmunología, publicó un libro revolucionario, *Moléculas de emoción*, que explicaba su descubrimiento del receptor de opiáceos.

Este descubrimiento cambió la manera en que los científicos conciben la conexión mente-cuerpo, ya que los neuropéptidos pueden alterar tanto la mente como el cuerpo. Todos tenemos receptores para las sustancias neuroquímicas en cada una de nuestras células, también en las células inmunitarias. Las sustancias neuroquímicas se conectan a los receptores como una cerradura y una llave, y los receptores celulares son la interfaz entre las emociones y la célula. Cuando una sustancia neuroquímica encaja en el receptor celular que coincide con

---

* N. del T.: ácido gamma-aminobutírico.

LA MEDICINA BIORREGULADORA

ella, la carga eléctrica resultante altera la frecuencia eléctrica y la composición química de la célula. Imagínate, es como si alguien entrara en una casa corriendo y gritando «¡fuego!» o «¡nos ha tocado la lotería!»; del mismo modo, el estado de ánimo de la célula cambiará en consonancia con el mensaje. La cantidad de receptores de una superficie celular puede aumentar o disminuir dependiendo de la exposición. Los receptores celulares aumentan para corresponderse con las emociones prolongadas (dolor, culpabilidad, remordimiento, estrés, angustia), y cuando estas células se dividen, tienen más receptores de péptidos para las emociones. Cuando las células están cubiertas de muchos receptores para los péptidos de las emociones, esos receptores pueden desplazar los receptores de vitaminas y minerales. Esto puede contribuir al envejecimiento precoz, las deficiencias de nutrientes, el desequilibrio hormonal y finalmente la enfermedad. Las emociones se almacenan en el cuerpo —y en nuestra mente inconsciente— a través de la liberación de ligandos neuropéptidos. Estos recuerdos se guardan en receptores, que pueden alterar la señalización energética, qi, fuerza vital o como quieras llamarlo. ¿Alguna vez te has preguntado por qué los ataques cardíacos son más frecuentes los lunes por la mañana?

Si el sistema nervioso simpático (también conocido como de lucha o huida) es el acelerador de un coche, el sistema parasimpático son los frenos. El estrés prolongado es como estar continuamente pisando el acelerador, agotando el motor y otras partes mecánicas del coche. Cuando nos detenemos, o incluso al reducir la velocidad, podemos tomarnos el tiempo que necesitamos para cambiar el aceite o los neumáticos, descansar, digerir, desintoxicarnos, reconstruir la inmunidad, regenerarnos y sanar. No puedes arreglar un neumático pinchado si vas a ciento cincuenta por hora por una autopista, del mismo modo que el sistema nervioso simpático no está diseñado para ser utilizado continuamente. Los seres humanos estamos diseñados genéticamente para permanecer en un estado parasimpático el 40 % del tiempo, pero en la actualidad superamos con mucho este porcentaje. Como vimos en el capítulo cuatro, los estresores químicos causan una exagerada reacción de estrés químico en el cuerpo. Con el tiempo, un estilo de vida acelerado, cargado de sustancias químicas y con deficiencias nutricionales dará lugar a una enfermedad crónica y degenerativa. Además, el estrés excesivo produce desequilibrios minerales (sodio, potasio, magnesio) y se manifiesta en forma de fatiga, presión arterial alta, enfermedades cardiovasculares, palpitaciones, depresión, ansiedad y mareos. Recurrir a los fármacos solo sirve para suprimir los síntomas, que es algo bastante parecido a consentir a los hijos. Si bien hay un momento y un lugar para consentir a tu hijo, si le das una piruleta a tu hijo de cuatro años para que se quede tranquilo mientras compras en el supermercado, solo conseguirás que después se ponga todavía más nervioso, o peor aún, que la próxima vez, cuando le niegues la piruleta, tenga un berrinche. Al final, la clave para la regulación emocional y fisiológica está en el correcto funcionamiento del sistema nervioso. Y el primer paso es evaluarlo bien. Para la evaluación del sistema nervioso la medicina biorreguladora utiliza uno de los métodos de prueba más avanzados: las pruebas de variabilidad de la frecuencia cardíaca.

PRUEBAS DE VARIABILIDAD DE LA FRECUENCIA CARDÍACA: EL MODELO DE REFERENCIA DE DIAGNÓSTICO MULTISISTEMÁTICO

En menos de un minuto, sin usar agujas ni otros métodos invasivos de análisis, los practicantes de BioMed son capaces de evaluar la capacidad del cuerpo de adaptarse cuando está sometido a estrés y evaluar el funcionamiento del sistema nervioso. Usando un análisis de pulso digital, la variabilidad de la frecuencia cardíaca (VFC) mide la función neurocardíaca, que refleja las principales interacciones corazón-cerebro y la dinámica del sistema nervioso autónomo. Quizá te preguntes por qué vamos a examinar el corazón si lo que queremos es saber sobre el cerebro. La investigación en neurocardiología ha demostrado que el corazón es un órgano sensorial que recibe y procesa la información. El sistema nervioso del corazón (o «cerebro del corazón») le permite aprender, recordar y tomar decisiones funcionales independientemente de la corteza cerebral. Las pruebas de VFC pueden mostrar si alguien se ha quedado estancado en un tono simpático o parasimpático y ha perdido su capacidad de adaptación. Una puntuación baja en estas pruebas, por ejemplo, se correlaciona con más probabilidades de trastorno depresivo mayor, ansiedad, enfermedades inflamatorias como la enfermedad de Crohn, insuficiencia suprarrenal y diabetes tipo 2. Esta prueba también puede mostrar cómo está envejeciendo el corazón y cómo funciona en respuesta al estrés. Se trata de una evaluación del sistema nervioso que tiene aplicaciones en todo el cuerpo. Es importante tener en cuenta que en la medicina alopática no se examina el sistema nervioso.

En las clínicas médicas alopáticas, los practicantes utilizan pruebas de ejercicios específicos para el sistema cardíaco o «pruebas de resistencia» nucleares (esto significa que usan colorante radioactivo) para comprobar los cambios en la actividad eléctrica del corazón y el flujo sanguíneo. Estas pruebas se limitan a un solo sistema y pueden causar efectos secundarios y, obviamente, toxicidad. Si el corazón no te funciona bien, el cardiólogo te receta fármacos. Si estás deprimido, el psicólogo te receta medicamentos. Sin embargo, el síndrome del corazón roto, la cardiomiopatía de Takotsubo (un repentino debilitamiento temporal de la porción muscular del corazón), es un ejemplo perfecto de la relación íntima entre el cerebro y el corazón, ya que imita un síndrome coronario agudo e incluso puede provocar una muerte inesperada y repentina.[8]

Algunos podrían pensar: «Espera, ¿al fin y al cabo todo este asunto de la salud y la enfermedad no viene determinado por nuestros genes?». Y sí, en parte, es así, y por eso las pruebas genéticas son también un componente importante de la medicina biorreguladora. Sin embargo, el campo de la genética ha dejado atrás esa etapa de oscurantismo en la que se creía que el ADN marcaba nuestro destino y ha avanzado hasta un campo científico de estudio llamado epigenética. Lo que hemos aprendido en la investigación epigenética durante los últimos treinta años demuestra que hay una inmensa variedad de mecanismos moleculares que afectan a la actividad de los genes (imagínatelos como si fueran interruptores de luz, y que estos «interruptores» epigenéticos pueden activar o suprimir la actividad génica). Y adivina qué. En realidad, estos interruptores dependen de nuestro entorno.

EPIGENÉTICA Y BIOCAMPOS

Los genes no nos controlan. Nos ofrecen el plano de la vida, pero el carpintero que realmente construye la casa es nuestro entorno. La naturaleza y la crianza son igualmente importantes. Sí, hay orígenes genéticos en las variaciones del tratamiento de la emoción, entre ellas las mutaciones de los genes que codifican la catecol O-metiltransferasa (COMT), el transportador de serotonina (SLC6A4) y la monoamino oxidasa A (MAO-A), una enzima que participa en el metabolismo de la dopamina y la serotonina. Cuando se producen mutaciones en estos genes, sus portadores están más predispuestos genéticamente a desarrollar varias enfermedades mentales. Sin embargo, hemos aprendido que los procesos epigenéticos, como la metilación, la acetilación, la fosforilación, la ubiquitilación y la sumolización —que dependen en gran medida de los nutrientes—, controlan el volumen de estos genes. Estos procesos epigenéticos también pueden verse afectados por metales pesados, pesticidas, gases de combustión diésel, humo del tabaco, hidrocarburos aromáticos policíclicos, hormonas, radiactividad, virus, bacterias, estrés, traumas y falta de nutrientes básicos.[9] De hecho, un amplio conjunto de enfermedades, comportamientos y otros indicadores de salud tienen cierto nivel de evidencia que los vincula a mecanismos epigenéticos, entre ellos los cánceres de casi todos los tipos, la disfunción cognitiva y las afecciones respiratorias, cardiovasculares, reproductivas, autoinmunes y neuroconductuales. Resumiendo: no son los genes los que causan enfermedades, más bien es cómo responde nuestro ADN a nuestras circunstancias ambientales y emocionales únicas. Por ejemplo, según un estudio publicado en la revista *Molecular Psychiatry*, los niños de familias con pocos recursos económicos son más propensos a enfermedades mentales debido a alteraciones en su estructura de ADN. La pobreza trae consigo una serie de factores estresantes, como la mala nutrición, la mayor prevalencia del tabaquismo y las dificultades continuas para salir adelante. Todos esto puede afectar al desarrollo del niño, especialmente en el cerebro, donde la estructura de las áreas implicadas en la respuesta al estrés y la toma de decisiones se ha vinculado a un estatus socioeconómico bajo.[10]

El entorno lo es todo, y no estamos separados de él. Pese a que nuestra percepción de los agentes estresores, basada en la naturaleza y en la crianza, tiene mucho que ver con nuestra respuesta a dichos estresores, se ha demostrado que también los elementos que entran en nuestros biocampos ejercen una gran influencia. No podemos ver los biocampos: son un campo electromagnético de energía e información, carente de masa, que rodea a nuestra regulación biofisiológica y le sirve de guía en el momento. Aunque el concepto de biocampos es «nuevo» para la ciencia occidental (el término *biocampo* fue reconocido oficialmente en la pasada década de los noventa), los antiguos modelos médicos chino, tibetano, indígena americano, africano y ayurvédico lo han conocido desde hace miles de años. Como dijo el bioquímico húngaro, ganador del Premio Nobel, Albert Szent-Gyorgyi: «En todas las culturas y en todas las tradiciones médicas anteriores a la nuestra, la sanación se lograba desplazando la energía». Pero las modernas terapias de biocampo, como el chi kung (o *qigong*), el reiki y el toque terapéutico, han avanzado rápidamente de lo marginal a la vanguardia. Estas terapias no invasivas que trabajan con la energía y los biocampos estimulan las respuestas curativas. Y funcionan. Tan bien que, de hecho, la FDA ha admitido el uso de campos electromagnéticos pulsados para curar fracturas óseas y de dispositivos de estimulación cerebral no invasiva para tratar la depresión y las migrañas. Los conceptos basados en el biocampo también impulsan la multimillonaria industria mundial de la neuromodulación, el uso de señales electromagnéticas aplicadas externamente para el tratamiento de los trastornos relacionados con el SNC. La medicina biorreguladora lleva mucho tiempo en esta causa, utilizando dispositivos médicos de tecnologías avanzadas que mejoran o suprimen la actividad del sistema nervioso mediante la estimulación eléctrica e indolora no tóxica o agentes naturales que modifican de forma reversible la actividad cerebral y de las células nerviosas. A continuación vamos a ver el nuevo recurso del futuro para la cura de las enfermedades crónicas y degenerativas: el tratamiento del biocampo.

Entre las metodologías dirigidas a los biocampos figuran la meditación, la acupuntura, el taichí, la homeopatía, las esencias florales y los aceites, la antroposofía, la terapia de sonido, la terapia de luz, el toque curativo, la terapia craneosacral, el chi kung y otras nuevas tecnologías altamente avanzadas como los impulsos electromagnéticos y los dispositivos de reestructuración de resonancia. Todas las terapias energéticas implican la modificación del biocampo del paciente utilizando energías o vibraciones externas, transmitidas normalmente mediante las manos del terapeuta, con el uso de dispositivos o a través de la introducción de color, luz o sonido. Todas estas terapias tienen algo en común: reconocen que el ser humano consiste en un cuerpo capaz de pensar y sentir emociones, pero también tiene un sistema de energía que lo apoya y nutre física, emocional y mentalmente. Como vimos con anterioridad, el sistema nervioso, el sistema principal de control, es *energía*. Por lo tanto, las terapias energéticas tienen como objetivo mejorar el flujo de energía y comunicación, ayudando a facilitar la biorregulación. Las terapias energéticas son una manera muy eficaz de tratar la enfermedad. Un flujo de energía débil es como una señal de wifi deficiente: la descarga de la información es lenta, incompleta o distorsionada. Tu mano no puede alejarse de la llama con la suficiente rapidez ni puedes recordar las cosas, o te sientes deprimido. La buena noticia es que esto lo puedes cambiar sin medicamentos, usando la biorretroalimentación (una técnica que puede ayudar a los pacientes a obtener más control sobre funciones normalmente involuntarias), tal vez la terapia energética más conocida y ampliamente utilizada a nivel mundial, y utilizando también una de sus ramas, la neurorretroalimentación, que trabaja específicamente en el sistema nervioso.

LA NEURORRETROALIMENTACIÓN: TRATAMIENTO DE ENTRENAMIENTO CEREBRAL PARA ENFERMEDADES CRÓNICAS Y DEGENERATIVAS

La neurorretroalimentación, también llamada neuroterapia o neurobiorretroalimentación, es un tipo de biorretroalimentación que utiliza indicadores en tiempo real de la actividad cerebral para enseñar al paciente a autorregular su función cerebral. Las técnicas de biorretroalimentación pueden ayudar a los pacientes a obtener control sobre funciones normalmente involuntarias, como la frecuencia cardíaca, y pueden prevenir y tratar afecciones como las migrañas, el dolor crónico, la incontinencia y la presión arterial alta. Estos métodos vanguardistas, no invasivos y sin fármacos le enseñan al cerebro a funcionar de un modo más equilibrado y saludable. La neurorretroalimentación se utiliza a menudo en la medicina biorreguladora porque se enfoca en el sistema nervioso central y el cerebro. El entrenamiento de neurorretroalimentación tiene su fundamento en la neurociencia básica y aplicada, así como en la práctica clínica recogida en las bases de datos. Tiene en cuenta los aspectos conductuales, los cognitivos y los subjetivos, así como la actividad cerebral

Las ondas cerebrales, como delta, zeta, alfa, beta y gamma, se emiten en varias frecuencias; algunas son rápidas mientras que otras son bastante lentas. Se miden en ciclos por segundo o Hertz (Hz), llamados así por el físico alemán Heinrich Rudolf Hertz, que fue el primero en proporcionar pruebas concluyentes de la existencia de estas ondas. El cerebro, el resto del cuerpo y en realidad todo lo que existe producen una frecuencia vibratoria energética mensurable.

Las ondas cerebrales gamma, por ejemplo, son muy rápidas, con una actividad por encima de los 30 Hz, y están asociadas a concentrar la atención y a procesar y vincular la información procedente de diferentes áreas del cerebro. La actividad en el extremo inferior de la banda de frecuencia de ondas cerebrales está asociada a una atención relajada, u ondas cerebrales alfa (8-12 Hz), que son más lentas y amplias y se asocian generalmente a un estado de relajación. Si cierras los ojos y piensas en algo tranquilo, como las olas del mar, en menos de treinta segundos aumentan las ondas cerebrales alfa. Las ondas cerebrales delta (0,5-3,5 Hz), muy lentas, son las que experimentamos en un sueño profundo y reparador. En general, los diferentes niveles de conciencia están asociados con los estados de ondas cerebrales dominantes. Así, el entrenamiento de la neurorretroalimentación consiste en una biorretroalimentación mediante electroencefalograma (ondas cerebrales). Lo normal en un entrenamiento es que se coloquen uno o más electrodos en el cuero cabelludo y, por lo general, otros tantos en los lóbulos del oído. De ese modo, un dispositivo electrónico de alta tecnología proporciona retroalimentación (generalmente auditiva y visual) instantánea, momento a momento, acerca de la actividad de las ondas cerebrales. Los electrodos miden los patrones eléctricos provenientes del cerebro, y la actividad eléctrica de este se transmite al ordenador y se registra. A continuación los practicantes de medicina biorreguladora pueden hacer un mapa del cerebro e identificar regiones específicas que no funcionen correctamente y, con esa información, pueden volver directamente a entrenar los patrones de actividad eléctrica cerebral. No duele nada, y de hecho las sesiones son bastante agradables: te reclinas cómodamente en una silla mientras los sensores captan las ondas cerebrales. Un vídeo, algo de música o un juego indican cuándo el cerebro está cumpliendo con el objetivo del entrenamiento, y cuando no es así, el propio cerebro guía en la nueva dirección de reprogramación. La investigación clínica ha mostrado que la terapia de biorretroalimentación puede utilizarse para ayudar a prevenir o aliviar afecciones como ansiedad, dolor crónico, insomnio, depresión, presión arterial, TDAH, TEPT, etc. Al parecer, en el 75 u 80 % de los casos se producen mejorías significativas. Así es la medicina biorreguladora: sin fármacos, sin toxicidad, no invasiva y eficaz.

La neurorretroalimentación también se utiliza cada vez más para facilitar el rendimiento máximo en individuos «normales», ejecutivos y deportistas. Puede ayudar a entrenar el cerebro a rendir más, y, como la meditación, trabaja con este órgano para fortalecer las funciones ejecutivas aumentando la neuroplasticidad. Sin embargo, la neurorretroalimentación no es ni mucho menos la única tecnología de medicina energética que usamos en la BioMed. Las terapias de luz, color y sonido también han resultado ser eficaces en el tratamiento de enfermedades crónicas y degenerativas.

APROVECHAR EL POTENCIAL CURATIVO DE LAS ENERGÍAS DE LA LUZ Y DEL SONIDO

La terapia de la luz, también conocida como fototerapia o helioterapia, consiste en la exposición a la luz del día o a longitudes de onda específicas de luz, mediante luz polarizada policromática, láseres, diodos emisores de luz, lámparas fluorescentes o lámparas dicroicas, o muy brillantes, de espectro luminoso completo. En esencia, es el uso de la tecnología que imita la exposición a la luz del sol, una ley natural. La luz es una radiación electromagnética, que consiste en la fluctuación de campos eléctricos y magnéticos en la naturaleza. La terapia lumínica se utiliza en los grandes hospitales más importantes para tratar la depresión, los trastornos afectivos estacionales y las afecciones de la piel. Durante la terapia de luz, puedes sentarte junto a un dispositivo que emite una luz brillante o dentro de él. La luz se encarga de activar el cerebro y el resto del cuerpo, en el que penetra a través de los ojos y la piel. Incluso cuando un solo fotón de luz penetra en el ojo, ilumina todo el cerebro. Esta luz activa el hipotálamo, que regula todas las funciones corporales vitales, el sistema nervioso, el sistema endocrino y la glándula pituitaria. El hipotálamo también es responsable del reloj biológico de nuestro cuerpo. Envía un mensaje, por medio de la luz, a la glándula pineal, la encargada de liberar la melatonina, una de nuestras hormonas más importantes. La liberación de melatonina está directamente relacionada con la luz, la oscuridad, los colores y el campo electromagnético de la Tierra. La terapia lumínica es especialmente poderosa para regular los trastornos endocrinos, como los desequilibrios tiroideos. El antiguo médico ayurvédico Charaka, que vivió en el siglo VI a. C., recomendaba la luz solar para tratar diversas enfermedades. Pero el uso de los colores como tratamiento se remonta también al antiguo Egipto. En las tradiciones herméticas, los antiguos egipcios y griegos utilizaban minerales, piedras, cristales y ungüentos de colores y pigmentos como remedios y pintaban de diversos colores los santuarios donde se llevaban a cabo los tratamientos. El color era intrínseco a la curación, que implicaba restaurar el equilibrio. Sabemos ahora por qué funciona: porque el color es también energía, y la luz de diversas longitudes de onda y frecuencia. La luz es energía, y el fenómeno del color es un producto de la interacción de la energía y la materia.

Los colores se miden en tetrahercios (THz), una unidad de frecuencia de ondas electromagnéticas equivalente a un billón de hercios (10^{12} Hz). El azul, por ejemplo, irradia a 606-668 THz. El color es absorbido por los ojos, la piel, el cráneo y nuestro biocampo, y su energía nos afecta a nivel neurológico. Clínicamente hablando, la terapia del color, también llamada cromoterapia, es un método de tratamiento que utiliza el espectro visible de la radiación electromagnética para tratar enfermedades, entre ellas el cáncer. Los diferentes colores afectan a diferentes reacciones enzimáticas adversas en función de la parte del cuerpo a la que se dirige.[11] La investigación también confirmó que ciertas partes del cerebro no solo son sensibles a la luz sino que en realidad responden de manera diferente ante diversas longitudes de onda. Hoy se considera que las diversas longitudes de onda (es decir, colores) de la radiación interactúan de manera diferente con los sistemas endocrinos y nerviosos para estimular o reducir la producción de hormonas neuroquímicas, entre ellas la serotonina y la melatonina. Los colores generan impulsos eléctricos y corrientes o campos de energía magnéticos que son los principales activadores de los procesos bioquímicos y hormonales del cuerpo humano, los estimulantes o sedantes necesarios para equilibrar todo el sistema y sus órganos.

Hay muchas terapias diferentes basadas en el color, como el agua solarizada, las cajas o lámparas de luz con filtros de color, las sedas coloreadas y la imposición de manos empleando el color.

La terapia de sonido es otro método de curación al que recurre la BioMed. En la sanación por el sonido o vibracional se utilizan varios sonidos para detectar y despejar los bloqueos del biocampo. El objetivo es aumentar el flujo de las energías vitales a través del cuerpo físico y a su alrededor. La sanación por energía vibracional o sanación armónica se remonta a las antiguas civilizaciones de los lemurianos, aztecas, egipcios y chinos. La expresión *terapia vibroacústica* fue acuñada en los pasados años ochenta por el terapeuta y educador noruego Olav Skille. Desde entonces, la investigación en Europa y en Estados Unidos y Canadá ha mostrado que las ondas de audio en el rango de

30-120 Hz transmitidas a través de un dispositivo vibroacústico pueden tener un efecto positivo en varios sistemas corporales, produciendo un marcado efecto variable en la frecuencia cardíaca, la presión arterial y la función endocrina, así como cambios metabólicos. La investigación clínica también ha descubierto que la terapia vibroacústica mejora los síntomas psicológicos de la depresión.[12] Se ha demostrado que reduce la actividad del sistema nervioso simpático, mejora la circulación, estimula el drenaje celular e incluso alivia los síntomas de la fibromialgia. Al igual que el color y la luz, el sonido es energía, y la terapia vibroacústica se basa en el principio de que la vida es vibración

De hecho, toda la materia, incluido el cuerpo humano, vibra continuamente en varias frecuencias. Considera lo siguiente: el oído humano es capaz de detectar ondas sonoras que oscilan entre aproximadamente 20 y 20.000 Hz, y la frecuencia de resonancia de los seres humanos está entre 9 y 16 Hz. Cuando se introducen varias frecuencias de sonido en el cuerpo, este medicamento vibracional altera su frecuencia y actúa como un catalizador de la curación transfiriendo las frecuencias de energía al cuerpo físico en los puntos donde pueden ser más útiles. Este proceso se produce principalmente en el mesénquima, el tejido embrionario mesodermal, laxo y en gran medida líquido, que se convierte en tejidos conectivos y esqueléticos, como la sangre y la linfa.

Nuestros cuerpos, lo mismo que la Tierra, están compuestos principalmente de agua, el 60 % aproximadamente en una persona mayor y alrededor del 80 % en un bebé recién nacido. Cuando el cuerpo está expuesto a vibraciones sonoras, toda esta agua que hay en nuestro interior se pone en movimiento, como el viento haciendo ondas en un estanque. La terapia vibroacústica es un enfoque seguro, sin fármacos, no invasivo, para reducir el dolor y la ansiedad y mejorar la calidad de vida. También hay pruebas contundentes de que algunas terapias sonoras pueden aniquilar las bacterias (como las causantes de la enfermedad de Lyme), destruir las células cancerosas y tratar la hepatitis C. Además, se cree que muchas de las enfermedades crónicas y degenerativas surgidas a partir de la revolución industrial son el resultado de los efectos de una vibración discordante en el cuerpo humano.[13]

FRECUENCIA DE RESONANCIA, FÍSICA CUÁNTICA Y SANACIÓN DE VOLTAJE

Cada objeto tiene una frecuencia vibratoria o resonancia naturales. Cada órgano, cada hueso, cada tejido, cada sistema: todos se encuentran en un estado constante de vibración. En la década de los veinte del siglo pasado, el altamente controvertido inventor Royal Raimond Rife creó un «campo de energía electromagnética» de una frecuencia específica, un concepto que allanó el camino para lo que ahora conocemos como terapia de frecuencias de resonancia. El concepto de frecuencia de resonancia se basa en el principio de que un trozo de vidrio se rompe al exponerlo a un ruido que tenga el tono correcto. Para que la vibración (procedente de la voz de una persona o de otra fuente) pueda hacer estallar el vidrio, tiene que coincidir con la vibración de este. Si «amplías» el volumen de esa vibración específica, llegará un momento en que el vidrio estallará. La Bio-Med aplica este principio clínicamente igualando la frecuencia de resonancia específica de células patológicas vivas, como las cancerosas, los parásitos o las bacterias, con su frecuencia de resonancia y subiendo luego el volumen de esta con un equipo moderno altamente especializado. Las células estallan como el vidrio, ya que las vibraciones impiden que las moléculas puedan seguir manteniéndose unidas. Se han identificado más de cien frecuencias específicas para células de diversas enfermedades. Un estudio utilizó un campo eléctrico pulsado oscilante en las células de un cáncer pancreático y después en células de leucemia. Las células del cáncer pancreático fueron destruidas en una frecuencia de entre 100.000 y 300.000 Hz. En las células de la leucemia, el procedimiento logró destruirlas antes de que tuvieran la oportunidad de dividirse; eliminó un promedio del 25 a 40 % de las células de la leucemia y hasta un 60 % en algunos casos.[14] ¿Quieres ver esto en acción? Mira la charla TED «Shattering Cancer with Resonant Frequencies»,[*] del investigador Anthony Holland. Podría hacer añicos todas las creencias que te inculcaron sobre la medicina.

La física cuántica ha demostrado este concepto. Toda materia, ya sea física o química, se compone de partículas subatómicas con carga eléctrica positiva y negativa. Por lo tanto, somos seres eléctricos, como lo es nuestro universo y todo lo que hay en él. Gracias a estos descubrimientos se ha determinado que toda forma de materia química o física tiene una frecuencia específica y mensurable, incluida la que conforma lo que somos: los órganos, la sangre, los neuropéptidos y los neurotransmisores que experimentamos como emociones o pensamientos, los aminoácidos que forman nuestro ADN, las hormonas que controlan y regulan nuestro cuerpo, los minerales, las vitaminas, los ácidos grasos que alimentan nuestro metabolismo, etc. La energía eléctrica es nuestra fuerza vital. Por consiguiente, el núcleo fundamental de la medicina biorreguladora lo forman las terapias energéticas. Ha de ser así. La curación está en el voltaje. Y es por eso por lo que los residuos energéticos de las sustancias naturales

---

[*] N. del T.: «Destruir el cáncer con frecuencias de resonancia».

que se encuentran en los medicamentos homeopáticos son tan poderosos. (Por supuesto, la medicina tradicional china ha sabido esto desde hace mucho tiempo; por este motivo las plantas y las hierbas llevan siglos usándose con fines terapéuticos).

LA FUERZA ENERGÉTICA DE LA ACUPUNTURA

La premisa básica de la modalidad de curación de la acupuntura es que existe una energía vital (*qi*) que sostiene el cuerpo y le da vida. Este *qi* circula por todo el organismo a través de un sistema de meridianos o, como lo llamamos en la BioMed, las autopistas de las neuronas. Cuando alguna parte de este sistema de carreteras energéticas se bloquea o se sobrecarga debido a estrés físico, químico o emocional o a un trauma, el cuerpo se queda sin lo que necesita para mantener la salud adecuada, y se produce la enfermedad. Los mensajes no pueden transmitirse, y así la mano permanece sobre la llama, o no pueden llegarle suministros de emergencia. La técnica de la acupuntura que con más frecuencia se ha estudiado científicamente consiste en penetrar en determinados puntos de la piel con agujas metálicas finas y sólidas manipuladas manualmente o por presión, calor o estimulación eléctrica. (Otras técnicas de estimulación de acupuntura son el masaje manual, la moxibustión o terapia de calor, el *cupping* o masaje con ventosas y la aplicación de medicamentos herbarios tópicos y linimentos). La acupuntura estimula el sistema nervioso central, que, a su vez, libera sustancias químicas en los músculos, la médula espinal y el cerebro. Un pequeño pinchazo dice: «¡Presta atención aquí! ¡Envía suministros!». Esto a su vez fomenta un proceso bioquímico y neurológico de reacción que estimula las capacidades curativas naturales del cuerpo y promueve el bienestar físico y emocional. Los estudios clínicos de casos controlados han demostrado los efectos de la acupuntura en los sistemas nervioso, endocrino, inmunitario, cardiovascular y digestivo. Al estimular los diversos sistemas corporales, puede ayudar a aliviar el dolor y la depresión y mejorar el sueño, la función digestiva y la sensación de bienestar general. Con poco se puede conseguir mucho.

Aunque la base de los tratamientos de la medicina biorreguladora descansa sobre los cimientos centenarios de la medicina energética, es en esta donde se puede alcanzar la máxima precisión. Todas estas terapias energéticas utilizadas por médicos y terapeutas biorreguladores, especialmente los remedios homeopáticos y antroposóficos, las esencias de aceites y flores, etc., deben personalizarse o adaptarse al paciente. Entender el tipo de personalidad de este —lo que llamamos su constitución, miasma o temperamento— es la clave para adaptar la terapia energética a la resonancia de cada individuo.

MIASMA, TEMPERAMENTO Y TIPOS DE CONSTITUCIÓN

¿Alguna vez te has preguntado por qué una persona es capaz de reírse cuando le sucede algo mientras que otra, en la misma situación, se muere de vergüenza? En la película *Dulce hogar... ia veces!*, Steve Martin está viendo una obra escolar donde los niños pierden el control, el escenario se cae y la cosa va de mal en peor. Su suegra se parte de risa mientras que él está sudando, agarrado a su asiento, estresado al máximo. ¿Por qué? Porque ambos tienen temperamentos diferentes. Retrocedamos unos miles de años en la historia para ver otro ejemplo. La teoría de los cuatro temperamentos o los cuatro humores se remonta a la antigua medicina y filosofía griegas, en concreto a la obra de Hipócrates y Platón, que tenían sus propias ideas sobre el carácter y la personalidad. En la medicina griega de hace alrededor de dos mil quinientos años se creía que para conservar la salud, era necesario mantener un equilibrio uniforme de los cuatro líquidos corporales: sangre, flema, bilis amarilla y bilis negra. Estos cuatro líquidos corporales estaban vinculados a determinados órganos y enfermedades y representaban los temperamentos o humores (de la personalidad) como se conocerían más tarde.

Los cuatro temperamentos se convirtieron en los cuatro tipos fundamentales de personalidad: sanguínea, colérica, melancólica y flemática. El tipo sanguíneo tiende a ser entusiasta, activo y sociable. Podría prosperar en puestos de ventas y *marketing*. Tiende a tener mucha energía durante todo el día, pero cuando está cansado toma algo que contenga azúcar. El tipo colérico es independiente y decidido y se centra en alcanzar objetivos. El tipo melancólico suele pensar y sentir de manera profunda y es analítico y detallista. Y el tipo flemático es relajado, pacífico y tranquilo. El temperamento flemático tiende hacia la retención de líquidos y el estancamiento linfático, le cuesta arrancar y es propenso a las enfermedades crónicas. El melancólico es un tipo nervioso que puede ser reservado y serio, propenso a las enfermedades agudas; profesiones como la contabilidad le resultan atractivas ya que le gusta estar solo. Todas estas cualidades son parte de nuestro terreno emocional.

Como vimos en capítulos anteriores, tras Hipócrates, esta teoría humoral fue adoptada por los médicos griegos, romanos e islámicos, y se convirtió en la perspectiva más generalizada del cuerpo humano entre los médicos europeos hasta la llegada de la investigación médica moderna en el siglo XIX. De hecho, los tipos de personalidades también han estado omnipresentes en varios modelos médicos más evolucionados. Prácticamente todos los sistemas médicos tienen su propia tipificación constitucional. Por ejemplo, la medicina tradicional china distingue entre diferentes tipos de personas basándose en el meridiano o expresión elemental (por ejemplo, un tipo pulmón o intestino grueso o un tipo madera o metal). La medicina ayurvédica tiene tres tipos de personalidad, también llamados *doshas* (*vatta*, *pitta* y *kapha*). Según la obra de Carl Jung y la tipología de Isabel Briggs Myers, hay dieciséis tipos distintos de personalidad que hacen referencia a la clasificación psicológica de diferentes tipos de individuos. La buena medicina debe coincidir siempre con tu tipo.

Hipócrates desarrolló los cuatro temperamentos creando un completo sistema de salud y equilibrio. Nuestra expresión humana única consiste en el equilibrio de estas cuatro cualidades y define nuestro temperamento. Las cuatro fuerzas trabajan en sintonía para determinar quién eres; crean problemas cuando se encuentran desequilibradas y paz y armonía cuando están en equilibrio. Un estudio completo de los cuatro temperamentos revelará muchas características únicas, tales como forma del cuerpo, características faciales, ubicación de la grasa corporal, rasgos de personalidad, desequilibrios endocrinos, libido, reacción al estrés, opciones profesionales, antojos de alimentos, etc. Muchos remedios homeopáticos son más apropiados para temperamentos específicos, por ejemplo *Calcarea carbonica* o piedra caliza para el tipo flemático, azufre para el tipo sanguíneo, *Lycopodium* para el tipo colérico y *Arsenicum album* o sílice para el tipo melancólico. Al equilibrar las cuatro fuerzas, se puede mejorar la salud, el carácter, el amor, la esfera profesional, las amistades, la crianza de los hijos, los intereses espirituales, etc. Estas energías fluctúan en armonía o compitiendo entre sí y afectan a todos los aspectos de nuestra vida. Todo el mundo tiene un humor dominante, pero los cuatro humores están siempre presentes, ya sea bloqueados, disminuidos, en exceso o en equilibrio, y cada uno de ellos se refiere a un tipo de líquido o flujo corporal. Los humores representan una poderosa resonancia entre nosotros mismos y nuestro medioambiente.

Los aspectos constitucionales son las características de nuestro yo interno, nuestra propia constitución innata. Pueden definirse como los hábitos funcionales de nuestro cuerpo determinados por nuestra dotación fisiológica genética, bioquímica y bioindividual, modificada por los factores ambientales. En otras palabras, nuestra constitución determina la composición física de nuestro cuerpo, incluido el modo en que desempeña sus funciones, la actividad de sus procesos metabólicos, la forma y el grado de sus reacciones a los estímulos y su capacidad de resistir la exposición a los organismos patógenos. En la homeopatía se alude frecuentemente al «remedio constitucional» de un paciente. Los remedios se seleccionan para que coincidan con los síntomas que el paciente presenta por una afección crónica, pero también se hace hincapié en su personalidad y su temperamento. A veces se distingue entre los tipos de personalidad y los rasgos de la personalidad: este último concepto representa una agrupación menor de tendencias conductuales.

Un miasma es un estado reactivo (es decir, un patrón constitucionalmente arraigado de reacción al estrés y a otras formas de estímulos emocionales y físicos) que se transmite bioenergéticamente de generación en generación. Todos nacemos con patrones energéticos o miasmas heredados de nuestros padres. Estos patrones de energía guían nuestras interacciones y reacciones físicas, mentales y emocionales con el mundo. Un miasma es el concepto homeopático de cómo el cuerpo reacciona cuando se expone a un agente extraño como bacterias, virus, toxinas, pesticidas o metales pesados y se transmite entre generaciones bioenergéticamente en lugar de por el mecanismo genético reconocido.

La palabra *miasma* procede de un término idéntico griego y en origen significa 'mancha', 'contaminación' o 'profanación'. El doctor Samuel Hahnemann postuló la teoría de los miasmas, observando que: «La enfermedad seguía progresando [y] los remedios empleados conseguían pocos resultados o ninguno». Tras reflexionar detenidamente sobre este asunto, descubrió que las enfermedades crónicas casi siempre seguían un patrón que podría estar relacionado con la presencia de un miasma arraigado que frustraba la acción de remedios bien elegidos y dificultaba el proceso terapéutico. La medicina debe adaptarse a la enfermedad, pero para curar también tiene que adaptarse al miasma.

En realidad, un miasma no es un estado patológico, sino una serie de características constitucionales y tendencias reactivas que se asemejan a la pauta temática de la enfermedad que le da nombre. Sin embargo, la influencia del miasma consiste en cómo y por qué alguien desarrollará una determinada enfermedad —por ejemplo, gota— mientras que los mismos factores hacen que en otro individuo se desarrolle un problema totalmente distinto, como una úlcera. En consecuencia, cada uno de los miasmas tiene síntomas mentales, emocionales y físicos característicos. Esto le dio a Hahnemann una razón para basar la selección del remedio en el estado subyacente del paciente en lugar de en los síntomas que presentaba. Elaboraba sus recetas tomando en cuenta la totalidad de la vida de sus pacientes, observando qué dolencias habían padecido a lo largo de sus vidas y fijándose también en su historia familiar. Todo el mundo tiene una energía a su alrededor que atraerá energías similares en su vida, y esta energía puede manifestarse en forma de personas, enfermedades o acontecimientos. Es por eso por lo que la gente tiende a atraer el mismo tipo de amigos o compañeros, o se siente desgraciada en todos los trabajos. La reacción de un individuo ante cualquier novedad o ante cualquier cosa procedente del exterior que se presente continuamente surge, sin lugar a dudas, de su energía miasmática. Este patrón determina la reacción del sistema inmunitario de cada uno ante lo que viene de fuera. Todas las manifestaciones de la enfermedad son expresiones de los miasmas, independientemente de sus nombres. Así, *miasma* es el término utilizado para describir las formas predecibles en que un organismo reacciona ante los desafíos. El organismo reacciona debido a su predisposición a diferentes enfermedades según una evolución que depende de todos los demás factores que nos hacen experimentar problemas de salud, como la dieta, el entorno, el estrés o la falta de sueño, todos ellos problemas del temperamento.

Este patrón puede controlarse mediante cambios de estilo de vida y terapias, y por ese motivo la medicina biorreguladora es tan eficaz: transforma los patrones negativos conscientes e inconscientes. Con el uso de terapias como la neurorretroalimentación, las esencias de flores y aceites, los remedios homeopáticos únicos, la oligoterapia, la gemoterapia, los compuestos homeopáticos numerados (UNDA), los nosodes, el trabajo energético y la acupuntura (y todas las terapias sobre las que leerás más en el capítulo ocho), tu biología *puede* cambiar. La evaluación y gestión del estilo de vida y la historia de un paciente, la comprensión y el tratamiento de su predisposición a la enfermedad (miasma), su temperamento y constitución son críticos para poder curarlo y, en última instancia, ayudarlo a alcanzar el bienestar y la sanación.

LAS PROPIEDADES MEDICINALES
DEL *MINDFULNESS**

La tensión psicológica prolongada —derivada, por ejemplo, del cuidado de un ser amado moribundo, de criar a un niño con problemas emocionales, de unos trámites de divorcio que parecen no acabar nunca, de un amigo que exige constantemente atención o de un trabajo que no te gusta— es tóxica por naturaleza. Estos agentes estresores son reconocibles. Por lo tanto, además de una desintoxicación somática, la medicina biorreguladora promueve también una «desintoxicación psicológica». Al ayudar a las personas a expresar sus emociones y desprenderse de los patrones de pensamientos negativos y de las creencias autolimitantes, la BioMed optimiza el funcionamiento cognitivo individual. La gestión de los sistemas emocionales y de creencias se aborda utilizando visualizaciones, afirmaciones, relajación muscular progresiva, entrenamiento autógeno y meditación. La meditación y la oración ofrecen grandes beneficios para el equilibrio de nuestro sistema nervioso. Un estado equilibrado de la mente y el cuerpo puede disminuir la hipertensión, ciertas afecciones cardíacas, el miedo, las preocupaciones, la tensión interna, la inquietud, la angustia, los ataques de pánico, la depresión, los comportamientos adictivos y el insomnio. Necesitamos tiempo para estar tranquilos, sin hacer nada, e imaginar resultados positivos. Para que entiendas mejor que lo que creemos es lo que percibimos y la extraordinaria importancia de nuestros pensamientos lee, si aún no lo has hecho, los siguientes libros: *La biología de la creencia*, de Bruce Lipton, *Radical Remission* [Remisión radical], de Kelly Turner, *Clear Mind, Clear Medicine* [Mente clara, medicina clara], de Bernie Siegal y *Anatomía del espíritu*, de Caroline Myss.

---

* N. del T.: también conocido como *atención plena*.

La actitud lo es todo. El efecto placebo no es algo aleatorio, sino que está guiado por los pensamientos, por la creencia de que un tratamiento funcionará, y forma parte de nuestros conocimientos sobre la neurociencia, la biología, la psicología, la hipnosis, el acondicionamiento conductual y la física cuántica.

Tenemos que dejar que el cuerpo se relaje, se restaure, se reponga, se repare y se regule, permitiéndonos tiempo para descansar tras las actividades cotidianas. ¿Te sientes triste, estresado o deprimido? Las investigaciones demuestran que pasar tiempo al aire libre puede reducir de forma significativa estos sentimientos. La neurorretroalimentación también puede ayudar considerablemente. Es importante mantener un estado mental positivo al enfrentarse a una enfermedad crónica o degenerativa, ya que el optimismo afectará a los resultados. Pero el tiempo aprieta y los diagnósticos que nos ofrecen una determinada expectativa de vida o cierto plazo de tiempo se manifiestan a nivel celular. Nuestros relojes biológicos registran estos plazos. Cuando nos enfrentamos a «malas noticias», puede ser difícil, pero debemos tratar de reprogramar nuestras mentes para vivir en el momento, mientras permanecemos esperanzados y positivos acerca del futuro. No podemos dejar que el tiempo domine nuestras vidas.

Si transmitimos a nuestros cuerpos la sensación de infinitud, nuestras células resonarán con la infinidad y la eternidad. El tiempo es solo una manera de organizar nuestro día a día y nuestra contribución profesional a esa vida cotidiana, que solía basarse en el sol, la luna y las estaciones, no en los *segundos*. Nuestra concepción temporal moderna puede crear estrés fisiológico, especialmente si disponemos de «poco» tiempo. El cuerpo reacciona inmediatamente a la exigencia que crea el tiempo. Acelera nuestro diálogo interno introduciendo afirmaciones erróneas como «no tengo todo el tiempo del mundo». Tenemos que ser conscientes de lo que nos motiva, lo que nos llena, y pasar más tiempo haciéndolo. Vivir en el *ahora* nos hará más consciente de nuestros verdaderos valores y necesidades. Hemos de concedernos tiempo para amar, reflexionar, restablecernos, relajarnos, regenerarnos, dormir, hacer lo que nos gusta. A veces, para poder vivir, tenemos que *parar*. Podemos llegar a vivir en el momento con prácticas corporales como el yoga, la meditación y el taichí que producen efectos de relajación, reducción de la excitación simpática, conciencia del momento presente, conciencia corporal, revalorización positiva y una actitud comprensiva hacia uno mismo y los demás, lo que puede llevar a mejorías en la salud física y psicológica, así como en la percepción de nuestra calidad de vida. Es cierto, mirarte al espejo cada mañana y decirte a ti mismo «soy extraordinario» aumenta realmente la sensación de bienestar.

Ahora que estamos terminando este capítulo, quiero aclarar que curar y sanar son dos conceptos muy distintos. Curar una enfermedad no significa que hayamos transformado el patrón de los estresores y los patrones emocionales y psicológicos que forman parte del proceso de la enfermedad. Que no haya habido esa transformación es uno de los motivos por los que la enfermedad puede reproducirse. La medicina más poderosa que existe es la mente, de ahí que la BioMed utilice múltiples modalidades de diagnóstico y tratamiento diferentes para asegurarse de que está equilibrada y funcionando óptimamente. Cuando remodelamos nuestro sistema nervioso, nuestro barril deja de rebosar. No podemos dejar de resaltar que *nuestros sistemas de creencias determinan nuestra biología*.

A continuación, vamos a pasar al último principio de la medicina biorreguladora: la salud dental. Prepárate para conocer la enorme, aunque bastante desconocida, diferencia entre la odontología biológica y la odontología alopática. A partir de ahora verás con otros ojos tu visita anual al dentista.

Capítulo 7

LA BOCA DE LA MEDICINA
MERCURIO, TOXINAS DE LA PASTA DENTÍFRICA Y EL MICROBIOMA ORAL

La lengua puede pintar lo que el ojo no puede ver.
Proverbio chino

Aprender es como el mercurio, una de las cosas más poderosas y excelentes del mundo en unas manos diestras; la peor en unas manos torpes.
Alexander Pope

¡Cuántas cosas hace tu boca! Sonríe, mastica, habla, respira, saborea, digiere... Pero, lo mismo que se ha eliminado de la medicina convencional la salud mental y emocional, otro tanto ha sucedido con la dentadura. A pesar de que la ciencia del siglo XXI ha demostrado claramente que la salud bucal está intrínseca e irrefutablemente ligada a la salud general, se mantiene a la odontología occidental —y a la salud bucal en general— completamente separada de otros aspectos de la medicina. Uno de los principios fundamentales de la medicina biorreguladora es volver a unir la boca con el resto del cuerpo. Esto ya se reconoció en los años veinte del pasado siglo después de que el doctor William Gies, profesor de Bioquímica de la Universidad de Columbia a quien se atribuye la creación de la educación dental moderna, visitara prácticamente todas las facultades de odontología de los Estados Unidos y Canadá y declarara que la odontología debía ser considerada un aspecto fundamental del sistema de asistencia sanitaria. En sus palabras: «La odontología no puede seguir considerándose una mera tecnología dental». Tenía razón: la salud oral no debería separarse del resto de nuestra biología. Y en la medicina biorreguladora no están separadas.

A estas alturas, esperamos que haya quedado claro que la especialización en una parte o en un sistema del cuerpo sencillamente no es la clase de enfoque integral que se requiere para abordar la oleada de enfermedades crónicas y degenerativas que acosa al ser humano actual. La salud bucal no es una excepción. Sin embargo, como especialidad, ha sido puesta en cuarentena y se la ha alejado más del cuerpo que a cualquier otra rama de la medicina. En los Estados Unidos un dentista no es solo un médico especializado sino una profesión enteramente diferente: no forma parte del sistema de educación médico, ni de las redes o historiales médicos, tampoco de los sistemas de seguridad y prestaciones sociales. Pero el cuerpo nunca le dio su aprobación a este acuerdo, y tus dientes no saben que sus problemas no deberían salir de la mandíbula. Esta separación entre la boca y el resto del cuerpo puede tener, y de hecho tiene, consecuencias negativas. Una infección dental no tratada se puede extender al cerebro y causar la muerte, y hace tan solo doscientos años, la septicemia (intoxicación sanguínea) provocada por una infección dental era una de las principales causas de muerte. Un creciente conjunto de evidencias ha vinculado la salud bucal, en particular la enfermedad periodontal (encías), a diversas afecciones crónicas y degenerativas, como la enfermedad cardiovascular, principal causa de muerte actual en la mayoría de los países occidentales industrializados.

La salud dental es el eslabón perdido para superar las llamadas enfermedades incurables, especialmente aquellas que resultan difíciles de diagnosticar. La medicina biorreguladora no solo acepta el papel que desempeña la salud oral en el concierto del bienestar, sino que cuenta con ella para la curación. La relación entre las infecciones dentales y las enfermedades crónicas, a menudo imprecisas, es tan frecuente que habría que exigir exámenes dentales detallados para quienes padecen patologías complejas. ¿Por qué? Porque los dientes infectados actúan, igual que las toxinas, como bloqueadores biorreguladores, perturbando la homeostasis. De hecho, los dientes son una causa común de enfermedades en órganos distantes. Las infecciones dentales pueden causar inflamación local subclínica que interactúa con varias vías de comunicación, incluidas las bacterianas, las mesenquimales y las meridionales. Frecuentemente, los trastornos dentales se comunican a través de todo el cuerpo, y el resto del organismo responde de la mejor manera posible.

La enfermedad periodontal y las infecciones dentales ocultas son habituales. Hasta una de cada cuatro personas sufren alguna, como mínimo, lo que significa que aproximadamente el 25 % de los estadounidenses adultos padece alguna clase de enfermedad crónica de las encías. Las tasas de infecciones dentales y enfermedades crónicas corren casi en paralelo. Es totalmente necesario cerrar lo antes posible la brecha entre la medicina dental y la medicina para el resto del cuerpo. Importantes investigaciones demuestran los vínculos etiológicos y patológicos entre las enfermedades dentales y afecciones inflamatorias sistémicas como la enfermedad cardiovascular, la diabetes mellitus tipo 2, la artritis reumatoide, los resultados adversos del embarazo, el cáncer y la osteoporosis.[1] En la actualidad, el vínculo entre la artritis reumatoide y las bacterias orales está atrayendo una gran atención que se ve reforzada por resultados de investigaciones que revelan las complejas interacciones entre el sistema inmunitario y los microbios de la boca. Por supuesto, en la esfera terapéutica de la BioMed esto no es ninguna sorpresa. Plantéate lo siguiente: ¿y si la epidemia de dolor crónico que afecta a los seres humanos actuales tuviera sus orígenes en la boca? La medicina biorreguladora —y la investigación moderna— sabe que es así. Y hay más: entre otras cosas, el *Fusobacterium nucleatum*, un patógeno oral y periodontal, ha sido asociado con partos prematuros, muerte fetal, sepsis neonatal y preeclampsia.[2] Para un embarazo saludable es imprescindible tener una boca sana.

Las relaciones sustanciales entre la infección dental y la enfermedad crónica se han confirmado cientos de veces. Por ejemplo, en la mandíbula superior las raíces de los dientes están muy próximas a los senos maxilares. La sinusitis crónica (inflamación de los senos nasales), la neuralgia facial, los trastornos oculares crónicos y los dolores de cabeza crónicos o repentinos también pueden provenir de la inflamación de la mandíbula superior. En 2011 investigadores suecos descubrieron que las mujeres a las que les faltan dientes y sufren la enfermedad de las encías tienen once veces más probabilidades de padecer cáncer de mama. Cada año más de un millón de personas acuden a urgencias por problemas dentales, y según los investigadores el número de hospitalizados por abscesos dentales aumentó en más de un 40 % entre 2000 y 2008.[3] Por lo general, a estos pacientes se les receta antibióticos y analgésicos, y a continuación se los remite a su dentista. Pero muchos no tienen dentista. Los que sí lo tienen suelen pensar que la salud bucal es un problema quirúrgico en el que hay que intervenir perforando o extrayendo en lugar de una enfermedad sistémica que requiere prevención y tratamiento holístico.

En este capítulo veremos lo que sucede en la boca, poniendo especial énfasis en los microbios que la habitan. Sí, el microbioma incluye también la boca, no solo el intestino, y la boca es una de las zonas más pobladas por microorganismos del cuerpo. Tiene que ser así, porque es el orificio corporal más grande; cada bocado de comida, sorbo de bebida y medicación que tragamos pasa a través de nuestra boca. Por lo tanto, *debe* contener microbios, para garantizar la inmunidad. Sin embargo, en la época actual estos microbios protectores están sitiados: se ven obligados a pasar de protectores a plagas con el fin de sobrevivir. Asimismo, describiremos lo claramente tóxico y sintético que se ha vuelto nuestro enfoque moderno del cuidado dental. Cómo, en nombre de la salud bucal, utilizamos productos químicos nocivos, como sustancias derivadas del petróleo, blanqueantes, mercurio, cloro, flúor y óxido nitroso, con los que nos enjuagamos, cepillamos los dientes y los perforamos. El enfoque moderno de la atención bucal es similar a la utilización de antibióticos para la boca.

La medicina biorreguladora ofrece una perspectiva holística de la atención bucal que utiliza nuevos enfoques de diagnóstico y tratamiento, entre ellos la eliminación segura de los empastes de amalgama. La BioMed tiene una visión moderna de la salud oral que reconoce la toxicidad del uso del mercurio, que se ha demostrado que es una neurotoxina en la boca. Ha llegado el momento de exponer lo que Asociación Dental Estadounidense ha estado tratando de ignorar: que los empastes de mercurio son perjudiciales para el organismo. La medicina biorreguladora cree que la odontología moderna puede y debe adentrarse con la mayor delicadeza posible en el terreno biológico de un paciente. Así, uno de los sellos distintivos de la odontología biorreguladora es el enfoque biocompatible de la salud bucal. Pero ¿cuánto sabes sobre los dientes? ¿Y sobre la lengua? ¿Las encías? ¿La mandíbula? A muchos solo nos preocupa que los dientes no nos duelan y que los «seis dientes sociales» (los frontales de la parte superior) salgan bonitos y blancos en las fotos. Pero detrás de esos labios suceden muchas más cosas de las que se ven a simple vista.

ABRE LA BOCA Y DI «AAAAAH»: ANATOMÍA ORAL

Los dientes son el componente más duro del cuerpo humano, y comienzan a formarse aproximadamente seis semanas después de la concepción. Durante la fase de dentición, minúsculos brotes (dolorosos) estallan en la mandíbula en desarrollo: diez en la parte superior y diez en la parte inferior, uno por cada diente del bebé. Generalmente, estos dientes de leche son reemplazados por dientes adultos entre los seis y los doce años. Una boca adulta normal tiene un total de treinta y dos dientes, que, con excepción de las muelas del juicio, suelen salir antes de los trece años. Los adultos tienen ocho dientes incisivos, cuatro centrales en las mandíbulas superior e inferior y cuatro caninos, los dientes puntiagudos que están situados justo al lado de los incisivos y forman la esquina de la boca. Los ocho premolares se encuentran entre los caninos y ocho molares están ocultos en la parte posterior de la boca. Las muelas del juicio están programadas para emerger alrededor de los dieciocho años, pero a menudo se extraen antes quirúrgicamente debido a problemas de espacio para prevenir el apiñamiento de otros dientes.

Los antropólogos creen que las muelas del juicio fueron una respuesta evolutiva a la dieta primordial de nuestros antepasados basada en alimentos difíciles de masticar, como hojas, raíces, nueces y carnes. Las dietas modernas de alimentos blandos no solo modificaron nuestra estructura facial, sino también el espacio de nuestras mandíbulas; la gran mayoría no necesitamos estos molares extra para triturar *pizza*, pasta y pasteles porque estos alimentos no requieren mucha masticación. Nuestros antepasados empleaban más de cinco horas al día *solo* en masticar sus alimentos para digerirlos.

Los propios dientes están hechos de varios tejidos diferentes. El más duro, la parte externa blanca del diente, se llama esmalte y está compuesto principalmente por fosfato cálcico, un mineral duro como la piedra. Bajo el esmalte está la dentina, un tejido duro que cuando está dañado provocará sensibilidad o dolor al exponerlo a temperaturas o presiones extremas. La llamada pulpa es la estructura interna más tierna, y viva, de los dientes. Los vasos sanguíneos y los nervios atraviesan la pulpa: la misma sangre que corre a través del resto de nuestro sistema cardiovascular, los mismos nervios que se comunican con el resto de nuestro sistema nervioso. Nuestros dientes son el único tejido del cuerpo regado por un solo suministro de sangre; todos los demás tejidos corporales tienen varias arterias que les suministran la sangre, el oxígeno y los nutrientes que necesitan. Una capa de tejido conectivo llamada cemento rodea y une las raíces de los dientes —todo lo que hay bajo la línea de las encías que no podemos ver— firmemente a las encías y la mandíbula. El ligamento periodontal es un tejido que ayuda a fijar los dientes a la mandíbula, por eso no se mueven a menos que estemos a punto de perderlos.

No solemos considerar los dientes como algo vivo, pero la verdad es que contienen nervios y vasos sanguíneos como cualquier otro órgano. Cuando un diente muere (con frecuencia debido a traumatismo o caries), su pulpa se descompone. Los subproductos de la descomposición pueden ser muy tóxicos e incluso cancerígenos, como sucede con la cáscara de naranja en un recipiente de compost. Entre ellos hay mercaptanos, tioéter, indol y escatol; son sustancias que pueden causar una reacción inflamatoria y desencadenar una posible infección. Como no hay muchas vías para eliminar o drenar estas toxinas, las infecciones dentales son complicadas. La inflamación tiene que expandirse a través del ápice[*] y entra en el espacio periodontal,[**] infiltrando los ligamentos y el maxilar circundante, lo que hace que su tratamiento sea intensivo y doloroso. Cuando no tratamos los dientes infectados e inflamados, se vuelven bombas tóxicas de relojería. Sin embargo, lo más probable es que no notes que tienes una infección hasta que se encuentre en un estado avanzado. En la boca hay mucho más aparte de esos dientes blancos. Cientos de pequeñas glándulas salivales segregan en ella entre un litro y un litro y medio de saliva durante un periodo de veinticuatro horas. La saliva es muy importante. Está compuesta en un 98 % de agua; el resto se compone de electrólitos, proteínas, nutrientes protectores del esmalte, mucosidad, anticuerpos, microbios, hormonas, compuestos antibacterianos y varias enzimas como la amilasa, una proteína digestiva que convierte el almidón en glucosa (esta es la enzima que hace que las galletas saladas pasen a ser dulces en la boca). Los componentes de la saliva son los que controlan la formación excesiva de placa dental y crean el microclima adecuado para que se establezca un equilibrio microbiano en la boca. La saliva tiene una gran cantidad de microbios; se han detectado hasta ciento ocho microorganismos por mililitro. El estreptococo se encuentra normalmente en la saliva, y la mayor parte del tiempo, cuando está equilibrada, esta cepa bacteriana es inofensiva. Sin embargo, cuando se desequilibran, estas mismas bacterias pueden causar faringitis estreptocócica, meningitis y neumonía bacteriana. El equilibrio, en todas partes, es lo más importante.

---

[*] N. del T.: la apertura de la pulpa dental después de una raíz. Por esta apertura pasan las terminaciones nerviosas así como los vasos sanguíneos que abastecen la pulpa.
[**] N. del T.: el espacio donde los dientes se unen al hueso alveolar de los maxilares.

La mayoría no pensamos mucho en nuestra saliva, hasta que nos quedamos sin ella. Si quieres ver lo importante que es la saliva, trata de tragar una cucharada de mantequilla de cacahuete con la boca seca. La saliva es un área muy interesante de la investigación, ya que hay importantes actividades hormonales fisiológicas que ocurren en ella. Por ejemplo, contiene hormonas peptídicas, entre ellas el factor de crecimiento epidérmico, y aminas como la melatonina; ambos participan en la regulación de los procesos inflamatorios y el fomento de la proliferación celular.[4]

Menos saliva significa una menor actividad supresora de tumores, y además de una reducción de hormonas reguladoras de una gran importancia, una boca seca puede afectar negativamente a importantes microbios orales que son necesarios para la inmunidad y la digestión. Puede que te resulte sorprendente el papel altamente protector de la saliva, pero no hay que subestimarlo. Las causas más comunes de sequedad bucal son el estrés, los tratamientos del cáncer como la quimioterapia y numerosos fármacos, entre ellos antihistamínicos, antidepresivos, medicamentos para la presión arterial, antiácidos y analgésicos narcóticos. Cuando disminuye la producción de saliva, se crea una alerta en todo el sistema: la homeostasis se desequilibra. Dos de las mejores formas de estimular la producción de saliva son oler los alimentos al cocinarse y masticar muy bien la comida, al menos de veinte a treinta veces por trozo. Esta masticación completa asegura que los alimentos estén saturados de saliva. Comer con palillos o dejar el tenedor en el plato entre bocado y bocado puede ayudarte a tragar más despacio.

Hablando de sorpresas, la lengua, que nos permite hablar, tragar y saborear los alimentos, es de hecho un órgano clave del sistema digestivo. Está formada por una masa de músculos estriados entretejidos con glándulas, recubierta de membranas mucosas y miles de papilas gustativas que nos permiten apreciar los cuatro sabores primarios: dulce, salado, agrio y amargo. El gusto, aparte de proporcionarnos placer, nos permite evaluar los alimentos para conocer su toxicidad y su contenido en nutrientes mientras prepara el cuerpo para metabolizar los alimentos después de la ingestión. Las papilas gustativas se regeneran rápidamente, mueren y se reemplazan cada dos o tres semanas.

A la lengua también se la conoce como el principal medio de diagnóstico para el resto del cuerpo. El antiguo arte del diagnóstico por la lengua se ha utilizado desde hace miles de años en la medicina tradicional china. La lengua se considera un mapa holográfico de los órganos corporales. Durante una examinación oral (utilizada ampliamente en la medicina biorreguladora), el extremo de la punta de la lengua refleja el corazón, los pulmones se encuentran también en la punta de la lengua justo detrás del corazón, el bazo y el estómago están representados en el centro, y la salud del hígado y la vesícula biliar se representa en los bordes exteriores de ambos lados. La representación del riñón, la vejiga y los intestinos se halla en el área posterior más alejada de la lengua visible, antes de empezar a bajar por la garganta.

Según el color y la textura de las diferentes partes de la lengua, pueden diagnosticarse varias desregulaciones. Una lengua sana es rosada, mientras que una lengua con un revestimiento blanco podría indicar un crecimiento excesivo de cándida. La deficiencia de vitamina B_{12} o de hierro puede hacer que la lengua adquiera un color rojo fresa. Una lengua festoneada, con surcos en los bordes exteriores, indica retención de líquidos. La lengua es el único órgano que se extiende tanto dentro como fuera del cuerpo. Está en contacto con el interior y, por lo tanto, puede abrirnos una ventana al estado de nuestra salud interna. Adelante, asómate a la tuya.

Allí, al final de la garganta, donde se hunde como un tobogán acuático descendente el largo conducto digestivo, es donde se encuentran las amígdalas faríngeas (adenoides). A las amígdalas se las suele ignorar y subestimar considerablemente. Como tejidos de la orofaringe (el espacio, oscuro y olvidado, que hay tras los dientes) y partes del anillo de Waldeyer, estas dos pequeñas glándulas albergan glóbulos blancos y sirven como primera línea de defensa del sistema inmunitario contra patógenos extraños ingeridos o inhalados, de esos que son tan abundantes en la época actual. Las amígdalas nos proporcionan una especie de función protectora: pueden atrapar virus y bacterias que entran en el cuerpo a través de la boca o la nariz. Se inflaman e infectan cuando las poblaciones bacterianas o virales se descontrolan. Las amígdalas albergan un conjunto único de microbios que, cuando se desequilibra, puede causar amigdalitis bacteriana y artritis reumatoide.[5] ¿Cuál es el tratamiento alopático típico para las amígdalas crónicamente inflamadas? Una amigdalectomía, que consiste en extirpar quirúrgicamente ambas amígdalas. Esta operación suele realizarla un otorrinolaringólogo —un médico especialista en oído, nariz y garganta—, no un dentista, cuyo alcance de la práctica se limita a los dientes y encías, ni tampoco un inmunólogo o un gastroenterólogo.

En la medicina especializada, la boca se ha convertido en un espacio ambiguo. Pero cuando se trata de la salud bucal, el especialista que realmente falta es un microbiólogo. La microbiología es el elemento más importante no solo de la salud dental, sino de la de todo el cuerpo. Los seres humanos somos anfitriones de miles de millones de microbios, y la boca es la nave nodriza de muchas cepas bacterianas importantes. La extracción de las amígdalas, en lugar de identificar la causa subyacente del desequilibrio (a menudo bacteriana), crea una crisis sistémica para el sistema inmunitario ya que se elimina la línea frontal protectora bacteriana. La boca contiene la segunda comunidad microbiana más diversa del cuerpo (detrás de los intestinos): alberga más de setecientas especies de bacterias y entre seis mil millones y diez mil millones de microorganismos que colonizan la dura superficie de los dientes y los tejidos blandos de la mucosa oral. Al microbioma oral también se lo denomina biopelícula oral y, cuando está en equilibrio, es protector. La biopelícula oral adhiere bacterias a los dientes, que luego excretan sustancias viscosas adherentes. Cuando estas bacterias forman comunidades causantes de enfermedades, se vuelven peligrosas; su acumulación descontrolada es la causa principal de la caries y la enfermedad de las encías. Por esta razón, es esencial interrumpir la acumulación de «placa» por lo menos cada veinticuatro horas, el tiempo aproximado que tarda la placa en acumular la cantidad necesaria de masa y bacterias para crear suficiente ácido como para reducir el pH local por debajo de 5,7, lo cual provoca daños en los dientes y las encías. Cuando estamos en equilibrio, existen muchas funciones simbióticas entre nosotros y los microbios de nuestras bocas, entre ellas la actividad antioxidante, el mantenimiento de un tracto digestivo sano, la resistencia a la colonización de patógenos, la regulación del sistema cardiovascular y beneficios antiinflamatorios e inmunitarios.[6] Es cada vez más evidente que determinadas circunstancias, por ejemplo, cuando las poblaciones de microbios digestivos u orales se desequilibran (hay más bacterias malas que buenas), pueden contribuir significativamente al desarrollo de diversos trastornos y enfermedades crónicos y degenerativos. ¿Qué causa el desequilibrio? En muchos casos, la alimentación.

NUTRICIÓN Y SALUD BUCAL

Tal vez el pionero más conocido de la odontología holística es el doctor Weston A. Price, denominado el Isaac Newton de la nutrición. Buscando las causas de las caries que veía en su consultorio dental, Price viajó por el mundo para estudiar grupos humanos aislados. Descubrió que los pueblos que seguían una alimentación nativa, principalmente a base de caza y recolección, tenían los dientes bien desarrollados y sin caries. Estas dietas tradicionales, en gran parte anteriores a la aparición de la agricultura, proporcionan más calcio y otros minerales, y menos carbohidratos fermentables, que son la causa principal de la caries dental. La salud bucal proviene directamente de nuestra alimentación. Lo ideal es que la boca mantenga un pH neutro, entre 6,75 y 7,25. Cuando comemos muchos alimentos ácidos, como vino, azúcar o refrescos, el pH desciende y se vuelve cada vez más ácido, un ambiente que promueve el crecimiento bacteriano excesivo.

Nuestra cavidad oral se ve afectada por diversos problemas comunes causados por bacterias, como la infección de amígdalas mencionada anteriormente y, a menudo, el único tratamiento médico que se aplica es la cirugía. En los Estados Unidos se practican anualmente más de medio millón de amigdalectomías a niños menores de quince años. La caries dental se produce cuando la placa —una acumulación desequilibrada de bacterias— crece en las superficies del interior de la boca, adherida a los dientes, y produce ácidos que corroen su esmalte y causan desmineralización. Es como si los dientes fueran pastillas efervescentes y los echaras en un vaso de agua. Empezarían a burbujear hasta disolverse por completo. De hecho, las caries son una enfermedad infecciosa (el mismo trastorno que causan en otras partes del cuerpo organismos como bacterias, virus, hongos o parásitos), y es la más frecuente del mundo ya que afecta a todas las poblaciones.

El tratamiento típico para estas cavidades es rellenarlas, y el contenido de muchos rellenos es altamente tóxico (como veremos a continuación). La enfermedad de las encías, o periodontitis, también es una infección bacteriana provocada por acumulaciones de placa infestada de bacterias en la boca que corroen el tejido gingival y los ligamentos que mantienen fijos los dientes. Las encías inflamadas, o gingivitis, es una enfermedad bacteriana muy frecuente y la forma más leve de enfermedad periodontal. Se produce cuando hay un cambio en la composición del microbioma oral y la boca ya no es capaz de autorregularse. Cuando la cámara pulpar de un diente se infecta y se llena de bacterias, los nervios y el tejido pulpar se dañan. Las infecciones graves suelen provocan abscesos dolorosos que por lo general se tratan con cirugía oral (una extracción) o un conducto radicular,[*] que también puede conferir toxicidad (veremos más sobre conductos radiculares a lo largo de este capítulo). A menudo, la halitosis, o mal aliento, es el resultado de microbios orales desequilibrados que emiten gases de olor desagradable. ¿Has advertido lo que se esconde tras cada una de estas afecciones de la salud oral? Las bacterias. La clave de la salud bucal se encuentra en el equilibrio bacteriano y es por eso por lo que actualmente el microbioma oral es uno de los temas más candentes de la medicina. Gran parte de la investigación oral nos señala al punto por el que empezamos: las bacterias. ¡El equilibrio bacteriano que nuestra alimentación se ha alterado!

Desde las revoluciones agrícola e industrial nuestros microbios orales han sido testigos de importantes cambios. Ahora

---

[*] N. del T.: conocido asimismo como endodoncia.

que ya no masticamos hojas ni tubérculos, estos microbios orales han tenido que adaptarse a los pasteles y los refrescos. Estudios de muestras de placas dentales calcificadas de la época de la transición de cazadores y recolectores a las sociedades neolíticas, así como de la revolución industrial, han mostrado cómo alrededor de ambos hitos evolutivos se produjo un cambio en la composición microbiana y una disminución de su diversidad. Por ejemplo, cuando durante los primeros tiempos de la agricultura introdujimos los cereales en nuestra alimentación, los metabolismos de ciertas bacterias orales tuvieron que evolucionar genéticamente para adaptarse a los cambios posagrícolas con su aumento del contenido en carbohidratos en nuestra dieta. El *Streptococcus mutans*, por ejemplo, fue capaz de competir con éxito contra otras especies bacterianas orales desarrollando defensas contra el aumento del estrés oxidativo y la resistencia a los subproductos ácidos del incremento de la metabolización de carbohidratos.

El consumo de azúcar y carbohidratos fermentables cambia la composición de las comunidades microbianas. Estas se ven dominadas por bacterias, como el *Streptococcus mutans*, que crean ácidos y toleran esta sustancia, lo que a su vez produce más placa y puede volverse patológico. Cuando se interrumpe la homeostasis, los microbios beneficiosos se transforman en patógenos para sobrevivir. Las bacterias pueden cambiar de una forma a otra dependiendo del medio, el pH, el contenido proteínico, los oligoelementos, los metales pesados, etc., en un proceso llamado pleomorfismo. Gracias al trabajo pionero del dentista biorregulador Gerald Curatola y su libro *The Mouth-Body Connection* [La conexión boca-cuerpo], ya no podemos seguir ignorando la importancia del microbioma oral.

Es innegable que los seres humanos vivimos en una estrecha simbiosis con un mundo de bacterias que cambia constantemente según la alimentación y el estado ácido-básico del individuo. Por consiguiente, la medicina biorreguladora no considera las bacterias, los virus y los hongos como algo ajeno sino como parte de nosotros. Partiendo de ahí, sabemos que corrigiendo el medio interno podemos alterar la patogenicidad potencial de estos microbios. No son los gérmenes, sino el terreno. Lamentablemente, en los últimos ciento cincuenta años, con el exceso de azúcar en la dieta occidental combinado con el advenimiento de la teoría de los gérmenes, nuestro enfoque de destruir todas las bacterias, especialmente en la boca, se ha vuelto con fuerza contra nosotros y ha creado un medio patógeno para las bacterias orales.

LAS TOXINAS DE LA PASTA DENTÍFRICA

Se ha avanzado mucho en el cuidado bucal desde los remotos tiempos del antiguo Egipto, cuando las cremas dentales y otros productos para refrescar el aliento se fabricaban mezclando cenizas pulverizadas de pezuñas de buey con mirra, cáscaras de huevo quemadas, piedra pómez y varias gramíneas. Sabemos que, a lo largo de la evolución humana, hemos recurrido incluso a soluciones como la sangre de tortuga, la orina humana y la leche de cabra para tratar la halitosis (mal aliento). Los fabricantes de jabón inventaron las pastas dentífricas y los enjuagues bucales que conocemos hoy en día, que en realidad son detergentes con sabor para eliminar las bacterias y desinfectar la boca. El uso de agentes antibacterianos sintéticos en el cuidado bucal no se inició hasta el siglo XIX. La listerina, por ejemplo, fue en sus orígenes un antiséptico para limpiar quirófanos. Desde que se implantó el concepto antimicrobiano de la salud dental, numerosos estudios han demostrado que desinfectar la boca elimina comunidades microbianas beneficiosas que son necesarias para la salud oral. Muchos productos de higiene bucal son básicamente antibióticos y pesticidas para la boca.

La mayoría de las pastas dentífricas tienen una advertencia de toxicidad: no se pueden tragar y los menores de seis años no deben usarlas. El motivo es que la pasta y el enjuague dentífricos contienen numerosos ingredientes tóxicos, y se supone que hemos de usar ambos productos al menos dos veces al día. El fluoruro de la pasta dentífrica y del agua corriente deriva de un elemento altamente reactivo. En la pasada década de los cincuenta lo agregamos al suministro de agua para reducir una tasa creciente de caries (por cierto, esto fue en un momento en el que se consumía mucho más azúcar). El ácido fluosilícico y el fluoruro de sodio que se añaden al agua y a la pasta dentífrica, camuflados como tratamiento para prevenir la caries son, en realidad, ¡productos de desecho de los fertilizantes industriales y de otros procesos de fabricación! Los activistas que luchan contra el uso del flúor afirman que la fluoración del agua permite a la industria química beneficiarse de la creación de desechos tóxicos en lugar de pagar para eliminarlos adecuadamente. El concepto que impulsa su uso es que el flúor se une al esmalte dental y lo hace más resistente a la acidificación bacteriana. Sin embargo, ahora sabemos que, por el contrario, el exceso de flúor puede debilitar el esmalte dental y los huesos; esta es una afección llamada fluorosis. Se estima que cuatro de cada diez adolescentes sufren de algún nivel de fluorosis. El flúor también puede depositarse en la glándula pineal, responsable de la producción de melatonina y la regulación del ritmo circadiano, y causar su calcificación. Además, el flúor está reconocido como uno de los doce productos químicos industriales que causan neurotoxicidad en el desarrollo de los seres humanos.[7] Ya ha llegado el momento de que los dentistas y otros médicos se desmarquen de la industria química.

Se sospecha que la exposición al fluoruro afecta a casi todas las partes del cuerpo humano y la investigación científica ha establecido claramente los daños potenciales. Un informe de 2006 del Consejo Nacional de Investigación identificó varios riesgos para la salud asociados con la exposición al flúor. Se sabe que los más gravemente afectados por la ingesta de flúor son los recién nacidos, los niños y los aquejados de diabetes o problemas renales o tiroideos. Un estudio chino descubrió que beber agua fluorada disminuye el cociente intelectual de los niños. El cloro o el hipoclorito, sustancias altamente tóxicas, se utilizan para destruir ciertas bacterias y otros microbios del agua corriente. Actualmente los investigadores han establecido una relación entre el cloro del agua potable y una mayor incidencia de cáncer de vejiga, rectal y de mama. Según los informes, el cloro, una vez en el agua, interactúa con compuestos orgánicos generando trihalometanos, que al ser ingeridos fomentan la creación de radicales libres que podrían destruir o dañar las células vitales del cuerpo. Cepillarse los dientes con agua corriente es mucho más tóxico de lo que te imaginas. La medicina biorreguladora recomienda el consumo de agua filtrada para beber y cepillarse los dientes, preferiblemente no agua embotellada, ya que los envases están aumentando terriblemente la contaminación de nuestra ecosfera.

Bajo las regulaciones actuales, la industria cosmética (que abarca los productos de cuidado bucal) puede supervisarse en gran medida a sí misma, y por lo tanto habitualmente se agregan grandes cantidades de ingredientes tóxicos o carcinógenos a la pasta de dientes además del fluoruro, entre ellos lauril sulfato de sodio, parabenos, carragenina, propilenglicol, dietanolamina y micropartículas. Los colorantes y colores artificiales, derivados del alquitrán de hulla, han sido asociados a reacciones alérgicas, dolores de cabeza e hiperactividad y problemas de conducta relacionados en los niños. El lauril sulfato de sodio, conocido también como lauril éter sulfato sódico, es un agente espumante surfactante que es asimismo un componente activo de algunos insecticidas. El ingrediente activo que se encuentra en el anticongelante, propilenglicol, puede fomentar la aparición de problemas en los órganos, mientras que la dietanolamina, que podría ser uno de los componentes de tu pasta dentífrica, se ha relacionado con diversos cánceres. Y ni siquiera hace falta tragarse estos compuestos, ya que son absorbidos a través de la cara interna de las mejillas. En lo referente a los productos para el cuidado de la boca —y del resto del cuerpo— la regla de oro es: si no puedes comerlo, no lo uses.

Tal vez el mayor mito de la limpieza de dientes moderna que hay que refutar es el uso de alcoholes de azúcar en la pasta de dientes. El xilitol y otros alcoholes de azúcar son el equivalente de la margarina en la pasta de dientes. Casi el 80 % del xilitol producido proviene del maíz genéticamente modificado, se produce mediante la hidrogenación y, además de ser mortal para los perros, es un interruptor metabólico que puede causar trastornos digestivos. Afortunadamente, se han creado varias marcas de pasta de dientes que ayudan a preservar la salud de los microorganismos orales, entre ellas Revitin, Weleda, la del doctor Wolff y la del doctor Bronner.

No se trata solo de que los productos de cuidado bucal tengan un componente tóxico, sino del hecho de que estos productos ni siquiera ayudan a prevenir la caries dental y la infección. En 2014 los CDC estimaron que el 42 % de los niños entre los dos y los once años de edad tenían caries en los dientes de leche, cifras que están alcanzando proporciones epidémicas. El problema no es la pasta de dientes, es decir, existe una causa subyacente. Estamos comiendo una cantidad sin precedentes de azúcar y carbohidratos fermentables —entre ellos cereales procesados, frutas y zumos de frutas— que alimenta al tipo de bacterias que produce más placa y luego utilizamos productos de cuidado bucal que disminuye la pequeña cantidad de microbios beneficiosos que nos quedan. Diariamente tomamos medicamentos que reducen la saliva. Cuando se suman todos estos factores, las consecuencias pueden ser caries, infecciones y muerte del diente. Cuando se dan estas condiciones, se tratan en gran parte con la versión dental del enfoque médico alopático: conductos radiculares, empastes e incluso dosis más elevadas de flúor. Ahora vamos a investigar un poco más a fondo las enfermedades que afectan a nuestras cavidades orales y el tratamiento odontológico convencional que se les aplica.

LA TOXICIDAD OCULTA DE LOS TRATAMIENTOS ORALES

Los dentistas convencionales no hablan lo suficiente sobre la dieta; prefieren tapar el problema con compuestos altamente tóxicos y metales pesados, entre ellos el mercurio y los disruptores endocrinos como el BPA.* Los empastes dentales de amalgama (que, como su nombre indica, significa 'mezcla' o 'combinación') suelen ser una aleación de metales como mercurio, plata, cobre, níquel, estaño, oro y a veces zinc. La mayoría de las amalgamas dentales, también llamadas empastes de plata, contienen aproximadamente un 50 % de mercurio elemental. El mercurio comenzó a utilizarse para el cuidado bucal en el siglo XV. Con

---

* N. del T.: bisfenol A.

anterioridad a esa fecha los chinos fueron pioneros en el uso de amalgamas dentales de plata y estaño; existen pruebas de su utilización durante la dinastía Tang (618-907 d. C.). El problema es que la evidencia científica ha establecido de forma concluyente que las amalgamas liberan mercurio en cantidades significativas y que la exposición crónica a esta sustancia aumenta el riesgo de daños fisiológicos. Resulta desconcertante que todos los demás utensilios médicos y sustancias que contienen mercurio se hayan prohibido o se hayan dejado de usar, entre ellos desinfectantes de heridas, diuréticos, vacunas, termómetros y productos veterinarios. Muchos otros países, como Alemania, Canadá, Noruega, Suecia y Dinamarca, han restringido o prohibido por completo el uso de mercurio en los empastes de amalgama dental. El mercurio está prohibido en cualquier otra esfera de uso médico y tiene que desecharse como residuo tóxico. Así que la pregunta que habría que hacerle a la Asociación Dental Estadounidense es esta: «¿Cómo puede ser inofensivo el mercurio en la boca de un paciente?». En una época en la que se recomienda al público que tenga cuidado con la exposición al mercurio a través del consumo de pescado, ¿cómo es que no se nos advierte acerca de los peligros del mercurio en los empastes dentales de amalgama? Especialmente cuando más del 40 % de las clínicas dentales estadounidenses siguen empleándolos. Es hora de dar la voz de alarma.

Algunas de las formas de toxicidad más extendidas en el mundo occidental, por encima de la nicotina y el alcohol, son las provenientes de los metales pesados, como el mercurio. En lo referente al efecto tóxico, los metales pesados son una de las principales causas de los trastornos celulares de gran alcance. Como una carga de metales pesados crea numerosos síntomas, la enfermedad relacionada con los empastes de amalgama sigue sin ser reconocida por la medicina alopática. Los síntomas de la toxicidad de los metales pesados pueden presentarse en diversas formas, entre ellas alergias, asma, colitis, infección vaginal por levaduras, insomnio, tos, cefalea, trastornos tiroideos, migraña, estado de ánimo depresivo, alopecia, eczemas, etc. Algunas de las «afecciones por metales pesados» habituales totalmente desarrolladas son la esclerosis múltiple, el párkinson, la fatiga crónica, la sinusitis crónica, la infertilidad y la colitis ulcerosa. Los síntomas de la intoxicación por mercurio y el alzhéimer son exactamente los mismos. Aquí hay algo que está totalmente fuera de lugar.

El mercurio tiene una afinidad malsana con las mitocondrias. Una vez que se une a las moléculas del cuerpo, este mineral induce la disfunción mitocondrial, reduciendo la síntesis de ATP (energía) mientras aumenta la peroxidación de los lípidos, las proteínas y el ADN.[8] Por si eso no fuera suficiente, este metal básicamente merma los nutrientes. El mercurio es un antagonista del selenio y bloquea la función intracelular del zinc; estos dos minerales son necesarios para la función inmunitaria y son elementos celulares fundamentales. El mercurio también compite específicamente con el magnesio, interfiriendo en todas las vías metabólicas dependientes del magnesio como la producción de energía de ATP.[9] Esto ocasiona directamente una falta de energía y también reduce la capacidad de la célula de sanar y regenerarse. Algunos signos de deficiencia de magnesio son confusión, depresión, calambres, estreñimiento, ritmos cardíacos anormales, migrañas y convulsiones. Numerosas enfermedades se han asociado a la deficiencia de magnesio, entre ellas la esclerosis múltiple, la hipertensión, la resistencia a la insulina, la diabetes mellitus, la enteropatía sensible al gluten, los cambios de humor premenstruales, la migraña, la artritis reumatoide, las arritmias, el infarto de miocardio y la muerte coronaria súbita. El 90 % de la contaminación antropogénica del mercurio del mundo proviene de los empastes, pero también estamos expuestos a él en los alimentos de origen marino (especialmente la caballa gigante, el pez espada, el tiburón y el pez blanquillo) y en fuentes industriales; incluso se ha demostrado que el jarabe de maíz de alto contenido en fructosa contiene cantidades de mercurio como consecuencia de los procesos de fabricación.

Varios factores pueden contribuir a la liberación de mercurio de los empastes de amalgama, entre ellos la saliva ácida causada por alimentos como el azúcar, el uso de cubiertos de metal, las bebidas calientes, la antigüedad de los empastes, los campos electromagnéticos, la nicotina, el bruxismo y la sobrecarga mecánica por mascar chicle. Las amalgamas dentales emiten trazas de mercurio, principalmente en forma de vapores, que luego inhalamos. Si dos empastes están uno al lado del otro, y uno es de plata y otro de oro, se forma una corriente galvánica (eléctrica) entre ellos, lo que también puede provocar que el mercurio salga a un ritmo más rápido. Estas corrientes galvánicas orales que se crean entre varias aleaciones en empastes de amalgama y utilizan la saliva como conductor son muy perjudiciales para la homeostasis. Como si se tratara de una batería, producen corrientes que pueden interferir en el flujo de los electrones. Esta alteración de la comunicación y la mayor liberación de mercurio ocasionan un impacto tan profundo en la homeostasis que los dentistas biorreguladores miden las corrientes dentales utilizando un galvanómetro. Por si no fuera bastante con las corrientes galvánicas, la liberación de mercurio procedente de las restauraciones de amalgama también se incrementa tras la exposición a campos electromagnéticos como los generados por la resonancia magnética y los teléfonos móviles.[10] Sí, lo estás leyendo bien: usar el móvil pegado a la cara cerca de un empaste incrementa la liberación de mercurio neurotóxico. Ya era hora de que lo supieras.

Ciertamente, los dentistas biorreguladores utilizan muchos tratamientos para neutralizar estos procesos; la eliminación de las corrientes galvánicas y los tratamientos de restauración encabezan la lista. A corto plazo, una terapia que incluya minerales pulverizados puede alterar el pH de la saliva, y ayudar, por así decirlo, a volver a cablear la «antena» de un paciente, disminuyendo la sensibilidad de sus tejidos a estas corrientes y reduciendo también la cantidad de vapor de mercurio emitido. Los empastes de mercurio —neurotóxicos, con su tendencia al desplazamiento del mineral y a la inducción de corrientes galvánicas— emiten una amplia gama de acciones disruptivas a nivel biorregulador. La próxima vez que vayas a la consulta de un dentista, pregúntale si aún sigue usando mercurio; en caso afirmativo, es el momento de que busques otro (enseguida hablaremos de los beneficios de la odontología biorreguladora). Ahora que hemos expuesto los peligros de los empastes de amalgama de mercurio, pasamos al otro procedimiento dental tóxico sobre el que tenemos que hablar: los conductos radiculares.

REPLANTEARSE LAS ENDODONCIAS

Un conducto radicular, o endodoncia, se realiza cuando la pulpa, el tejido vivo del interior del diente, se inflama y se infecta gravemente. Si la infección no se trata, puede causar dolor o provocar un absceso. Durante un procedimiento de conducto radicular, el nervio y la pulpa se eliminan y el interior de la cámara pulpar del diente se limpia, se desinfecta y se sella. El objetivo de una endodoncia, realizada para evitar perder el diente por completo, es eliminar las bacterias de la cámara pulpar. Para eliminar estas bacterias, que probablemente aparecieron inicialmente como medida protectora, se utiliza una gama de soluciones irrigantes antisépticas y antibacterianas tóxicas como el hipoclorito sódico (NaOCl) y la clorhexidina (un antimicrobiano), así como combinaciones de antibióticos como la tetraciclina y de detergentes como el MTAD.[11] Es como sacar una boya cubierta de fango de un estanque sucio, limpiarla y ponerla de nuevo en el estanque esperando que no vuelva a acumular musgo, barro y otras biopelículas.

Con frecuencia, estas medidas de limpieza no impiden que vuelva a producirse una invasión bacteriana. Las bacterias están en todas partes, y suelen ser las primeras en responder a cualquier tipo de alteración homeostática, especialmente en la boca. Lo que normalmente es algo positivo. El problema es que, a menudo, el tipo de bacterias que se establece en los dientes con endodoncias es más dañino que sus predecesoras, ya que liberan potentes toxinas en el canal recién desinfectado. Y los dientes que han sufrido una endodoncia ya no tienen suministro de sangre, por lo que las bacterias que hay en su interior están protegidas del sistema inmunitario. Un diente con una endodoncia es una rama muerta que sigue pegada al árbol. Un diente sano es una rama viva y flexible. Incluso el mejor relleno de un conducto radicular deja sin llenar la mitad del espacio orgánico y las bacterias lo invaden. Los dientes con endodoncia pueden ser una de las causas principales de infección crónica silenciosa y de enfermedades crónicas degenerativas. Las bacterias patógenas que se encuentran en estos canales muertos pueden pasar a otros puntos del cuerpo (especialmente si tu sistema inmunitario está afectado) y podrían contribuir a numerosos problemas de salud, sobre todo cardiopatías. Las infecciones orales son las afecciones más frecuentes de la humanidad y también un factor de riesgo clave para la enfermedad cardíaca, la principal causa de muerte en todo el mundo.[12] Las toxinas encontradas en la mielina enferma de múltiples pacientes con esclerosis son las mismas que las que aparecen en los dientes con endodoncia. Cuando el doctor Weston J. Price llevó a cabo su extensa investigación sobre los efectos perjudiciales de los conductos radiculares (detallados en su trabajo de dos volúmenes, *Infecciones dentales orales y sistémicas* e *Infecciones dentales y degenerativas*), sus conclusiones, ignoradas por la ortodoxia dental durante más de cincuenta años, generalmente sugieren la eliminación de todos los conductos radiculares en la boca de un paciente. Esto tiene un coste de miles de dólares que pocos pueden permitirse. Aunque casi nadie se cuestiona los procedimientos odontológicos, ya va siendo hora de empezar a hacerlo. En el modelo convencional, la mayoría de los tratamientos y los procedimientos quirúrgicos van en contra de nuestra biología. Afortunadamente, puedes recuperar por completo la salud si tienes dientes con endodoncias; solo es cuestión de identificar y abordar los sistemas biorreguladores que podrían estar reaccionando a ellas.

LOS PELIGROS DEL ÓXIDO NITROSO

¿Te han administrado alguna vez óxido nitroso? También se lo conoce como gas de la risa, y lleva más de cien años utilizándose en odontología. El objetivo principal de su uso es reducir la ansiedad durante los tratamientos invasivos, pero lo que muchos no saben es que el uso de este gas inactiva irreversiblemente la forma activa de la vitamina B_{12}, por lo que aumentan los niveles de daño del ADN, y puede causar atrofia cerebral, problemas neurológicos, convulsiones y apnea con consecuencias mortales. Quienes conocen el ciclo de metilación y el impacto de los polimorfismos de nucleótido único (SNP, por sus siglas en inglés) sabrán que la vitamina B_{12} es necesaria como coenzima para el ciclo de la metionina. Si eres uno del casi 50 % de la población que tiene un SNP MTHFR* (que puede contribuir a la desregulación en la metilación, un proceso genético clave para silenciar o activar ciertos genes), esto significa que con un solo caso de uso de óxido nitroso corres un gran riesgo de inflamación grave.

INTRODUCCIÓN A LA ODONTOLOGÍA BIORREGULADORA

Un dentista biorregulador no solo se especializa en los dientes, porque durante miles de años hemos sabido que los dientes están conectados a través de meridianos al resto del cuerpo. Cada diente tiene conexión con un órgano, y debido a esto una infección, inflamación o cualquier trastorno en cualquier parte de la boca tendrá un impacto fisiológico en otras partes del cuerpo. Y el lugar donde se produce ese impacto distante no es casual. La mayoría de las veces, un diente infectado crea una irritación a lo largo de la vía del meridiano al que está conectado. Desde hace miles de años el concepto de los meridianos es una parte integral de la medicina tradicional china y constituye la columna vertebral de la acupuntura. Más recientemente, en la pasada década de los cincuenta, un médico alemán, el doctor Reinhold Voll, desarrolló un esquema de diagnóstico, en el que le asignaba a cada diente a un grupo de órganos, articulaciones y glándulas.

Voll demostró cómo las características eléctricas de un punto de medición del meridiano de acupuntura podían reflejar a distancia la patología del órgano asociado con dicho meridiano. Por ejemplo, los dos dientes medios delanteros, llamados incisivos, están asociados con el riñón y la vejiga. Los premolares

---

* N. del T.: metilentetrahidrofolato reductasa.

inferiores afectan al sistema intestinal. Los senos están conectados a lo largo del meridiano de los primeros molares superiores. Por esta razón, dependiendo de qué diente se vea afectado, habría que tratar y evaluar siempre el meridiano correspondiente y los órganos asociados. De manera que no, un dentista biorregulador no se limita únicamente a la boca cuando te examina los dientes. Está contemplando una imagen global, y cuando hay un problema dental, se plantea cómo tratarlo de la forma menos invasiva y más biocompatible posible. A causa de ello, cada dentista biorregulador debe trabajar con un médico biorregulador o referir a los pacientes a este.

Desde 1984, la Academia Internacional de Medicina Oral y Toxicología ha sido una organización muy activa para dentistas, médicos e investigadores cuyo interés principal sea la biocompatibilidad. Esta organización ha creado un extenso programa de educación y certificación que incluye formación sobre el mercurio, el flúor, el problema de los conductos radiculares, la nutrición, la desintoxicación y la infección/inflamación. Además, facilita a los profesionales dentales actuales la transición a una práctica biológica. La certificación en terapia segura de eliminación de amalgamas de mercurio (SMART, por sus siglas en inglés) garantiza que un dentista ha tenido una formación adecuada para aprender a eliminar con seguridad los empastes de mercurio, seguridad tanto para el paciente como para los profesionales médicos que están practicando el reemplazo de empastes. Por supuesto, muchos dentistas afirman que pueden eliminar empastes de mercurio, pero a menudo no se toman las precauciones adecuadas y a largo plazo el paciente experimenta los efectos de la toxicidad del mercurio. Asegúrate de encontrar un dentista biorregulador con el certificado SMART antes de adentrarte en la senda de la limpieza bucal.

Para eliminar correctamente un empaste de mercurio, todo el personal de la clínica odontológica biorreguladora debe llevar ropa protectora y máscaras respiratorias debidamente selladas. Los antiguos empastes de mercurio se eliminan mediante una succión extremadamente fuerte y se introducen en un contenedor aislado que posteriormente será recogido por agentes con licencia de la EPA.* Cada extracción de amalgama debe ir acompañada de una eliminación terapéutica: se deben administrar suplementos específicos antes de la extracción, entre ellos vitamina C, mientras que durante el procedimiento deben utilizarse carbón activado y clorela. Y la desintoxicación no termina después de eliminar los empastes tóxicos. Lo ideal es individualizar los tratamientos según el estado de los pacientes (es decir, dieta, epigenética, SNP, capacidad de desintoxicación) y someterlos a un seguimiento —dependiendo de su nivel de toxicidad— durante seis meses y hasta dos años (a cargo de un dentista y un médico biorreguladores), ya que el mercurio es difícil de eliminar del sistema nervioso y del terreno. Durante el procedimiento, hay que cuartear la amalgama y eliminarla en trozos tan grandes como sea posible. También deberían emplearse abundantes cantidades de agua para reducir el calor y dispositivos para registrar las descargas de mercurio con objeto de disminuir los niveles de mercurio en el ambiente. Algunos dentistas biorreguladores podrían disponer que el paciente recibiera vitamina C por vía intravenosa para ayudar a su cuerpo a combatir el estrés del procedimiento e infusiones alcalinas con formulaciones homeopáticas que ayudan al riñón y a la hipófisis. Se deben utilizar sistemas de filtración de aire, así como barreras bucales de látex. La eliminación segura de empastes de mercurio implica toda

---

* N. del T.: Environmental Protection Agency (Agencia de Protección del Medioambiente).

una serie de medidas. (Para obtener una descripción completa del protocolo SMART, visita www.theSMARTchoice.com). Pero una vez extraídas las amalgamas de mercurio, ¿qué habría que poner en su lugar?

A los pacientes dentales que estén interesados en conocer alternativas libres de mercurio al material de relleno de los empastes, los proveedores de atención médica biorreguladora podrían recomendarles una prueba de biocompatibilidad dental. En esta prueba se analiza la sangre del paciente para detectar la presencia de anticuerpos IgG e IgM en los ingredientes químicos comunes utilizados en los productos dentales. A continuación, se le proporciona una lista detallada de las marcas de materiales dentales cuyo uso es inocuo y de las que podrían producir alguna reacción. (Dos ejemplos de laboratorios que actualmente ofrecen este servicio son Biocomp Laboratories y Clifford Consulting and Research). Por supuesto, las tecnologías de evaluación y tratamiento extensivos utilizadas en la medicina biorreguladora deben extenderse a la odontología, y las dos deben trabajar al unísono: no podemos seguir separando la boca y la medicina. La examinación oral va mucho más allá de la radiografía y, de hecho, hay importantes alteraciones biológicas como la inflamación de la mandíbula ¡que ni siquiera aparecen en los rayos X! Más bien, lo que utiliza el equipo de tratamiento como orientación para optimizar la salud son diagnósticos como las pruebas termográficas de la mandíbula y los meridianos correspondientes, las pruebas de metales pesados, la microscopía de campo oscuro de la sangre viva, la termografía TRC, la variabilidad de la frecuencia cardíaca y el análisis de energía sutil, como la electro-acupuntura y el test de biorresonancia Vega. La tomografía computarizada de haz cónico proporciona una radiografía panorámica tridimensional, y puede realizarse con la nueva tecnología digital, lo que permite una importante reducción de los niveles de absorción de rayos X en el paciente. Los dentistas biorreguladores empastan las caries, hacen limpiezas dentales y puentes e implantes. Pero, al mismo tiempo, han interiorizado el concepto de que al tratar los dientes, hay que tener en cuenta la totalidad del cuerpo: dieta, estilo de vida, y salud mental y emocional. Asimismo, utilizan una tecnología que reduce al mínimo la exposición a sustancias químicas nocivas. ¿Por qué no se aplica en todas las clínicas odontológicas? ¿Por qué el seguro no cubre habitualmente la extracción de los empastes de amalgama? La razón que se da es la excusa poco convincente, usada de forma generalizada en la medicina convencional, de que no hay suficientes pruebas científicas de que se produzca una mejoría de la salud por extraer las amalgamas. Naturalmente, si la eliminación del mercurio fuera obligatoria, se produciría un enorme aumento de los costes sanitarios y una subida de las primas de seguros. La Asociación Dental Estadounidense tendría que admitir que se había equivocado, y esta admisión podría conllevar pleitos descomunales. Por eso no se ha generalizado la extracción. Al menos, aún no. Y encontrar profesionales de la salud bucodental que ofrezcan seguridad depende casi exclusivamente del paciente. Veamos ahora algunos planteamientos sobre la salud bucodental que puedes poner en práctica en casa.

CUIDADO BUCAL PREVENTIVO EN EL HOGAR

El primer paso, y lo más importante, para ayudar a mantener la salud oral es vigilar lo que comes y lo que bebes. Es fundamental evitar el azúcar y los carbohidratos fermentables. Lo mejor es comenzar por mantener los azúcares añadidos por debajo de 30 gramos al día para adultos y 15 gramos en el caso de los niños. Empieza a contar tu ingesta diaria de azúcares, entre ellos bebidas como zumos de frutas y refrescos, y es probable que te sorprendas de lo mucho que consumes. Reemplaza el azúcar por las verduras y el vino por agua mineral sin gas. Como hemos visto, cuando consumimos carbohidratos simples, como el azúcar y las harinas blancas, fermentan y producen el ácido que corroe el esmalte de los dientes y causa la caries dental. El consumo constante de carbohidratos simples fermentables conduce a la producción de ácido que sobrepasa la capacidad amortiguante de la saliva, y el pH oral pasa de alcalino a ácido.

Para equilibrar la acidez, es importante consumir alimentos altamente alcalinos, como perejil, pepino, col rizada, algas marinas y otros vegetales para mantener el equilibrio ácido en la boca. Las algas, tanto las marrones de agua marina como las verdes de agua dulce como la clorela y la espirulina, tienen la capacidad de unir metales pesados a sus superficies celulares que luego se excretarán con las heces. ¡Consumir una bebida verde que contenga algas una vez al día es casi tan importante como un buen cepillado dental! El ácido fítico o fitato, que se encuentra en las semillas comestibles, los cereales (como el trigo o la cebada), las leguminosas (alubias negras) y los frutos secos, deteriora la absorción de hierro, zinc y calcio. La cantidad de ácido fítico en estos alimentos se puede reducir si se remojan, germinan o fermentan. Tanto tu dentífrico como tu enjuague bucal deben considerarse parte de tu dieta, ya que entran en tu cuerpo. Asegúrate de cambiar tus productos de cuidado bucal y utilizar en su lugar las marcas mencionadas anteriormente en este capítulo.

El resurgimiento de una tradición de medicina ayurvédica llamada enjuague bucal con aceite (*oil pulling*)* ha sido objeto de mayor atención recientemente, pero ten cuidado, ya que puede

---

* Puedes encontrar información detallada sobre esta técnica en el libro *Oil Pulling. Enjuagues con aceite para desintoxicar y sanar el cuerpo*. Editorial Sirio, 2015.

tener una acción similar a la de un detergente. Enjuagarse la boca con aceites como el de coco o el de sésamo de diez a veinte minutos puede ayudar a reequilibrar los microbios orales, pero *no* debe hacerse en exceso. El uso de un neti pot,* otra tradición ayurvédica, es una técnica de limpieza de los conductos nasales que ayuda a equilibrar los microbios orales y a eliminar la inflamación y la infección. De hecho, se ha demostrado que el uso de un neti pot es altamente eficaz para la reducción de los síntomas de una infección sinusal. Pruébalo.

A lo largo de este libro hemos destacado varios diagnósticos y tratamientos utilizados en la medicina biorreguladora. En el siguiente capítulo los veremos más detalladamente, tratamiento a tratamiento.

---

* N. del T.: también llamado olla neti.

Capítulo 8

INTRODUCCIÓN A LOS PRINCIPALES DIAGNÓSTICOS Y TRATAMIENTOS DE LA MEDICINA BIORREGULADORA

Por más que se abuse del cuerpo, este puede restaurar su equilibrio. La primera regla es dejar de interferir en la naturaleza.

Deepak Chopra

La razón fundamental de la curación es el amor.

Paracelso

Las pruebas y diagnósticos de vanguardia utilizados en la medicina biorreguladora permiten a los médicos y profesionales clínicos de la BioMed identificar la causa o causas principales de las enfermedades. Los profesionales de la medicina biorreguladora integran los resultados de decenas de pruebas diferentes que trascienden la fisiología general del cuerpo y evalúan la integridad estructural, la individualidad bioquímica, las deficiencias nutricionales, las predisposiciones epigenéticas, los procesos regulatorios y metabólicos, los desequilibrios energéticos y la historia psicoemocional única del individuo, como, por ejemplo, las pérdidas y los traumas. Los diagnósticos médicos biorreguladores tienen en cuenta cada elemento del cuerpo, la mente, la energía, el metabolismo, la genética, los sistemas reguladores, etc. En lo referente a los tratamientos, encontrarás que se utilizan más de cien modalidades diferentes. En este capítulo de referencias, encontrarás una lista con muchas de estas pruebas y tratamientos. Aunque lejos de ser exhaustiva, esta lista proporciona una introducción y una visión general de las principales evaluaciones y tratamientos biorreguladores que quizá desconozcan los lectores versados en la medicina alopática.

LAS EVALUACIONES Y DIAGNÓSTICOS EN LA MEDICINA BIORREGULADORA

En la medicina biorreguladora se utilizan decenas de procedimientos diferentes de evaluación, pruebas y diagnóstico, entre ellos tecnologías innovadoras procedentes de todo el mundo diseñadas no solo para detectar la presencia de enfermedades, sino también para evaluar su desarrollo desde el punto de vista del medio interno y evitar futuras afecciones. Todos los sistemas biorreguladores —cada glándula, célula, órgano y tejido, desde el sistema inmunitario hasta el endocrino, desde el cardiovascular hasta el nervioso— están conectados y por consiguiente han de evaluarse desde el punto de vista de la prevención y de la función. Los métodos de prueba incluyen análisis de saliva, heces, suero, orina, temperatura y pruebas de biorresonancia. Mientras que la medicina alopática se basa en análisis clínicos de suero, imágenes obtenidas mediante radiación o ultrasonidos y exámenes invasivos que muestran la patología o la enfermedad una vez que esta ya se ha manifestado, los métodos de pruebas utilizados en la medicina biorreguladora permiten un tratamiento no invasivo y un enfoque no tóxico para la detección temprana, la prevención y el seguimiento.

Análisis de bioimpedancia

El análisis de impedancia bioeléctrica o análisis de bioimpedancia (ABI) es una técnica simple, rápida, aplicable a los niños y no invasiva, que se utiliza para medir la composición corporal. Sabemos que la composición corporal (el aumento de peso se traduce en un mayor riesgo de enfermedad) está directamente relacionada con la salud, y esta prueba es una parte integral de una evaluación sanitaria y nutricional. Los dispositivos para pruebas de ABI, por ejemplo el InBody Test, miden los cambios en la corriente eléctrica mientras esta recorre los líquidos y tejidos corporales para proporcionar un análisis preciso del agua, el agua extracelular, el agua total del cuerpo, la masa magra seca, la masa magra corporal, el peso, la masa del músculo esquelético, el índice de masa corporal, el porcentaje de grasa corporal, el análisis segmentario de fibra, el análisis segmentario de grasa, el historial de la composición corporal y la tasa metabólica basal.

Análisis químico de sangre (suero)

Un examen de sangre es un análisis de laboratorio realizado con una muestra de sangre extraída generalmente de una vena del brazo por medio de una aguja hipodérmica o un pinchazo en el dedo. El conteo sanguíneo completo y el panel metabólico completo proporcionan una amplia gama de información diagnóstica sobre el paciente, acerca de su metabolismo, hígado, riñones o estado de sus glóbulos blancos y rojos. Estos análisis de sangre también miden el número, variedad, porcentaje, concentración y calidad de las plaquetas, los glóbulos rojos y los glóbulos blancos, teniendo en cuenta también la glucosa, los electrolitos y el colesterol. Mediante el análisis de sangre se pueden llevar a cabo otros importantes exámenes, como los de ciertos marcadores hormonales, inflamatorios y cancerosos. El análisis sanguíneo anual es el principal método de detección utilizado por la medicina alopática para detectar la enfermedad; sin embargo, el amplio margen y la variabilidad geográfica de los niveles «normales» limita el aspecto preventivo de su estrategia analítica. Debido a la forma en que se determinan los valores de referencia alopáticos, alrededor del 95 % de los análisis de sangre se consideran normales pero ni mucho menos óptimos. Al realizar un chequeo anual, solo hay un 5 % de probabilidades de que un médico convencional mencione siquiera que existe algún problema. Por el contrario, un médico biorregulador te comentará cuáles son tus valores óptimos y te explicará la importancia de todos los datos para entender por completo y con exactitud los desequilibrios metabólicos que están presentes. Los profesionales de la medicina biorreguladora ven los resultados de las pruebas de suero considerando el ámbito preventivo de un valor, y esto permite la detección temprana de desequilibrios.

Perfil de cáncer (perfil de CA*)

Diversas empresas de análisis ofrecen paneles integrales que evalúan las hormonas, el antígeno y otros marcadores tumorales específicos, como el antígeno carcinoembrionario (CEA), que podrían proporcionar la detección temprana antes de que aparezcan los síntomas del cáncer. Si bien muchos cánceres pueden tardar de ocho a diez o más años en desarrollarse, la mayoría proporciona pistas sobre su desarrollo, expresado en un terreno, o medio interno, que favorece los tumores, un terreno que se puede modificar si las células cancerosas se detectan lo suficientemente pronto. Sin embargo, lamentablemente, la palpación alopática, los rayos X, los TAC,** las resonancias magnéticas, los TEP,*** las biopsias, y los marcadores tumorales convencionales tienden a revelar cánceres que están ya firmemente establecidos.

---

* N. del T.: marcador tumoral antígeno carcinoembrionario.
** N. del T.: tomografía axial computerizada.
*** N. del T.: tomografía por emisión de positrones.

La medicina biorreguladora es capaz de detectar patrones tempranos con estas pruebas y usar terapias naturales y no tóxicas para alterar un terreno que promueve el cáncer antes de que la enfermedad esté firmemente establecida. Todos tenemos células cancerosas que normalmente se mantienen bajo control gracias a un sistema inmunitario sano, por lo que la evaluación de este sistema es también importante para determinar adecuadamente la mejor opción de tratamiento, ya que según la Sociedad Estadounidense del Cáncer un tercio de los cánceres no necesitan tratamiento.

Termografía de regulación del calor corporal (TRC)

En esta prueba se toma la temperatura de la piel en más de cien puntos diferentes de todo el cuerpo, evaluando quince sistemas distintos de órganos. El profesional de la medicina biorreguladora estudia los patrones de la temperatura de la piel para determinar la actividad metabólica en las diversas partes del cuerpo. Las temperaturas de la piel corresponden a órganos y tejidos específicos a través de reflejos viscerocutáneos y proporcionan datos sobre la funcionalidad de las circunstancias biológicas actuales del paciente. Las perturbaciones en los procesos de conversión de energía y la respuesta reducida al estímulo de la presión aparecen en los resultados de la exploración termográfica como normal o hiperactivo, degenerativo o bloqueado. Esta es una de las pruebas de diagnóstico de todos los sistemas que más se utiliza en la medicina biorreguladora.

Pruebas digestivas

Para una digestión sana es necesaria la presencia de múltiples enzimas y bacterias sanas y la ausencia de parásitos, bacterias infecciosas y metabolitos inflamatorios; para evaluar la función digestiva suelen emplearse pruebas exhaustivas de sangre, heces y orina. Estas pruebas de función digestiva se utilizan para encontrar afecciones como el síndrome de la permeabilidad intestinal, la disminución de la función pancreática, enzimas digestivas desequilibradas, disbiosis (equilibrio bacteriano), procesos inflamatorios, enfermedad celíaca, alergias y sensibilidades, bloqueos de desintoxicación hepática y otros desequilibrios bioindividuales. Los intestinos contienen la mayor cantidad de tejido linfoide del cuerpo, conocido como tejido linfático asociado al intestino. Las células inmunitarias se producen dentro de este tejido, que es importante para proteger al cuerpo contra los patógenos. Debido al aumento de TDAH, TDA, autismo, síndrome del colon irritable, celiaquía, enfermedad de Crohn, colitis ulcerosa, migrañas, fatiga crónica, fibromialgia y otras muchas afecciones, es fundamental evaluar el sistema gastrointestinal.

Análisis del pulso digital (APD)

Al ser la enfermedad cardiovascular la principal causa de muerte en los países del área occidental, la prueba de APD es una herramienta inestimable para evaluar la arteriosclerosis así como para la evaluación del nivel de profusión de oxígeno a los tejidos. El APD es un dispositivo aprobado por la FDA que es lo suficientemente sensible para registrar los primeros signos de enfermedad cardiovascular y de reducción de la circulación sanguínea. Proporciona una medida precisa de la elasticidad de las arterias del paciente y determina la edad biológica de esas arterias. Asimismo, ofrece información sobre la frecuencia cardíaca media, los latidos cardíacos perdidos (arritmias), el nivel de rigidez arterial, la elasticidad arterial, el volumen restante de la sangre, la forma de onda de la variabilidad de la frecuencia cardíaca, el equilibrio del sistema nervioso autónomo, etc. Todos estos datos son recogidos a través de un detector indoloro colocado sobre el dedo.

Prueba electrodérmica

La prueba electrodérmica se ha utilizado con éxito en Europa desde 1953 y tiene su origen en la técnica alemana de electroacupuntura desarrollada por el doctor Reinhold Voll. Se trata de una forma especializada no invasiva de prueba de resonancia eléctrica que se utiliza para identificar posibles desequilibrios celulares o factores estresantes que pudieran estar afectando al sistema eléctrico, como sensibilidades a alimentos, grasas, azúcares, alcohol o sustancias químicas, y también se utiliza para detectar patrones de asma, fiebre del heno, problemas de la piel, desequilibrios hormonales y afecciones psicoinmunitarias. Este procedimiento indoloro implica medir las diferencias (tensión) potenciales entre un electrodo con la punta presionando contra un punto de acupuntura y un electrodo superficial grande (electrodo de mano) sostenido por el paciente. A continuación, se mide la resistencia resultante.

Pruebas de sensibilidad y alergia alimentaria

Algunos sectores estiman que más del 60 % de la población global no puede digerir las moléculas de proteínas de los alimentos que se consumen habitualmente, como la harina y la leche. Un estudio de 2011 publicado en la revista *Pediatrics* concluyó que el 30 % de los niños tiene alergias alimentarias múltiples.[1] Los síntomas son numerosos y pueden incluir diarrea, indigestión, náuseas, cantidades excesivas de gases, vómitos, picazón y congestión nasal. Saber qué alimentos desencadenan los síntomas y la respuesta inmunitaria inherente asociada es un elemento muy importante de la medicina biorreguladora. Dos de los

anticuerpos implicados en reacciones alérgicas son la inmunoglobulina E (IgE) y la inmunoglobulina G (IgG). La producción
de IgE tiene lugar justo después de la ingestión o inhalación de
un alérgeno y se conoce como una reacción de hipersensibilidad inmediata de tipo I. Por el contrario, los anticuerpos IgG se
producen varias horas o días después de la exposición a un alérgeno y se denominan tipo III, o reacciones de hipersensibilidad
retardadas. Los ensayos de pruebas alérgicas de suero detectan
la reacción inmediata y retardada a los alérgenos a través de IgE
e IgG respectivamente. Las sensibilidades alimentarias pueden
examinarse mediante varios análisis energéticos y de sangre y
también con una prueba de liberación de mediador (MRT), que
mide las respuestas inmunitarias e inflamatorias tanto a los alimentos como a los productos químicos sintéticos.

Evaluación de metales pesados y toxinas ambientales

Los metales pesados y las toxinas ambientales, como disol-
ventes volátiles, bifenilos policlorados, ftalatos, parabenos, pesticidas clorinados, organofosforatos y bisfenol A, han de ser evaluados y eliminados para mejorar la salud. Como hemos visto, las
toxinas pueden unirse y bloquear la función hormonal al tiempo
que causan una serie de síntomas como dolores de cabeza, fatiga, aumento de peso y dolor muscular y articular. Las toxinas son
la mayor fuente de obstrucciones biorreguladoras. En el mundo tóxico de hoy en día, mucha gente tiene niveles elevados de
toxinas que contribuyen a la inflamación, la enfermedad autoinmune y una salud precaria. La presencia de metales pesados y
toxinas ambientales puede comprobarse a través del análisis del
cabello, pruebas de sangre y pruebas de orina. La evaluación de
los metales pesados y la carga tóxica forma parte de las normas
de atención de la medicina biorreguladora.

Prueba de variabilidad de la frecuencia cardíaca (VFC)

La prueba de variabilidad de la frecuencia cardíaca (VFC) es un breve estudio electrofisiológico que valora el estrés en el sistema nervioso autónomo (SNA) de un paciente cuando está en reposo y da una evaluación de la adaptabilidad de las ramas simpática y parasimpática del SNA. Para lograr la salud y el equilibrio, el cuerpo necesita mantener un equilibrio adecuado entre los nervios simpáticos, responsables de la respuesta de lucha o huida y los nervios parasimpáticos, con su respuesta de descanso y digestión, lo cual es cada vez más difícil debido a las exigencias diarias de la vida. La prueba VFC puede detectar signos tempranos del desarrollo de procesos patológicos o la presencia de algunos trastornos funcionales que podrían no ser revelados por un examen físico ordinario. (En el capítulo seis tratamos en detalle este examen).

Análisis hormonal

Un análisis hormonal nos permite evaluar los niveles de estos poderosos mensajeros químicos que alteran la forma en que funcionan las células y los tejidos distantes. Las hormonas son esenciales para las funciones corporales, el metabolismo y la función cerebral. Pequeñas cantidades de hormonas son secretadas por las glándulas en el torrente sanguíneo para producir efectos profundos en el metabolismo de otras áreas del cuerpo. Es fundamental evaluar las glándulas suprarrenales, gonadales (testículos/ovarios), tiroideas y pituitarias en conjunto para obtener una imagen completa y para identificar la causa raíz de la disfunción hormonal. La evaluación de las hormonas se puede hacer a través del análisis de saliva, sangre y orina, según corresponda. Una de las nuevas modalidades de la medicina moderna es el campo llamado medicina de la gestión de la edad. Desde esta perspectiva, miramos todos los niveles hormonales de un paciente y hacemos intervenciones para normalizar las hormonas que presentan niveles deficientes o elevados. Las pruebas hormonales ayudan al profesional de la medicina biorreguladora a abordar adecuadamente los desequilibrios hormonales habituales, como la menopausia, el desequilibrio de la tiroides y la infertilidad, entre otros. Cuando se trata de desequilibrio hormonal, el objetivo biorregulador es encontrar y eliminar también las causas subyacentes de los niveles hormonales aberrantes para que el paciente tome la menor cantidad de medicamentos posible a largo plazo.

Pruebas genéticas

Existen varias pruebas genéticas cuyo objetivo es medir cómo procesa tu cuerpo los medicamentos, las hormonas, los alimentos, etc. Cada uno metaboliza las sustancias biológicamente activas de manera distinta. Algunos procesan los medicamentos muy deprisa, otros muy rápido y hay quienes no los metabolizan en absoluto. Entender cómo afectan tus genes a tu reacción a ciertas sustancias puede ayudar a reducir sus efectos adversos, especialmente los causados por fármacos. Estas pruebas también pueden identificar medicamentos alternativos que resulten más adecuados para ti basándose en tu perfil genético. Además, la identificación de SNP genéticos puede ayudar al profesional de la medicina biorreguladora a ajustar la nutrición y los protocolos complementarios para evitar los genes con una deficiencia o exceso de actividad. Normalmente, las pruebas genéticas son muy fáciles de hacer y pueden llevarse a cabo en la clínica del médico o en la intimidad del hogar. Con una simple prueba de la parte interior de la mejilla o una muestra de sangre se puede recoger el ADN necesario para este análisis, que se realiza una sola vez en la vida.

Examen neurológico

Este tipo de imágenes del cerebro y cartografía cerebral está diseñado para ayudar a la comprensión del funcionamiento electrofisiológico del cerebro. Estas pruebas pueden proporcionar grabaciones de electroencefalograma de alta densidad, localización de fuentes electromagnéticas, neuroimagen multimodal y mejoras en la resonancia magnética funcional. Un examen neurológico es un tipo de prueba neurodiagnóstica que se realiza cuando se supone que la enfermedad o el trastorno del paciente está centrado en el sistema nervioso central (cerebro y médula espinal). Tiene infinidad de usos, desde ayudar en los problemas de salud mental hasta el diagnóstico de tumores cerebrales.

Análisis de nutrientes

Uno de los mejores medios para identificar la presencia de deficiencias o excesos que puedan afectar a la salud física y mental, y también a un proceso de la enfermedad, es evaluar e identificar los niveles de vitaminas, antioxidantes, minerales, oligoelementos y aminoácidos. Prácticamente cada función fisiológica del cuerpo humano requiere nutrientes para su funcionamiento adecuado. Los compuestos vitamínicos y minerales desempeñan un papel clave en la modulación y fortificación del sistema inmunitario, inhibiendo la inflamación, protegiendo contra el daño de los radicales libres y manteniendo el equilibrio de las hormonas, incluidas la insulina, las hormonas tiroideas, las hormonas reproductoras y suprarrenales y los neurotransmisores. Tal y como estableció el Environmental Working Group, casi el 93 % de la población estadounidense sufre deficiencias en, como

mínimo, un nutriente.[2] Los niveles de nutrientes pueden evaluarse a través de la orina, la sangre y, a veces, el cabello.

Detección de parásitos y patógenos

Un cribado de parásitos y patógenos evalúa la presencia de
parásitos, bacterias beneficiosas, flora intestinal desequilibrada,
bacterias patógenas y levaduras. Estas pruebas pueden ayudar a
revelar las causas a menudo ocultas de afecciones agudas o crónicas que pudieran provenir de una infección parasitaria o de
un microbioma intestinal alterado o desequilibrado. Las evaluaciones parasitarias utilizadas en la medicina biorreguladora son
mucho más extensas que las pruebas alopáticas de heces, que
buscan únicamente cuatro o cinco patógenos diferentes y, por lo
general, solo se ejecutan en casos de afecciones gastrointestinales agudas como la diarrea. Además, la evaluación de la presencia de infecciones crónicas de bacterias como las causantes de la
enfermedad de Lyme, el virus de Epstein-Barr y el citomegalovi-
rus es muy importante, ya que están vinculadas a enfermedades
crónicas y degenerativas. Las pruebas de detección de parásitos
y patógenos se pueden hacer usando sangre o heces

Prueba Vega (biorresonancia)

La prueba Vega es la culminación de décadas de desarrollo de las pruebas de electroacupuntura alemana y ofrece una
síntesis de los conocimientos médicos chinos y la tecnología
occidental de vanguardia. Consiste en una técnica reguladora
energética que registra el potencial bioeléctrico del paciente y
puede revelar los trastornos funcionales o los llamados energéticos. Este procedimiento indoloro implica medir las diferencias (tensión) potenciales entre un electrodo con la punta
presionando contra un punto de acupuntura y un electrodo

superficial grande (electrodo de mano) sostenido por el paciente. A continuación, se mide la resistencia resultante. La electro-conductividad del punto podría indicar la existencia de una enfermedad degenerativa en un órgano, una inflamación sistémica o desequilibrios más específicos, como diversas infecciones, crecimiento excesivo de levaduras y presencia de metales pesados, entre otras cosas.

Zyto Scan

Este método de exploración indoloro, no tóxico ni invasivo utiliza un sistema de información que relaciona firmas energéticas o impulsos de energía con sustancias físicas, como alimentos, suplementos, vitaminas u órganos y sistemas corporales y factores ambientales como parásitos y toxinas. Las firmas que produce el escáner como resultado de esta correlación se denominan elementos virtuales de estímulo. Una exploración Zyto de biocomunicación introduce en el cuerpo impulsos energéticos sutiles de más de cien elementos de estímulo virtual mediante el uso de un soporte manual. El cuerpo emite una respuesta natural a esta comunicación que se registra en el *software* Zyto. Existen diferentes tipos de bioescáner (también llamados bioencuestas); algunas bioencuestas son de naturaleza general, mientras que otras se centran específicamente en órganos corporales o en factores ambientales como las toxinas y los alérgenos.

BIOTERAPIAS Y TECNOLOGÍAS DE TRATAMIENTO

Las bioterapias son tratamientos destinados a estimular o restaurar la homeostasis en los numerosos sistemas biorreguladores del cuerpo. La terapéutica utilizada en la medicina biorreguladora es natural, no invasiva ni tóxica, y encarna el principio hipocrático de «ante todo, no hacer daño».

La técnica terapéutica es una ciencia, un arte y un proceso creativo. Las modalidades terapéuticas de la medicina biorreguladora, como su diagnóstico, son tan individuales y variadas como la firma de los procesos creativos de los practicantes que la utilizan. Las terapias de medicina biorreguladora van más allá del tratamiento convencional de los trastornos de estructura y función con un enfoque consistente en un gen y un objetivo, y se extiende a los desequilibrios energéticos, los trastornos de la regulación y la adaptación, así como los trastornos y temas sociales y psicoemocionales. Se pueden realizar diversas terapias por vía intravenosa, subcutánea, oral, física, a través de un nebulizador o mediante energía eléctrica. Las prácticas terapéuticas de la medicina biorreguladora también se corresponden en gran parte con el paradigma mente-cuerpo. Aquí presentamos algunas de las más habitualmente utilizadas en medicina biorreguladora. Puedes ver la lista completa en www.brmi.online/therapeutics (en inglés). Los practicantes de la medicina biorreguladora individualizan las opciones de tratamiento basadas en la ingesta y el diagnóstico. Los pacientes deciden sus tratamientos con ellos y se hacen en cierta medida responsables. La medicina biorreguladora solo puede ser la guía y el acompañante; los pacientes tienen las riendas en sus manos y es responsabilidad suya aplicar con disciplina y fiabilidad cualquiera de los tratamientos que se siguen en el hogar.

Acupuntura

La acupuntura, una técnica de curación de tres mil años de antigüedad de la medicina tradicional china, literalmente significa «perforar con una aguja en un punto estratégico». Durante estos tratamientos, las agujas se utilizan solas o en combinación con otra modalidad llamada moxibustión. La moxibustión es la quema, directamente sobre la piel o por encima de esta, de unas hierbas seleccionadas. Estudios científicos combinados con miles de años de evidencia anecdótica han confirmado la efectividad de la acupuntura en el tratamiento de muchas afecciones, como dolor crónico, dolor de cabeza, calambres menstruales, dolor lumbar, cervical o muscular, osteoartritis, colon espástico, depresión y ansiedad. La acupuntura también puede mejorar el funcionamiento del sistema inmunitario al tiempo que ayuda a reducir los efectos secundarios de los tratamientos convencionales, entre ellos la quimioterapia.

Medicina antroposófica

La medicina antroposófica fue fundada hace casi cien años por los doctores Rudolf Steiner e Ita Wegman. Es un sistema integrador de tratamiento multimodal basado en un entendimiento holístico del ser humano y la naturaleza, así como de la enfermedad y el tratamiento. La medicina antroposófica utiliza medicamentos de origen vegetal, mineral y animal, y a la vez emplea también terapia del arte, euritmia curativa, masaje rítmico, orientación y psicoterapia. Está establecida en ochenta países de todo el mundo, principalmente en Europa central. Más de doscientos estudios clínicos sobre la eficacia de la medicina antroposófica han mostrado resultados positivos y una elevada tolerabilidad.

Terapia antihomotóxica

Esta terapia y modalidad médica fue desarrollada por el médico alemán Hans-Heinrich Reckeweg, que también creó la empresa Heel y su medicamento más famoso, Traumeel, que contiene trece remedios homeopáticos diferentes en potencias únicas y es uno de los remedios homeopáticos más vendidos del mundo. El objetivo de la medicina antihomotóxica consiste en la activación de las energías autocurativas del organismo con estímulos débiles. Es similar a la homeopatía, pero el enfoque está en los sistemas de biorregulación que se encuentran bloqueados debido a la presencia de homotoxinas. La antihomotoxicología introduce una toxina adicional similar a la sustancia que está causando la disrupción; dicha toxina se potencia siguiendo las líneas de la farmacopea homeopática oficial y el objetivo de introducirla es servir de estímulo para provocar en el cuerpo una activación, estimulación y regulación curativas y restauradoras. Estas terapias y fórmulas varían en función de la fase de la enfermedad por la que atraviesa el paciente.

BioMat

El BioMat es un dispositivo médico de vanguardia, aprobado por la FDA, que transmite rayos infrarrojos lejanos terapéuticos, iones negativos y las propiedades conductoras de los canales de amatista para ayudar a aliviar el dolor, mejorar la función inmunitaria y reducir el estrés. Los rayos infrarrojos lejanos son parte del espectro de luz electromagnética y están cerca de la frecuencia luminosa de la luz solar natural. Un ión es una partícula que contiene una carga eléctrica. A los iones con una carga eléctrica negativa se los denomina iones negativos, y este tipo de iones se considera ahora esencial para una función celular sana. El uso del BioMat estimula los canales iónicos produciendo iones negativos que transmiten energía a las células corporales. Durante siglos los antiguos sabios y sanadores han conocido de forma experimental y disfrutado el poder curativo de la amatista, que se debe a las grandes propiedades de conductividad de este mineral. Los cristales de amatista transmiten de la forma más consistente y potente las ondas de luz infrarroja lejana y efectos iónicos al cuerpo humano. El uso de este dispositivo específicamente terapéutico es un tratamiento no invasivo y relajante: para disfrutarlo solo tienes que sentarte o tumbarte sobre la esterilla del BioMat durante el periodo de tiempo designado.

Biomodulación y biorresonancia

La biomodulación, también conocida como biorretroalimentación, biorresonancia o resopatía, es el ajuste reactivo o asociativo del estado bioquímico o celular de un paciente. Los principios de la terapia de biorresonancia se utilizan en pruebas electrodérmicas, terapia de información biofísica, terapia bioenergética, medicina energética y medicina vibracional. Estos tratamientos abarcan la regulación de las vías electrofisiológicas, químicas y moleculares innatas a través de intervenciones físicas y químicas de relativamente baja intensidad, entre ellas microcorrientes, láseres y sustancias no farmacéuticas. Los diversos dispositivos de tratamiento recogidos bajo el denominador común de la biomodulación son de alta tecnología y no invasivos; funcionan gracias a un *software* de información y un microchip con procesadores de alto rendimiento. Proporcionan un eficaz alivio sintomático y tratamiento del dolor crónico, así como de afecciones como fatiga, alergias, trastornos digestivos e insomnio.

Terapia de quelación

La quelación es la unión de metales (como el mercurio, el arsénico, el plomo y el cadmio) o minerales (como el calcio) a una sustancia considerada el «quelato». La palabra griega *chele*, de la que procede, significa 'garra'. Inicialmente, el uso médico de agentes quelantes era tratar intoxicaciones por metales pesados. El agente quelante ácido de etileno diamina tetraacético, un aminoácido sintético, fue introducido por primera vez en la medicina en los Estados Unidos en 1948 como tratamiento para la intoxicación de plomo que afectaba a los trabajadores de una fábrica de pilas. Otros agentes quelantes que utiliza la medicina biorreguladora para eliminar metales pesados y otros xenobióticos son el ácido dimercaptosuccínico y el sulfonato de dimercaptopropano. Normalmente, los tratamientos de quelación se llevan a cabo durante varias semanas o meses a través de terapia intravenosa o medicación oral y han de ser supervisados atentamente por un médico biorregulador bien versado en terapia de quelación y en la evaluación de pacientes.

Hidroterapia de colon

Este tratamiento es fundamental para cualquier programa de desintoxicación y resulta imprescindible en programas preventivos para optimizar la salud y el bienestar. Elimina los desechos, la fermentación y las toxinas del hígado, los intestinos y el colon al tiempo que proporciona también hidratación y oxigenación a estos órganos y tejidos. En la hidroterapia del colon, que es mucho mejor que una lavativa casera, un hidroterapeuta experimentado insertará un tubo esterilizado en el recto y lentamente introducirá agua u otras sustancias, como café y probióticos, en esa cavidad. Este procedimiento estimula al hígado a producir más bilis, lo que empuja a la bilis vieja, espesa y cargada de toxinas, al intestino delgado para su eliminación. La hidroterapia de colon también estimula la producción de glutatión-S-transferasa, una enzima utilizada por el hígado para hacer que las vías de desintoxicación funcionen eficientemente. El aumento de glutatión, uno de los principales productos químicos de conjugación, permite eliminar las toxinas a través de la bilis en el intestino delgado a la vez que reduce la acumulación de las toxinas ambientales y biológicas de las que aún no nos hemos desintoxicado. Durante miles de años se han utilizado en todos los modelos médicos diversas formas de hidroterapia de colon, una terapia clave en lo referente al drenaje y la desintoxicación.

Terapia craneosacral (TCS)

El médico osteópata William Sutherland desarrolló la modalidad de la terapia craneosacral (TCS) en la pasada década de los treinta. Este enfoque se dirige al sistema craneosacral, que incluye las estructuras del sistema nervioso central, como el cráneo, las suturas craneales, el líquido cefalorraquídeo, las membranas del cerebro, las vértebras, la médula espinal y el sacro. El sistema craneosacral está estrechamente interconectado con el sistema musculoesquelético, el sistema vascular y los sistemas nerviosos simpático y parasimpático. El traumatismo en cualquier parte del cuerpo podría afectar al sistema craneosacral, restringiendo el movimiento normal y creando bloqueos. La TCS utiliza una serie de técnicas suaves para eliminar estos bloqueos y restaurar el movimiento sutil, o pulso, en el sistema nervioso central. Esta técnica utiliza una presión muy leve de los dedos y no conlleva la manipulación o el «ajuste» quiropráctico del sistema esquelético.

Terapia de campo electromagnético (TCE)

Esta modalidad de tratamiento utiliza frecuencias o impulsos electromagnéticos para estimular la curación metabólica, favorecen la desintoxicación, mejoran el flujo linfático, aumentan la microcirculación, mejoran la integridad celular de la membrana, estimulan la regeneración celular y disminuyen la inflamación, a la vez que se alivian los problemas musculoesqueléticos crónicos, las fracturas de huesos, la fatiga crónica, la fibromialgia y los trastornos digestivos y del sistema nervioso. La TCE, que lleva utilizándose desde hace más de un siglo, obtuvo reconocimiento internacional durante las exploraciones espaciales soviéticas, cuando la terapia de campos magnéticos pulsantes (TCMP) fue utilizada por los cosmonautas para ayudar a reducir la pérdida de densidad ósea que se produce al alejarnos de la gravedad y los campos magnéticos de la Tierra. Hoy en día se emplean varios dispositivos aprobados por la FDA.

Estimulación muscular eléctrica

La estimulación muscular eléctrica, también conocida como estimulación eléctrica neuromuscular o electromioestimulación, es la estimulación de la contracción muscular mediante el uso de impulsos eléctricos. La estimulación eléctrica neuromuscular ha demostrado ser una herramienta eficaz y no invasiva, especialmente en medicina deportiva, para el entrenamiento del fortalecimiento y la recuperación tras el ejercicio. También ha demostrado su eficacia como herramienta de rehabilitación y prevención para pacientes parcial o totalmente inmovilizados. Un dispositivo genera impulsos y los transmite a través de electrodos situados en la piel cerca de los músculos estimulados. Normalmente, los electrodos son almohadillas que se adhieren a la piel. Los impulsos imitan el potencial de acción procedente del sistema nervioso central, haciendo que los músculos se contraigan, y esta contracción proporciona un estímulo para la curación.

Esencias florales

Las esencias florales son extractos diluidos de varios tipos de flores y plantas que resultan útiles para la gestión de todos los problemas de salud. Se parecen a los remedios homeopáticos en que han sido diluidos y potenciados para hacerlos más eficaces que cuando se usa la flor original como extracto herbario. Los treinta y ocho remedios florales originales fueron desarrollados por el doctor Edward Bach (1886-1936), un médico inglés y practicante homeopático que dedicó los últimos años de su vida a investigar y desarrollar estos remedios. El doctor Bach creía que todas las afecciones del cuerpo son el resultado de desequilibrios o negatividad a nivel del alma, y que al corregir el problema en esa esfera se produciría la curación y el cuerpo sería capaz de sanar a todos los niveles. Los remedios florales son gotas líquidas de sabor agradable que se administran por vía oral y actúan equilibrando las armonías en el cuerpo emocional y espiritual; la curación que nos brindan se lleva a cabo de una manera sutil al devolverle al organismo el equilibrio consigo mismo. De esta manera, son capaces de ayudar incluso en los problemas funcionales y físicos. El llamado «remedio de rescate» es un ejemplo de una esencia de flor que es muy útil tanto en humanos como en mascotas durante momentos de ansiedad intensa. Hoy en día hay muchas empresas en todo el mundo que fabrican esencias florales; han ampliado el alcance y el poder de estos remedios más allá de los treinta y ocho descubiertos originalmente por el doctor Bach.

Gemoterapia

La gemoterapia es una rama de la fitoterapia (más específicamente embriofitoterapia) que fue descubierta por Pol Henry, médico y homeópata belga. Posteriormente la ha definido con mayor precisión el doctor Max Tetau, que fue quien le dio una aplicación clínica. El doctor Henry propuso la idea de usar las partes embrionarias de las plantas en fitoterapia como un medio potencialmente más eficaz de drenaje. De hecho, fueron los principios de drenaje homeopáticos los que lo inspiraron a investigar la posibilidad de capturar la vitalidad de las plantas preparando macerados a partir de tejido embrionario fresco. Estos tejidos poseen diferentes propiedades que los extractos de hierbas elaborados con otras partes de la planta o con la misma planta una vez que ha madurado. Más concretamente, son ricos en factores de crecimiento, como fitohormonas, auxinas (una hormona que se encuentra en las plantas) y giberelinas. Las auxinas tienen una acción hormonal fetal y se encuentran solo en los brotes de una planta. Las giberelinas estimulan la síntesis del ácido ribonucleico y las proteínas, y al igual que las auxinas, están presentes solo en los brotes de la planta. Ejercen un efecto rejuvenecedor en los tejidos y órganos con los que tienen una afinidad selectiva conocida como organotropía.

Medicina herbaria

La medicina herbaria, también llamada medicina botánica o fitomedicina, consiste en el uso de semillas, bayas, raíces, hojas, corteza o flores de una planta con propósitos medicinales. La herbología tiene una larga tradición de uso fuera de la medicina convencional. La fitoterapia china es uno de los grandes sistemas herbarios del mundo, con una tradición ininterrumpida que se remonta al siglo III a. C. Las plantas y las sustancias naturales se utilizan para terapias o con fines medicinales para tratar numerosas afecciones, como alergias, asma, eczemas, síndrome premenstrual, artritis reumatoide, artritis, fibromialgia, migrañas, síntomas menopáusicos, fatiga crónica, síndrome del intestino irritable, cáncer, etc. Entre las hierbas que se usan habitualmente figuran: la equinácea (*Echinacea purpurea* y especies relacionadas), la hierba de San Juan (*Hypericum perforatum*) y el cardo de leche (*Silybum marianum*). Estas hierbas se pueden tomar por vía oral en forma líquida o de cápsula, o también como infusiones o mediante aplicación tópica.

Medicina homeopática

La homeopatía es una modalidad médica creada en 1796 por el médico alemán Samuel Hahnemann, y está basada en la antigua doctrina de lo semejante se cura con lo semejante (*similia similibus curantur*). Los remedios homeopáticos, que en la actualidad superan los tres mil, son sustancias naturales (vegetales, animales o minerales) que provocarían en individuos sanos los síntomas de la enfermedad, pero que se emplean en enfermos con la intención de curar esos mismos síntomas. Los agentes homeopáticos se eligen exclusivamente para cada individuo. Hay más de doscientos millones de personas en todo el mundo que utilizan de forma habitual esta medicina. La homeopatía está incluida en los sistemas sanitarios nacionales de varios países, entre ellos Brasil, Alemania, Bélgica, Francia, Chile, India, México, Pakistán, Suiza y el Reino Unido. La medicina homeopática ha demostrado excelentes resultados en el tratamiento de una amplia gama de enfermedades y trastornos físicos agudos y crónicos así como de desequilibrios emocionales. Estas fórmulas no tóxicas son también remedios seguros y efectivos para los niños. Por ejemplo, la árnica (margarita de montaña) es el principal remedio en la medicina deportiva y los primeros auxilios, en los que se utiliza para lesiones relacionadas con golpes y traumatismos. También ayuda a aliviar el dolor de las lesiones y acelerar el proceso curativo. En el terreno emocional, el haba de San Ignacio (*Hura polyandra*) es uno de los principales medicamentos homeopáticos para el dolor agudo, la ansiedad y la depresión, especialmente tras la muerte o separación de un ser querido. A pesar de una declaración de la FDA en 2017 en contra de la validez de la homeopatía, esta sigue siendo una de las terapias más seguras y eficaces utilizadas en todo el mundo.

Hipertermia

La hipertermia es uno de los más poderosos tratamientos estimulantes del sistema inmunitario, y por lo tanto es altamente anticancerígena, antiviral y antibacteriana. Sin embargo, en Norteamérica apenas se conoce y está infrautilizada. El tratamiento con hipertermia consiste en elevar la temperatura de todo el cuerpo o de un área localizada a 39-43 °C. La investigación ha demostrado que las altas temperaturas estimulan la inmunidad y pueden dañar las células cancerosas, por lo general con una lesión mínima a los tejidos normales. Las células de defensa del sistema inmunitario funcionan mejor a una temperatura superior a 39 °C. A esta temperatura se produce una fuerte estimulación de todos los procesos metabólicos y de desintoxicación. Normalmente el cuerpo desarrolla fiebre durante una enfermedad aguda, y este aumento de la temperatura ayuda a superar infecciones, inflamaciones y dolor de una forma mucho más rápida y eficaz. La hipertermia tiene importantes efectos biológicos sistémicos y localizados. Ayuda a combatir el envejecimiento; colabora en la desintoxicación, la salud cardiovascular, el rendimiento atlético, el fortalecimiento inmunitario y la circulación, y mejora el metabolismo y la función endocrina. Puede disminuir el ácido láctico y el CO_2 circulante al tiempo que facilita la eliminación de desechos celulares. En Europa se utiliza a menudo la hipertermia como terapia adyuvante con diversos tratamientos oncológicos, entre ellos la quimioterapia y la radioterapia, mientras que en otras clínicas se emplea junto con terapias reguladoras biológicas.

Inmunoterapias

La medicina biorreguladora utiliza varias sustancias naturales para ayudar a estimular y dirigir el sistema inmunitario en procesos agudos, crónicos y degenerativos de enfermedad. Los profesionales de la BioMed emplean docenas de hongos medicinales, como la melena de león (*Hericium Erinaceus*), que fortalece el sistema inmunitario y se emplea desde tiempos remotos en la medicina tradicional china. El muérdago (*Viscum album*), también conocido como visco, *Iscador*, Helixor o Isorel en los países europeos, es otro agente de inmunoterapia utilizado por los practicantes de la medicina biorreguladora. En algunos países europeos el muérdago se considera un medicamento eficaz para tratar el cáncer. Se ha demostrado que el extracto de muérdago destruye las células cancerosas en animales de laboratorio, estimula el sistema inmunitario aumentando el número de glóbulos blancos y se clasifica como modificador de respuesta biológica y como antiangiogénico. Los péptidos tímicos naturales son utilizados por practicantes de la medicina biorreguladora no solo para mejorar el funcionamiento del sistema inmunitario, sino también para actuar como transmisores entre este y el sistema neuroendocrino.

Terapia intravenosa

Existen diversos tipos de tratamientos biorreguladores que se administran por vía intravenosa. Por ejemplo, las fórmulas nutricionales (un cóctel de Myers) y antioxidantes como el glutatión se utilizan para tratar una amplia gama de afecciones clínicas así como para mejorar el rendimiento y la recuperación de los deportistas profesionales. También la vitamina C y el muérdago se administra por vía intravenosa. De este modo, se evita el sistema digestivo y así, a través de la corriente sanguínea, se puede proporcionar directamente a las células un suministro nutritivo mucho más elevado. Más tarde los nutrientes alimentan a esas células que están aletargadas, ayudan a proporcionar una respuesta terapéutica inmediata corrigiendo las deficiencias que podrían surgir debido a los desequilibrios biológicos y apoyan el proceso de desintoxicación.

Tratamientos de drenaje linfático

Todos los diversos tratamientos linfáticos manuales o asistidos por máquina, entre ellos vibraciones físicas con ondas sonoras o acústicas y electropresión, son extremadamente bajos en energía, suaves y seguros. Estos tratamientos mejoran los edemas, las afecciones fibróticas y los ganglios linfáticos inflamados, ayudando a tratar la inflamación, el dolor crónico, los dolores de articulaciones, las alergias, la sinusitis, los problemas respiratorios, los dolores de cabeza, los problemas de próstata, el desequilibrio hormonal y las afecciones femeninas crónicas, los traumas y problemas crónicos dentales, la toxicidad de metales pesados, el trauma neuromuscular y los síndromes inmunitarios y de la fatiga. El sistema linfático transporta y limpia cada célula y órgano corporales. Es la vía para eliminar del organismo las toxinas y, como los glóbulos blancos se transportan a través de la linfa, desempeña un papel clave en la función inmunitaria. Los tratamientos linfáticos ayudan a eliminar la congestión, lo que permite un mayor suministro de nutrientes a las células, elimina toxinas e incrementa la función inmunitaria.

Terapia neuronal

La terapia neuronal se basa en el concepto de que el trauma puede producir alteraciones duraderas en la función electroquímica de los tejidos y una perturbación local puede causar síntomas en puntos distantes y no relacionados del cuerpo. Las cicatrices y el tejido cicatricial se consideran campos muy significativos de interferencia. El tejido cicatricial tiene un potencial de membrana diferente al de las células normales, y cuando una célula pierde su potencial normal de membrana, dejan de funcionar los transportadores de iones de la pared celular y en el interior de la célula se acumulan minerales anormales y sustancias tóxicas. A consecuencia de esto la célula pierde su capacidad de autocuración y de reanudar su funcionamiento normal. La terapia neuronal corrige la perturbación producida en el tejido restableciendo la conductividad eléctrica normal de las células mediante un anestésico local. Una combinación anestésica habitual es Traumeel y procaína inyectada en los nodos sensibles y en los músculos rígidos. Mientras que Traumeel es un antiinflamatorio, estimula la cicatrización de los tejidos y tiene una acción analgésica, la procaína actúa sobre la pared celular para permitir que los transportadores de iones reanuden la acción normal y restauren el potencial de la membrana, corrigiendo la perturbación bioeléctrica en un sitio o ganglio nervioso específico. Al restablecer la conductividad eléctrica normal de las células y los nervios, las funciones perturbadas también se normalizan y el paciente recupera la salud en la medida en que esto sea aún anatómicamente posible. Los objetivos que se pretenden alcanzar con esta terapia son el alivio del dolor y los efectos antihistamínicos y antihiperérgicos, por lo que puede beneficiar a quienes padecen dolor crónico, trastornos ortopédicos, problemas de circulación, etc.

Neurorretroalimentación

Llamada también neuroterapia o neurobiorretroalimentación, es un tipo de biorretroalimentación que utiliza muestras en tiempo real de la actividad cerebral –generalmente electroen-cefalografías– para enseñar la autorregulación de la función cerebral. La terapia de biorretroalimentación ayuda a reducir una amplia gama de síntomas físicos disminuyendo la activación simpática y proporciona una intervención psicofisiológica no invasiva y eficaz para los trastornos psiquiátricos. Es una técnica de la mente-cuerpo en la cual los individuos aprenden a modificar su fisiología con el objetivo de mejorar la salud física, mental, emocional y espiritual, y se ha utilizado para tratar desórdenes comunes como ansiedad, autismo, depresión, trastornos alimentarios, presión arterial alta, dolor o tensión muscular, ansiedad, síntomas del colon irritable, insomnio y esquizofrenia. (En el capítulo seis se describió la neurorretroalimentación más detalladamente).

Terapia con nosodes

Constantine Hering (1800-1880), considerado el padre de la homeopatía en los Estados Unidos, creó la terapia con nosodes. Un nosode es una dosis potenciada de una determinada enfermedad; tomar un nosode para un germen específico aumenta nuestra inmunidad y nos confiere un nivel de protección para impedir que nos contagiemos. Por ejemplo, el nosode para la prevención de la gripe es el *oscillococcinum*, para la difteria es el *diptherinum*, para la tuberculosis es el *tuberculinum* y para el sarampión es el *morbillinum*. Se pueden elaborar nosodes de cualquier material patológico derivado de plantas, animales o fuentes humanas. Este tratamiento está ganando relevancia en el tratamiento de la enfermedad de Lyme así como alternativas a la vacunación.

Nutrición, terapia nutracéutica y medicina ortomolecular

Los nutrientes son los elementos básicos de la vida y son necesarios para tener una función fisiológica y emocional normal. La medicina biorreguladora se centra en la evaluación de las deficiencias de nutrientes, alergias alimentarias y sensibilidades con el fin de bioindividualizar una dieta terapéutica (por ejemplo, la cetogénica o la dieta de rotación de semillas y un plan nutracéutico. El término *nutracéutico* combina nutriente (una sustancia que proporciona alimento para el crecimiento o el metabolismo) y *farmacéutico* (un medicamento). Por lo tanto, un nutracéutico consiste en un producto que contiene nutrientes derivados de alimentos y suele presentarse concentrado en forma de líquido, cápsula, polvo o pastilla. La medicina ortomolecular, establecida por Linus Pauling en 1968, consiste en la restauración y el mantenimiento de la salud a través de la administración de cantidades adecuadas de sustancias que normalmente están presentes en el cuerpo, entre ellas vitaminas, minerales, oligoelementos, ácidos grasos esenciales, aminoácidos, flavonoides, hierbas y suplementos dietéticos.

Oligoterapia

La oligoterapia, desarrollada por el médico francés Jacques Ménétrier, utiliza pequeñas concentraciones de minerales en lugar de las macrodosis, más comunes, que suelen emplearse en los suplementos nutricionales. Los minerales son un componente fundamental de casi todas las reacciones enzimáticas biológicas, y la oligoterapia es una manera única de afectar al proceso enzimático. El químico francés Gabriel Bertrand usó la palabra *oligo* (que significa 'pequeño') para describir los cofactores enzimáticos que son esenciales en las reacciones bioquímicas. La oligoterapia utiliza elementos minerales en concentraciones que son exactamente iguales al nivel requerido para la actividad enzimática. La distribución de estos elementos en una solución iónica (aproximadamente igual a una dilución de 12X) permite que se absorban directamente en la corriente sanguínea (de modo sublingual) y sea utilizado de inmediato para la actividad catalítica, ya sea estabilizando o activando enzimas. Aunque la oligoterapia no puede considerarse verdaderamente homeopática, lo cierto es que las dosis utilizadas tienen la capacidad de actuar a un nivel energético.

Organoterapia

La organoterapia, o terapia biológica de ARNm,[*] se utiliza para restaurar la homeostasis a los órganos, glándulas y tejidos enfermos por medio del reemplazo a través de extractos de glándulas y tejidos animales que se diluyen y dinamizan según los principios homeopáticos. Los remedios organoterapéuticos UNDA, por ejemplo, se preparan a partir de fuentes porcinas y de ovejas y conejos criados especialmente con fines terapéuticos. Los extractos pituitarios de cerdos, por ejemplo, se pueden utilizar para tratar trastornos hormonales. Uno de los pilares de la medicina biorreguladora —el drenaje y la desintoxicación— recurre a los tejidos diluidos y dinamizados de órganos para estimular los tejidos del órgano correspondiente. Los productos de organoterapia suelen contener elementos, oligoelementos, aminoácidos, lípidos, etc., en una relación biológicamente cuantitativa y orgánicamente compatible con los órganos humanos asociados. Hay varias clasificaciones diferentes de remedios organoterapéuticos, entre ellos preparaciones de tejidos, extractos

---

[*] N. del T.: también conocido como ARN mensajero.

de células (células inmunitarias, osteoblastos) y remedios terapéuticos microbianos.

Terapias de oxígeno

Hay muchos factores que contribuyen a la pérdida de oxígeno en el cuerpo, como los contaminantes internos y externos, la tensión mental, la sobrecarga física, la enfermedad y el traumatismo. Además, a medida que envejecemos, nuestros cuerpos pierden eficacia en la entrega de oxígeno a las células, por lo que aumentan las probabilidades de degeneración y enfermedad. El oxígeno es el nutriente más importante que consumimos. Nada es tan consistente y predecible como la disminución gradual y lineal de la utilización de oxígeno que se ve en todas las poblaciones envejecidas. El envejecimiento y las enfermedades asociadas a este se deben principalmente a la disminución de la utilización de oxígeno. Esta disminución conduce a la producción excesiva de radicales libres, que se traduce en enfermedades degenerativas. Así, diferentes terapias de oxígeno ayudan a aumentar la presencia de este elemento en las células, donde ayuda a convertir los nutrientes en el ATP* utilizable que se requiere para crear energía. Una de estas oxigenoterapias se denomina ejercicio con terapia de oxígeno, o EWOT (por sus siglas en inglés), y es especialmente adecuada para los deportistas profesionales. Respirar oxígeno concentrado mientras se hace ejercicio puede proporcionar un aumento inmediato de la fuerza, la resistencia y la energía al incrementar el nivel de oxígeno en la sangre, el plasma y los tejidos. Cuando se utiliza para tratar enfermedades crónicas y degenerativas, esta terapia eleva significativamente los niveles de oxígeno en el plasma, ayuda a la desintoxicación,

---

* N. del T.: Adenosín trifosfato.

disminuye la hipoxia del tejido, elimina el ácido láctico y mejora la circulación.

La oxigenoterapia hiperbárica (HBOT, por sus siglas en inglés) es un tratamiento de larga duración para la descompresión que puede tener lugar cuando los buceadores suben a la superficie demasiado rápido. Los procesos de curación natural del cuerpo se mejoran significativamente por la inhalación de oxígeno al cien por cien, y en el transcurso de los años, se ha comprobado que muchas otras afecciones responden también a la HBOT. Los tratamientos pueden realizarse en un tipo especial de habitación llamada cámara de oxígeno hiperbárico, donde una persona está completamente sumergida en oxígeno al cien por cien que se suministra a alta presión. Asimismo, se pueden administrar a través de una mascarilla de gas, que proporciona oxígeno al cien por cien directamente a los pulmones. La HBOT puede tratar diversas afecciones, entre ellas heridas que no sanan con el tratamiento convencional, intoxicación por monóxido de carbono, algunas infecciones cerebrales y sinusales, quemaduras e infecciones óseas, y recientemente está llamando la atención como tratamiento oncológico.

La terapia de oxígeno ionizado (TOI) se ha utilizado e investigado desde la pasada década de los veinte, y la mayor parte de este trabajo se ha realizado en Alemania. Se pretende imitar la naturaleza, donde el llamado oxígeno singlete se forma en la superficie de las hojas de las plantas y los árboles a través de un proceso llamado fotosensibilización. La fotosensibilización requiere oxígeno, luz y un fotosensibilizador adecuado, como la clorofila, que puede actuar como un catalizador para transferir la energía de la luz al oxígeno. El resultado es el oxígeno singlete, con un nivel de energía distintivamente alto. Los dispositivos de la TOI, como el Valkion, convierten el aire normal en oxígeno singlete y proporcionan una poderosa reducción de los radicales libres, ayudan a la desintoxicación, aumentan la producción de energía y reducen el colesterol, los triglicéridos, el ácido úrico y la inflamación general.

Ozonoterapia

Siguiendo la misma línea de las terapias de oxígeno, el ozono (O_3) es un gas descubierto a mediados del siglo XIX que consiste en una molécula con tres átomos de oxígeno. La ozonoterapia ha sido utilizada y estudiada a fondo durante más de un siglo. En 1896, Nikola Tesla patentó el primer generador de O_3 en los Estados Unidos. Su eficacia es probada y consistente, es seguro y tiene efectos secundarios mínimos y prevenibles.[3] El O_3 médico tiene la capacidad de inactivar bacterias, virus, hongos, levaduras y protozoos, para estimular el metabolismo del oxígeno y activar el sistema inmunitario. Ofrece muchos beneficios para la salud, especialmente en el tratamiento de las caries, y también se ha demostrado que disminuye el colesterol y estimula las respuestas antioxidantes. La ozonoterapia se usa para tratar el envejecimiento, el cáncer y los trastornos autoinmunes, como el lupus eritematoso sistémico, la artritis reumatoide y la esclerosis múltiple. Esta terapia se puede administrar de diversas maneras, entre ellas por vía intravenosa, rectal, nasal, vaginal y por el canal auditivo.

Fitoterapia

La fitoterapia, estrechamente relacionada con la medicina herbaria, es el uso médico de plantas y extractos de plantas con fines terapéuticos. Esta terapia vegetal consiste en la aplicación de potentes remedios de origen vegetal elaborados con cogollos tiernos y brotes jóvenes de plantas en crecimiento. Macerados en agua, glicerina natural y alcohol, se estandarizan en un extracto de 1:20 para asegurar que los órganos a los que van dirigidos reciban extractos activos concentrados. En Alemania la fitoterapia se considera una disciplina más de la medicina ortodoxa científica y ha demostrado buenos resultados en el tratamiento de las enfermedades inflamatorias crónicas del tracto digestivo, entre ellas la gastritis, la enfermedad de Crohn, la colitis ulcerosa, la artritis reumatoide, la espondilitis anquilosante, la psoriasis, la esclerodermia, la dermatitis, la psoriasis, la diabetes y la aterosclerosis.

Terapia psicosomática (PSB)

La terapia PSB* abarca una amplia gama de modalidades que exploran la conexión mente-cuerpo. Incorpora elementos de fisioterapia, osteopatía, quiropráctica, *shiatsu*, Rolfing, bioenergética, manipulación visceral, masaje de drenaje linfático, biorretroalimentación, terapia craneosacral, terapia de polaridad y kinesiología. Se utiliza para detectar y liberar tanto las resistencias estructurales agudas como las crónicas y ayuda a tratar desalineaciones esqueléticas, espasmos musculares, restricciones fasciales, atrapamiento neural, movilidad articular deficiente, espasmos de órganos viscerales, estancamiento de la linfa, líquido cefalorraquídeo o estasis venosa, así como bloqueos bioenergéticos. Debido a que las resistencias estructurales son equivalentes somáticos de experiencias traumáticas no procesadas, esta terapia también puede precipitar la curación psicoterapéutica.

Sauna

Las saunas y las cámaras de sudación se han utilizado en todo el mundo desde hace miles de años. Como la sudoración

---

* N. del T.: *Psicosomatic Bodywork*.

y la temperatura corporal incrementada activan muchas de las mismas respuestas fisiológicas que el ejercicio físico, la sauna se ha utilizado históricamente como un método probado para estimular la desintoxicación corporal, pero también como un tipo de entrenamiento físico, y por eso hoy en día se utiliza habitualmente entre los atletas. Durante una sesión de sauna de treinta a cuarenta y cinco minutos, el cuerpo adulto puede quemar alrededor de trescientas calorías a medida que aumenta la frecuencia cardíaca hasta el doble de su tasa de reposo y el sistema nervioso simpático y el eje hipotalámico-pituitario-suprarrenal se activan intensamente para compensar el aumento excesivo de la temperatura corporal. Algunos estudios sugieren que una sesión de sauna habitual podría reducir la presión arterial en pacientes con hipertensión, mientras que también promueve la relajación de los músculos y una liberación de toxinas y otras impurezas a través de los poros, que se abren a consecuencia del tratamiento térmico.[4] La sauna también ha mostrado su eficacia en el tratamiento de trastornos de la piel y afecciones respiratorias, y reduce el riesgo de demencia y de alzhéimer. Algunas clínicas médicas biorreguladoras tienen saunas infrarrojas, un tipo de sauna que utiliza la luz para generar calor y que a veces se denomina sauna de infrarrojos lejanos: *lejanos* describe el lugar de las ondas infrarrojas dentro del espectro de luz. Mientras que una sauna tradicional utiliza calor para calentar el aire, la sauna de infrarrojos calienta el cuerpo directamente sin calentar el aire a su alrededor.

Terapias de sonido y otras terapias sensoriales

La medicina biorreguladora aprovecha constantemente las propiedades de la energía médica de la luz, el color, el sonido y la vibración, por ejemplo a través de la traducción armónica de sonido, el audio-color (Vega), sonidos primordiales, la terapia de sonido védico, obras sonoras distintivas, la curación vibracional, diapasones, la terapia de cama de sonido y varias terapias de biorresonancia. Estas terapias energéticas afectan al sistema nervioso, transmitiendo efectos positivos a la frecuencia cardíaca, la respiración, las ondas cerebrales y el estado de ánimo. Un ejemplo, el sonido, cuando se produce con armonía, mueve las moléculas del agua en un patrón visible, un fenómeno conocido como resonancia. Nuestros cuerpos son un 60 % de agua y las células están formadas en gran medida por agua; el agua de nuestro interior transmite el sonido y las vibraciones que pueden alentar un estado de relajación. Se ha comprobado que estos tipos de terapias, no tóxicos y carentes de efectos secundarios, disminuyen el dolor, la ansiedad y los trastornos del sueño.

Sales de tejido* (celular)

Las sales de tejido fueron desarrolladas en la década de 1870 por Wilhelm Heinrich Schussler, bioquímico, físico y médico homeopático alemán que llevó a cabo investigaciones que demuestran que cada célula humana, al reducirla a cenizas, contiene doce sales de tejido minerales o bioquímicas que se producen de forma natural en nuestros cuerpos y todas las materias orgánicas terrestres, como plantas, rocas y tierra. Por lo tanto, estos minerales deben estar presentes en todas las células vivas en perfecto equilibrio para asegurar una buena salud. El desequilibrio, o una deficiencia de cualquiera de las sales de tejido, causa enfermedad, y el cuerpo comienza a desarrollar síntomas asociados con las sales de tejido que faltan. Por lo tanto, establecer el equilibrio correcto de las sales de tejido en el organismo, ayudará a

---

* N. del T.: también conocidas como biosales.

eliminar los síntomas y restaurar la salud y la vitalidad. Estas sales de tejido existen en diversas combinaciones en cada célula del cuerpo. Las doce sales de tejido son: *Calcarea fluorica* (fluoruro de calcio), *Calcarea phosphorica* (fosfato de calcio), *Calcarea sulphurica* (sulfato de calcio) *Ferrum phosphoricum* (fosfato de hierro), *Kalium muriaticum* (cloruro de potasio), *Kalium phosphoricum* (fosfato de potasio), *Kalium sulphuricum* (sulfato de potasio), *Magnesium phosphoricum* (fosfato de magnesio), *Natrium muriaticum* (cloruro de sodio), *Natrium phosphoricum* (fosfato de sodio), Natrium sulphuricum (sulfato de sodio), y silícea (óxido de silicio). Las sales de tejido funcionan eficazmente en conjunción con otras formas de curación; abordan el desequilibrio a nivel celular.

Medicina yunani

La medicina yunani es un sistema de remedios homeopáticos complejos que se formulan sinérgicamente con los componentes de la planta para que transporten metales potenciados a órganos específicos en los que las funciones metabólicas y enzimáticas se llevan a cabo a nivel celular, ayudando a mejorar la capacidad innata del cuerpo para eliminar las toxinas del sistema.

Estos remedios homeopáticos de drenaje combinados se componen de sustancias que se han utilizado tradicionalmente para órganos o tejidos específicos. Por ejemplo, remedios para el hígado (*Chelidonium*, *Taraxacum*), los riñones (*Berberis*, *Solidago*), la piel (*Saponaria*, *Viola tricolor*) y los pulmones (*Euphrasia*, *Sabadilla*, *Verbascum*) a menudo se prescriben para ayudar a estimular el drenaje en los órganos emuntorios y de desintoxicación.

ORGANIZACIONES Y CLÍNICAS BIORREGULADORAS

A lo largo de cincuenta años, se han fundado diversas organizaciones con objeto de promover la medicina reguladora biológica. En la actualidad contamos con la suerte de disponer de unas cuantas organizaciones, sociedades e institutos excelentes que impulsan la medicina biorreguladora. La siguiente lista no es exhaustiva, pero podría servir para marcarte el camino.

Red de Medicina Biológica (Biological Medicine Network)
http://www.marioninstitute.org/programs/biomed-network.

La Red de Medicina Biológica, líder en la introducción de la medicina biorreguladora en los Estados Unidos, fue fundada para difundir información sobre la medicina reguladora biológica. Parte de esta red son las conferencias anuales, los programas de capacitación y certificación, y la clínica insignia, el Centro Estadounidense de Medicina y Odontología Biorreguladoras (American Center for Bioregulatory Medicine and Dentistry), la mayor y más completa clínica de medicina biológica de Norteamérica, que incorpora medicina y odontología biológicas en una instalación de vanguardia. La clínica hermana, el Centro Estadounidense de Medicina Biológica (American Center for Biological Medicine), está ubicada en Scottsdale (Arizona). La rama sin ánimo de lucro de la red BioMed es el Instituto de Medicina Biorreguladora (Bioregulatory Medicine Institute BRMI), fundado para promover la ciencia y el arte de la medicina reguladora biológica y aumentar el conocimiento público de la medicina biorreguladora como sistema médico holístico con base empírica.

Congreso de Medicina Biológica (Congress for Biological Medicine) de Baden Baden

http://www.medwoche.de

Desde 1966, el Congreso de Medicina Biológica, conocido también como Medizinische Woche Baden-Baden, ha llevado a cabo conferencias sobre medicina reguladora biológica en Baden Baden (Alemania). Organizado en la hermosa ciudad balneario de Baden Baden, es un escaparate único para las muchas innovaciones terapéuticas y diagnósticas que forman parte de la medicina reguladora biológica. Más de cuatro mil médicos de todos los campos, estudiantes de medicina y varios cientos de expositores asisten anualmente al Congreso.

Sociedad Canadiense de Medicina Biorreguladora (Canadian Society of Bioregulatory Medicine, CSBRM)

http://www.csbrm.ca

La CSBRM es una sociedad médica independiente e inclusiva que promueve la homotoxicología, la homeopatía y la medicina biorreguladora. Se trata de una organización nacional creada con el propósito de mejorar el conocimiento y la aceptación de la medicina biorreguladora en todo Canadá.

Fundación de Investigación del Instituto Occidental (Occidental Institute Research Foundation)

http://www.oirf.com

En 1972 se fundó en Canadá la Fundación de Investigación del Instituto Occidental como un puente de información y tecnología que vincula a los profesionales y proveedores alemanes que participan en áreas de la medicina biológica alemana con los practicantes de habla inglesa de todo el mundo.

Academia Internacional de Medicina y Odontología Biológicas (International Academy of Biological Dentistry and Medicine, IABDM)

https://iabdm.org

La IABDM es una red de dentistas y otros médicos y profesionales de la salud comprometidos con el cuidado integral del individuo: cuerpo, mente, espíritu y boca. Se dedican a promover la excelencia en el arte y la ciencia de la odontología biológica, y fomentan los más altos estándares de conducta ética y de atención responsable al paciente.

Academia Internacional de Medicina Oral y Toxicología (International Academy of Oral Medicine and Toxicology, IAOMT)

https://iaomt.org

La IAOMT es una organización sin ánimo de lucro dedicada a la protección de la salud pública y el medioambiente desde su fundación en 1984. Su misión consiste en buscar la manera más segura y menos tóxica de lograr los objetivos de la odontología moderna, y es líder en la información a los consumidores sobre los riesgos para la salud derivados de las amalgamas de mercurio y la fluoración del agua.

Sociedad Internacional de Medicina Biorreguladora (International Society for Bioregulatory Medicine, ISBM)
http://bioregmed.com

La ISBM, fundada en Londres en 1972, es un organismo especializado certificado por una junta internacional, pionero en la causa de la medicina biorreguladora. La sociedad formaliza los estándares de capacitación y competencias para sus afiliados de todo el mundo

CENTROS BIOMED DE LOS ESTADOS UNIDOS

Centro Estadounidense para Medicina y Odontología Biorreguladoras de Nueva Inglaterra (The American Center for Bioregulatory Medicine and Dentistry of New England, ACBM)
111 Chestnut Street
Providence, Rhode Island 02903
833-8BIOMED (teléfono) - http://www.biomedcenterne.com

Centro Estadounidense para Medicina Biológica (The American Center for Biological Medicine, ACBM)
9312 E. Raintree Drive
Scottsdale, Arizona 85260
888-982-2260 (teléfono) - http://www.thebiomedcenter.com

El objetivo de proporcionar acceso a la medicina biorreguladora europea en los Estados Unidos surgió como consecuencia de más de veinte años de demanda pública. La oleada masiva de consumidores de servicios médicos no solo confirmó la idea de que hay que tratar a cada paciente como una matriz única de interconexión —física, mental, emocional y espiritualmente— sino que insistió en ello y en que es preciso adaptar a este carácter único los planes de tratamiento médico no tóxicos. Aunque muchos pacientes han viajado a Europa para recibir este tipo de atención médica, en Norteamérica se ha producido una creciente demanda de esta clase de clínicas. En consecuencia, actualmente existen en los Estados Unidos dos amplios centros de BioMed que colaboran entre sí ubicados en cada una de las dos costas del país. El Centro Estadounidense para Medicina Biológica (ACBM), un centro de tratamiento y formación de medicina biorreguladora, está en Scottsdale (Arizona). Fue fundado en 2011 por el doctor Jeoffrey Drobot (http://www.drdrobot.com) y el doctor Dickson Thom, que continúan dirigiendo las clínicas. A medida que los resultados clínicos sin precedentes de la medicina biorreguladora se propagaban rápidamente, se hizo patente la necesidad de crear un centro en la Costa Este.

El resultado de una incubadora de proyectos innovadores para el cambio social del Instituto Marion (organización sin ánimo de lucro) es su buque insignia, el Centro Estadounidense para Medicina y Odontología Biorreguladoras de Nueva Inglaterra, de 3870,96 metros cuadrados, que abrió sus puertas en 2018 en Providence (Rhode Island).

Ambos centros de BioMed son instalaciones de vanguardia que ofrecen una amplia gama de tecnologías diagnósticas y terapéuticas diseñadas con el fin de promover los mecanismos intrínsecos del organismo para la autorregulación y la autocuración. Todos los centros BioMed, tanto los actuales como los futuros, se enfocan en el bienestar personalizado de la totalidad del cuerpo. En ellos los pacientes experimentan una mezcla única de diagnósticos y tratamientos tecnológicamente avanzados tradicionales y modernos. Algunas de las modalidades de tratamiento son medicina energética, hipertermia, terapia de campo magnético pulsada, terapias linfáticas, terapia intravenosa, inmunoterapia, terapia estructural y de mensajes, ozonoterapia, hidroterapia de colon y desintoxicación mediante un proceso de quelación, etc. El centro de BioMed de la Costa Este cuenta con la mayor clínica dental biorreguladora de los Estados Unidos, dirigida por el doctor Gerald Curatola, autor del revolucionario libro *The Mouth-Body Connection*. La desintoxicación, la educación, los tratamientos avanzados, la atención de seguimiento detallada y enfocada y la curación forman parte de cada experiencia del paciente de BioMed, ya sea que acuda a hacerse un examen anual de prevención, a tratamientos de enfermedades crónicas y degenerativas o a mejorar su rendimiento.

En los Estados Unidos hay muchos programas de prácticas, educación, capacitación y certificación ofrecidos y desarrollados a nivel nacional como parte de la Red de Medicina Biológica, que puedes encontrar en www.marioninstitute.org/programs/ Biomed-Network. Otra rama de esta red incluye el Instituto de Medicina Biorreguladora (BRMI), dirigido por el doctor James Odell, que celebra conferencias bianuales y tiene un sitio web informativo gratuito para aquellos que quieren aprender más sobre la medicina biorreguladora, así como enlaces a libros, artículos, *podcasts* y boletines informativos (www.brmi.online). Las clínicas y programas BioMed son supervisados por una junta de asesoría médica, en la que figura el doctor Frank Pleus (http://www.dr-pleus.com), de la Consejería de Servicios Médicos, con sede en Suiza y atendido por expertos y médicos y profesionales de vanguardia. Todas las clínicas de BioMed están diseñadas y equipadas para que aquellos que buscan un nuevo modelo de atención y prevención sanitaria puedan tratar enfermedades crónicas o degenerativas, o para mejorar al máximo la salud y el rendimiento. Las clínicas y proveedores de BioMed van más allá del tratamiento de los síntomas a corto plazo para apoyar de por vida a pacientes de todas las edades en la senda de la salud y la curación.

NOTAS

Introducción
1. Samuel Hahnemann, *Organon of Medicine* (Los Ángeles: J. P. Tharcher, 1982).
2. Martin A. Makary y Michael Daniel, «Medical Error –the Third Leading Cause of Death in the US», *BMJ* 353 (2016): i2139, doi:10.1136/bmj.i2139.

Capítulo 1
1. Douglas C. Wallace, «A Mitochondrial Paradigm of Metabolic and Degenerative Diseases, Aging, and Cancer: A Dawn for Evolutionary Medicine», *Annual Review of Genetics* 39 (2005): 359.
2. Steve R. Pieczenik y John Neustadt, «Mitochondrial Dysfunction and Molecular Pathways of Disease», *Experimental and Molecular Pathology* 83, n.° 1 (2007): 84-92, doi:10.1016/j.yexmp.2006.09.008.
3. J. Neustadt y S. R. Pieczenik, «Medication-Induced Mitochondrial Damage and Disease», *Molecular Nutrition and Food Research* 52 (2008): 780-788, doi:10.1002/mnfr.200700075.
4. «Medicine Use and Spending in the U.S.», *IQVIA*, 4 de mayo de 2017, https://www.iqvia.com/institute/reports/medicines-use-and-spending-in-the-us-a-review-of-2016.
5. James Raftery y Maria Chorozoglou, «Possible Net Harms of Breast Cancer Screening: Updated Modelling of Forrest Report», *BMJ* 343 (2011): d7627, doi:10.1136/bmj.d7627.

6. Mahyar Etminan, Mohsen Sadatsafavi, Siavash Jafari, Mimi Doyle-Waters, Kevin Aminzadeh y J. Mark FitzGerald, «Acetaminophen Use and the Risk of Asthma in Children and Adults: A Systematic Review and Metaanalysis», *CHEST* 136, n.° 5 (2009): 1316-1323, doi:10.1378/chest.09-0865.

7. Shelly L. Gray, Melissa L. Anderson, Sascha Dublin, Joseph T. Hanlon, Rebecca Hubbard, Rod Walker, Onchee Yu, Paul K. Crane y Eric B. Larson, «Cumulative Use of Strong Anticholinergics and Incident Dementia: A Prospective Cohort Study», *JAMA Internal Medicine* 175, n.° 3 (2015): 401-407, doi:10.1001/jamainternmed.2014.7663.

8. J. A. McDougall *et al.*, «Long-Term Statin Use and Risk of Ductal and Lobular Breast Cancer among Women 55 to 74 Years of Age», *Cancer Epidemiology, Biomarkers, and Prevention* 22, n.° 9 (2013): 1529-1537, doi:10.1158/1055-9965.EPI-13-0414.

9. Preetha Anand, Ajaikumar B. Kunnumakara, Chitra Sundaram, Kuzhuvelil B. Harikumar, Sheeja T. Tharakan, Oiki S. Lai, Bokyung Sung y Bharat B. Aggarwal, «Cancer Is a Preventable Disease That Requires Major Lifestyle Changes», *Pharmaceutical Research* 25, n.° 9 (2008): 2097-2116, doi:10.1007/s11095-008-9661-9.

10. Martin A. Makary, Heidi N. Overton y Peiqi Wang, «Overprescribing Is Major Contributor to Opioid Crisis», *BMJ* 359 (2017): j4792, doi:10.1136/bmj.j4792.

11. Ciddi Veeresham, «Natural Products Derived from Plants as a Source of Drugs», *Journal of Advanced Pharmaceutical Technology & Research* 3, n.° 4 (2012): 200-201.

12. Charles Ornstein, Mike Tigas y Ryann Grochowski Jones, «Now There's Proof: Docs Who Get Company Cash Tend to Prescribe More Brand-Name Meds», *ProPublica*, 17 de marzo de 2016, https://www.propublica.org/article/doctors-who-take-company-cash-tend-to-prescribe-more-brand-name-drugs.

13. Martin A. Makery y Michael Daniel, «Medical Error –the Third Leading Cause of Death in the US», *BMJ* 353 (2016): i2139, doi:10.1136/bmj.i2139.

14. Biljana Bauer Petrovska, «Historical Review of Medicinal Plants' Usage», *Pharmacognosy Reviews* 6, n.° 11 (2012): 1-5.

15. «Emotions and Disease», *NIH US National Library of Medicine*, https://www.nlm.nih.gov/exhibition/emotions/index.html.

16. Hans Selye, *The Stress of Life* (Nueva York: McGraw-Hill, 1984).

17. T. N. Bonner, *Iconoclast: Abraham Flexner and a Life in Learning* (Baltimore: Johns Hopkins University, 2002).

18. Beverly Rubik *et al.*, «Biofield Science and Healing: History, Terminology, and Concepts», *Global Advances in Health and Medicine* 4 (2015): 8-14.

19. Rubik *et al.*, «Biofield Science and Healing».

Capítulo 2

1. S. Acosta *et al.*, «NT-020, a Natural Therapeutic Approach to Optimize Spatial Memory Performance and Increase Neural Progenitor Cell Proliferation and Decrease Inflammation in the Aged Rat», *Rejuvenation Research* 13, n.º 5 (2010): 581-588.

Capítulo 3

1. M. C. Brum, F. F. Filho, C. C. Schnorr, G. B. Bottega y T. C. Rodrigues, «Shift Work and Its Association with Metabolic Disorders», *Diabetology & Metabolic Syndrome* 7, n.º 1 (2015): 1.

2. Robert K. Navaiux, «Metabolic Features of the Cell Danger Response», *Mitochondrion* 16 (2014): 7-17, doi:10.1016/j.mito.2013.08.006.

3. Mark P. Mattson *et al.*, «Meal Frequency and Timing in Health and Disease», *Proceedings of the National Academy of Sciences of the United States of America* 111, n.º 47 (2014): 16647-16653.

4. University of Alabama at Birmingham Public Relations, «Time-Restricted Feeding Study Shows Promise in Helping People Shed Body Fat», *Science Daily*, 6 de enero de 2017, https://www.sciencedaily.com/releases/2017/01/170106113820.htm.

5. W. Osler, «The Study of the Fevers of the South», *JAMA* XXVI (1986): 1001-1004, https://www.ncbi.nlm.nih.gov/pmc/articles/PMC4056101/#B1.

6. A. Ghezzi y M. Zaffaroni, «Neurological Manifestations of Gastrointestinal Disorders, with Particular Reference to the Differential Diagnosis of Multiple Sclerosis», *Neurological Sciences* 22, supl. n.º 2 (2001): S117-S122.

Capítulo 4

1. Alastair Crisp, Chiara Boschetti, Malcolm Perry, Alan Tunnacliffe y Gos Micklem, «Expression of Multiple Horizontally Acquired Genes Is a Hallmark of Both Vertebrate and Invertebrate Genomes», *Genome Biology* 16, n.º 1 (2015): 50, doi:10.1186/s13059-015-0607-3.

2. Cui-Cui Liu, Hao Yang, Ling-Ling Zhang, Qian Zhang, Bo Chen y Yi Wang, «Biotoxins for Cancer Therapy», *Asian Pacific Journal of Cancer Prevention* 15, n.º 12 (2014): 4753-4758.

3. Hussein I. Adbel-Shafy y Mona S. M. Mansour, «A Review on Poly-cyclic Aromatic Hydrocarbons: Source, Environmental Impact, Effect on Human Health and Remediation», *Egyptian Journal of Petroleum* 25, n.°1 (2016): 107-123, doi:10.1016/j.ejpe.2015.03.011.

4. «How Much Is Too Much?: Appendix B: Vitamin and Mineral Defi-ciencies in the US», *EWG*, 19 de junio de 2014, https://www.ewg.org/research/how-much-is-too-much/appendix-b-vitamin-and-mineral-deficiencies-us.

5. Wendee Holtcamp, «Obesogens: An Environmental Link to Obesity», *Environmental Health Perspectives* 120, n.° 2 (2012): a62-a68.

6. Roberta F. White *et al.*, «Recent Research on Gulf War Illness and Other Health Problems in Veterans of the 1991 Gulf War: Effects of Toxicant Exposures during Deployment», *Cortex* 74, supl. C (2016): 449-475, doi:10.1016/j.cortex.2015.08.022.

7. Christopher A. Taylor, «Deaths from Alzheimer's Disease —United Sta-tes, 1999-2014», *Morbidity and Mortality Weekly Report* 66, n.° 20 (2017): 521-526, doi:10.15585/mmwr.mm6620a1.

8. «Infertility», *National Center for Health Statistics, Centers for Disease Control and Prevention*, https://www.cdc.gov/nchs/fastats/infertility.htm.

9. «Western Sperm Counts "Halved" in Last 40 Years», *PubMed Health*, 26 de julio de 2017, https://www.ncbi.nlm.nih.gov/pubmedhealth/be-hindtheheadlines/news/2017-07-26-western-sperm-counts-halved-in-last-40-years.

10. «How High-Tech Baby Making Fuels the Infertility Market Boom», *Time Money*, 9 de julio de 2014, http://time.com/money/2955345/high-tech-baby-making-is-fueling-a-market-boom.

Capítulo 5

1. Briana Pobiner, «Evidence for Meat-Eating by Early Humans», *Nature Education Knowledge* 4, n.° 6 (2013): 1.

2. Tamara Bhandari, «Popular Heartburn Drugs Linked to Higher Death Risk», *Washington University School of Medicine in St. Louis*, 3 de julio de 2017, https://medicine.wustl.edu/news/popular-heartburn-drugs-linked-higher-death-risk.

3. K. Ryan Wessells y Kenneth H. Brown, «Estimating the Global Preva-lence of Zinc Deficiency: Results Based on Zinc Availability in Natio-nal Food Supplies and the Prevalence of Stunting», *PLoS ONE* 7, n.° 11 (2012): e50568.

4. Michael Janson, «Orthomolecular Medicine: The Therapeutic Use of Dietary Supplements for Anti-Aging», *Clinical Interventions in Aging* 1, n.º 3 (2006): 261-265.

5. K. Pallav *et al.*, «Noncoeliac Enteropathy: The Differential Diagnosis of Villous Atrophy in Contemporary Clinical Practice», *Alimentary Pharmacology & Therapeutics* 35, n.º 3 (2012): 380-390.

6. B. Lonnerdal, «Dietary Factors Influencing Zinc Absorption», *Journal of Nutrition* 130 (2000): 1378S-1385S.

7. Donald R. Davis, Melvin D. Epp y Hugh D. Riordan, «Changes in USDA Food Composition Data for 43 Garden Crops, 1950 to 1999», *Journal of the American College of Nutrition* 23, n.º 6 (2004): 669-682.

8. Mike Amaranthus y Bruce Allyn, «Healthy Soil Microbes, Healthy People», *The Atlantic*, 11 de junio de 2013, https://www.theatlantic.com/health/archive/2013/06/healthy-soil-microbes-healthy-people/276710.

9. B. B. Petrovska, «Historical Review of Medicinal Plants' Usage», *Pharmacognosy Reviews* 6, n.º 11 (2012): 1-5, doi:10.4103/0973-7847.95849.

10. Keith I. Block *et al.*, «Designing a Broad-Spectrum Integrative Approach for Cancer Prevention and Treatment», *Seminars in Cancer Biology* 35, supl. (2015): S276-S304, doi:10.1016/j.semcancer.2015.09.007.

11. James Odell, «Mistletoe Therapy», *Bioregulatory Medicine Institute*, 28 de septiembre de 2017, https://www.brmi.online/single-post/2017/09/28/Mistletoe-Therapy.

Capítulo 6

1. «2015 Stress in America», *American Psychological Association*, 10 de marzo de 2016, http://www.apa.org/news/press/releases/stress/2015/snapshot.aspx.

2. «Nearly 7 in 10 Americans Take Prescription Drugs, Mayo Clinic, Olmsted Medical Center Find», *Mayo Clinic*, 19 de junio de 2013, https://newsnetwork.mayoclinic.org/discussion/nearly-7-in-10-americans-take-prescription-drugs-mayo-clinic-olmsted-medical-center-find.

3. Tatiana Falcone, «Childhood Emotional Trauma Closely Linked to Problems in Adulthood», *Cleveland Clinic*, 6 de noviembre de 2014, https://consultqd.clevelandclinic.org/2014/11/childhood-emotional-trauma-closely-linked-to-problems-in-adulthood; y Shakira F. Suglia *et al.*, «Childhood and Adolescent Adversity and Cardiometabolic Outcomes: A Scientific Statement from the American Heart Association», *Circulation* 137 (2018): e15-e28, doi:10.1161/CIR.0000000000000536.

4. «Humor Helps Your Heart? How?», *American Heart Association*, 5 de abril de 2017, http://www.heart.org/HEARTORG/HealthyLiving/Humor-helps-your-heart-How_UCM_447039_Article.jsp.

5. Mak Adam Daulatzai, «Non-Celiac Gluten Sensitivity Triggers Gut Dysbiosis, Neuroinflammation, Gut-Brain Axis Dysfunction, and Vulnerability for Dementia», *CNS & Neurological Disorders Drug Targets* 14, n.° 1 (2015): 110-131.

6. H. Shalev, Y. Serlin y A. Friedman, «Breaching the Blood-Brain Barrier as a Gate to Psychiatric Disorder», *Cardiovascular Psychiatry and Neurology* (2009): 278531, doi:10.1155/2009/278531.

7. S. N. González-Díaz, A. Arias-Cruz, B. Elizondo-Villarreal y O. P. Monge-Ortega, «Psychoneuroimmunoendocrinology: Clinical Implications», *The World Allergy Organization Journal* 10, n.° 1 (2017): 19, doi:10.1186/s40413-017-0151-6.

8. S. S. Virani *et al.*, «Takotsubo Cardiomyopathy, or Broken Heart Syndrome», *Texas Heart Institute Journal* 34 (2007): 76-79.

9. B. Weinhold, «Epigenetics: The Science of Change», *Environmental Health Perspectives* 114, n.° 3 (2006): A160-A167.

10. Sara Reardon, «Poverty Linked to Epigenetic Changes and Mental Illness», *Nature News*, 25 de mayo de 2016, doi:10.1038/nature.2016.19972.

11. S. T. Y. Azeemi y S. M. Raza, «A Critical Analysis of Chromotherapy and Its Scientific Evolution», *Evidence-based Complementary and Alternative Medicine* 2, n.° 4 (2005): 481-488, doi:10.1093/ecam/neh137.

12. Yoshihisa Koike, Mitsuyo Hoshitani, Yukie Tabata, Kazuhiko Seki, Reiko Nishimura y Yoshio Kano, «Effects of Vibroacoustic Therapy on Elderly Nursing Home Residents with Depression», *Journal of Physical Therapy Science* 24, n.° 3 (2012): 91-294, doi:10.1589/jpts.24.291.

13. J. M. Randall, R. T. Matthews y M. A. Stiles, «Resonant Frequencies of Standing Hum ans», *Ergonomics* 40, n.° 9 (1997): 879-886, doi:10.1080/001401397187711.

14. «Shattering Cancer with Resonant Frequencies», *Gateway for Cancer Research*, 21 de octubre de 2015, https://www.gatewaycr.org/gateway-blog/posts/2015/october/shattering-cancer-with-resonant-frequencies.

Capítulo 7

1. J. Kim y S. Amar, «Periodontal Disease and Systemic Conditions: A Bidirectional Relationship», *Odontology* 94, n.° 1 (2006): 10-21, doi:10.1007/s10266-006-0060-6.

2. Y. W. Han, «Fusobacterium Nucleatum: A Commensal-Turned Pathogen», *Current Opinion in Microbiology* 0 (2015): 141-147, doi:10.1016/j. mib.2014.11.013.

3. S. Shweta y S. K. Prakash, «Dental Abscess: A Microbiological Review», *Dental Research Journal* 10, n.º 5 (2013): 585-591.

4. Michael Gröschl, «The Physiological Role of Hormones in Saliva», *BioEssays* 31, n.º 8 (2009): 843-852, doi:10.1002/bies.200900013.

5. J. Li *et al.*, «The Tonsil Microbiome Is Involved in Rheumatoid Arthritis», *Annals of the Rheumatic Diseases* 76 (2017): 509.

6. M. Kilian *et al.*, «The Oral Microbiome: An Update for Oral Healthcare Professionals», *British Dental Journal* 221, n.º 10 (2016): 657-666, doi:10.1038/sj.bdj.2016.865.

7. P. Grandjean y P. J. Landrigan, «Neurobehavioural Effects of Developmental Toxicity», *The Lancet Neurology* 13, n.º 3 (2014): 330-338, doi:10.1016/S1474-4422(13)70278-3.

8. Alessia Carocci, Nicola Rovito, Maria Stefania Sinicropi y Giuseppe Genchi, «Mercury Toxicity and Neurodegenerative Effects», *Reviews of Environmental Contamination and Toxicology* 229 (2014): 1-18, doi:10.1007/978-3-319-03777-6_1.

9. R. Dufault *et al.*, «Mercury Exposure, Nutritional Deficiencies and Metabolic Disruptions May Affect Learning in Children», *Behavioral and Brain Functions* 5 (2009): 44, doi:10.1186/1744-9081-5-44.

10. Ghazal Mortazavi y S. M. J. Mortazavi, «Increased Mercury Release from Dental Amalgam Restorations after Exposure to Electromagnetic Fields as a Potential Hazard for Hypersensitive People and Pregnant Women», *Reviews on Environmental Health* 30, n.º 4 (2015): 287-292, doi:10.1515/reveh-2015-0017.

11. Z. Fedorowicz, M. Nasser, Byron P. Sequeira, R. F. de Souza, B. Carter y M. Heft, «Irrigants for Non-surgical Root Canal Treatment in Mature Permanent Teeth», *Cochrane Database of Systematic Reviews* 8 (2012): CD008948, doi:10.1002/14651858.CD008948.pub2.

12. Karim el Kholy, Robert J. Genco y Thomas E. van Dyke, «Oral Infections and Cardiovascular Disease», *Trends in Endocrinology & Metabolism* 26, n.º 6 (2015): 315-321, doi:10.1016/j.tem.2015.03.001.

Capítulo 8

1. Ruchi S. Gupta, Elizabeth E. Springston, Manoj R. Warrier, Bridget Smith, Rajesh Kumar, Jacqueline Pongracic y Jane L. Holl, «The Prevalence, Severity, and Distribution of Childhood Food Allergy

in the United States», *Pediatrics* (junio de 2011), peds.2011-0204, doi:10.1542/peds.2011-0204.

2. Environmental Working Group, «Appendix B: Vitamin and Mineral Deficiencies in the US», en *How Much Is Too Much?: Excess Vitamins and Minerals in Food Can Harm Kids' Health* (Washington, DC: Environmental Working Group, consultado el 8 de enero de 2018), https://www.ewg.org/research/how-much-is-too-much/appendix-b-vitamin-and-mineral-deficiencies-us#.WzTrgakpBBw.

3. Masaru Sagai y Velio Bocci, «Mechanisms of Action Involved in Ozone Therapy: Is Healing Induced Via a Mild Oxidarive Stress?», *Medical Gas Research* 1, n.º 29 (2011), doi:10.1186/2045-9912-1-29.

4. Francesco Zaccardi *et al.*, «Sauna Bathing and Incident Hypertension: A Prospective Cohort Study», *American Journal of Hypertension* 30, n.º 11 (noviembre de 2017): 1120-1125, doi:10.1093/ajh/hpx102.

SOBRE LOS AUTORES

El doctor **Dickson Thom** uno de los cofundadores y directores médicos del Centro Estadounidense de Medicina Biológica, acumula más de cuarenta años de experiencia como médico clínico y es catedrático de medicina desde hace más de dos décadas. Imparte conferencias por toda Norteamérica y es el autor de *Coping with Food Intolerances and Unda Numbers: An Energetic Journey to Homeostasis and Wellness*. Durante más de treinta y cinco años el doctor Thom ha enseñado sólidos conocimientos sobre principios médicos y competencias empresariales a médicos, estudiantes y al público en general. Su primer título postdoctoral lo obtuvo en la Facultad de Odontología de la Universidad de Toronto, en 1974. Luego se graduó en medicina naturópata por la Universidad Canadiense de Medicina Naturópata en 1986. En 1989 obtuvo un segundo título en la Universidad Nacional de Medicina Naturópata (NUNM) en Portland (Oregón). Ha sido decano de medicina naturópata de esa universidad y catedrático numerario, impartiendo durante veintitrés años las materias de diagnóstico clínico y físico, gastroenterología, prácticas de rayos X, neurología y emprendimiento empresarial.

En 2009 recibió el prestigioso premio Vis de la Asociación Estadounidense de Médicos Naturópatas por su compromiso con el Vis o «poder curativo de la naturaleza». Además de trabajar como catedrático numerario de la universidad, el doctor Thom dirigió durante veintitrés años una clínica privada en Portland (Oregón), centrada principalmente en el tratamiento de enfermedades crónicas, entre ellas enfermedades autoinmunes, afecciones neurológicas, problemas gastrointestinales y trastornos endocrinos. Durante los últimos cinco años se ha centrado en la construcción de una clínica de vanguardia para la medicina biológica en Scottsdale (Arizona). En la actualidad, el Centro Estadounidense de Medicina Biológica brinda una atención sanitaria excepcional a todos los pacientes, desde recién nacidos hasta ancianos.

El doctor **James Paul Maffitt Odell** comenzó su carrera médica como terapeuta respiratorio hospitalario mientras cursaba estudios de licenciatura en biología en la Universidad Tecnológica de Texas. Desilusionado con la medicina convencional, centró su atención en la medicina natural y se graduó de la Universidad Internacional de Alliant con un doctorado en Naturopatía en 1980. Tras esto, estudió medicina tradicional china y chino mandarín. Una vez que obtuvo fluidez conversacional en mandarín, se mudó a China en 1986, donde completó un programa de posdoctorado de tres años en medicina tradicional china en la Facultad de Medicina de la Universidad de Shantou, con residencias médicas en el Hospital Universitario de Shantou, el Hospital Central de Shantou y el Hospital de Shiwan. Al regresar de China, realizó diversas prácticas en medicina biológica europea en el Paracelso Klinik de Lustmühle (Suiza).

Es acupuntor certificado por la Comisión Nacional de Certificación para la Acupuntura y la Medicina Oriental (NC-CAOM) y es proveedor de actividades de desarrollo profesional por el NCCAOM. Tiene licencia para ejercer la acupuntura en Kentucky, Colorado, Carolina del sur y Utah.

Durante más de veinticinco años el doctor Odell ha sido instructor certificado en la Organización Estadounidense de Terapias de Trabajo Corporal de Asia. También es naturópata tradicional certificado por la Junta de Certificación Naturópata Estadounidense. Durante más de quince años fue coordinador de educación de la red de medicina biorreguladora europea y ayudó a organizar conferencias sobre los principios y prácticas de la medicina biológica Europea. Actualmente es director médico del Instituto de Medicina Biorreguladora. Asimismo, es asesor médico para el Grupo de Salud Biológica PDC y realiza talleres sobre interpretación de termografía de regulación de contacto. Además de encargarse de un concurrido consultorio de atención médica, el doctor Odell es el propietario y director general de Phytodyne de Kentucky Inc., que es el importador y distribuidor norteamericano de remedios de origen vegetal Ceres Heilmittel AG fabricados en Suiza.

El doctor **Jeoffery Drobot** es uno de los cofundadores y directores médicos del Centro Estadounidense de Medicina Biológica (ACBM) de Scottsdale (Arizona). Asimismo, recibe pacientes en su clínica canadiense de Calgary (Alberta), donde pasa consulta desde hace dieciséis años. En 1997 se graduó en la Universidad de Calgary con un grado en fisiología del ejercicio y luego recibió un doctorado de la Universidad Nacional de Medicina Naturópata de Portland, Oregón, graduándose en 2001. Ha pasado los últimos veinte años aprendiendo de los mejores e investigando sobre los últimos adelantos en ciencia y tecnología para evaluar y amplificar la biología humana y la fisiología. Trabaja estrechamente con deportistas aficionados y profesionales, así como con organizaciones y empresas interesadas en el rendimiento máximo y la longevidad.

El doctor Dobot es una autoridad líder en el campo de la medicina biorreguladora y acumula décadas de experiencia trabajando con tratamientos de enfermedades crónicas y autoinmunes, desintoxicación, corrección de desequilibrio hormonal, medicina deportiva personalizada y programas de nutrición. Su amor por la medicina ha evolucionado hasta convertirse en un vasto enfoque clínico que trata a hombres, mujeres y niños de cualquier edad. Su pasión por el aprendizaje le ha llevado a viajar con regularidad por todo el mundo asistiendo a seminarios, impartiendo clases y rodeándose de los profesionales de mayor talento de la medicina. Tiene alianzas con la exclusiva comunidad turística de Albany, en las Bahamas, Made Foods en Calgary, así como con diversas organizaciones de salud y bienestar a nivel global. Cuando no viaja por el mundo en una de sus múltiples iniciativas sanitarias o con equipos deportivos profesionales, puedes encontrarlo en www.drdrobot.com, donde mantiene un portal activo de video didáctico, con sesiones de preguntas y respuestas en directo, centrado en la educación y orientación sanitarias de alto nivel.

El doctor **Frank Pleus** es un médico suizo graduado en odontología y medicina. Formado en medicina integrativa en Suiza y en educación dental en Alemania y Suiza. Completó su formación médica en Suecia, Suiza y Alemania. En estos últimos dos países, estudió cirugía oral y maxilofacial. Como parte de su educación, el doctor Pleus se formó como médico general en medicina interna y familiar, gastroenterología, psicología médica, neuraloterapia, medicina ortomolecular y tratamientos naturópatas. Es autor de numerosos trabajos doctorales sobre odontología y medicina.

El doctor Pleus ha sido uno de los conferenciantes académicos fundamentales en medicina biorreguladora para la Red de Medicina Biorreguladora del Instituto Marion en Marion (Massachusetts). Durante más de una década ha introducido los preceptos y las prácticas esenciales de la medicina biorreguladora en las reuniones anuales de la red que se celebran cada primavera. Ha enseñado a médicos, dentistas, naturópatas, y al público general acerca de la medicina biorreguladora y sus metodologías curativas, así como enfoques de la práctica médica personalizada que pueden favorecer una mayor recuperación del organismo y prevenir la enfermedad.

Concièrge Medical Services Switzerland, el singular consultorio médico del doctor Pleus, ofrece medicina integradora personalizada y odontología, gestión de asistencia sanitaria, prevención y rehabilitación. El concepto del doctor Pleus hace verdadero hincapié en pasar tiempo con los pacientes, escuchándolos, y contemplando las interacciones entre diversos factores genéticos, ambientales y de estilo de vida que pueden influir en la salud a largo plazo, curar enfermedades crónicas-múltiples y crear conciencia para el comportamiento preventivo. Como practicante de Medicina Integrativa Europea, el doctor Pleus cree firmemente que para mantener la salud y la curación hay que conseguir integrar todos los niveles de la existencia humana.

Jess Higgins Kelley es la fundadora y directora general de Remission Nutrition, una empresa mundial de asesoría y formación en nutrición oncológica. Kelley, asesora de nutrición oncológica, además de ser pionera en el campo de la nutrición oncológica, ha desempeñado una labor fundamental en el desarrollo de diversos programas de educación nutricional certificados a nivel nacional para profesionales y para el público en general. Licenciada en periodismo, ha escrito artículos sobre salud y nutrición para numerosas publicaciones locales y nacionales; es coautora de *La estrategia metabólica contra el cáncer*.

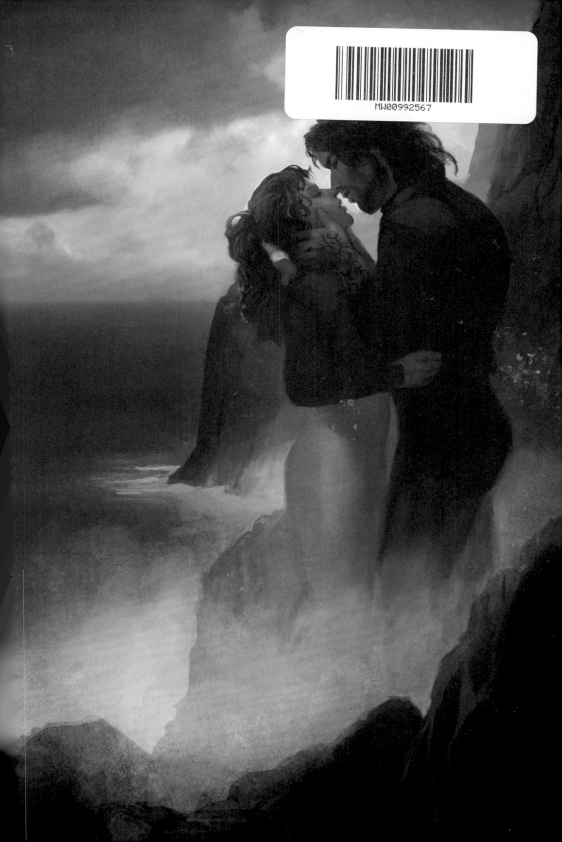

ENIGMA

ALSO BY RUNYX

Gothikana

ENIGMA

RuNyx

BRAMBLE

TOR PUBLISHING GROUP
NEW YORK

ENIGMA

Map and crest illustrations by Virginia Allyn

All other interior art by Shutterstock.com

Endpaper art by Julie Dillon

A Bramble Book
Published by Tom Doherty Associates / Tor Publishing Group
120 Broadway
New York, NY 10271

www.torpublishinggroup.com

Bramble™ is a trademark of Macmillan Publishing Group, LLC.

The Library of Congress Cataloging-in-Publication Data is available upon request.

ISBN 978-1-250-33423-7 (hardcover)
ISBN 978-1-250-33424-4 (ebook)

Our books may be purchased in bulk for promotional, educational, or business use. Please contact your local bookseller or the Macmillan Corporate and Premium Sales Department at 1-800-221-7945, extension 5442, or by email at MacmillanSpecialMarkets@macmillan.com.

First Edition: 2025

Printed in the United States of America

0 9 8 7 6 5 4 3 2 1

To everyone who has ever felt unaccepted and unworthy of being loved:
Being alone can feel like an eternal agony.
But it is darkest before dawn.
One day, your sun too will rise.

Author's Note

Dear reader,

Thank you for picking up my book. *Enigma*, at its core, is a story of loneliness and love. There are dark themes, a misty atmosphere that will linger with you on the pages, and a steamy story of love slightly untraditional, slightly unconventional, slightly unhinged. She is one of my most fascinating female characters, one with a hard shell, and he is the one who pushes her buttons, intent on cracking it.

I wanted to list the themes mentioned in the book so you could decide if you're comfortable going forward.

Content includes: explicit sexual scenes meant for adults only, graphic scenes of death, graphic postmortem, on-page suicide (mentioned in the opening chapter, "Death Smiles . . ."), coercion, mentions of suicidal ideation, mentions of sexual trauma, mentions of sexual grooming of a minor, social ostracization and consequent stigma, depression, post-traumatic stress, consensual non-consent, dubious consent, a secret society.

I hope you enjoy the journey to Mortimer with me.

Love,
RuNyx

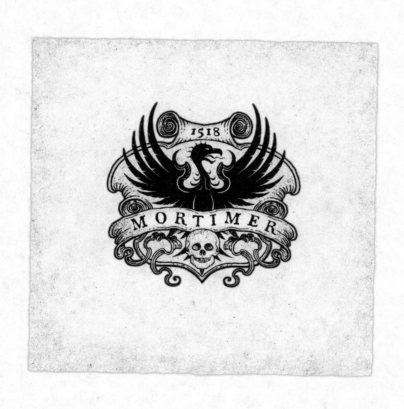

In all chaos there is a cosmos, in all disorder a secret order.
—Carl Jung

The wound is the place where light enters you.
—Rumi

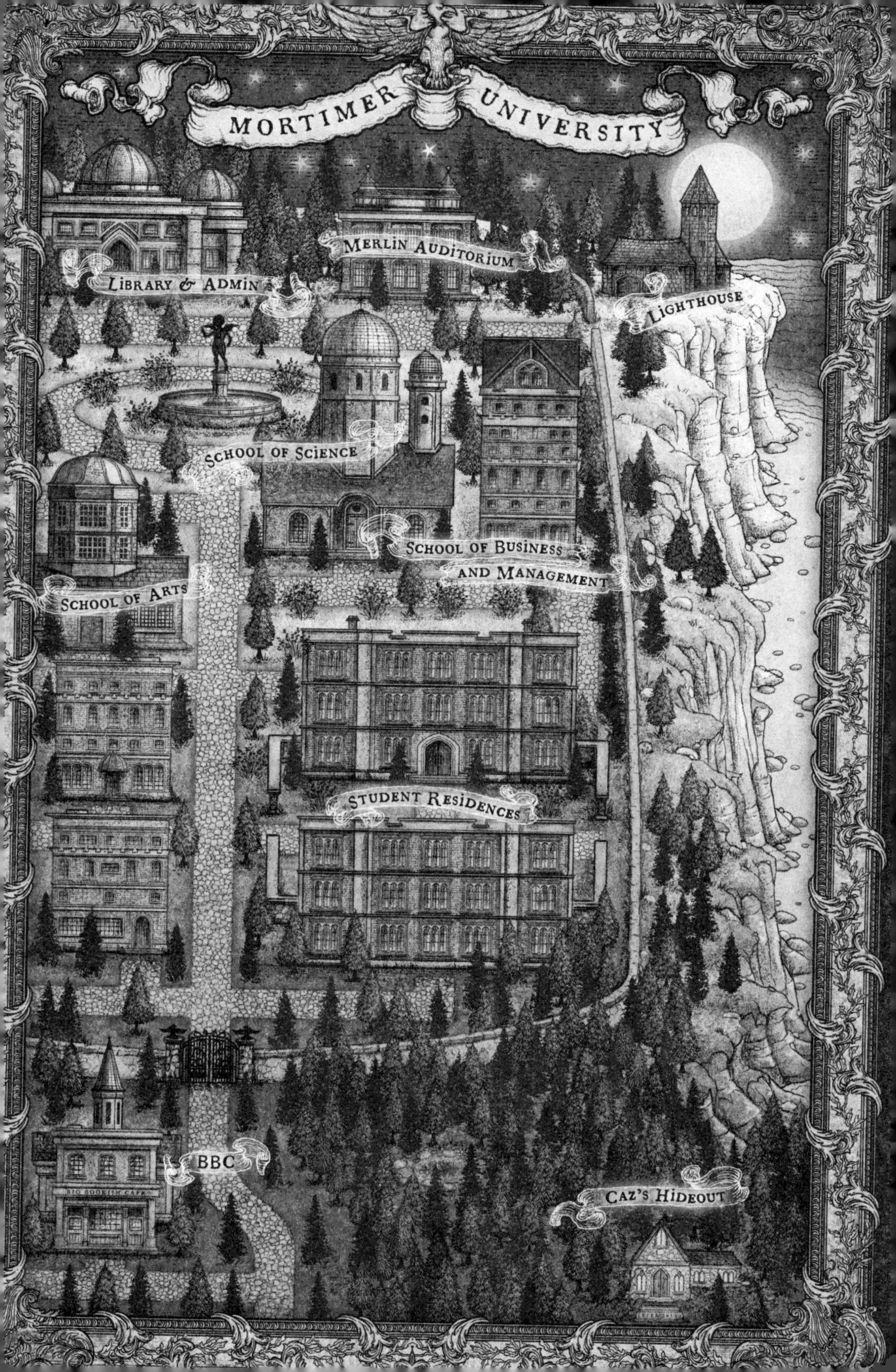

MORTIMER UNIVERSITY

LIBRARY & ADMIN

MERLIN AUDITORIUM

LIGHTHOUSE

SCHOOL OF SCIENCE

SCHOOL OF BUSINESS
AND MANAGEMENT

SCHOOL OF ARTS

STUDENT RESIDENCES

BBC

CAZ'S HIDEOUT

PART 1

DEATH

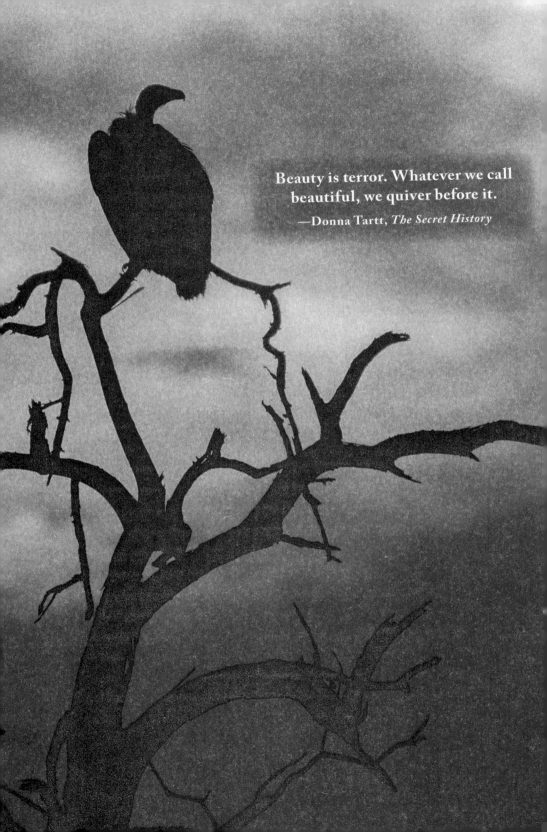

Beauty is terror. Whatever we call beautiful, we quiver before it.
—Donna Tartt, *The Secret History*

DEATH SMILES . . .

Unknown Girl,
Mortimer University

The girl stood on the edge of the cliff.

There was no moonlight for anyone to witness her demise, not a concerned soul around to make her question herself, not a sound beyond the sea and the whispers of her own moral decay.

Oh, she was of sound mind and judgment. Yet, she stood on the cliff on that moonless night, walking to her own destruction, an invisible gun of her own making to her head.

Maybe, things would have been different, could have been different, if she just had the courage. The world thought she was brave. They would remember her as such. There was nothing to indicate otherwise. Would this be a murder or a suicide or an accident? Would she become the girl on the news pushed by invisible hands, or a girl who jumped of her own free will? Or maybe, they would speculate a tragic fall of a girl who wandered too close to the edge. Literally, metaphorically, who knew?

The wind whistled around her, blowing her dress up and whipping her hair over her face. To anyone watching, she would have painted an ethereal, haunting picture.

Picture. Photographs. Memories.

She had so many of them.

She didn't want to stand on that cliff.

But she had to. There was no other choice, not for her.

Not when they were watching.

And they were always watching.

Even as she stood weighing her decision, her choices, her mortality.

Even as she stepped closer to the edge, her body shaking, resisting the directives of her mind.

Even as she closed her eyes and took the plunge, the wind rushing in her ears, the silence shattered by her scream piercing for a split second before cutting off abruptly.

They were watching as she lay on the dark sand on a dark night, and died.

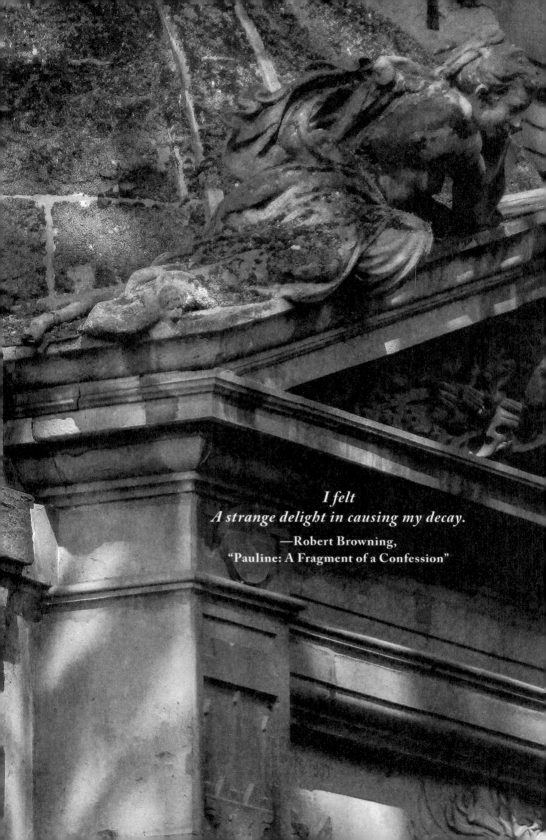

I felt
A strange delight in causing my decay.

—Robert Browning,
"Pauline: A Fragment of a Confession"

. . . AND SHE SMILES BACK

Salem, 12 Years Old

Death was the only truth of life.

The first time she thought of death, she was four.

Salem remembered it distinctly because of the way it had become a core memory. She had been playing and wandered into the woods behind her house, and had fallen into a pit. She had cried and screamed but it had been too far for anyone to find her. And in that dark hole, at all of four years old, Salem had thought she would die. She had been convinced that she would die, and the thought of death had scared her. And then, she had seen the body of a wild rabbit just flopped in the hole with her, its neck torn open, insides spilling out. And her young mind, in its terror of dying, had fixated on the rabbit. That had been the first time Salem had realized there were things hiding inside everyone's skin.

Junie, their family dog, had been the one to find her, her barks loud and leading others to her. But for a few hours, Salem had spent that time in the hole with the dead rabbit, her perspectives and thoughts shifting, changing, realigning.

Salem rubbed Junie's fur, finding reassurance in the warmth of her soft body as she had since that fateful day, as the memory flashed before her eyes. Junie, with her beautiful golden fur and an even more beautiful heart, the only creature on this earth who cared if Salem went missing and took the steps to find her.

Salem looked at her grandfather's body while sitting respectfully at his funeral as her mother had taught her to do in public, Junie by her side.

Death was a curious thing. Planned or unplanned, mitigated or unmitigated, cruel or comfortable, it was the only universal truth that everyone lied about. Most adults she'd encountered spent their lives not thinking about it, trying to outrun it yet heading straight to it. She didn't know if they realized what she had at such a young age—death was inevitable. It chased everyone from the moment of the first drawn breath and caught them at their last.

Maybe that was why she was so intrigued with it now, of what happened *after* it came and conquered mortal beings.

Not-so-little Salem, at all of twelve years, found the consequence of death *fascinating*.

She looked down at her grandfather, and tilted her head to the side in the way her mother always told her not to because it was unbecoming of young ladies with good families.

Her mother, who sobbed so delicately on the other side of his still body, a fragile tissue pressed to her nose, shoulders shaking gently with father's arms wrapped around her. There was no doubt in Salem's mind that her mother was sad.

Salem was sad too. She extended her hand, rubbing Junie's soft fur that felt so warm. Warm and always in motion. Snapshots of memories drifted across her vision—of Junie walking behind Salem as she went exploring the woods behind their big house, slobbering kisses all over her face when she came back from school, pushing against her hand when she wanted scratches, and lying by her side after Salem was left alone. Junie, though she was the family's dog, had been the only one to love Salem just as she was, never wanting her to change, despite what her mother called her "eccentricities."

Junie rubbed herself against Salem in that reassuring way of hers, slightly slower since she was older now, and Salem knew she would miss her, miss her *a lot*, when Junie was gone.

A question popped in her head as she sat in the funeral home.

"What will happen to his body now?" she asked, biting her lips as soon as she spoke, as if to recall the words, not sure if perhaps it wasn't the best time to assuage her curiosity. She always did that, opened her mouth at the wrong time, said all the wrong things. She didn't mean them to come out wrong, it just happened, her social cues a little off. Mother didn't say it but it embarrassed them. Salem didn't entirely disagree.

"Shut up, freak," her older sister mumbled, typing away on her phone even at the funeral, though almost everyone was gone now.

Olivia. Prim and proper Olivia. Perfect apple-of-her-mother's-eye Olivia. Pristine light-of-her-father's-life Olivia. Pathetic bane-of-her-existence Olivia.

Salem didn't know how older sisters were supposed to be, but if they were all like hers, the world was doomed. It wasn't that Olivia was a bad person exactly. No, in fact, Salem had seen her sister glow and be nice to everyone around her, help people and spread smiles and win awards. Everyone loved Olivia. Everyone doted on Olivia. Everyone waited on Olivia. Everyone but her.

She didn't know why, didn't understand, and didn't care by now, to be honest.

A while ago, she would have waited for her parents to maybe correct her older sister and admonish her for calling her a freak. Not anymore. Now, she pretended to be grown-up and used words like "admonish" in her own head to fire back at everyone since the adults in her life didn't really care to do so.

It wasn't even their fault, really.

She understood by now how everyone had issues with someone prodding at dead animals and cutting them open to see their insides. Evidently, according to the books she read from the grown-up section of the library, children behaving in such a manner was usually a precedent of criminal behavior. "Precedent." That was her new favorite word of the week.

She didn't think she was a criminal though. She didn't want to kill anything. In fact, the idea made her stomach feel queasy. She just wanted to open what was already dead and see their insides to find out why and how they died. It was the reason that fascinated her, more than the act itself.

"Can I have a moment with him alone, Javier?" her mother sniffed, turning to her father.

"Of course, my dear," her father agreed, nodding at one of the staff at the place, his olive-toned skin, like Salem's, looking brighter in the harsh clinic lights. "Take the children out."

Olivia was moving to the door before the last word left his mouth, aggressively typing on the phone that seemed to be glued to her hands nowadays. Salem wondered who she talked so much to. Her own phone was heavy as a brick in her pocket, mostly a tool for reading and watching movies and lurking in forums she was too young to lurk in. But that's where the most interesting stuff usually seemed to be.

"Who are you talking to?"

The words escaped Salem before she could bring them back. Twice in a matter of minutes. She needed to get better. Her feet followed her sister outside and she turned to look at Junie, her heart giving a pang at the rare stillness of old age in her fur companion, from what had once been her exuberant existence, before she exited.

"None of your business."

The words brought her eyes back to Olivia, and she watched in fascination as a flush covered her sister's pretty face. Olivia rarely flushed. Though she didn't like her very much, she knew her sister in and out. *Very interesting.*

Salem jumped on one of the squeaky chairs in the lobby, her sneakered feet dangling slightly off the ground. Her sister took the one beside her, her heels flat on the floor.

"Tell me," Salem insisted. "I promise not to tell."

Olivia slid her a glance before rolling her eyes. "Ugh, you're annoying."

Salem waited patiently; though she wanted to ask again, she knew Olivia hated silence. She would need to fill it and that's exactly what she did.

"Fine. It's a guy at Mortimer."

Salem felt her eyes widen. Mortimer University was a big deal in their world. It was a place for those with privilege and pedigree, an institution so exclusive and so elite that those who graduated from there were akin to gods in their social circles, becoming symbols of power and prestige. Getting in was exclusive.

It was an even bigger deal in the Salazar household because her great-grandfather had met her great-grandmother at the university, and all their children had attended since then, making their family a part of an even more exclusive circle—the legacies.

Her reaction stemmed from something else though.

"But you're still in high school and not a legal adult yet." She couldn't keep the surprise out of her voice. "Why exactly are you talking to an older guy?"

"Keep your voice down," Olivia hissed. She looked around to make sure no one heard, before leaning forward. "It's not romantic, you idiot. He's just . . . nice. He's been there for a while, so he's just telling me about the cool stuff there for when I get in."

Salem had no doubt her sister would have attended even without being a legacy, based on grades alone. Her reports were near perfect and her extracurriculars glowing on and off paper.

"You still have two years to go," Salem pointed out.

"You wouldn't get it," her sister said, typing on her phone again. "It's not like you have any friends or a clue how to make them."

Salem ignored the jab, mostly because it was true. Friends were overrated anyway, from what she'd seen. They were backstabbing and betraying. People were friends only to use each other.

She focused on the more important thing. "Do you know him?"

Olivia hesitated before finally putting her phone down and turning to face her fully. It struck Salem again how beautiful her sister was, with her reddish-brown hair and green eyes and light skin, a replica of their mother, so unlike herself.

"I met him online . . . in one of the university groups," her sister explained. "We have been talking for a few weeks and I'll see him after I graduate. We've decided it's not proper to meet in person before that."

Proper. Salem should've known it was more about being proper than being unsafe for her sister. Whatever the reason, at least she wasn't being stupid. Even Salem knew it wasn't right for young kids to talk to strange older people online. The book she'd found at the library last month had talked about particular criminals like that called predators.

"Anyway," Olivia went on, when Salem didn't say anything. "It's not just me. There are many legacy teens in the group with current attending students and even some alumni, just talking about stuff, you know. It's a great place to make connections and be on top of the chain even before stepping on campus. You should get on it too."

"I'll pass, thanks," Salem snorted, finding the idea of being in a group of pretentious teens wanting to become pretentious adults nauseating. But maybe they weren't all like that. Maybe there were kids like her there too—the odd, ill-fitting, born-in-the-wrong-family, squares-in-a-circle kind.

"You know what your problem is?" Olivia sighed. "You'd rather spend time with dead things than living, breathing people. Change that before you end up on the other side." Her sister shook her head and lit up her screen again.

Salem took a peek.

Mortimer University Group.

The group image loaded in black and teal, before a message board opened. One of her many flaws, as pointed out by her mother, was curiosity.

Salem took her phone out and typed the name in the browser. It was easy enough to find the group. She clicked on the link and a set of questions popped up instead of a sign-up page. What harm could it do?

Are you or will you be a scholarship student?

Salem didn't think so, not unless her parents disowned her, but that would lead to a scandal and she knew if there was one thing the Salazars abhorred, it was scandal.

She selected *NO.*

Are you or will you be a legacy student?

That was easy enough. *YES*, she selected.

The page was redirected and another link opened.

An image in black and silver loaded, the logo of a large vulture with straight metallic wings staring intensely at the screen. Salem had never seen the logo before, not on any of the Mortimer memorabilia in her house.

A word she had never heard before loaded next on the screen in a grungy font that looked like it had been lifted from one of the older library books.

Mortemia

This was not the group her sister was in. She was about to press Back when a question came up on the screen.

What generation legacy are you?

Salem hesitated, but her curiosity won in the end. *4*, she selected.

How old are you?

12, she typed.

What username would you like to use?

Salem thought about it for a few minutes, wondering what she should write. Quietly, she typed the answer.

You are just one step away from becoming a part of this elite exclusive group. Once your application is processed, you will need to complete a task. If not completed, you will not be accepted. Do you agree?

Salem hesitated again, sneaking a glance to see her sister engrossed on her phone and the lobby empty. Somehow she had stumbled onto an exclusive group that her sister wasn't a part of. It was a heady feeling to know she was picked for something that her older sibling wasn't.

She looked down at the message again, the red button screaming *JOIN* blinking with every heartbeat, the smaller *CANCEL* button on the side almost invisible. It felt like a trick. Maybe, she should wait a few years. But, again, her curiosity was winning. What could be the harm?

Shaking her head, she threw caution to the wind and pressed down with her small thumb.

You're almost in, goldengirl01. Here is what you need to do.

"That even in the smallest events there's no such thing as coincidence."

—Haruki Murakami, *Kafka on the Shore*

CHAPTER 1

SALEM

Present Day, Twenty Years Old

Salem was pretty sure there was a dead body on the beach. She couldn't say with full certainty, not with the lack of light on the moonless, cloudy night. But from her vantage point at the top of the cliff, seeing the dark lump suspiciously shaped like a human made her certain enough to investigate.

It wasn't just about her interest in the subject or her major that was leading her to confirm her suspicions. For as long as she could remember, she had wanted to study criminology, specifically forensics, and understand death in detail. But no, it wasn't only her academic curiosity leading her. It was the thought that her sister had once been that dark mass on a beach somewhere and no one had seen her for a while. Nothing else explained why she was making her way toward it in the middle of the night when she should have been in bed. In her place, someone else would have immediately called the cops. Someone else would have immediately turned around from the edge of the cliff and run back to campus. Someone else would have definitely accepted the danger in the situation, especially after the last two years.

Anyone but her.

No, not Salem Salazar, the black sheep of her family, the black mark on their lineage, the black scar on their reputation. Though, she wasn't the one with the most notoriety anymore. Who would've thought? Not her.

Her mother hadn't wanted her to enroll in Mortimer, and Salem had promised that she wouldn't do anything during her time at the university to bring any more gossip about the Salazar name. But there she was, walking down the steps carved into the side of the cliff, with her phone's flashlight guiding the way.

The ground was moist under her boots, the soil pressing down easily between the stones as she carefully made her way down the cliff. She had discovered these steps two nights ago on her evening stroll across the campus. Having been at Mortimer for only a week, she was enjoying spending time in the late evenings checking out the property rather than going into town and getting drunk during orientation week like most of the other students. The woods on one side of the campus, the sea at the front, the quiet buildings at night felt more familiar to her than the hordes of students with newfound freedom.

The sound of the waves and wind made her pause on the steps. Salem took stock of herself, realizing she should have worn something rainproof because the light mist in the air was going to thicken soon. She didn't like the rain, didn't like the feeling of moisture on herself, which sucked especially since she had the next few years to spend on a cliffside coastal campus. But she had to move past it, especially in the kind of profession she hoped to go into.

She looked back at the way she'd come, realizing she was almost halfway down. No sense in going back, especially when there was possibly a body waiting for her. Though she wasn't particularly over-joyed that someone had died, the investigative insects that infected her brain couldn't let the opportunity for information pass.

Just to be sure nothing was lurking around, she cast her gaze over the dark, narrow beach barely visible under the clouds, seeing nothing but a small lump.

Well, then.

Slowly, she made her way down again, holding her phone up in one hand to light the way and leaning against the side of the cliff with her other to keep her balance. After a few minutes of silently descending, she finally stepped onto the sandy shore and let out a breath. Physical exertion wasn't something she enjoyed at all, but it was a part of the package, especially on a campus this vast.

Taking another breath to steady herself, she turned to immedi-ately make her way toward the dark lump. It was certainly a body. She just had to verify if it was animal or human.

Her heart began to pound with each step, the lump taking the shape of a human body, and something giddy filled her veins. She knew it was not the natural reaction to witnessing something like this. She had been told that more than enough times through the two de-cades she'd been on this earth. It still tore at her sometimes, what she felt and what she was supposed to feel, the dichotomy sending her own moral compass spinning. But the closer she got to the corpse, the more the compass stilled, and for the moment, alone in the night and away from social expectations of who she should be and should have been, she let herself feel exactly what she felt.

Excitement.

Not just for a dead body, but for the information she might be able to glean from it, the possibility of finding another piece to the puzzle she had been working on for two years, all alone.

Finally reaching the mass, she came to a stop a few steps away, and let her brain do what it loved doing the most—observe, analyze, conclude.

Putting the phone flashlight on her subject, she tilted her head to the side in an instinctive habit she had never been able to get rid of, and opened her notes app, letting her eyes rove over everything clinically.

-*Female.*

-*Young, maybe late teens or early twenties.*

-*Light hair, color undetermined, length mid-back maybe? Ripped from the root in a place near the scalp. Caught on something accidentally or deliberately pulled?*

She paused, realizing the body wasn't too wet or swollen, as she would've expected from one that had washed up on the shore. Frowning, she went down on her haunches and leaned down, seeing a small dark pool behind the skull. Which meant . . .

Salem looked up at the cliff, tall, imposing, and higher up than she had realized.

-*Blood around skull indicates blunt force trauma. Impact from height or an object?*

The woman's hands were by the body's sides, dark circles around its right wrist.

-*Dark, thin bruises around right wrist look old, possibly one week. Marks from bondage or captivity?*

A small, almost imperceptible tattoo was behind the woman's ear.

-*A symbol of some kind behind her ear, unclear. Size of a grain of rice.*
-*Murder or suicide?*
-*Is this the scene of the crime? The blood is minimal, so did the sand ab-*

sorb most of it with the moisture or was she moved from the actual scene? If she was moved, then why? To dump or to stage?

She walked slowly around the body, taking notes, engrossed in her task.

That may have been why she didn't realize she wasn't alone sooner.

Something in the air shifted, molecules moving and rearranging themselves to accommodate another physical form, and she felt the shift of those molecules behind her. The hair on the back of her neck prickled, sweat mixed with the fine sheen of moisture, the awareness of another person breathing in her vicinity seeped in as a centuries-old human instinct for survival blared inside her.

It was then, standing beside a body with her flashlight on like a beacon, that she realized how it could appear to someone else on the outside watching in. She would look like a perpetrator, or at least suspicious, to anyone.

Unless it was someone who knew she wasn't, because they were involved.

The breeze lifted the strand of her curly hair that had escaped her usual haphazard bun, the scent of the sea and salt getting stronger the more aware she became of someone else.

She quietly turned her flashlight off, plunging the area into sudden darkness, and blinked rapidly to adjust her eyes to the blackness behind her square glasses.

"Stay still."

The masculine voice spoke from behind her, not too close but not too far behind.

The sound, strong and husky, merged with the waves like the sea itself rumbled and spoke.

Sea and smoke. Her brain noted the words elicited as a reaction to the auditory stimuli.

There was another sound.

Rustling paper, she made note.

And then the sound of something scratching over it. She knew the distinct sounds very well because she liked background noise to help her focus when she was working on something. Sounds had always elicited some kind of a reaction in her brain.

What is this man doing? Unless he was planning to murder her with a paper cut, she didn't understand why he'd asked her to not move. And why was she even following his command?

She opened her mouth, thinking of the words she was going to say, then called them back. She wasn't much of a talker. In fact, until recently, she had completely given up speaking for a few years. It was only two years ago that she had begun again, though not as frequently as expected, and only after . . . she shook it off, not letting herself go there while being in the situation she was in.

Stay in the present, she reminded herself as she did often, biting her cheek in a routine that worked in grounding her.

"Don't come closer or I'm calling the cops," she threatened him, her voice even, almost icy, none of her inner turmoil reflected on the outside.

"I've called them already," he scoffed, the scratching sound on paper picking up speed. "The question is, why haven't you? You got curious, didn't you?"

His tone shifted in the last of the words, turning softer, more sensual, almost cajoling. That tone did something to her brain. As someone sensitive to auditory information, she could understand why, but it didn't explain the little shudder that ran down her body.

It was dangerous, his voice, a weapon sheathed until he chose to expose it. She could imagine him in a time of empires, using that voice to make a mob mad, inciting them to a riot, influencing audiences to herd to an arena, tempting them to step inside, cajoling them to their own demise as he chopped their heads off clean.

"Curiosity is a perfectly healthy response," she said instead, keeping her own voice low and steady, trying not to let his words pick at the scabs of her mental wounds.

A deep chuckle, more scratching on paper, and then, "I wouldn't call what either of us are doing here healthy."

Maybe her metaphor was wrong. Literature wasn't really her strong suit after all. His voice was more unexplored sea than bloodied sand, like the fables of creatures in the oceanic dark, luring unsuspecting sailors, dragging them to the depths.

Her poetic thoughts surprised her. No one could ever accuse her of being so. In fact, she was the opposite, completely methodical and rational. This, whatever these thoughts were, was a novel experience and not a good time to have one.

It was disturbing. She didn't like it.

Steeling herself and her mind, her eyes finally having adjusted to the night, she focused on his silhouette, whatever little she could see of it. He stood a few feet away from her, a tall, broad form against the lighter grayish backdrop, one of his hands holding a notebook of some kind and the other moving freely all over it.

He was *drawing?*

What in the freaking hell!

"You . . . you're drawing?" she asked him, the suspicion clear in her tone. If he was, it was an act of indifference to a degree even she didn't reach. While she was detached when looking at death and examining things, this was a different response, one she didn't understand—he was feeling and yet unbothered.

His hand didn't pause but she saw him glance up once, the movement making some other things about him visible to her eyes—longish hair and a killer jawline, pun's intention yet to be decided.

"It's art." He shrugged those broad shoulders, as though that explained his bizarre behavior, speaking in that low, soft tone again. "Let your hair down."

The audacity and sheer bizarreness of the whole encounter had a huff of unbidden laughter escape her chest. She almost raised her hand to touch the spot in the center where the sound had come from, but didn't want to betray any vulnerability to him.

"Go fuck yourself," she replied in the same flat, icy manner, almost calling the words back. She never cursed, not on the outside at least. It was a mix of both not speaking most of the time and the manners with which she'd been raised. Most of them hadn't stuck, much to her mother's dismay, but this one for some inane reason had. It was funny though. Opening dead bodies? Sure. Saying *fuck* in public? Absolutely not.

He chuckled again, the sound waves hitting a vibrato in her chest. "I will when I get home, thanks."

Lord, he was insufferable. And possibly psychotic. Who the hell laughed and drew over a dead body? As weird as she was, she didn't disrespect the dead. They could invade dreams and steal peace of mind. She knew because they had done it to her dreams and peace.

"Loosen up, little asp," he spoke, finally closing the notebook and sticking the pen or pencil, whatever it was, behind his ear, bringing her attention to something glinting in it. A piercing?

Then his words penetrated. *Asp?* Why the hell was he calling her that odd name?

Salem was squinting, trying to see more as her mind worked, when he was suddenly in motion, taking a few steps to close the distance between them. She stiffened, her hand tightening over her phone in an attempt to keep calm and not let her erratic thoughts overwhelm her. For all she knew, she was going to join the body at her back.

"Don't come any closer," she warned him again, pulling her

phone up and pointing it at him, backing away slowly, away from the body and toward the cliff steps she'd come down.

Sounds of people and flashlight beams swinging came from the end of the beach. The authorities most probably.

He stopped moving, but she felt his eyes on her, watching her motion almost hypnotically.

Logic won over foolishness. She didn't know this man, didn't know why he was goading her, and the circumstances in which she had met him were more alarming than alluring, or so she told herself as she finally reached the bottom of the steps.

"Who are you?" The words escaped her before she could put a stop to them, echoing in the silence that followed.

She paused a heartbeat, then the next, waiting for some kind of reply. That was her usual trick with everyone—ask a question and hold out for the answer. People usually filled it out in a few beats, unwilling to sit in the uncomfortable silence. Yet he didn't speak, didn't rush to fill it. In fact, he seemed to be waiting *her* out.

The lack of an answer settled between them, the question ringing heavy. Was he silent because he didn't want to tell her? Or was he just toying with her with the same disregard he had shown in the previous few minutes?

Who the *hell* was this guy?

She couldn't explain why she did what she did next. It could have been the heavy silence unnerving her, a rare occurrence in her lifetime, or it could have been some deep-rooted instinct to preserve evidence, or her own curiosity he had captured in the encounter. Whatever it was, it made her open the camera on her phone and press the button.

Bright white flash blinded her momentarily, making her blink rapidly to clear her vision, the sound of the shutter alarmingly loud for a split second before it died under the rushing waves.

"Tsk tsk tsk." His chiding pierced the air. "You shouldn't have done that."

She swallowed but stood her ground.

He began casually walking backward, to the opposite side of the beach. "You just put yourself smack in the middle of a game you know nothing about."

Salem shook her head, not understanding his cryptic words but not needing to, not with that dark tone. Maybe she had been stupid, but she wanted the evidence and damn him if he thought she wasn't going to keep it.

Turning on her heels without a word, she ran up the steps, back in the direction of the campus, away from the mysterious stranger and the approaching authorities, and the dead body on the beach.

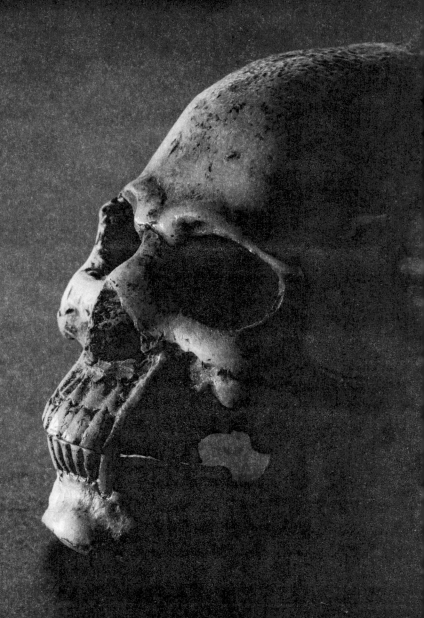

Killing myself, to die upon a kiss.
—William Shakespeare, *Othello*

CHAPTER 2

SALEM

"Death has found its way to Mortimer again."

The news blared loudly on the large flat-screen mounted high on the wall of the café Salem had just walked into. The words caught her attention. She stopped just two steps inside the door, her back stiff as she watched the news reporter share the morning headline.

"We are reporting live from the Mortimer beach, where the body of a female was found early this morning," the reporter continued, her face a serious mask that matched her tone. "While the body remains unidentified for now, sources have confirmed that it was, in fact, a student from the university campus. As you can see behind us—" The camera panned to the side to show law enforcement taping off the area and some locals watching from behind the yellow tape. "—there is a lot of activity happening. No official statements have yet been released."

There was a pause as the reporter nodded to someone behind the camera. "This incident reminds us of the lighthouse death two years ago, where the body of an unidentified male was found by the rocks. That case remains unsolved."

An image of the lighthouse Salem had seen from the cliff flashed on the screen before cutting back to the reporter. "Was this untimely death a tragic accident or something more nefarious? What is happening in the small college town of Mortimer? Stay tuned as we find out the answers and wait for officials to release statements. This is Sam Bailey reporting for *Nation News*."

The logo for the channel rolled on the screen with loud typical music, the beautiful gray coastal view replaced by the stark blue and white studio as reporters moved on to other headlines.

Murmuring broke out through the space around her, bringing her attention back to where she was. The café.

Snap out of it, she chided herself, biting the inside of her cheek again.

The little café had been her first stop after stepping on campus, and it had become her daily morning haunt for the past week. Located off the main street right outside the campus, Big Bookish Café, or BBC as students called it, lived up to its name. Rows of shelves filled with books lined one whole wall on her right, a bar area and beverage counter taking up the wall adjacent to the main entrance. An abundance of windows to the left showed an unhindered view of the main university gates—massive, tall, wrought iron gates painted black with the university crest in silver and gold in the center—while filling the whole space with natural light. Tables—both separated and placed in front of couches—filled the rest of the space, interspersed with plants and lamps. The atmosphere was cozy and inviting, unlike what one would expect in an uber-elite college town.

Olivia had been the one to tell her about it.

Stay in the present.

She made her way to the front where the checkout counter was. Aditi, one of her classmates and a full-ride scholarship student thanks to her insanely genius mind, stood behind the high-top counter with a black apron tied around her long neck. Salem idly wondered if aprons had ever been used as a weapon, maybe for strangulation in a case somewhere. She'd have to look it up.

Aditi turned to her, giving her a warm smile that felt more genuine than all the smiles she had grown up surrounded with.

"Hey, Salem," the girl greeted her with a light tone. "Your regular?"

Salem nodded, pressing her student card against the machine so it went to her monthly tab. While the whole town didn't work that way, BBC was one of the most frequented hubs right outside the gates. One of the reasons she'd actually enjoyed coming there early mornings during the last few days was how little traffic it had at the time, most students in bed with the rush of late nights in orientation week. Since she'd found the place, she could take her drink and find a good spot next to a window for a few hours to research or just people-watch.

"So, are you excited for classes to begin tomorrow?" Aditi asked, pulling her out of her thoughts as she waited for the drink to arrive.

Salem nodded. "You?" she asked as was polite.

"Oh yeah," the girl said with enthusiasm. "I can't wait to actually attend School of Arts. Like, how cool is it that Mortimer lets us pick our own modules? I don't think there's another university that would let me do fine arts with such an option for such varied minors."

That was one of the really incredible things about Mortimer, Salem had to admit. Students, who usually came from posh families and studied their whole lives with certain goals in mind, were allowed to create their own curriculum of a maximum of six subjects from a list of modules for the first year of their undergraduate degree. From the second year, they could go into specializations.

Mortimer had four major schools within the vast campus—School of Arts, School of Science, and School of Business and Management for undergrads, and School of Law for the postgrads. There were various subjects in each of the schools, and students were free in their first year to experiment and see which modules worked for them.

"What all have you picked?" Aditi asked her, leaning her elbows on the counter.

"Criminology related subjects, mainly," Salem replied. "And one psychology module. I want to see if it's worth minoring in next year."

Usually, she wouldn't have used as many words but Aditi was one of the nicer people she had met. They had actually bumped into each other on moving day in their residential block. Aditi's parents had come to see her off, hanging around the main lobby, and had seen Salem watching them. They had called her over into their little circle, introduced themselves, and left with kind words. It had been a rare, rare interaction, but one that had given her food for thought.

Aditi grinned at her answer. "That's so sick. I can totally see you nailing that. You already have a major in mind or you wanna see as you go?"

"Forensics." Salem crossed her arms, hoping her words didn't come across as weird, preparing herself for the usual reaction she got when her family's social circle got to know what she'd opted for.

The other girl just continued smiling. "Nice!"

Salem didn't know what to think of that, but before she could wonder, her drink arrived. She mumbled a thanks and turned around to leave, not really in the mood to stay since there was already a crowd walking into the space, mostly people who had dragged their asses out of bed to discuss a body being found on the beach in the first week of school.

She could hear them talking, catching words and phrases all around her. It was more the sensationalism of it than the tragedy. People, especially those coming from the families that attended this university, loved their gossip like they loved nothing else. Anything that diverted their attention from their own hollow lives and offered distraction was welcomed.

Bidding goodbye to the peace she'd found in her little window seat over the previous week, she took her hazelnut coffee and walked out into a misty morning, the skies cloudy and gray. From her research, this was the weather for most months of the year, the coastal town moderately cool, lightly rainy, and misty except for the occasional sunny days and a month of light snow in the winters.

As new sessions began close to the fall, it was getting cooler by the day and sunnier days were far less than what they would've been in the summers. Hence, the warm drink in her hands felt better than ever.

Students were milling around the cobblestoned street that led right up to the huge wrought iron gates of the university. Some were in large groups already, some in duos and trios, and a few were solo like her. She felt conflicted. In her heart of hearts, she wanted to be one of them and have a friend. But her past experiences had jaded her, enough that she accepted the pang in her heart but stayed alone. Her only friend had been another betrayal and another nail in the coffin of her philosophy about friendship. There was no value to it, not for her. It was just people using her for their benefit, some emotional, some financial, some social. It was transactional, until something happened where it wasn't convenient anymore. The little pang her heart gave, seeing everyone around her and remembering her faux-friendship, it meant nothing.

Her phone vibrated in her pocket.

She looked down to see her mother's name flashing, and hesitated. Talking to her mother never did anything for her spirits, especially in the last year since her father's whole incident, but she couldn't avoid the woman, not when she was her only blood left.

"Good morning, Mother," she greeted her politely, tucking herself in a little nook right next to the café beside an older building. Most buildings in this town were old but well maintained.

The entire town was set up to accommodate the university and those who attended it. There were a few cafés, bars, local food joints, one fancy grocery store, and for more options, the closest big city was an hour away.

"How are you doing, Salem?" Her mother's tone was distant, almost distracted. She knew what the older woman was doing—she was checking in on her only child, the only person left in the world, just to make sure what had happened to her eldest daughter and husband didn't happen to Salem. Salem could almost commend her for her efforts if only they came from a place of love and concern rather than fear of social backlash and ostracization.

She knew the last two years hadn't been easy for her mother, they hadn't been for her either, but while she had gone on a mission to find reasons, her mother had gone on a mission to get back their social standing.

"I'm fine, Mother," she replied as she did every morning. She was fine. And she would continue to be fine, even if it took everything from her. "You?"

"Good, good," her mother said. "It's not too late to leave. Are you sure you want to be there?"

Salem sighed. They'd had this discussion too many times. Well, her mother had discussed and Salem had stubbornly refused to budge.

The older woman, understanding Salem's silence for what it was, sighed as well. "Fine, I won't bring it up again. Anyway, I have a meeting with the lawyers today. I'm trying to get one of your father's properties reevaluated. We are going to discuss selling the villa at Tenebrae Hills and . . ."

Salem listened to her mother talking with half an ear as her eyes caught sight of something in black amidst the sea of browns and grays. A broad back, a lithe frame, a confident, almost swaggering walk, casually going down the street, away from the university gates and toward the tree line that marked a patch of the woods that separated this town from the next.

"That's great, Mother," Salem mumbled, already distracted. "I have to go."

She heard her mother's goodbye and hung up, quickly opening her gallery to the image she had snapped last night.

She had looked at the image multiple times over the course of the night—the corpse of the girl, the sea at the back, and *him*. Him with the voice of the rumbling sea and the raspy smoke. That photo, of him with one hand by his side and the other holding up the notebook to shield his face from the flash, just a sliver of his light-colored eyes visible, along with a dark, strong brow and longish dark hair pushed back from his face, a partial high cheekbone, and a partial glimpse of whatever he had been drawing—something with swirly patterns.

But it was the hand holding the notebook she looked at for confirmation. Tattoos, dark ink she couldn't make out in the blurry image, covered the back of his hand right up to the knuckles.

The same hand as on the person walking casually down the street. It was *him*.

Pocketing her phone, she quickly fell in step behind him, far back enough that he wouldn't be able to tell her from the crowd but close enough to keep him in sight. No idea why she was doing it, just some deep-rooted instinct telling her to investigate.

He entered the woods, the crowd of students thinning out closer to it, and she made her way behind him, ducking behind tall trees for cover, trying to make as little noise as possible, which was difficult with the leaves and needles fallen on the forest floor.

She tried to make sense of why following him was important. Him being at the scene of the possible crime last night, acting all weird, and then her catching sight of him this morning, seeing him twice in two days when she hadn't seen him before despite being on campus all week, it just sent alarm bells ringing in her head. Maybe he knew something or could lead her to something which would give her some answers about her sister.

Her loved-by-all, pain-in-the-ass sister.

Stay in the present, she repeated to herself, as she had when preparing herself for coming to the university. It had taken her two years, gap years after high school, to be able to attend Mortimer. The university rarely allowed students with gap years but her file and her family legacy had weighed in her favor. She was pretty sure the board's pity was a part of it too, but she didn't care. Whatever it took.

As she ventured deeper into the woods, she observed that there wasn't much of a path, just a small trail—mostly used by students, she assumed.

He walked down the trail, a pencil in one of his hands, spinning it in between his fingers as he whistled some mindless tune. From the outside, it all looked innocent enough to fool someone. But she could sense there was something there, something darker, deeper, deadlier, under the skin. She had seen enough crime documentaries in her life to pinpoint why he could have been one of the prodigies. She wouldn't be surprised if he spun around and stabbed her with the pencil. It was a surprisingly effective tool, especially when used in the right spot.

She would've thought herself too harsh in her quick judgment had last night not happened, had she not sensed a certain chaos within him as his fingers flew over the paper, his demeanor making one thing clear—it was not the first death he had witnessed, nor would it be the last.

After they walked for a few minutes, the trail ended and he turned at a bend, heading toward an old, seemingly derelict building in a small clearing.

Salem took cover behind a tall tree and peeked out.

The building was all stone, like an old temple or church of some kind, she couldn't be sure. There were no external symbols marking it as such, but it was a small one-story structure made of dark gray stone with an altar of some kind out front. She could imagine seeing something like this in a historical crime documentary, of one or many more people gathering in the woods and using that altar as a sacrifice to whatever entity they believed in, blurring the line between sacred and sinful. The history of humanity was littered with such stories of sacrilege.

A boy stood next to the altar, mid to late twenties from the looks of him, light hair, blue jeans, white shirt. He was in stark contrast to the guy she had been following, who was all dark. Dark hair, dark clothes, dark soul.

The light boy started talking about something, but she was too far away to make out exactly what. Slowly, carefully, she crouched down and made her way closer, avoiding any twigs and branches that would snap or rustle and alert them to her presence, thankful for her habit of wearing sturdy footwear.

"You wanna tell them that?" The blond's voice drifted as she took a spot behind yet another tree, the last in the line before the clearing.

High-pitched but nice voice.

"Not yet," *he* spoke, and fuck if his voice didn't have the same effect on her as last night. There was nothing *nice* about it. Somehow, she'd convinced herself that her reaction to the auditory input had been amplified due to the situation and the adrenaline, and in the light of the day, it wouldn't affect her the same. She'd been wrong.

His voice, that scratchy, deep tone, scratched a deep itch in her brain. It was what she searched for when listening to ASMR, what they called *tingles.*

"You think it'll be soon?" the blond asked.

"Who the fuck knows," *he* sighed.

The blond took out a cigarette and brought it to his lips, inhaling deeply before puffing out a plume of smoke, offering it silently to *him. He* shook his head, spinning the pencil faster between his tattooed fingers, a sight that was almost hypnotic.

"You need to figure shit out before the year ends," the blond pointed out.

He stayed silent.

"You know I got your back, but if you don't get it done, it's not just your neck on the line, it's mine too. And then I'm out."

Salem frowned, wondering what they could be talking about but filing it all away to ponder upon later.

"I'll get it done," *he* said, the confidence in his tone making her believe he would though she didn't even know what *it* was.

The pencil kept spinning.

"I fucking hope so." The blond threw the cigarette down, crushing it under his shoe. "Don't make me regret helping you out. You won't like that."

The spinning pencil stopped.

Salem held her breath as *he* went still.

His body seemed to enlarge before her eyes, his back straightening, his posture becoming rigid, his muscles contracting under his t-shirt. It was a mesmerizing change exactly like it had been in the dark of the night, as if the shift in molecules around him reached the molecules around her in a ripple effect, vibrating against her skin.

The pencil that he had been spinning, the one she had thought could be an effective weapon, was suddenly against the blond's eye, an inch away as both men went quiet.

"I will happily use your blood as paint if you ever threaten me again," he warned, his tone casual but sharp, and dear lord, she had never heard something more beautiful than a foreshadowing of death with that sound, the imagery of blood being used as paint morbid. "Make you a part of my masterpiece in ways you don't want, do you understand?" *Damn.*

The blond's jaw tensed but he gave a nod.

The Painter. That's what she was calling him in her head now.

The Painter withdrew from the other man and began spinning the pencil again, flipping a switch on and off, like the last few minutes hadn't happened.

"Let's just put a hurry on it," the blond sighed, running his fingers through his hair. It was interesting seeing the contrast of one boy's fidgeting and the other's deliberate movements.

When *The Painter* didn't say anything, the light-haired boy exhaled loudly. "Alright. This meeting never happened." With that, he walked off to the opposite side of the altar.

The Painter stood at the same spot for a few seconds.

Silence descended, broken by the occasional sounds of the birds in the woods.

"Did you enjoy the show?"

Salem stilled, looking around to see who he was talking to. There was no one in the clearing.

He turned his neck slowly, his eyes coming to where she was

crouched on the ground, and her heart began to thump loudly in her ears. He knew. He'd known she was there, that she'd followed him, and he'd let her.

She straightened, taking a step back, only to see him take one forward, his face hidden in the shadows of the trees. There was a good distance between them, and yet, it was too close. His presence was too close. The way he was watching her was too close.

Before she could understand why or how, her body was in motion, spinning and running back to the path she'd come from. The moist leaves became slippery under her feet, twigs and needles crunching under her boots, her breaths loud in her ears, making her unaware of any other noise.

That was probably why she didn't realize how close he had come behind her, why she stepped on a pile of leaves in her haste and felt herself fall, why the solid arm coming around her surprised her.

Heart pounding, pulsing throughout her body, Salem stayed frozen in place, bent forward mid-fall, a muscular arm wrapped around her front. It took her a moment to process that the arm was pressing over her breasts, that his body was pressing into her back, and that the way she was bent was pressing something solid against her ass.

She straightened and he lowered his arm, pushing it around her waist.

"Are you scared?"

The words moved over the top of her head.

No, she wasn't scared. She was angry. Mildly aroused, which was disturbing in its own way, but not scared.

"Do you accost girls like this often?" she asked nonchalantly, like she wasn't counting every inhale and exhale and processing.

He chuckled. "Only the ones that poorly stalk me after mildly threatening me the night before."

Salem rolled her eyes and squirmed, trying to get out of his hold. "Can you let me go?"

His arm stayed solid. "Can I? Yes. Will I? Depends. Why were you following me?"

His words, in that voice that she was realizing had some kind of influence on her, gave her pause. Why did she follow him? It was absurd and she didn't do absurd things.

"I got curious."

Damn curiosity.

His hand, the large, tattooed hand she could now see up close, still shrouded in the shadows of the trees, spanned over her stomach. She watched as the hand moved in circles over the fabric, almost hypnotic in its motion, as his mouth lined up next to her ear, his words shooting straight into her veins.

"This one is a free pass," he murmured softly, seductively, his voice making her thighs clench together. "Get curious with me again and it will cost you."

Salem gazed unseeingly at the trees before her, the line breaking to reveal the campus a few feet away, the idea of him making her pay doing things to her insides.

"Cost me what?" she whispered. Curiosity was her catnip, mystery her narcotic.

She felt him go still for a second at her breathy voice. "Is this turning you on, little asp?"

She opened her mouth to say no, wanted to say no, but it would have been a lie. Her pulse was warm, her nipples were hard, her core was moist.

She shook her head.

"Fuck," he almost growled, and the sound sent shivers over her spine, pooling deliciously between her legs. Teeth nipped at her earlobe, sending a sharp sensation through her body. "Stay away from me, for your own good."

And suddenly, she was free. Disoriented at the loss of the support behind her, she balanced herself and watched as he headed toward the campus, whistling the same tune he had before, the pencil still spinning in his fingers, like he hadn't threatened to gouge out a man's eye with it just minutes ago, like that hand hadn't been all up in her business moments ago, like he hadn't just subtly threatened and turned her on seconds ago.

And much to her misery, Salem was hooked.

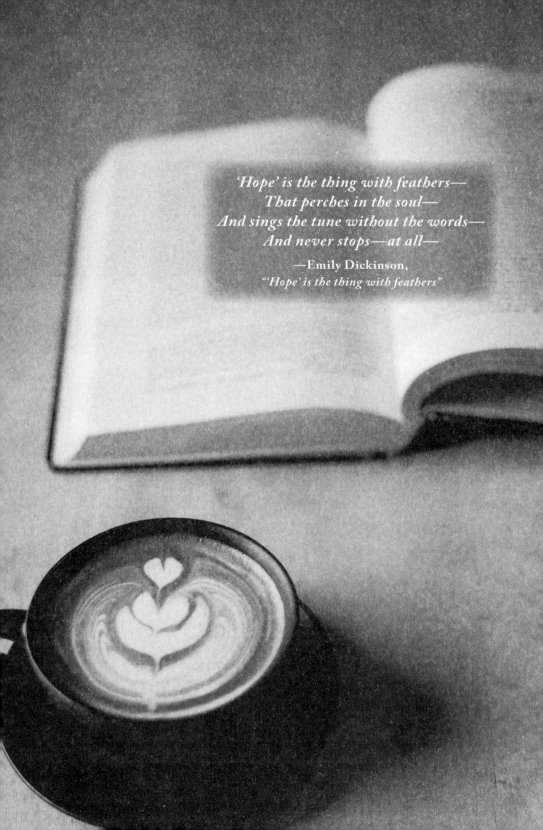

'Hope' is the thing with feathers—
That perches in the soul—
And sings the tune without the words—
And never stops—at all—

—Emily Dickinson,
"'Hope' is the thing with feathers"

CHAPTER 3

SALEM

Classes began the next day, the morning flying by at full speed as she made her way from one class to another.

Salem had spent her morning within the School of Science building. It was a rather old part of the main castle block that had been one of the original three. Mortimer was one of the few universities in the world that were so old. Mortimer had been established as a boarding school in the early 1500s, taking over the castle that had been built hundreds of years before, for the sons of the wealthy, with one tower being an academic block, one residential, and one for the teachers and staff who stayed on the property. Back then, the town hadn't existed, just the sprawling castle at the edge of the land where reaching it was only possible through the woods and up in carriages.

Over the course of the years, more buildings with the same

architecture had been added as the boarding school had turned into a university, first for the sons and then the daughters of the privileged.

She knew all this not because the information was freely available, but because she had heard it in stories passed down in her family since the time of her great-grandparents. She had heard many stories.

Getting out of the School of Science and into the late afternoon lazy sun, Salem headed toward her last class of the day—Introduction to Psychology. It was one of the most popular modules in the first year, with most students from all subjects signing up for it. It made sense why—the human psyche was endlessly fascinating and so vastly unexplored, it could become addicting trying to understand human minds. Salem's interest in the class, while academic, was also for another reason.

The professor.

Dr. Merlin, one of the most renowned psychologists in the world, with path-breaking papers published to his name and friends in high places beyond academia, was one of the draws of the course.

He was also the only professor her sister had mentioned once beyond the classes.

Once from anyone else could be ignored. Not from Olivia.

That was exactly why Salem was heading down the cobblestoned path, along with a group of other chattering students, to the lone, huge structure at the end of it.

The turnout for his classes was so high that the university had assigned a separate building for him to teach in. Given, it was the smallest structure on the whole campus, at the very back nearest to the woods, at least a few minutes away from any other tower.

The clouds were ever-present overhead, just like the sound of waves and water. It was a soothing sound to her ears, something that calmed her slightly frazzled nerves. She'd been a little off-kilter since the night at the beach, and she was letting herself figure out why.

"I can't believe how hot Dr. Merlin is," one of the girls walking in front of her told her group, and Salem eavesdropped as she always did on things around her. "He's what, like forty?"

"Forty-eight," another girl supplied. "Widowed, no kids, but rumor has it he's dating Professor Carlton."

"Shut up!" the third one in the group gasped. "From Business? She's like half his age. And she's married!"

"You think her husband knows?" the first girl asked.

"Who knows?" Every one of them giggled.

Salem filed all the information in her mental drawer as they reached the Merlin Auditorium. That's what they called it on campus, since there was only one auditorium-style class and Dr. Merlin had been teaching it for almost fifteen years. The simple square structure matched the rest of the castle, the smallest on the property and yet with the capacity to accommodate hundreds of students, the woods as a backdrop and the sloping cliffside on the right.

Salem entered the building and held her breath as a file of students went quickly through a small narrow lobby. It opened up within a few steps, and she felt her shoulders relax as she took in the space. High sloping ceiling, auditorium-style seats in a semicircle, all facing a wall with a massive whiteboard, a large desk, and a chair. A smaller desk and chair had been pushed to the corner of the room.

Salem hurried to take one of the seats next to the window, one that happened to be in the second row. Slumping down in it, as the hall slowly filled in, she looked out to see a clear view of the sea and the lighthouse the news had shown, jutting out from a rocky, much smaller, cliff where the beach ended.

A door next to the whiteboard opened and a handsome man in his late forties, dressed sharply in a crisp white shirt and navy pants, entered. The hall went silent as Salem observed him clinically.

Well-built, average height, gray at the temples, wrinkles in the corners of dark eyes, a scar on his right cheek.

"Good afternoon, everyone," he began, addressing the students. "Since we have a lot of you and not a lot of time, we will quickly introduce ourselves. I am Dr. Merlin and I will be teaching the Introduction to Psychology class this year."

He looked around the room, making sure everyone was listening, and continued. "Now, you may think that is limited to counseling or behavior therapy but if you read through your syllabus, you'll know we'll be covering a lot more. We will go through and try to understand everything, from basic introduction to developmental, social, clinical, and criminal psychology, to name a few. So that you can decide for yourselves if you want to continue seeing me next year."

A few girls giggled and he smiled, and Salem felt something slimy in the pit of her stomach. She was a rational girl, who believed in facts and evidence, but she also understood that there were data points humans unconsciously or subconsciously picked up that became instincts or gut feelings without rational reason.

She tried, most of the time, not to ignore hers.

And right then, looking at this older man with a seemingly handsome smile, she felt something heavy, something *wrong,* in her lower stomach.

"Before we get to that, please tell me your names one by one. I can't promise to remember everyone but I'll try."

Someone from the top section began, and Salem took the time to observe the professor, standing there with the same polite, warm, *wrong* smile.

Before she could think upon it anymore, the main door opened, the loud sound cutting off the boy who'd been introducing himself.

The professor's smile dropped.

"Sorry I'm late," came the voice, and her stomach clenched for a different reason entirely.

It was *him*.

She turned in her seat and watched as he—*The Psycho Painter*—strolled down the stairs casually, as she'd realized he deliberately did, clad in a thin black sweater and jeans, a notebook rolled up in one tattooed hand. That was also something she had noticed in the last few hours on campus—most students carried tablets or bags with laptops, some books, and very few carried good old-fashioned notebooks. She herself had an oversized leather tote bag with an organizer that held her tablet, two journals, and the rest of her personal items.

The bag lay forgotten next to her side. The face she hadn't yet seen fully became visible from the side as he made his way down. The sharp jawline she had glimpsed as a silhouette cut a raw profile, like serrated gemstone unleashed by a rock split open.

Murmurs broke out in the class as eyes followed him, while he looked straight ahead at Dr. Merlin. The older man stood with his jaw tight, his lips pursed, something in his eyes as he watched the younger male stride forward. Apparently, the professor did not like tardiness. Or maybe it was something else.

Salem watched as *he* bypassed all seats and went to the desk in the corner, put his notebook on the flat surface, and leaned against it.

"This is my TA, everyone," Dr. Merlin said, his voice hard. "Caz."

Caz.

Short for something?

Salem waited for a beat for more information, but the professor gestured for student introductions to continue, completely glossing over his assistant, who half-sat on the table with his arms crossed over his broad chest.

Strong dark eyebrows slashed over deep set eyes and high cheek-bones, a seemingly straight nose and slight shadow adding severity to an already chiseled face, his burnished skin littered with tattoos, from his exposed forearms to the sides of his neck. It was all the work of an artist, both the tattoos and his wild, chaotic beauty. Even she could recognize that—the raw, emotive quality to his face tugged with sheer contrast at the aloof somberness, making one wonder which was real.

He looked like a *Caz*.

Someone from the back poked her, and she realized it was her turn to speak. Fisting her hands on her lap at the thought of speaking when so many ears were listening, she adopted the cool, aloof tone that was signature to her.

"Salem Salazar."

She was suddenly aware of the eyes moving on her—Dr. Merlin's, *his*, and those of the rest of the class.

She knew why. The Salazar name was that of one of the long, rare legacy families in Mortimer. It was also fodder for fresh gossip since last year's events.

Ignoring others as she was good at doing, she focused on Dr. Merlin, wondering if he would say something like *sorry, I heard about your sister, she was a lovely girl*. She had heard that multiple times over the years. She was aware that Olivia had been his student, one of his best and brightest, and she waited for his response.

Nothing.

He said nothing, just gave her a nod and moved on to the next student, as if the name held no memory for him.

Interesting.

The weight of another gaze made her shift her focus to the man who had occupied her thoughts so annoyingly since she'd bumped into him that night at the beach. The one who drew over dead bodies and threatened people with pencils and held her up in the woods. It sounded ridiculous even in her own head, would have been ridiculous, had it been anyone else but him. He had an air around him, something chaotic, unpredictable, that made her feel off-center.

Caz. The Psycho Painter.

She rolled his name in her head, wondering what the sound would be like in her ears. The hard k sound, the soft z sound.

She wondered what the extension of the name was as he watched her with light eyes, the exact color of which she couldn't tell, with an almost crazy glint in them, a small smirk pulling up at one corner of his mouth. That smirk was offensive. He was smirking like he knew her secret, like he could expose her, like he had some kind of power over her head.

She wanted to bite that smirk off.

It was offensive, and she idly wondered if he'd be able to sustain it if she stapled his lips shut.

Huh.

The violent thought surprised her. This was new. Usually, it was the aftermath that excited her, not the act.

Her signals were off when it came to him, leaving her with mixed emotions.

She raised her chin slightly, giving him the coolest, haughtiest look she could muster, and focused on the reason she had come to class, all the while aware of the intense eyes that never seemed to leave her.

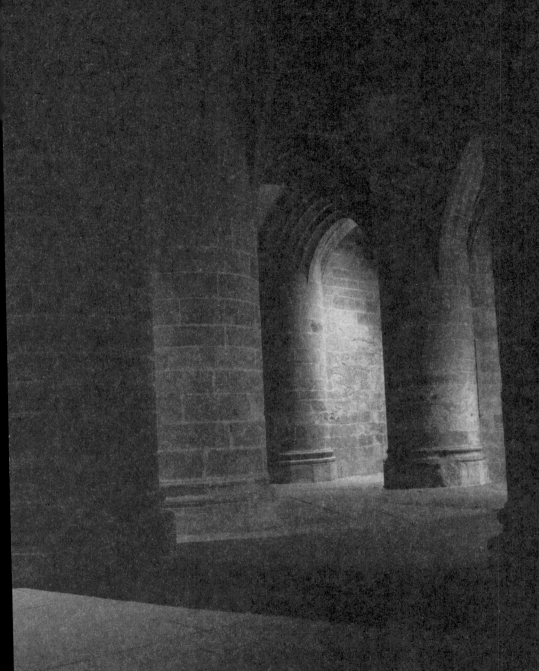

The oldest and strongest emotion of mankind is fear,
and the oldest and strongest kind of fear is
fear of the unknown.

—H. P. Lovecraft, "Supernatural Horror in Literature"

CHAPTER 4

SALEM

The next few days flew and she didn't even get the time to orient herself.

With the new session came new classes all over the campus, new people wanting introductions before they realized the scandal her name was associated with, and new hierarchies to adhere to. There were already a few who took leadership roles and made cliques that followed them around, a gentle reflection of how they were training themselves for the outside world in a bid for power. Then there were those who stuck to the walls like wallflowers, and those who went quietly under everyone's radar and minded their own business, wanting no part of playing the game. A lot of others just flowed in between.

Salem stopped in a long hallway, open on one side, that overlooked a small garden, and looked at her reflection in the stained glass window. Stained glass windows were all over the campus, adding the only

pops of color in the moody grays and browns. The one before her
made her reflection brighter than she was on the inside.

She knew she looked striking on the outside, though her appearance was unusual. She saw it every day in the mirror—the wild, dark
curly hair that fell down her back, that she'd tried to keep somewhat
tamed in a messy bun which never lasted for more than a few hours.
Sun-kissed skin she had inherited from her father's side of the family,
the short, curvy frame she'd inherited from her grandmother. And
most of all, the blazing golden eyes that had been a Salazar family
trait for generations, a mix of brown and hazel so light that they
looked like liquid gold in the sun and glowing topaz in the dark.

Riveting outside, rotting inside.

But weren't they all rotting, at different speeds and to different
degrees?

She continued on her way.

She knew why she was invited into various groups—because she
was a curiosity and looked unconventionally pretty—only to be rejected when they found out she was a Salazar. People were curious
about her but not enough to risk their families' reputation by asso-
ciating with the scandals that had been attached to her family name
recently. She was sure things would smoothen out over time and
people would move onto the next scandal. She didn't really care but
it was getting on her nerves slowly.

Most students who got into Mortimer were academically excellent, which is what made it more exclusive. Lackluster kids, even if
they were legacies like her, were rejected. The university's reputation
was based on merit and the powerful networks formed in the forma-
tive years that turned into powerful alliances in the outside world.

That was the reason most students already knew their majors
and opted for modules that were selected for them by their advisor.

Meeting with the advisor was also a mandatory part of the process, especially in the first year. That was why Salem was entering the small but opulent foyer, waiting for her assigned supervisor to get free from his previous appointment.

She looked out the window, the view from the second floor of the administrative building worth millions. Mortimer was a real estate jackpot. She knew all this because her father had been a real estate mogul once upon a time, and she had heard him talk about properties all her life.

And this? This was a castle worth its weight in gold.

The area that had begun expanding after the main towers were built in the 1500s, the university campus, covered thousands of acres and comprised two main blocks outside of the academic schools—one administrative, that also held the library, and one for student housing for those who were on the lower rung of the social hierarchy, like those with scholarships or those associated with scandals, like herself. Most of the mid and upper end students, along with the faculty and staff, had housing around town, from small cottages to full-blown mansions.

But none of it was as impressive as the location itself. Mortimer, the town, was set atop a small mountain that dipped down into the sea, the last of the land before the churning waters took over. A lighthouse that hadn't been used in decades and was out of commission sat lonesome on the beach, with an unnamed, smaller mountain beyond it, that had once been home to an extinct volcano.

Truly beautiful, in a grim sort of way.

The castle had seen a lot of history, from being a residential estate to being mostly abandoned except for some areas that were used as a prison, to finally becoming an academic institution. In present day, the entire university was set up in the castle itself, made of gorgeous brown and gray stones and metals, and close to the cliff, offering a spectacular view of the unending sea. It was truly an inspiring, stunning place to be, an opportunity afforded to very few in their lifetime.

The sound of voices and a door opening behind her pulled her up short. She turned to see a student leaving the room, one she recognized from her residential building. They'd seen each other a few times in the common area, and exchanged a polite smile of acknowledgment now.

"Miss Salazar." Her advisor, Dr. Bayne, an older, portly gentleman who looked like a grandfather from a bygone era, with white hair and handlebar mustache, warm smiles and twinkling grayish eyes, called her in.

Salem stepped inside the small office all done in woods and browns, with the same sea view on one side, a library of books on the other. The smell of old papers and bergamot and jasmine candles permeated the room, the ones she knew a student had gifted him before they left. It was sweet almost.

Dr. Bayne took a seat behind his desk littered with papers. Salem had heard he'd been a brilliant professor before he'd lost his daughter and gone slightly insane with grief. She could relate to that. Perhaps that was the reason she felt a slight affinity toward him. That, and his behavior. The university hadn't wanted to lose him entirely, so the board brought him on as an advisor to help guide younger students, a job he had been doing very well for almost a decade, if Salem's sister's notes about him were to be believed.

Her own weeklong experience with him had been pretty nice so far. He had listened to her, asked her great questions, and guided her to make her choices as she saw fit, never being condescending or indifferent. He seemed genuinely interested in her future, a concept that was very alien to her.

"So, how has the first week been for you?" Dr. Bayne asked, his tone warm and eyes lit up behind his round glasses.

Salem mustered up a smile. "As good as could be expected, I suppose."

A small frown pinched his brows, deepening the wrinkles beside his eyes. "Are you unhappy with any of the modules?"

She shook her head. "No, they're great. I'm really enjoying studying it all." And she was. She had Introduction to Criminology, Introduction to Forensics, Psychology, and an additional class, Victimology, that she'd opted for. In her gap years between high school and undergrad, she had done a yearlong online course for forensic science specifically, so that helped immensely.

"Then what is the problem?"

She didn't know how to elucidate it. She felt restless. It could be because of the glances she saw her peers give her sometimes, seemingly knowing every single thing about her life and discussing it openly, when they knew *nothing*. It could be the lack of any of the leads she had come here to find. It could be the lack of news about the body she had found, as though after the discovery, it had disappeared. Had she not taken a picture, she would've wondered if she'd made it all up. Or it could be the fact that she had not seen him again, *Caz,* though she had admittedly looked for him.

After that first introductory class, he'd been absent all week, the desk in the corner empty, almost mocking her the same way his knowing smirk had. She hadn't seen him around campus either, though admittedly, she hadn't ventured beyond her classes, the residential block, and BBC each morning.

Maybe it was that.

Or maybe it was the ghost of her sister, with her floating hair and outstretched hand on top of that damned lighthouse, haunting her dreams at night and calling for her.

It could be all of it or none of it. She didn't know.

She shrugged.

The older man sighed, taking off his glasses. "Look, Miss Salazar. I know the grief of losing loved ones never goes away. Trust me, I know about it."

Salem knew he did. Everyone on campus knew.

"My advice?" he continued. "Focus on being excellent in your field. I know you're passionate, which already puts you a step above most students who choose something with logic or a lost sense of purpose. Set a goal in mind and work on that."

Salem nodded. She did have a goal in mind. "Thank you. I will. That's why I wanted to talk to you about the Excellency Awards."

Dr. Bayne went still for a second, then cleared his throat. "The board was going to discontinue them. There hasn't been an interest in the awards since—"

"Last two years," Salem interrupted. "I know, Dr. Bayne. But I am interested in the application."

The sound of silence was loud in the room.

The older man scrutinized her for a long moment. "May I ask why, Miss Salazar?"

Salem kept her face blank, giving a solid reason no one would think to question. "It will restore my family's name. My application might be met with ridicule, but if I win, some of the tarnish that has come to the Salazar name, at least in the university, will be washed off, even if not completely."

That sounded almost convincing.

"And it has nothing to do with the fact that your sister had been the last applicant for the award? It was canceled two years ago in her memory."

Dr. Bayne was a smart man.

"Then it's only right that my family be the one to continue it," Salem stated. "The award has helped students for centuries, given them incentive to excel, and provided both financial and social standing. Even for those who didn't win, just having their application accepted was a big deal. It should continue."

The Excellency Awards were a tradition started centuries ago by the university board to award one student from each school in their field. It was one of the most prestigious laurels someone could get, but beyond that, it came with a trust fund opened by the board in the winner's name and gave them the opportunity to start their own legacy. Future children of winners would get the same opportunities as someone from a generational legacy family would. That was one of the reasons it was such a popular route for scholarships, new money, and just non-legacies to feel validated.

Dr. Bayne considered her words for another long moment, then nodded. "I'll talk to the board about it. Are you sure you want to apply? It's never first-years who do."

Salem nodded.

"You'll have to work a very convincing file, Miss Salazar. Do you have a particular project in mind?"

Salem shook her head. "Just an idea. I have been working on something for the last year. It needs more work."

"Alright." His tone was speculative. "It can get very competitive, so I'd advise you to prepare a project. We can discuss it later if the board agrees."

She hoped they would.

Because while her stated reasons for wanting to apply were valid—it would help her family name and reputation for certain— there was another more shrouded reason she hadn't mentioned to the professor.

In the last ten years, a total of ten students had died at or around the university, ruled out as mostly accidents or suicides. Ten students, including her sister. And setting aside the unnamed girl she had found at the beach, since she had no information about her yet, each of the ten students who had died in the last decade had one thing in common.

They had all applied for the award.

Same award, different points in time.

It was too much of a coincidence for their deaths and the awards not to be connected. So Salem intended to do what she did best— observe, investigate, and conclude—and find out exactly what the hell was happening at this university under everyone's noses.

Even if she had to put herself right in the middle of it as bait.

It was not the thorn bending to the honeysuckles, but the honeysuckles embracing the thorn.
—Emily Brontë, *Wuthering Heights*

CHAPTER 5

SALEM

There was something to be said about a routine. A lull of settling in, the comfort of familiarity, the deep-seated appreciation for the predictable, a routine provided all of those things. Salem loved routines. As a child, she'd had a printed-out routine stuck on her wall with her day mapped out. She loved the methodical approach to a day, doing everything that needed to be done with little space for variations. It kept her grounded and rooted in reality, and kept her moving forward as she wanted.

Finding and settling into her new routine was making Salem slowly relax.

It was her second week at Mortimer, and unlike the first few days, nothing out of the ordinary had happened. She woke every morning in her room, as did all the other girls in her building. She freshened up, took a quick shower, and tamed her hair into a bun. She wore something from the university dress code.

Yes, they had a dress code for undergrad students. A white shirt was a staple across the board. Girls could pick between a skirt or pants, with a matching jacket. The colors were assigned according to their school.

Science wore a shade of blue, any of their choice. Arts wore any shade of green. Law wore any shade of brown. Business wore any shade of gray. Reds weren't encouraged. It was a simple but effective visual aid to tell apart students and for anyone lost to find their way back to their peers.

She had the blue. Salem didn't really hate it, especially since she liked the color. It had such variation and depth. It could be sad, vibrant, passionate, anything, but undemanding of attention, unlike the reds. It fell toward the middle of the color wavelength spectrum, and she liked it. It suited how she viewed herself. It suited someone who loved routines.

But tonight was off routine.

It was a bonfire night, as she had been helpfully informed by a pamphlet under her door, and every first-year was invited. It was like a rite of passage, Aditi had informed her when she'd seen her in BBC. Every year, the senior class held a bonfire down in the woods to welcome the first-years. They played silly games, got drunk, hooked up, and basically lived the college life.

Salem didn't want to go, but she was keen for information, and eavesdropping was her special skill. She could blend into the background as though mixed in by a brush. That was why she knew she had to go. Drunk people could reveal something innocuously and it could be something important.

So, there she was, in the woods, following a crowd of peers walking toward where the loud music was coming from. Tall trees teased little glimpses of the sky overhead, tiny stars twinkling on a surprisingly clear night. The scent of sea so close by mixed with the green surrounding her and the wood burning somewhere. A soft breeze lifted strands of her hair as she walked, playing with it.

She'd left it down tonight, letting it go as haphazard as it wanted. "Salem!"

She turned at the call to see Aditi running up to her with another girl in tow. The same one she'd seen exiting Dr. Bayne's office.

"Ah, I'm so happy you decided to come." Aditi smiled. "This is Melissa. She's in my art history class."

Melissa extended her hand, and Salem took it. "Salem Salazar."

She saw the other girl's brown eyes widen slightly. "Salazar as in the guy who k—"

"Yeah." Salem pulled back her hand. She wondered how long she'd have to live with the fact that after her sister died, her father had gone off the rails a few months later and killed a man, right before turning the gun on himself, leaving her mother and her behind with debt and stigma.

"I'm so sorry," Melissa rushed. "I shouldn't have mentioned that. It was thoughtless of me."

A little unnerved by the genuine apology, not something she was used to receiving, Salem brushed it aside and continued walking. "It's nothing I haven't heard before."

An awkward silence descended for a few moments before Aditi, exuberant Aditi with a warm, loving family, bumped her shoulder amicably. "How have I never seen you with your hair down? It's absolutely gorgeous, girl!"

Salem glanced at her sideways, her hand automatically touching her curls, and gave the other girl a small smile, the innate politeness her mother had trained into her taking over. "Thanks. You too."

Aditi was beautiful, like a princess from the fairy tales Salem had never believed in.

"I love what you're wearing too," Melissa complimented her,

pointing at her black leather jacket and the shorts that she'd paired with chunky boots. Black because it blended in the best and she'd missed wearing it.

The girl was trying so Salem did as well. "Your sense of style is very . . . artistic."

Melissa, in a boho maxi dress and long dangling earrings, like the ones her sister had loved, blushed. Aditi grinned. "That's on brand for her. She's a fine arts major."

The woods finally opened up into a large clearing, a massive bonfire already lit up and crackling in the center of it while people roamed around chattering, dancing, drinking, having general fun.

"C'mon." Aditi pulled her and Melissa by the arm, dragging them to the right end of the clearing. "I know exactly where the good stuff is."

"Do we wanna know how?" Melissa asked the question on Salem's lips.

Aditi shrugged. "I work at BBC. Best place to know things, if you ask me."

Salem's eyebrows went up. She hadn't thought of that angle. Was it possible that Aditi could know something about the deaths? Something she didn't even think was important? She needed to talk to her, preferably alone at another time.

They stopped in front of a guy, at least in his late twenties, wearing a backward cap and manning a large freezer he had rolled in from somewhere. The wheels were still attached to the bottom.

"Manny," Aditi greeted him. "Three chilled ones please."

The guy silently opened the freezer and took out three recyclable tumblers with the lids on. Handing them over just as silently, he shut down the freezer and took his seat again.

Salem looked down at the opaque white tumbler and knew she wasn't going to drink it. No way. She didn't understand how people could be so careless here, when it was so easy to slip in a few drops of something and drug or, worse, poison someone.

"Dude, I thought you were a scholarship kid," Melissa hissed at Aditi. "How did he just hand you stuff?"

Aditi removed the lid and sniffed the questionable liquid delicately. "One of the guys this morning was talking about calling 'Manny' and asking for a 'chilled one' like it was a code or something. I just wanted to see if it worked."

Salem took off the lid from her tumbler and sniffed too. It was suspiciously bland. "What the hell is this?"

Melissa gave them both a look. "Who cares? It's a party and we got free drinks at fucking Mortimer! Let's gooooo, baby!"

And she chugged the drink.

Salem watched with curiosity, waiting for the other girl to be done.

"It's some kind of lemonade."

Yeah, right. And pigs were flying somewhere. There was no way to mask the citrus in a lemonade unless something equally strong was added to it to neutralize it. Salem had no intention of testing it on herself, but she was curious enough to keep the drink with her and maybe have one of the lab techs test it in tomorrow. It was a weekend and the labs would most likely be free. Watching Melissa would give her enough of a clue to see what to look for. If the girl got sick or fainted, it could be some type of date rape drug. If she died, it could be poison or . . .

"Are you sure you want to drink that?" Salem asked.

Aditi gave her a curious look as Melissa shook her head. Alright, she didn't know her well enough to ask her to stop.

Oddly enough, Aditi, who had been the one to instigate and procure the drinks, only took a sip before keeping hers in her hand, completely untouched. Salem wanted to ask why but she needed to have a conversation with the girl anyway, so she bit the words back and looked around.

Students of all ages, from first-years to seniors, mingled about. A group of girls, ones she recognized as the first-year self-appointed queen bees, laughed in a huddle with some good-looking, suave guys. She recognized the type from a mile away, having seen them on social occasions throughout her life—the trust-fund, golf-loving, slick smile, sick soul type. She had nothing against them, just that they unsettled her.

She had been fourteen when one of them had come on to her really heavily in a dark corner at a lavish party her family had dragged her to. She'd hated attending such events anyway, but that night had been the worst, with her on her period, trying to find a quiet corner to ease her cramps, and the boy coming out of nowhere, pushing her against the wall and forcing a sick imitation of a kiss on her.

She remembered the debilitating terror she had felt for a split second before she had clawed his face and bit his lips, his blood filling her mouth with sharp metallic taste, while he had run away shouting, calling her a crazy bitch. While the party had turned accusatory glances toward her, it had been her sister who stepped to her side and took her hand, letting them all know he had been a sick predator and he'd gotten what he deserved. Seeing the perfect Olivia Salazar, with the perfect reputation, vouch for something so severe had swiftly turned the tide.

That had been the first and last time her sister had overtly helped her.

For all her faults, Olivia had been a good sister in the end.

It was Salem who had failed.

Taking a deep breath to dislodge the heavy weight from her chest, Salem turned her gaze away from the boys to look at other people and distract herself from a lifetime of memories painted red. What the boy had done had been wrong, but it had triggered something dark inside her, because after that, she had begun to fantasize about it, about being cornered, about being pinned, about being surprised by a passionate kiss. At first, she'd felt sick of her own brain, not understanding how she could want something like that when it was deemed wrong. But after enough time and enough research about it, she had realized it was her brain's way of coping, taking power back and reshaping her sexual proclivities. The idea of *consenting* to being surprised, with a partner who knew her limits and she trusted to respect them while pushing her, was a response to her life experiences. She fantasized about it, about being held and moved and taken, but knowing she wanted it. That was what made the difference.

A group of guys, completely unlike the trust fund-type, stood in a corner, heads together, drinks in hand, talking about something important from the looks of it. They were different, their demeanor, the air around them, not really fitting with the place.

"Holy shit, he's here."

Melissa's high-pitched whisper, almost a squeal, had Salem turning to see the girl, who had flushed to the roots of her hair as her eyes trailed something. Aditi let out a soft whistle and Salem followed their gazes to see what had drawn that reaction out of the two seemingly levelheaded girls.

Him.

Caz.

After almost ten days without any sighting of him, she drank in his form from a distance. His back was turned to them, and she lamented not being able to catch a glimpse of his face. She really wanted to. She wanted to see what he looked like in the light, whether she had just built it up in memory. For all she knew, he was ordinary and the lighting had been making him look good.

Wouldn't really change anything though. Her internal reactions hadn't been triggered by his looks.

"That's one hunky chunk of a man," Aditi exclaimed softly, her voice full of feminine appreciation.

She could appreciate that too from where they stood. He was one of the tallest people in the clearing, his back broad and muscular in his weathered leather jacket, his dark hair unbound and almost touching his shoulders in gentle waves as he ran his tattooed fingers through it. He joined the group of guys she'd been watching before, and somehow, he fit in. There was an air of something different, something disturbing about all of them. With him, there was an added air of danger lingering there, right in the shadows, just waiting for the light to expose it.

"Who is he?" She heard Aditi asking the question that had bugged her for days before her class, since the night at the beach.

"That's Cazimir van der Waal," Melissa supplied, and Salem blinked.

Cazimir.

That was the full name.

Van der Waal.

Of course he would be called that.

His name represented the force in the universe between atoms, stronger when they were closer, weaker when they were apart.

"Shit, that's the guy everyone's been talking about?" Aditi asked, her tone surprised.

Salem looked from one to the other, wondering what they were talking about. Had she missed something? Why was everyone talking about him?

"Yup," Melissa confirmed. "He's the one."

"Wait, what am I missing?" Salem let her confusion seep into her voice.

Aditi looked at her. "Well, he's a postgrad, specializing in some special type of painting."

She frowned. "But he's the TA in my psychology class."

"That's the funny thing," Melissa added. "He just showed up last year out of nowhere. Became Dr. Merlin's TA when that's a position coveted by so many students, you can imagine."

Salem motioned for her to continue, intrigued.

"Some say his family pulled some strings, that they have some personal relationship to Dr. Merlin. Some say he killed someone and went to prison, where he got all the tattoos. Some others say he's some kind of a spy with a secret identity or something. That's the thing. No one knows anything about him. But anyway, he just showed up and took the School of Arts by storm."

It hit Salem she was doing exactly what people did—talking about someone behind their back, indulging in pure hearsay. But she couldn't bring herself to stop.

Aditi threw her drink in the fire. "It's rumored that two of his paintings were secretly auctioned off for millions a few months ago. I've never seen his work personally."

"Neither have I," Melissa chimed in. "He's very private about his art apparently, only his supervisor and some of the faculty are said to have seen it. And they say he's extraordinarily talented."

Aditi nodded. "Everyone is waiting for his final project before he graduates, since that will be put up in public. Caz van der Waal is the next big thing, Salem."

The Psycho Painter.

Salem looked at the back of his head, her eternal curiosity piqued even more by everything she'd learned about him.

Melissa sighed dreamily. "We've been here a few days and he's already some kind of legend in the School of Arts. The professors swear they haven't seen someone with his talent in years. But he's slightly . . . unhinged, to put it politely."

Salem thought that already from the little she had seen of him. Yet, she asked, "Unhinged?"

Melissa winced. "Well, I can't say for sure but there's so many rumors around him. Only aided by how secretive he seems to be. Always hanging out with those guys and they're all . . . a bit weird but excellent in their fields. Rumors vary from groupthink to secret societies to cults and what not."

"Secret societies?"

"Yeah, one of the rumors says he's sold his soul to some kind of a cult for power and they make him . . . do things."

Salem stilled, her attention laser focused on the conversation, her heart beginning to pound in her chest as a vague memory of something drifted across her mind.

They're making me do this.

"That's wild," Aditi laughed. "As if there could be some kind of secret group on campus making Faustian deals with students and we wouldn't know about it. Gossip travels here faster than light."

Melissa joined in on the laugh and Salem forced herself to crack a smile, a shiver racing down her spine as her eyes fixated themselves on his back. Had she known him, she would've asked him about the rumors, maybe. She didn't know how much weight there was to them, but she did know he was involved in something shady.

A gust of wind made the fire roar. Some guys clapped. A girl on her right squealed before giggling.

And then, as though called by the sound, Caz turned toward it, a frown on his mouth, his eyes scanning the crowd, passing over her before suddenly snapping back, gazes locking.

He was too far away for her to make out the color of his eyes, but they felt heavy. Intense.

Fire flickered between them, blocking the side of his face with an upward roar and falling back down, exposing it again.

And it matched. His face matched his voice, his form, his intensity. She hadn't remembered him wrong. The lighting hadn't been to blame.

The same sharp jawline, the strong dark eyebrows, the light eyes, the fire flickering in them, the reflection making it look sinister.

The same small, offensive smirk pulling up one side of his mouth, the flames between them covering half his face, making him look like a dark prince of a certain underworld who had come calling, ready to drag her to its depths.

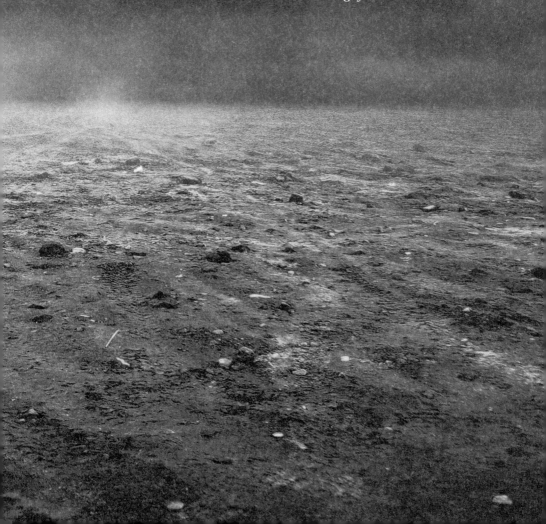

I could recognize him by touch alone, by smell; I would know him blind, by the way his breaths came and his feet struck the earth. I would know him in death, at the end of the world.

—Madeline Miller, *The Song of Achilles*

CAZ

Serpents danced in the wind, wild and untamed and lit by the fire, looking for their next prey, ready to sink their fangs into unsuspecting victims who fell under the spell of golden eyes.

It had been her hair that had called him like a beacon that night at the beach, lit up by the flashlight in her phone as she hunched over the corpse. She had looked like a goddess, a mystical creature hovering over the dead, come to life from the sea behind her.

And in that one instant, she had become his muse.

A muse he had lost in the last few years, under the weight of pretending and the weight of obligations, under the weight of things bigger than he was. He had lost the spark, the passion that had driven him to become the best this godforsaken university had ever seen. He had lost too much.

But it was time to find it again.

He hadn't made a thing in the last year. Everyone thought he was secretive about his art, and he had been when he was making it. But they were thinking he was making a masterpiece, hoarding it in private like an erratic maniac, when he hadn't done a thing. He had tried and destroyed canvases, burned and tore them apart in his frustration. For a year, he had struggled to come up with the masterpiece everyone seemed to be waiting for from him, a masterpiece so striking it would emblazon him to glory so he could leave behind the ashes of who he used to be and fly like he was meant to.

He just had cages to break first.

And she, knowingly or unknowingly, had become his first tool.

"They're reopening applications for the awards again," Baron announced, bringing his attention back to the group Caz was standing with, a group he had infiltrated slowly, methodically, fueled by the fire of answers.

"Fuck." Eric gritted his teeth, his blond hair looking almost white in the firelight. Caz took a sip of his water—he knew it was water because he carried his own tumbler but nobody else was wise—and looked at the older boy, their last interaction a week ago in the forefront of his mind. It had taken him a lot over the years to control his anger, his mental circuit always so close to being blown it hadn't been funny at one point in time. There was a time when a threat like the one Eric had made would've had Caz putting him on the ground. He knew his own strength, knew what he was capable of, knew what was at stake, and that was all that was holding him back and keeping him in check.

He focused on Baron's words.

"When?"

Baron leveled him a look. For all his attitude, the guy wasn't an idiot. He knew something was up with Caz, and he was right. Caz had always watched his step around him for this very reason.

"Next week."

Caz nodded. The applications reopening meant only one thing—there was going to be a group meeting soon.

Blood rushed through his veins, a heady feeling coursing through him.

This was it. This was what he'd been waiting for. An opportunity, a last-ditch effort before he had to leave and lose all chance of finding answers.

He *had* to succeed.

The music that had been playing in the background suddenly cut off. Everyone turned to see Derek, one of the douchebag seniors, waving at the crowd.

"Welcome to bonfire night, first-years!"

Everyone in the crowd hollered.

Fuck, he felt too old for this shit, though he wasn't much older than them. He was just twenty-six on paper according to the university. In reality, he was two years younger. But compared to the crowd, he felt ancient. The only reason he had even come to the bonfire had been because Baron, another postgrad, same age as him—on paper at least—had wanted to go for some reason.

And a part of him had wondered if *she* would be there. His distinct-looking little asp goddess. The one who had somehow ended up in a class he had threatened his way into for reasons of his own.

Salem Salazar.

A girl who liked science, wasn't scared of dead bodies, and was very new and very naïve about what she was doing. It wasn't that hard to guess, not with the way she announced who she was everywhere. Names were nooses, and she held hers close to her neck.

Little fool. He shook his head.

Derek waited for the noise to die down before he shouted again.

"This is an old tradition every senior year does for the first-years. At Mortimer, we are a family."

Caz almost rolled his eyes at the sheer douchebaggery slipping out with every word. He knew the only reason Derek liked to host parties was to cop a feel from the girls, the ones with stars in their eyes, thinking they were kissing a prince. Derek had a whole power trip going, wooing girls, making them fall for him, and then dumping them like trash. It wasn't any of Caz's business, but he wished one of them would knee him in the balls one day and make them useless.

"Let's play a game to get to know each other better. Who's in?"

Caz watched most of the girls raise their hands. Only his muse and a dark-skinned girl with her stayed put. That oddly pleased him.

"C'mon, girls, pick one from the bowl," Derek ordered, pointing to the bowl of folded notes in front of him.

"Not this idiocy again," Baron mumbled at his side and he had to agree. This was juvenile, but maybe that was to be expected from first-time college students mostly from rigid, socially disciplined backgrounds, even at one of the most meritocratic institutions. He knew because he had seen it time and again.

The game, as stupid as it was, was the most fun for this fresh-faced bunch.

"C'mon, don't be shy." Derek and his group cheered as a few girls went forward and picked out papers. "There are dares on them, nothing too wild, don't worry. Just do the dare and have fun. Don't do the dare and we'll pick something else for you, but it could be so much worse. Everyone who does theirs is invited to an exclusive party at my place."

Guys around him hollered. Caz took a sip of his water, keeping his boredom to himself and focusing instead on her.

"Salem Salazar," Baron said from the side, evidently following his gaze.

He knew her name already. But he didn't like that the others did too.

Fuck.

"As in Olivia Salazar?" Eric asked from his side, as if to confirm.

"Yes, but don't even think about it. She's off-limits."

Double fuck.

She was off-limits. It wasn't that he was interested in her, but knowing she was off-limits didn't sit well with him. He'd never been able to do well with being told what to do and what not to do.

"Why do you think they haven't already lapped her up?" Baron chuckled, his tone dry. "Her sister made sure she remains untouched." The family of the deceased weren't to be touched.

Caz kept his gaze steady, watching her as she watched the girls perform various dares, her eyes flitting to him from time to time, locking with his briefly before she moved on to dare-watch again.

Around them, girls were stripping off top layers or giving lap dances or walking into the woods alone or even kissing someone, basic college dare level stuff, all part of the game. Derek typically picked one of them out for himself, manipulated the game so she'd have to kiss him, and played her all the way home.

The girls completed their dares and moved on, one by one, guys whistling and clapping, and a tightness formed at the base of his spine as the realization that there weren't many girls left for Derek to play took hold. He moved his gaze to the boy, watching him silently, and with one flick of a betraying glance, Caz knew.

The douchebag was going to make a move on her.

His little muse.

Hell no.

He didn't understand the intensity of his rejection of the idea. He didn't even know her, nor was he interested in her in any way outside of his art. But his feelings resembled how he felt about his art—a desire to keep secret and private and away from prying eyes.

His fingers itched with the need for a pencil or a brush, something, anything, to get rid of the tension mounting inside him as one by one, the number of girls dwindled down to a few. Had she been anyone else, he would've easily made it clear that she wasn't to be played. Just walking up to her and wrapping his arm around her shoulders would've sent the message straight and clear. For all the power and influence in this place, the students didn't mess with him.

But he couldn't do shit, not with the cage keeping him locked as he growled away on the inside.

One by one, the numbers fell lower and lower, until only she and her friend were left. Derek approached the friend first with the bowl. The smile on his face was one that Caz wanted to punch, so the blood splattered on a canvas to create a painting that Caz could display in the halls as a warning.

From the looks of his little muse, she wasn't impressed either. But that was how she looked at most things. It was hard to tell with her. From the little he'd observed, she seemed closed off, almost icy in her demeanor, examining life like she had the corpse he'd seen her examine—clinical, detached, indifferent. He wondered if that was a façade, or if she truly had more to her than that.

Salem's friend picked out a piece of paper reluctantly, opened it, and sighed. "Dance sexy for a boy for thirty seconds."

He watched Salem pat her back in support. The girl looked around for the right guy, her eyes coming to a stop by his side where Baron stood drinking whatever he was drinking.

Eric whistled softly as the girl, who looked like a petite fairy, walked up to Baron with little confidence showing in her posture. She stopped in front of the guy, straightened, and began to move. Caz watched from the side, not her but him, watched the tight clench of his jaw, and felt a small smirk pull up his lips. Baron, cold and aloof Baron Nathaniel Whitmore, was affected by this little dancing fairy. A chink in the armor.

How interesting.

It could come into use sometime.

The dance ended and the girl all but ran back to her friends, who watched her with slight surprise, and everyone clapped.

Caz watched Baron school his features, then focused back on the huddle. Derek's face gleamed with triumph as he turned to the next and final girl left.

"Thanks, but I'm not playing," Caz heard her say quietly. If temperatures could drop with voices, they would all have shivered. There was nothing warm about hers. It reminded him of the dead body they had met over, cold, still, unwelcoming.

Otherworldly.

Fuck, he needed to sketch.

The crowd booed and cajoled her. But it was her friend, the dancing fairy, who whispered something in her ear that had her exhaling. She nodded, sending the serpents attached to her roots dancing, and picked out the last piece of paper.

She read what was on it, and looked coolly at Derek. "No."

Derek smiled, as though he had been waiting for that and she'd walked right into his trap.

Caz mentally calculated how much blood splatter could paint half of a canvas.

It was *ridiculous*. He didn't know this girl, he shouldn't feel what he felt. But she had sparked life back into his dead creativity, become his inspiration beneath his fingers, her coldness stoking the fire inside him more and more.

"In that case." Derek grinned. "Kiss a guy with an ear piercing who's not a first-year."

Derek was the only non-first-year in the clearing with an ear piercing, and knew what he was doing.

But he didn't know what Salem was doing.

She didn't even look around, didn't even hesitate.

Her eyes came right to Caz, striking him like a bolt of lightning, freezing him on the spot, and he saw the vision of her in his mind painted on a giant canvas, an icy goddess with eyes of molten gold, brought back to life, one who had serpents for hair and could turn men into floundering fools with a gaze.

Eric whistled at his side again, and Baron uttered a "shit." Derek's smile finally fell off his face as she walked around the fire, straight to *him*, coming at him like a storm in the ocean, ready to drag him underneath with or without his want.

She walked right into his personal space, and he realized how small she was, the top of her head reaching the edge of his chin as she tilted her head back, the curls in her hair almost brushing against his chest. He had to fist his hand to control the urge to bring it up, the desire to touch her curls and feel their softness against his fingers becoming a need that left his fingers twitching.

But he didn't move.

The bright gold in her eyes, a shade he'd never seen on anyone else, a shade he wanted to replicate, held him captive.

Before he could react, she stretched up on her toes and smacked a peck on his unsuspecting lips. A split second of soft, pillowy lips, a fruity taste, and tingling before it was gone.

Their eyes never closed as he licked his lips, tasting the berry flavor she had left behind as her feet went flat again.

"That's not a kiss!" someone yelled from the distance.

She didn't say a word, but that look in her eyes was a cold promise that just invigorated, inflamed, infected him even more.

She was playing games she didn't understand, with players she couldn't see and moves she didn't know. First the picture on the beach, then this.

He had asked her to stay away and she had deliberately not.

She'd thrown the gauntlet, and fuck him if he didn't pick it up.

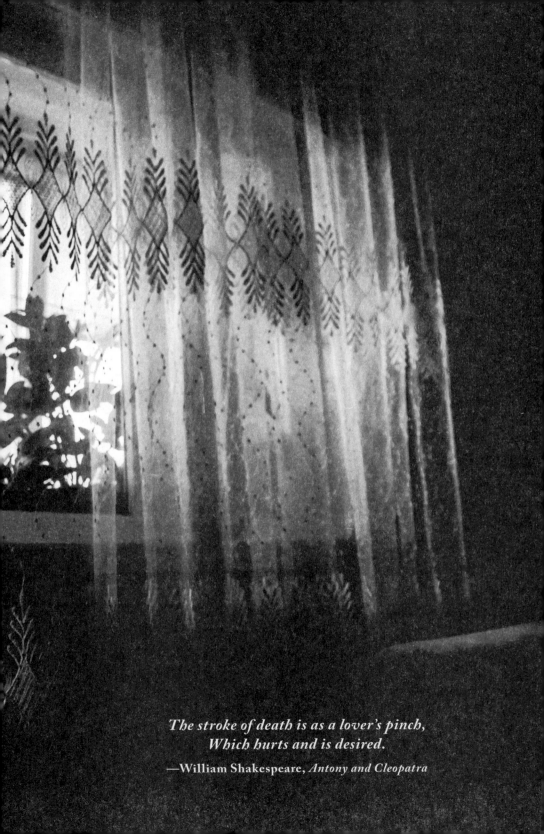

The stroke of death is as a lover's pinch,
Which hurts and is desired.
—William Shakespeare, *Antony and Cleopatra*

CHAPTER 7

SALEM

hat the hell?
Why the hell?
How the hell?
The questions kept going on a loop around her
mind as she made her way back to the residen-
tial block with Aditi and Melissa by her side. Aditi, who was equally
as quiet as her, and Melissa, who was leaning on both of them and
slurring her words. Both she and Aditi had been right in suspecting
something was wrong with the drink. It had been drugged, and she'd
find out with what later. For tonight, she was mentally exhausted.

This was unlike her.

She wasn't rash or reckless. She was rational. She was resilient. She
was resourceful. To anyone outside, it would seem that was what she'd
been tonight, not wanting to kiss a guy playing the game so quickly
assessing and targeting someone else. But she knew, deep down, it

hadn't been a reasonable choice. There hadn't been any reason behind it at all, none except wiping that smirk off his face.

And she'd done that spectacularly.

She felt almost proud.

Even outside of that, it had been a surprising, pattern-breaking night. Not only had she gone out socializing and felt something like camaraderie for the first time in a long time, she had acted on a dare and smacked lips with the man who had been occupying her thoughts more than she wanted to admit, a man she didn't know anything about—and what she did know wasn't entirely reliable. A dangerous man with a dangerous air and even more dangerous mouth, one she'd wanted to taste deeper, better after seeing the way he had licked her lip balm off his lips. And that was exactly why she needed to resist these urges. He made her feel out of the norm and act out of the norm, and incited reactions in her body that were out of the norm.

The residential block came in view, two rows of three buildings, newer than the castle that spanned the entire academic area itself. The right row was the girls' row and the left was the boys' row, both done identically to match the castle, with brown stones, polished wood, and metal gates. It was dreary on the dark, cold days, but definitely an aesthetic that felt *old*. That was the point, probably.

As they neared the common entrance to the girls' row, Salem felt her lungs burning with the effort of walking at an incline carrying half the weight of a drugged girl.

"Remind me to start working out more," Aditi grunted, echoing her thoughts.

Guess both of them weren't used to much heavy lifting, and it was a lot since both of them were on the smaller side, Aditi even shorter than Salem's respectable five foot five inches.

For a few months a while ago, the university had tried to bring in some golf carts to the campus to assist students over long distances. But there wasn't much give on the ground. It was either cobblestoned or soil, flat in some places and inclined in others, neither of which had been conducive for the golf-cart idea. A few months and a few tipped carts later, the idea was dismissed and young, mostly physically fit students had to fall back on the good old means of transportation—their feet.

Those golf carts would've been really handy right then.

As they approached the entrance, Melissa's next door neighbor, who had been studying instead of partying, whom Aditi had had the foresight and contact details to call ahead of time so she could help, waited for them at the door. Aditi probably knew everyone on campus with her personality, while Salem didn't even know who was on her floor.

"I'll help her up to her room." The friend came forward, her round face furrowed with concern. "How can anyone drug someone here?"

Salem scoffed. "You think rich people don't commit crimes?"

She felt a sharp look at herself and bit her tongue, a habit she had formed after she'd started speaking again. For about five years, from thirteen to eighteen, she hadn't said a word to anyone. At first it had been a rebellion, a reaction after a small traumatic incident, and it had felt nice not being told to control her tongue and her wayward ways. She'd thought she would get one over on them if they didn't get her words. It had taken thirteen-year-old Salem exactly eight days to realize no one had even noticed. As long as she nodded and smiled and shook her head at the right times, her parents didn't think of it, and her sister hadn't either, lost in her own teenage drama and then leaving them behind. And Salem hadn't had any friends, none who would physically see her at least, so she'd decided to just stop speaking and channeled her verbiage into writing to her only friend. A fake friend.

Twenty years and a life full of such odd memories.

Shaking them off, she went silent and helped transfer Melissa. It was just an elevator ride up from the entrance, and she didn't really want to go inside, not yet.

The restlessness she'd been feeling came back tenfold.

"I'm wiped out," Aditi groaned, rolling her shoulders. "Thank goodness I've got tomorrow off work."

Salem looked at the girl, a girl she suspected had more to her than met the eye, and asked something she'd been wondering for a while. "Why do you work?" Then she realized how that sounded and added, "I don't mean any offense. I'm just curious, because the university covers all the costs for full-ride students."

Aditi leaned against the stone wall next to the door. "I've always worked, even if just an hour. It's not about the money so much as keeping myself disciplined. Now, though, I love BBC. You wouldn't believe the things I overhear! For a Nosy Nancy like me, it's such a perfect place to be." She ended on a chuckle.

It was a fresh perspective and Salem appreciated the other girl for it. But her mind got stuck on the overhearing information part. She looked around once, to make sure no one was lurking, and looked back at the girl. "Have you heard anything about the body they found at the beach?"

Aditi froze, her eyes darting around too. "Not here," she said, opening the door to the entrance. "Meet me outside the library tomorrow at ten."

Salem nodded and watched as Aditi entered.

Salem followed after a few minutes. It was already past midnight and the night was getting colder. There was no point lingering outside when she could be in her bed, warm and comfortable. With a sigh, she entered the massive common lobby area for all three buildings. There were three elevators and three staircases, each marked with the name of a building. She didn't know what the logic of having a common entrance was, but she guessed it had something to do with encouraging mingling and networking.

She made her way to the staircase with "Cliffside" written over it in a dark, grungy font. The other two said "Woodside" and "Townside." She assumed they meant the views the respective buildings faced, which was pretty convenient.

She began her ascent. Though her room was on the third floor, she always took the stairs, had since she was twelve and got accidentally trapped in the casket at her grandmother's funeral, a little after her grandfather had passed. She had gone in looking for Junie and fallen in. It had been just a few minutes before the funeral home director had heard Junie's barks and her screams and opened the lid, but it had felt like a lifetime. The whole incident had been a blip on everyone's radar. The funeral home man didn't say a word to anyone, knowing it could cause intense backlash for his business. And she never said a word to anyone because, well, she hadn't really had anyone to tell. She had sat through the whole thing clutching Junie to her side and calming herself down.

Only two people in the world knew about her severe claustrophobia that had been a result of that innocent incident added to her fall into the pit as a child—and one of them was dead.

Salem had never been able to go into elevators, small rooms, places that made her feel boxed in since then. Was it a result of the trauma? Possibly. Did knowing that change her reality? No.

The staircase was simple, keeping in the theme of the main castle, just wide stone steps and a metal railing leading from one floor to the next. She finally came to a stop on her floor.

The landing opened up into multiple corridors, with a total of ten rooms on hers. She didn't know how many were on other floors or the other buildings, but as she walked down her corridor to her door, unlocking it with her thumbprint in the scanner that lay next to an old-fashioned lock that suited the décor better, she was glad she had gotten the room she did. Though the residential block was occupied by students on the lowest rung of the social ladder, she doubted anyone higher up had the view they did, especially in her building.

Locking the door behind her, she made her way to the large window right opposite the entrance and looked out into the dark night. She could see the empty area beyond the campus that led to the cliff, a place she had walked a few times, cutting sharply to the sea beyond, and the small lighthouse off to the side.

The room itself was decent-sized, with a queen bed, a small closet, a desk and chair, a mini refrigerator, and a simple en suite bathroom. Every resident was free to customize their space as they wanted. For instance, there was room to mount a television on the wall opposite her bed.

Salem had a murder board instead.

She walked to it, her eyes scanning the images, clippings, handwritten notes, and strings connecting one thing to another, all there for her to see for the hundredth time. She had evaluated, analyzed, and tried to make sense of it for so long it felt like she could recreate it in her sleep.

There were photographs of ten bodies, some from the crime scenes, some taken after the postmortem, some from when they had been alive. There were dates and data, causes of death and patterns, everything found by the cops and investigators. How had she gotten access to them? The traditional way—by bribing the lowest-level data clerks in different offices, those who would neither care who wanted to quickly slip into the back room nor know which file she accessed.

Ten different deaths—eleven, counting the body on the beach—and nothing to connect them, nothing except each having been a student at Mortimer and an applicant for the prestigious Excellency

Awards. All people from different backgrounds, different social standing, different cultures.

Her eyes took in everything as they did every morning when she woke up and every night before she went to sleep, lingering on one smiling photograph in particular.

Her sister.

Olivia. Her wide, beautiful smile that had once had people eating out of her hands. Olivia. Her shining, bright eyes so full of dreams to change the world for the better. Olivia. Her stunning, animated face so full of life it had shown everything she felt.

Salem had once hated her sister and everything she had been. But a part of her had loved her too, and the hatred, she came to know as she grew older, had stemmed from her own lack of self-worth. Olivia had been everything Salem could never be. Light, bright, *wanted*.

Her sister had never done anything for her, or even showed her any affection overtly, but somehow, she had always been around when Salem had needed it, and that had just made her hate even more at the time.

But Salem had never, not in her wildest dreams and her fascination with dead things, imagined Olivia as dead. Death and Olivia just didn't match. So not only had her death come as a shock to her core, it just hadn't made any sense, because if it had been an accident or a disease or even a robbery gone wrong or a stalker who got too close, Salem could have accepted that. It had been none of those things.

Olivia had died by suicide.

Talked to their mother normally one morning, and then been found on the rocks beneath the other side of the cliff, the one with the lighthouse, having jumped from there. There had been a thorough investigation, her father had made sure of it, but no foul play had been found. There was no one she had met before, no odd phone calls in the record, no one caught on the cameras. But there wasn't a note either, and that was what bothered Salem.

Olivia had loved to write.

She had written short stories for children that never saw the light of the day, still sitting in the drafts on her laptop collecting dust at their home.

Once she left for Mortimer, she used to write long emails to Salem, telling her about her classes, her professors, her crushes and games, the people and the university and its history, though Salem never really replied back with the same length or enthusiasm. It was almost as if Olivia needed to journal everything and needed someone to read it, and who better than a younger sister who had given up speaking and had no friends? It wasn't like Salem could have or would have shared her secrets. She was a vault.

Salem knew a lot of what she did about Mortimer thanks to those letters.

And the last one, the one sent a week before Olivia died, had been innocent enough, except for one line she had sneaked into the middle of a long paragraph about some local legend about the library, one line that had never made any sense to Salem.

They're making me do this.

A shiver wracked her body as it always did when she thought of those words and the implications they had.

Her sister's death had broken her father, leading him down a path he never came back from. It had broken their family and its reputation, the losses unbearable for her mother. And it had broken something inside her too, though she would never admit it to anyone.

Salem got ready for bed, her purpose in coming to Mortimer at the forefront of her mind. She wanted to find out what had happened to her sister, find out the stories behind the rest of the deaths, find out if they were at all connected.

She wanted to find the truth.

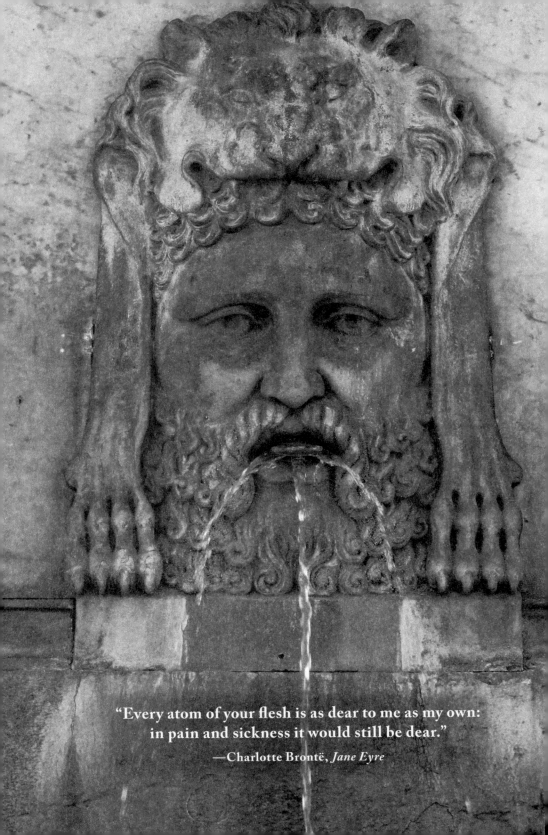

"Every atom of your flesh is as dear to me as my own:
in pain and sickness it would still be dear."

—Charlotte Brontë, *Jane Eyre*

CHAPTER 8

SALEM

The next morning, sharp at 9:45, Salem waited outside the library building for Aditi. After a night of restless sleep, seeing dreams that left wisps for memories and almost zero recollection, she felt awful. Her eyes seemed to be burning and her glasses felt heavy on her face. Her body felt like it had run a marathon and all she wanted was to sleep in some more, like most students were probably doing. That was why the campus was almost deserted, just a few stragglers roaming about, a handful in the library.

Salem watched a boy with hangover-reddened eyes walk into the library using his student card, and looked up at the sky. It was a bright, sunny day, completely unlike her disposition, and she wished clouds would cover it.

"You look like you need this." Aditi's voice made her look down at the extended hand holding a takeaway mug with the BBC logo on the side.

"It's not drugged, is it?" Salem asked semi-seriously after the fiasco of the previous night.

Aditi's tinkling laugh was loud. "You're funny. I stopped at the café to grab us some pick-me-ups. If your night has been anything like mine, you'll need it."

Salem took a sip and almost groaned at the hazelnut and coffee flavors bursting on her tongue. "Thank you," she sincerely told the girl at her side.

"You're welcome." Aditi smiled, taking a sip of her own beverage. "I checked in on Melissa too, by the way. She's doing okay, but she'll probably sleep the day away."

Salem was amazed at how much people skill Aditi had. It had never even occurred to her to check on Melissa. Was that something she should have done? Making a note of it to consider later, she joined the other girl as they walked to the library.

"So, why here?" Salem asked as they used their student IDs and entered the building.

The Mortimer University library was said to be one of the most well-stocked, extensive academic libraries in the world. There wasn't a book, a journal, or a paper published in any academic field that could not be found there physically or digitally.

The building itself had a long history. It was rumored to once have been a prison, where they kept prisoners of war or hostages. Many a person had taken their last breaths between these walls, and though it was said to be the most haunted building on the entire campus, Salem wondered where they had buried the bodies, if they had buried them at all. They could have been burned or thrown into the sea for all she knew. But the idea that they were all walking over unmarked graves of unknown people from the past sent a small chill down her body.

The building had of course been built upon and renovated to house the library when the university had taken over, until it was three stories tall and covered hundreds of thousands of square feet. It was close enough to the academic towers, both the original and the more recent buildings, but far enough not to be considered a part of the main structures.

"No one really comes here on Saturdays," Aditi explained as they went deeper.

The librarian was reading a racy bodice-ripper behind the large counter opposite the entrance. Two doors on either side of the wall behind her led into a long, open hall-like area with the highest ceiling, from which beautiful chandeliers hung, glinting in the sunlight streaming in through the tall windows on both sides. Long wooden tables and chairs took up the majority of the space in the hall, with a few computers, printers, and copy machines at the far end. On the left and the right walls were tall glass and iron windows, letting in natural light. Small doors on the sides led up to the different floors with different subject sections labelled clearly on a map beside each door.

It was truly an incredible space for study and research. Aditi headed for the computer station, where modern, sleek monitors waited in sleep mode. Salem followed, wondering what exactly Aditi was doing, curious to take her lead for now.

Aditi took a seat in one of the surprisingly comfortable chairs and pulled another one in for Salem. Salem sat down.

"I know this is strange," Aditi acknowledged. "But just go with it. I have a notebook in my bag. Just take it out and leave it open."

Salem did as asked, watching as Aditi typed something in the search engine so it changed to a purple browser.

"What are you doing?"

Aditi glanced at her. "This is the only place on campus they don't track your data," she explained. "Since it's a public space and there is too much to go through, they just monitor for any illegal or banned words, and let the rest slip. Anything else you search on your phone or laptop using the university Wi-Fi? They can track."

"And why exactly do we need to not be tracked?" Salem asked, looking at the blinking cursor in the purple browser she hadn't even known existed.

"Just as a precaution," Aditi reassured her. "I've heard some funny things and you can never be too safe."

Salem turned to her fully, appreciative of her smarts. Aditi's happy, docile façade clearly hid a sharply intelligent, observant girl. "Are you a tech genius on the side? How do you even know this?"

She saw a flush cover the other girl's face, the same flush she'd seen the previous night. Aditi brushed it off. "I wish. A tech savvy friend told me about it some time ago."

Salem let it go. It was clear the girl was uncomfortable.

"So, have you heard anything about the body at the beach?" she asked, coming back to the topic.

"Yeah." Aditi went somber. "Well, she was pregnant."

Salem felt her eyes widen slightly at the news.

That is unexpected.

She tried to remember the girl from that night. Her stomach really hadn't been visible in the dark and with the way she'd been positioned. She must not have been very far along. But this was something new.

"Are you sure?" she asked to confirm.

Aditi nodded. "Pretty sure. A local cop came into BBC a few nights ago. I had a late shift to cover for one of the other girls who'd had an emergency. Long story. Anyway, you know the area to the side where the equipment is?"

Salem gave a nod, silently indicating for her to go on.

"Well, he moved to that side to take a phone call, thinking it was empty. I was the only one there, so I got behind the machine to make the drink and I overheard him talking about it."

Aditi turned and typed the university portal URL into the browser, quickly going to student login. There was a small sign at the bottom of the page that Salem had never even noticed. She watched in fascination as Aditi clicked on it and led them to a completely new page with the different schools written on it.

"This is a backend student ID page my friend told me about," she explained, then clicked on *School of Arts*. A page with different years popped up, the last she could see on screen 1990, older ones probably on the next page. Aditi selected *Current Year*.

The page loaded and front and center on the page was the first profile, and the photograph of the man who had been consistently, annoyingly on her mind.

Caz van der Waal.

The Painter.

Staring at his unsmiling, rock-cut face, Salem kept her breathing steady as she saw his eyes again. Though she had felt his eyes on her throughout the night before, she hadn't seen them so vividly, not even when she'd been up close, not with the way shadows from the trees had covered his face in the firelight, and she hadn't lingered long enough to look.

But she looked now.

Liquid. Metal. Gray. Like an element in a lab she wasn't meant to touch without protective gear. It was not the gray of the skies over Mortimer most days, but a shimmery gray of mercury poured over steel, darker on the edges and lighter, almost gleaming, closer to the pupils. There was depth there, secrets filled to the brim but never overflowing, a deadness, like mercury eating away at whatever it fell on.

Those eyes were scandals waiting to happen.

"Hot damn, that man is fine." Aditi whistled, and Salem bit her tongue, moving down to read what was there instead of staring at his face.

Name: Cazimir van der Waal
Age: 24
Degree: Post-graduate master's, advanced.
Specialization: Oil paint techniques.
Art style: Unknown.
Miscellaneous: Teaching assistant for psychology with Dr. Merlin.
Special notes by supervisor, Dr. Vermont: Extraordinary. Though unconventional, his art is evocative. His mastery of dark and light play is profound, though it can be unsettling, especially with themes of death . . .

The words cut off leading to the link for his particular page.

Themes of death.

Everything she read and heard about him made Salem just want to dig deeper. She made a mental note to find out more later when she could, just to assuage her own curiosity.

Aditi scrolled down and down until the cursor hovered over the photograph of a smiling girl. The same one she had seen dead on the sand in the light from her phone. She looked down at the information.

Name: Tanya Beauchamp
Age: 21
Degree: Undergraduate, final year.
Specialization: Charcoal.
Miscellaneous: Works with charcoal. Style unspecified.
Special notes: VS interest.

"What's VS?" Salem asked Aditi.

The other girl shrugged. "No idea. Random question, but do you think they update files when a student, you know, like isn't here anymore? In case they die like Tanya?"

Salem stared at her for a beat, her brain working overtime at the question. This was a good chance to look into it. "We can check," she suggested, turning back to the screen.

"How?"

"Check my sister's profile."

There was silence for a long second, and she felt Aditi's eyes on hers. "You sure you wanna do that?"

Salem gave an affirmative nod. She wanted to see if there was anything there that she could add to her board.

Aditi silently went back to the homepage as Salem guided her through her sister's school and year details. They scrolled the page, going down photo after photo, Salem's heartbeat increasing with each one, until the page ended.

They both exchanged a look and started from the top again wordlessly, scrolling down slower, looking at each and every photo, until the page ended again and Salem sat back in her chair, feeling like the breath had been knocked out of her.

Her sister's profile wasn't there. Nothing. Not a name, not a tag, not a note. It was as though she had never existed in the university portal, her file wiped clean completely.

What the hell?

"Do me a favor." Salem leaned forward again. "Check another page for me, please."

Aditi followed as Salem guided her again, going through the Law database from five years ago for another student.

Missing. Another dead student, wiped clean.

Salem sat back and thought about what this meant. It meant the university was somehow erasing these people from their databases like they had never been there in the first place. Was it something on the level of the board or technical administration? Was the board even aware of it, or were they the ones to give directives? Or was it not related to the university at all, but someone hacking into their systems?

A little throbbing headache bloomed behind her eyelids.

"What's going on?" Aditi asked her, tone hesitant.

Salem looked up at the girl, wondering if she could tell her. Though she seemed nice and had been nothing but helpful, Salem knew better than most how someone could use her without her awareness. She had been naïve once, but it took a lot more for her trust to be given now. And that was the core of the problem, she didn't trust anyone.

Not even herself.

Stay in the present.

Salem shook her head just as her phone buzzed. She looked down to see a number she didn't know, and frowned. It was rare for her to get any phone calls at all other than from her mother, much less from an unknown number.

"Excuse me," she mumbled to Aditi, glad she was saved from answering her, and picked up the call.

"Hello."

"Miss Salazar." Dr. Bayne's voice on the other end made her shoulders relax.

"Good morning, Dr. Bayne," she greeted him. "I was not expecting your call."

The older man chuckled. "I know. I hope I'm not disturbing you."

"Not at all," she said, aware of Aditi watching her curiously.

"Well, I could have made an appointment and told you on Monday," the man began. "But I couldn't wait. The board had a meeting and finally decided to continue with the awards as per your suggestion, Miss Salazar."

Salem felt her breath catch.

"The applications will open on Monday. Get ready, Miss Salazar. This will be difficult."

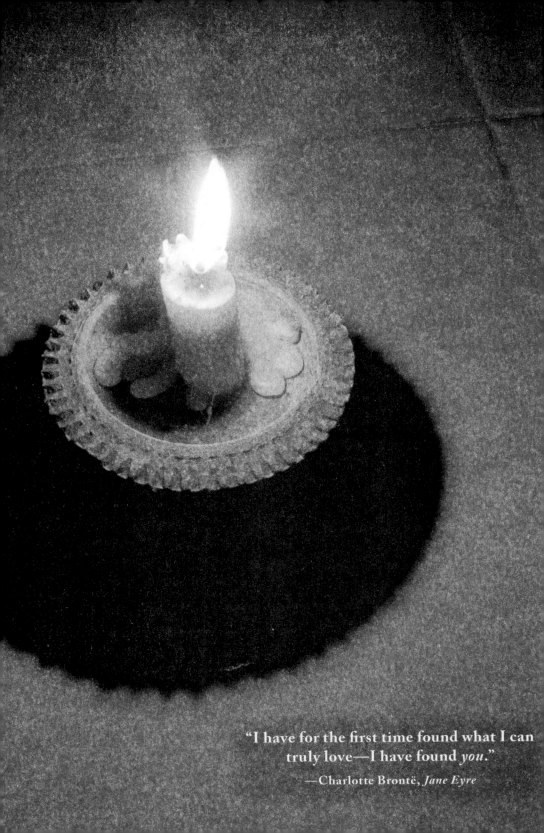

"I have for the first time found what I can truly love—I have found *you*."

—Charlotte Brontë, *Jane Eyre*

CHAPTER 9

SALEM

ortimer meant death.

Salem found out one day when researching it out of curiosity. Although why someone would name a university after death, she didn't know. Like a bad self-fulfilling prophecy, it did live up to its name.

But it seemed like she was the only one who remembered or cared. Everyone else seemed to have wiped deaths out of their memories. The students, the teachers, the townspeople, even the news that had been blaring with the report once. Had she not been certain of her sense of reality and the hard evidence in front of her eyes, she would have wondered if she was delusional.

"Let's talk about the most basic argument in this subject for centuries. Nature or nurture. Any thoughts?" Dr. Merlin moved around his desk, his cadence charming as ever, half the girls in the class under his spell and half the guys inspired.

In the last few weeks of classes with him, observing him, Salem had found absolutely nothing out of the ordinary about the man. He had a large house in the town, an affinity for a certain married professor (according to rumors), and a jet-setting lifestyle where he traveled around the world for seminars on weekends.

He hadn't missed a single class, and he hadn't let his teaching assistant, who had become a thorn in her side by just existing in the same space as her, miss one either after that first week.

Caz van der Waal sat on his desk at every lecture, looking bored but answering any questions Dr. Merlin sprung on him, sometimes even doodling in his notebook. Sometimes, when the professor was feeling particularly pissed, he made students prove themselves by pitting him against them.

But nothing was getting her anywhere. So she had to change tactics.

For the first time in class, she voluntarily raised her hand.

Dr. Merlin looked to her, surprised but smiling in a way she didn't like. "Yes, Miss Salazar."

"Nurture can be changed. Nature cannot."

"That's oversimplifying it," came the wry tone from behind the professor, a voice she equally enjoyed and abhorred for the reaction it generated in her.

She looked to see Caz's eyes on her. It was a jolt to the system, having his full attention. A heady, heavy jolt. Not one she wanted.

She focused on the professor instead. "You asked for my thoughts."

Dr. Merlin looked between them. "Fair enough. But Caz is right. Things are rarely so simple when studying the human psyche. We need context for everything."

Salem felt the scrutiny of the class on herself and held her ground, tipping her chin higher and looking pointedly at Caz. "Why don't you explain it, then?"

Caz gave that one-sided smirk that got on her nerves. "Happy to. Nature—" He looked around at the class. "—can be greatly influenced by external changes. It may be familial, social, medical, or even justice system factors that influence any human being the most. Look at the data. The number of psychopaths in the world far exceeds the number of crimes. They could be keeping impulses in check due to a family support system, medical care, or even the fear of the law."

She knew he was a TA and most likely knew the first-year course. But couldn't he just have been a little stupid?

Salem clenched her jaw as he stopped speaking, his eyes coming back to her. "Your thoughts on that?"

"Regardless of what you do on the outside—add love, law, or medication—the inherent traits someone is born with don't go away. Take away the external factors and people revert back to who they are born as."

That was the most she had spoken in class, the most she had spoken in a while.

She saw his eyes flare up as she spoke in her icy tone, daring him to refute her.

"But it can be contained, can it not?"

The riveting eyes, the rumbling voice, the rugged face, the entire combination was making her heart pound for some reason as he continued staring at her with a glance she recognized, having seen it on herself a few times. It was the look of mentally splitting something open, looking at the insides, and unearthing everything to be unearthed about it. He looked at her like that.

Dr. Merlin's slow clap broke the tension. "See, that's what I'm talking about." Salem turned to him, trying to put the staring man out of her mind. "It's an endless debate. Would someone have done something if they hadn't been born that way, or if they had gotten more love and support?"

Dr. Merlin moved on to the next student who raised her hand, and Salem kept her eyes forward, ignoring and not understanding the man who studied her from the corner.

"Come in." Dr. Merlin's voice from behind his office door made her exhale sharply.

Salem knew she had to find a way to find something about him, *anything* that confirmed her suspicion, and she had begun to engage more in class, to send the older man what she hoped were flirty smiles calculated down to the degree of her lip tilt, and to pretend to be as enthralled by him as most of the female population.

He had, over the last few days, started returning her smiles, his eyes lingering on her a little longer than was necessary, and today, after her last class, when she'd told him she wanted to speak to him privately, he had asked her to come to his office in the building, just behind the auditorium.

Salem took a deep breath in and entered the office, seeing it through the eyes of her sister as she'd described it in her letter.

Oh, Salem, it has the most gorgeous view. There's a beautiful, very ornate desk that faces the window. He sits behind it and dictates notes to me. I sit on an armchair at the side and I can see the light-house from there. So pretty!

It was as her sister had described it. A large, comfortable room with everything as it had been in the letter, adding a fireplace, a mantel with awards, and shelves of books.

Dr. Merlin looked at her from his place behind the desk, a sheaf of documents in front of him. "You wished to speak to me, Miss Salazar?"

Salem mustered up another of those fake smiles. "Please call me Salem, Dr. Merlin."

"Salem." He smiled back at her, and the queasy feeling in her stomach returned. He indicated the armchair. "Please have a seat. What can I do for you?"

Salem sat down, in the same armchair her sister once sat on two years ago, and felt the hair on the nape of her neck prickle, like something was breathing down her neck, just as it did in her dreams. She stared at the lighthouse, seeing what her sister must have seen in her last weeks, days, who knew, and the feeling intensified.

She'd had it all prepared and planned, and she drew on her confidence from deep down, knowing this was the only way to go forward. "I know the session has just begun and I am technically a first-year. But I have already done a course on forensic psychology. I had to take a gap year after a family tragedy, you see."

Dr. Merlin's face fell into a sympathetic mask, one she knew he was donning on top of whatever his real face was. "I heard. I'm very sorry about it. My condolences."

Salem gave a nod, morphing her own face into a mask of sadness. She did feel sad inside, but not as loudly as she was forcing herself to express. "Did you ever, by chance, you know, meet my sister when she was here?" she asked, as though she didn't already have written evidence of it.

The corners of Dr. Merlin's eyes tightened infinitesimally. "I think she was in my class," he answered evenly. "It was very sad what happened. Such a bright young mind, gone too soon."

Salem looked down at her hands in her lap, the perfect picture of contrition and grief. "It's just, I miss her, you know. I thought asking you about her might offer me some . . . comfort."

She heard Dr. Merlin's chair push back, felt him walk around his desk and come to her. She barely restrained herself from overtly reacting, keeping her body loose and resisting the stiffness that wanted to seep into her spine.

The older man went down on his haunches and took hold of her hands in his.

A dirty, ugly feeling gripped her. She wanted to whip her hands out of his large ones, claw her nails down his face to add to the scar on his cheek, and take a hot, scathing shower.

Suddenly, like a bulb going off in her head, she looked up to see his face too close for comfort, and focused on the scarring on his cheek. She knew scars and marks, she had studied them enough on her own.

The one on his cheek was just about two inches long, thin, not deep enough to be too visible but deep enough to scar over. She had seen those marks in case files.

It was the scar left behind by a fingernail.

Someone had scratched him deep enough to leave a mark.

A chill went down her spine as she schooled her face into a stoic mask, her brain running a mile a minute. Had it been sexual or casual? Intentional or accidental? Had his skin tissue been lodged under someone's nails? Someone who died or was alive?

So many questions.

Apparently, she had stared at his mark for too long. He let her hands go. "I fell and cut myself on a loose floorboard."

A regular person would have believed it. She didn't. She knew that scarring and she knew it had been another human being, someone with long nails, who had done this.

She cleared her throat and stood up, too uncomfortable to remain in his vicinity alone.

"I apologize," she muttered quietly. "I didn't mean to bother you."

"No problem." He gave her a nod, dropping his mask and looking at her with scrutiny. "I think you should get back to your room. It's getting dark and you don't want to be wandering around alone in it."

The words, though expressed as casual concern, came off as a mild threat.

Salem heeded the warning, hitched her bag higher up on her shoulder, and took steps toward the door.

A glint of something in her periphery caught her eye.

She looked at the mantelpiece and the catch-all-type small bowl on it, and the glinting item within.

A red gemstone. Ruby.

A pendant. A pendant in the shape of a heart.

A red ruby heart-shaped pendant with a tiny diamond in the middle.

A pendant Salem had seen all her life, around the neck of her sister.

A pendant that had been Olivia's thirteenth birthday gift from their parents, one she wore all the time, every single day.

A pendant they had never found, neither with her body nor in her possessions, and assumed someone had stolen.

And someone had.

She stared at it, shock coursing through her system, and realized he was watching her.

"That's my ex-wife's. Beautiful, isn't it?"

He was lying.

Salem turned to him, and saw the look on his face.

He knew.

He knew it was her sister's.

He knew that she knew.

And he still had it out on full display, a mockery of her memory, the arrogance of the mind game he was playing astounding her. He knew she would see and knew she couldn't do a thing about it. Not when there was no evidence linking him to her sister.

At least none that he knew about.

Rage, unlike any she had ever felt, heated her blood like a fever. She didn't let him see it, keeping her cool, keeping the aloof mask on her face.

"Very pretty," she agreed amicably, and saw the surprise in his eyes. He'd maybe expected her to react differently, or maybe now thought that she didn't recognize it. Whatever it was, she didn't care. She didn't know what he had done or how he had gotten it, but she swore she would find out.

She stared at the monster, and smiled in his face.

"Have a nice night, Dr. Merlin."

If it was up to her, it would be one of his last.

With that, she walked out.

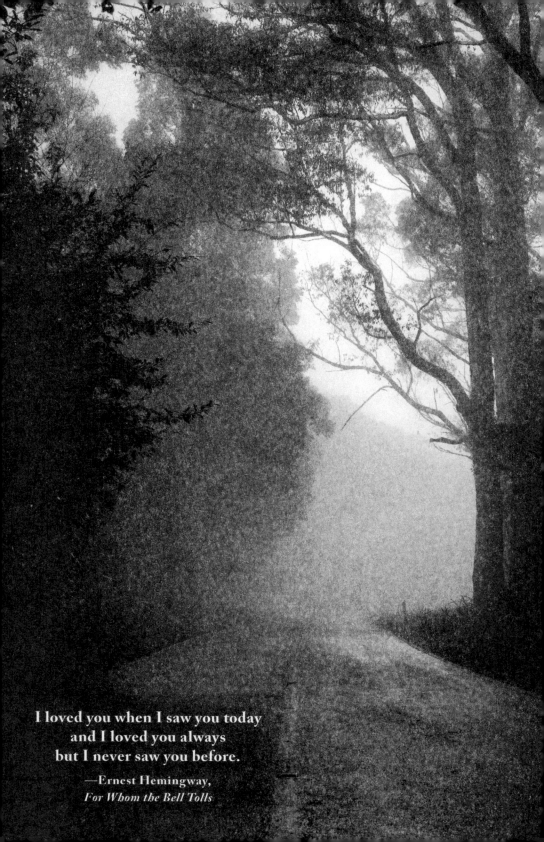

I loved you when I saw you today
and I loved you always
but I never saw you before.

—Ernest Hemingway,
For Whom the Bell Tolls

CHAPTER 10

SALEM

She needed to speak to Caz.

It was unavoidable, really. As much as she hated his insufferable smirk, and did not hate other things about him, she really needed to talk to him and try to glean if he was useful or dangerous to her project. He was the only person aside from Dr. Merlin who had access to Merlin's office, and she needed to get in there to see what else she could find.

The weather was odd as she waited outside the School of Arts that morning, skipping one of her own classes in order to catch him. She'd found his schedule, which was ridiculously free, on the back-end online page Aditi had shown her. He would be in the library for the next hour, working on one of his paintings in the private studio in the basement. Why and how he had access to a private studio in the university campus when no one else did, she had no clue about.

There were certain things about him that didn't make any sense at all. She had managed to read through his full file online on the same backend page, and there were chunks of data missing. Things about his past, his family, his previous schooling. Information that was available on every other profile—yes, she had double-checked—yet was absent on his. From what his qualifications were for becoming a teaching assistant, even to samples of his art portfolio, there was nothing actually concrete about him in the files.

If she didn't know Mortimer any better, she would think they were trying to keep him a secret. Why though, she didn't know and she wanted to find out. Unsolved mysteries and unanswered questions left her bothered. Even though her primary goal was finding the truth about her sister, something inside her, instinct, or the data points her subconscious mind had picked up that her conscious mind couldn't explain yet, was telling her it was connected.

A flash of black emerged from the main double doors of the School of Arts.

Of course, he would break the dress code and get away with it. Well, not entirely, since he did wear a dark green jacket—the green that was mandatory for the Arts—that somehow made his tall, wide frame look even taller and wider.

The mist that had rolled in the previous night seemed to have taken over the campus. White fog swirled around her knees as she walked toward him, cursing herself for not wearing leggings with her teal skirt. Other students walked to and from classes, adhering to the dress code, a dash of blues and browns and greens.

He was typing away on his phone as he walked, a normal-sized phone that looked tiny in his hands, his thumbs moving at speed as he texted someone.

Was it a girl?

Someone he was dating?

She wondered as she walked behind him, heading to the library.

From the rumors she had heard, mostly from Aditi because she was her greatest source of gossip, he didn't have a girlfriend. He'd been seen around campus late at night with some girls at times, but nothing anyone had been able to substantiate. Her curiosity combined with their intense chemistry and the odd back-and-forth they'd had, somehow made the idea of someone with him fill her mouth with a sour taste.

She didn't like it.

Quickly changing the course of her path as he changed his, she watched him as he walked—not casually, as he had the last time into the woods, but straighter, with purpose. He was intent on going to the library, and she wanted to know if it was an eagerness to get to his studio or something else entirely. Moreover, she needed to talk to him and ask him about so many things, the body that had started it all, the access to the office, everything. But only if he was not dangerous. For all she knew, he could be truly assisting Dr. Merlin and be a part of whatever he was doing.

He entered the library and she followed, swiping her card through. He crossed the hall, passed the computer station, and ducked through a door behind a wooden panel she hadn't seen before. She waited a beat, and taking a deep breath in, she ducked in as well, finding herself in a small area with another inconspicuous door, most likely leading down to the basement.

That door was almost shutting, attached to a pulley system.

Quickly jamming her hand between door and frame to keep it from locking, she stepped through and heard the door click behind her.

Small.

That was the first thing in her mind.

It was a small, tight space, with nothing but stairs leading down to a dark alcove-like area.

Salem felt her heart start to pound. Small spaces and her didn't do well. She just needed to walk down the stairs and ignore the walls.

But the walls were beginning to close in, moving from the sides to squeeze her, squish her, suffocate her.

Memories assaulted her senses, flashes of sensory overload triggering all her internal alarms.

Dark.

Decay.

Death.

The pungent smell of a corpse and the overly sweet preservative balm.

The cold skin pressed against her.

The utter silence as night descended outside.

She needed to leave, get out into the large hall. She would do whatever she had come to do later. Why *had* she come? What had been the motive to put herself in the same spot again? She needed freedom, open, air.

She needed to *breathe*.

She turned, her hand fumbling to find the doorknob, her palms sweaty as it slipped, but nothing happened.

She was locked in.

Again.

A scream trapped itself in her throat.

She jiggled the knob again, trying and pushing and pulling, anything to get it to open up, but nothing happened. Just like last time. She had screamed for so long, screamed for help, and it had come, though belatedly.

She opened her mouth now to scream for help again, hoping someone would hear and help, but the one time she wanted to use her voice, it failed her. A whimper escaped her lips, the first in so long she couldn't even remember the last time she had been so terrified as a grown-up.

No.

No.

She was better than this.

She was not better than this.

The fear didn't control her.

There was nothing but terror.

Stone walls shifted to become velvet lined wood. Smell of paint shifted to become the smell of funerals. Adult hands became smaller as she tried to push against the wood in front of her.

To no avail.

She pressed her forehead against the door and squeezed her eyes closed, her chest heaving, her heart pounding, blood rushing through her ears, lungs burning as taking a breath became the hardest thing in the world.

She felt something press into her back, and couldn't discern if it was real or a memory. She kept her eyes closed and tried to dispel it, tried to remind herself that she was in the present, she was a grown-up, she would make it out. She just needed to calm down.

She couldn't calm down.

And then she heard it.

A voice.

That voice.

Of rumbling seas and raspy smoke. Uncontained. Uncontrollable. Untamed.

Free.

The one that shifted the molecules in her space and vibrated against her skin and tingled in her brain.

His voice, penetrating through the fog in her mind.

"C'mon, little asp," she heard him say against her ear, feeding it right into her brain, and she sucked it down, changing its chemistry. "Shed your skin for me."

She blinked her eyes open, thrown off by the bizarre request, and felt herself being led a few steps somewhere more open. The air became lighter but she was pressed to something. A cold wall. Reality came back to her slowly, second by second.

She was pressed against the wall inside the room, her hands flat against the surface, and he was behind her.

He was *behind* her.

The shivering in her body shifted in tonality, intensified somehow, something else taking over as she realized it was the first time in her life someone was witnessing her vulnerability. She felt him exhale, his chest constricting. Her body instinctively rose to maintain contact with his, drawing a breath with his opposite movement. Whatever he was doing, it seemed to ease the access of air to her lungs. His hips pinned her to the wall, rendering her practically immobile, the difference in their heights even more pronounced as his breaths washed over the top of her head.

One of his hands came up on the wall as he leaned against her fully, and she watched it, her emotions shifting too. Masculine, deep-toned skin decorated with beautiful, artistic tattoos that she knew extended up his forearms, down his wrists, to the back of the hand, down to the knuckles. A few designs she recognized, like a skull and some numbers, but mostly they were seemingly patternless swirls. A few paint smudges around the tips of the fingers.

Her hand looked dainty in comparison—lighter, softer, tinier.

His hand next to hers. She didn't mind the sight. It fascinated her, distracted her.

She felt his other hand snake into her hair at the back of her head, inside her messy bun, fingers spearing the curls and gripping the back of her skull in a wide maw. Salem dragged a breath in as he tugged at her strands, tilting her neck back, making her arch her spine to accommodate the stretch.

Her vision tilted and she blinked as his face came in, her breath catching in her throat as she saw him so close, so close she could see the little shadow on his jaw and the same swirly patternless tattoo peeking from underneath his dark collar. His hair fell forward as he leaned, their gazes locking together.

"Fuck," he cursed, and she agreed.

This was electric, whatever this was. She felt it, and evidently he did too.

She felt zapped, her body humming a buzzing song she didn't know, sensations coursing over her skin, leaving behind a wake of goose bumps and pebbled flesh. Her breasts, pressed flat against the door, felt heavy.

Was this basic biology? Body chemistry? His pheromones somehow triggering a response in her brain and vice versa?

He smelled like paint and petrichor, a combination so heady she felt it get to her with every inhale, and she dragged in deep breaths full of him, letting it infuse her lungs, seep into her blood, ravish her whole body.

She'd had a fumbling experience with a boy once in high school, a few kisses here and there, nothing that inspired poetry in her thoughts and these reactions in her being. And she hadn't even touched Caz. It was him who was touching her, holding her against him and the wall, and she felt like a live wire falling into the sea.

The residual panic she had felt still seeped right at the edges of her consciousness, as did the walls trapping her in. But he was bigger than them, taking up more space and attention, and as long as she focused on him, smelled him, saw him, breathing was manageable.

His gray flint eyes roved over her face, and it was odd, the way she was positioned, trapped between him and the stone with her head falling back, watching him almost upside down.

He leaned forward. "Next time you panic," he murmured against the side of her head, his breath warm, smelling like mint and coffee, "I want to see it."

Salem blinked, unnerved by the closeness, unsure how to react to his words. He was different when it was just the two of them. He seemed more unhinged, as people said of him. In class, when he was bickering and sparring with her, it felt like a show, like a dance they did and had done many times for the viewership of an audience. This, in private, was different. More real. Which was why she didn't really know what to say to him when he said bizarre things like that.

"I wasn't panicking" escaped her, and even she didn't believe it. She had been panicking and he had witnessed it, and she doubted he was gentleman enough to not call her out on it. Her voice, though, was thankfully devoid of her earlier scare. She tried to settle her face into the unfazed expression everyone expected from her.

"And I don't want to kiss you," he stated bluntly. "Neither is true."

Salem blinked again, thrown off by his declaration. "Why don't you kiss me?"

He stayed silent for a long beat. "There can never be anything here."

That confused her even more. She tried to turn to look at him properly and he effortlessly stilled her movement.

Salem looked up as he tugged an errant curl that had escaped her loosened bun, his eyes alight with something heavy, his pupils blown. He took her glasses off, ones she'd even forgotten she was wearing.

"Stay still," he said, the first words he'd said to her.

She complied, as she had even back then, not knowing why, and he took something out of his pocket.

A pencil.

The same pencil he had threatened someone bodily harm with.

She swallowed as he dragged the tip of the pencil over one curl, tracing its shape slowly, completely focused on his action before putting the tip on the outer corner of her eyebrow, too close to her eyes.

She didn't blink, her eyes moving over the concentrated look on his face. Not as he traced her eyebrows, her eyelids, her nose, her parted lips, down her chin, the slope of her neck, to the edge of her shirt.

Her heart was thundering right there, just a few inches below his pencil.

With danger, with desire, she didn't know. He was an unknown, his motives unclear, his reactions uncertain. For all she knew, he could be directly involved in some of the deaths or know something about them; he could be killing people on the side for a special shade of crimson paint; or he could be involved in none of it. And for some reason, her twisted brain found the mystery of him even more attractive, like the opposite of a moth drawn to a flame, drawn to his darkness she could feel calling to hers.

She remembered she'd followed him because she'd wanted to talk to him, but standing there, after a surprising panic attack and an even more surprising return to reality, with his undivided attention hitting her like a drug as he traced her form, like he was committing her to memory, words strangled inside her.

She opened her mouth, closed it, opened it again, closed it again.

"I asked you not to move," he said in a wry tone. "You can speak."

How chivalrous of him.

Salem licked her lips to wet them, tasting the honey lip balm she used. "What do you mean there can't be anything here?"

A side of his beautiful mouth curled. "Do you want something to be here?"

"No," she told him.

His smile became the smirk she abhorred. "Then don't worry your pretty little head about it."

"What about the dead girl on the beach?"

"What about her?"

"Did you know her?"

His eyes flickered over the skin he had just traced something on, and he erased it before putting the tip over her jaw again. "Yes."

"Do you know how she died?"

A shrug.

Salem looked at his form, weighing the words in her mind, wondering how and if she should let them escape.

"Did they make her do it?"

Still.

The pencil, his hand, his entire body, everything stilled.

The tip right against her eyelid.

His eyes locked with hers for the first time since he had begun his tracing, the lightness of his face replaced by something severe, something intense. The switch was flipped and this version of him, the dark prince of the underworld as she imagined, as she'd dubbed it, was equally terrifying and thrilling. "Who?"

Salem kept her mouth shut, hoping her usual technique of waiting the other person out would work with him, even though it hadn't in the past, that he wouldn't call her bluff that she didn't know anything. She waited patiently, watching him closely for reactions and micro-expressions, but he gave nothing away, nothing beyond the silent intensity.

Seconds turned into minutes, neither of them breaking the silence or their gazes. Salem realized that he wouldn't give in to her usual methods. He was different, his reactions told her so, and she would have to try different methods with him to glean information.

She snuggled up to him, closing the minuscule gap between them, and gazed at him from underneath her lashes in a way she thought was sexy, ignoring the crick in her neck from keeping it tilted for so long. "Tell me," she whispered, trying to make it sound sexy like she'd seen in movies. It was pure science—a lower timbre, a huskier texture, a breathier sound, all combining together to make a seductive combination.

A corner of his mouth twitched. "Cute." He tapped her nose with the pencil before moving it down her neck, this time not stopping at the edge of the shirt but going past it, curving over the rise of her right breast, which she became acutely aware of as the tip wandered closer and closer to her nipple, that was peaked and jutting like a beacon calling a ship home.

He stopped right at the edge of where her areola began, without even knowing, and leaned closer to whisper in her ear, pouring that voice straight into her veins like a shot of her favorite drug, converting her to an addict in the making.

"I can do sexy a lot harder than you, little asp. Be careful what games you play with me."

Something vibrated against her hip and she panted lightly, unaware of when she'd begun to draw such deep breaths in or closed her eyes.

The vibration came again and she opened her eyes to see him take his phone out, his eyes tracing hers for a moment, before looking at whatever message had come through.

His jaw clenched and he ran a hand through his longish hair, pushing it back.

"Listen to me, and listen hard," he told her seriously. "If you know what's good for you, don't follow me again. This is your second pass."

And then without another word, he moved away and pushed the door open, leading her out, locking it behind him, leaving her standing there wondering what the hell had just happened in the last few minutes.

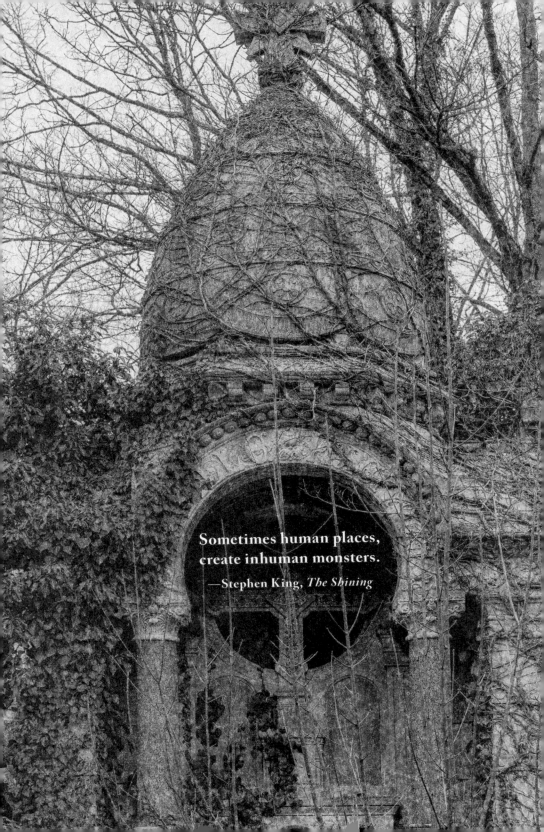

Sometimes human places,
create inhuman monsters.

—Stephen King, *The Shining*

CHAPTER 11

CAZ

I told you not to fucking contact me like this."

Caz walked into the clearing in front of the old abandoned building, feeling the fury that had been building up in him through his whole walk in the woods. His anger had been one of the things he'd worked hardest on controlling through the years. Once upon a time, in a different life, it had gotten him in trouble more times than he had fingers. The only thing that had seemed to help had been two very different kinds of arts—one discipline where he stayed in one place and worked on his canvas, and one where he was constantly in motion and mixing martial techniques. He practiced regularly at one of the gyms in town, glad to be able to continue and get his aggression out somewhere so he could focus on the target.

The mist that had begun to seep into the woods since morning had completely covered the ground in thick white fog, the moisture seeping into his pants. The abandoned building had once been some kind of place of worship. He had stumbled upon it two years ago, completely off the beaten path and so deep in the woods that curious students naturally stayed away because of the local legends, most likely fake. No one came here anymore.

It was the perfect meeting location for something clandestine or something nefarious. He hadn't seen another soul there in the year he'd been at Mortimer.

Mortimer. Fucking Mortimer. He hated the place with every fiber of his being. Yet he had to pretend the opposite every day and it grated even more on his nerves, just ramping up his simmering anger.

As he walked to the center of the clearing, he was annoyed. Annoyed at being pulled away from one of the most intensely arousing moments of his life, a moment he hadn't expected—neither her panic nor her response to his touch. Seeing her shaking against the door had almost made him want to turn her around and see the emotion in her eyes, see something there other than disdain and aloofness, the untouchable air she wrapped around her like a cloak, threatening to freeze anyone who got too close.

He'd tried not to. He had really, really fucking tried. But there she had been, shaking against the door, whimpering in a way he'd never expected her to, shedding her outer skin to show him the stunning insides.

It had gone to his blood like a shot of psychedelic, rushing to his head, his heart, and his cock. He had never been harder than he had been then, against her back as she calmed herself down, and he had never been as mentally stimulated as he was with her.

It was intoxicating.

She was intoxicating.

And all he'd wanted to do had been to capture it, capture her terror, her transformation, her transcendence.

So, yes, he was annoyed.

He was also annoyed at being pulled away from figuring out exactly what the fuck she thought she knew, what and who she'd meant by "they" when she interrogated him. A part of him wanted to ask her but he knew that initiating that conversation would just open a Pandora's box no one was ready for, least of all her.

So yeah, he was annoyed at the man in the clearing and just life in general.

Eric jumped down from the altar where he'd been sitting tensely, smoking what looked by the stubs on the ground to be his third cigarette.

At Caz's harsh words, he threw the third one down and put up his hands in an innocent gesture. "I wouldn't have texted if it wasn't important. We've got some problems, dude."

Caz exhaled and put his hands on his hips. Eric knew the risk they took every time they met like this, especially given the last few years of history between them. Eric was the only one left alive who knew Caz's secrets, not a burden Caz was happy to share because he didn't trust the guy an inch. But it had been a combination of necessary evil, rotten luck, and sheer coincidence that the guy he'd hired to do some shady work online had been the same guy he had a mutual interest with at Mortimer.

The day Eric opened his mouth, as he kept threatening what he was going to do, or put Caz and his goal at risk, was the day he would mysteriously disappear. Caz had zero problems making that happen. It wasn't like he hadn't done it before, and it wouldn't be like this would be the last time either.

"What's going on?" he asked, mustering up as much patience as he could.

"Baron is looking into you," Eric told him.

Fuck.

This was serious.

He wasn't ready yet.

"And you know this how?" Caz demanded, taking a step forward.

"I have bugs at his place," Eric hurried to inform him. "I keep monitoring them, just to keep our asses covered. There was nothing to be suspicious about. But he got a call last night. I just heard your name and heard him say he'd look into it."

Fuck, this wasn't good. Baron was a dicey motherfucker who also happened to be smart. A deadly combination, resourceful as a friend, ugly as a foe.

"There's more," Eric continued, as though this wasn't enough. "He asked someone in the residential block to get him access to Salazar's room."

His jaw clenched. "Why her? He was the one who told us she was off-limits."

Eric swallowed. "Yeah, well, something changed. I don't know what's happened, there's no other activity anywhere in particular. But Baron got the call, and suddenly he got on top of shit."

Fuck.

She had somehow, knowingly or unknowingly, walked into the lion's den. Her sister had died and made her immune, and she was about to shatter that to smithereens.

"I'll take care of it," he told Eric. He shouldn't. He knew he shouldn't get involved. But he had to put a stop to whatever she was doing or she was going to end up being another statistic, or worse, ruin his plans.

He remembered how she had felt against him just moments ago, her hair in his hand and her frame tucked into his. She was so fierce, her icy aura so chilling, that somehow he'd never realized how fucking small she was, how breakable, how easy to shatter. And though he didn't care otherwise, he couldn't let anything happen to his muse, not yet, not until he was done with her.

The surge of protectiveness wasn't surprising, but damn, it was inconvenient. He focused on Eric. "What about my stuff?"

"I've got enough firewalls and distractions to buy some time," Eric admitted. "But it'll only buy us time, Caz. Baron is a bull when it comes to finding shit, you know that. I can't stop him indefinitely."

He knew. But time was all he needed.

"How long can you delay him?" Caz asked, trying to formulate a plan and hit the accelerator on it.

"Maybe a month, two tops."

Not long enough.

He nodded. "Do what you can. Keep me informed. I'll figure something else out."

The other man's face looked grim. "I know why you're doing everything you're doing, but I knew him. He wouldn't have wanted this for you. Do you think it's even worth it?"

Caz leveled Eric with a look. "Don't ask me that again."

There was no point explaining it to him. Caz had the first time he had asked, and the second, but he'd stopped after the third. He had come to Mortimer with a mission in mind, and he was willing to do whatever it took, sacrifice whatever it took, to get it done.

For that alone, he had joined a group, infiltrated them, and was now doing their bidding, biding his time, just to get answers about someone he had loved and lost. He needed the truth, and to get to it, he would do whatever it took.

Anything else be damned.

The blond man sighed, expecting the reply. "Fine, your funeral. Just know I'll dip if it blows up in our faces, which, from the way things are going, will happen sooner than later."

With that, Eric left the clearing and Caz hopped up on the altar, looking up at the darkening sky. There were no stars visible, the moon hidden behind the clouds, and none of it felt inspiring anymore.

Just serpent hair and golden eyes.

But he still kept looking, kept searching, for the one star that always made him feel like he wasn't alone. One his brother had told him about, one they had watched on many a night in the vast sky on the roof of their childhood home.

What happens when we die?

Little him had asked his older brother once.

Caz touched the left side of his chest, underneath his jacket, and searched for the star again, not finding it anywhere. A pang went through his chest, right where his hand was, right above a tattoo that was both a memory and a promise.

We go up in to the sky and become stars.

It was odd, remembering the innocent little boy he had been, as he sat there, a man cursed. Death, to a young Caz, had been twinkling stars in the sky. He'd never imagined clouds could blink them out of existence.

His phone vibrated and he took it out of his pocket, looking down at the message.

Meeting on Friday. Midnight.

Well, hell.

Baron getting a phone call and now him getting a text.

They were coming to town, for the first time in a year. It seemed like things were getting very interesting.

END OF PART I

PART 2

DECAY

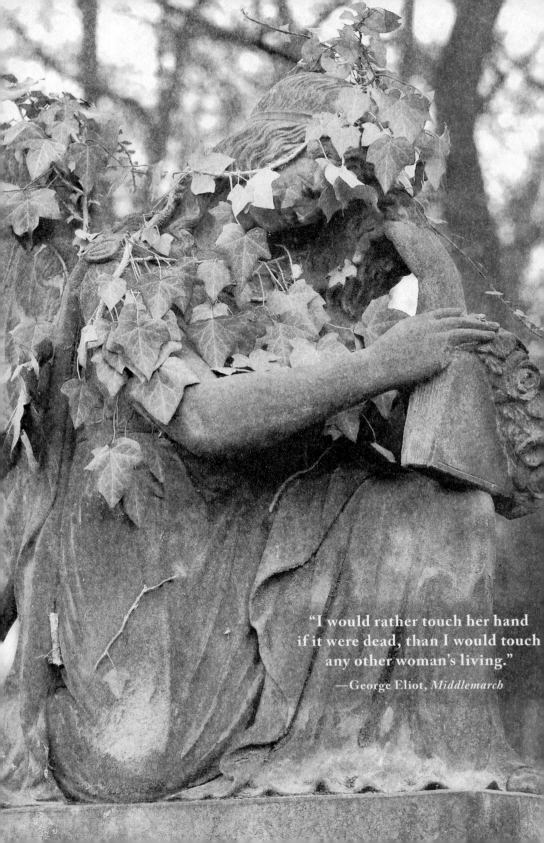

"I would rather touch her hand
if it were dead, than I would touch
any other woman's living."
—George Eliot, *Middlemarch*

CHAPTER 12

UNKNOWN

The girl could be a threat.

She should not have been. She hadn't even been on their radar beyond her association with one of their females. She was supposed to keep to herself and pass her time living life like any other student, leave the university with memories and connections.

But she had stood out, brought herself to their attention, almost demanded it.

First by finding the female on the beach.

Then by looking for threads that didn't exist for the general populace.

They were too old, too organized, too obsolete for her to do any damage. But even the reason for their longevity had been the secret they had all vowed to keep. Over the centuries, there had been rumors and whispers, of course there had. It was impossible for them not to seep out into the collective consciousness over hundreds of years.

But they stayed silent, waiting, watching, winning.

Hidden from the world. Neutralizing any threats to their existence.

The girl, luckily for her, wasn't seen as one, not yet. But an eye had to be kept on her. And if they were good at anything, it was watching.

Always watching.

Love led us straight to sudden death together.

—Dante Alighieri, *Inferno*

CHAPTER 13

SALEM

A month had passed since her encounter with Dr. Merlin and the library episode. Between classes and her genuine excitement for learning, between getting her application for the awards ready and her apprehension for what that would mean, between trying to look for new information and falling into something akin to a camaraderie with two girls unexpectedly, Salem didn't even realize when time flew.

She had settled into her courses and routines, all of them adding value to her life in some way or another. All freshman students in her department had lab days twice a week, and those were her favorites. Spending time learning about crime scene investigation and reconstruction was what she had always envisioned for herself growing up.

She walked out of the School of Science block and toward School of Arts after her last period, which had been a lab period, rummaging in her bag for a claw clip since her hair tie seemed to be dying under the mass of her messy bun, and ran headfirst into someone.

"Hey, watch it!"

She knew the feminine voice.

Ugh.

Lara and her posse stood in their pristine white shirts, short gray skirts with matching heels, and perfectly straight, beautiful hair glossed like it was crystalline. Salem felt envious. The group of girls before her were absolute stunners, the kind that made people stop and fall to their knees. The thing she didn't like was that they knew it and used it to lord over other people. But she couldn't blame them, she supposed. If that was something they had learned all their lives, it made sense they wouldn't even blink at it.

Lara, like Salem, was a first-year, and they had known each other socially their whole lives, their parents having been friends until her father passed. Lara's family had been at both her sister's and father's funerals. Meaning she knew Lara and Lara knew her, even if her new posse didn't.

Had it been anyone else, Salem would have muttered an apology, because she had been in the wrong and not watching where she'd been going, though Lara could have sidestepped and avoided the bumping. But because it was her, and Lara had never been good to her, Salem lifted her chin higher and leveled them all with her patented disinterested look.

Lara shook her head, sending her sun-spun hair cascading in a gorgeous waterfall over her slim shoulders.

"You know what your problem is, Salazar?" She spoke in the refined tone that was a staple in their circles, soft and seemingly polite but cutting. "This, right here. You don't care about people, and you think that makes you somehow superior. News flash! It doesn't."

Salem wanted to retort and tell her something like she didn't care for her opinion, but that would be just adding fuel to the fire. Salem knew how it went, and she bit the inside of her cheek to keep from saying what was on her mind. She glanced at the watch on her wrist, a simple but beautiful piece that had been her sister's.

She was getting late.

"Move," she simply told Lara.

The other girl sighed loudly. "I wish sometimes it was you instead of your sister who had died. Olivia was so good. The world would be a better place with her and without you."

One of the girls behind Lara gasped at the cruel words, and Salem braced herself inside, not letting an iota of her internal flinch be reflected outside. It wasn't like Lara was telling her anything she didn't tell herself every other day, sometimes twice on the weekends. If it had been her instead of her sister, the world would have been a better place, and she knew no one would have missed her. She didn't add anything of value in anyone's life.

"God, you don't feel a thing, do you? You frigid bitch," Lara spit out, and again, it was nothing she hadn't said to her before. One time at a social event, Lara's then-boyfriend had come on to her, and Salem had rejected his advances, going and telling Lara as a heads-up. While Salem hadn't cared about the pass, their families had been friends and she'd felt it was something she would have appreciated knowing if the situation was reversed. Lara hadn't, and instead she'd been on Salem's case since then.

Salem felt an arm link with hers and looked in surprise to see Aditi by her side.

"I think you meant ice queen with more class in her finger than you have in your body." The usually happy girl glared at Lara.

"No, I meant frigid bitch who looked exactly as she does right now at her sister's and father's funerals," Lara looked down her nose at them, and turned back to Salem. "Hanging out with scholarship brats now? The Salazars have truly fallen. Such a shame."

"Shame you missed the class when they were teaching decency," Aditi quipped back, and Salem almost told her it was a curse. Calling a girl from the upper echelons indecent was the worst hit.

Without waiting for a response, Aditi dragged her to the side and to the School of Arts block, walking her inside. "Ugh, that bitch makes me mad."

Salem looked at her. "Why?"

Aditi rolled her beautiful eyes. "You mean beyond her being a jerk to me when she comes to BBC and calling my friend names?"

Salem suddenly stopped in her tracks, making the other girl stop and look at her.

"You mean me?" she asked, just to confirm.

Aditi rolled her eyes again and put her hands on Salem's shoulders. "Yes, I mean you. You're my friend, Salem. And friends don't let other people call their friends names."

An odd, almost bubbling sensation formed in the pit of her stomach. The words seeped into her brain.

She had *a friend* and her friend had stood up for her.

That meant something to her.

"Okay." She blinked rapidly, trying to dislodge whatever was stuck in her throat. That was an odd reaction too.

The other girl gave her a bright smile, one that immediately turned her face so radiant it made up for the rare sunlight in this place. "Good. Now let's go before Melissa kills us. You know how impatient she can get."

Salem nodded. Melissa was the most impatient, impulsive person she had ever met. But she was nice too.

"She's our friend too, you know?" Aditi supplied, as though on the same train of thought. "Ever since we dragged her drugged ass uphill. It was a bonding experience, though she doesn't remember shit about that night." The words ended on a giggle.

Salem felt her lips twitch at the memory. It had been a wild night. The bonfire, the dares, the hike up to the residential block with a semiconscious girl. Even though she had begun to look into the drug and ask around about it, it hadn't borne any result. But truth be told, it wasn't hard for rich boys to get them from seedy suppliers. She knew of cases all around the world and Melissa had been one of the lucky ones that night to have friends take her back safely.

She realized with a start that she had made some memories here already, ones that she remembered with more fondness than she did the ones before Mortimer.

The School of Arts block came into view, two tall towers of the castle stretching out with a massive wall and a double door entrance, a huge, round fountain at the front with sculptures of wings and limbs and weapons, and monstrous faces frozen in shock and horror, spewing water into the surrounding basin.

It was the only block with a fountain that big and detailed, and Salem always found herself looking at it longer before they went in.

Salem had been there several times a week over the last month, mostly to wait for Aditi and Melissa after her classes got done, since her schedule had her getting free a half an hour earlier than theirs and it was getting too chilly to wait for anyone outside for that long.

Melissa had been the one to match their schedules and suggest Salem come to meet them there. It was something new that had been added into her routine, meeting the girls and going into town, to one of the other popular cafés—about twenty minutes on foot. With them talking about classes and stuff, and Salem adding to the conversation here and there, twenty minutes felt like ten.

It was a novel experience for Salem but one she was happy to add into her routine. It felt nice, even if she didn't say much, to be with these two girls who had somehow adopted her into their circle and not asked her to change.

"My dad's calling," Aditi looked at her ringing phone. "Give me a sec."

While the girl walked a few steps to the side to talk, Salem stood in the foyer and looked around.

The first time she had entered this part of the castle, she'd realized how different it was from her side of it. While the School of Science had a foyer area that split into corridors that led to staircases and elevators, the interiors were done with notice boards and certificates on the walls, feeling cool and minimalistic. School of Arts was on the opposite end of the spectrum.

It was a museum of young talent, a gallery that could rival the best in the world, a maximalist display of the excellence of human creativity.

The foyer was a large, massive hall with giant staircases at each end that led up to the higher floors, each landing visible, and four doors tucked behind those staircases, out of sight.

Everything, from the walls to the domed ceiling, was covered in art. Even the architecture of the interior lived up to the name of their department. It was in baroque style. She knew because she had heard her father talk about it on a property with a client once. The ceilings were painted with murals and visions, from angelic to demonic, from natural to artificial, from light to dark, everything given a space, a vibrant range of colors and strokes that changed every few square feet, like a mosaic of different styles and artists combining in a mishmash of eccentricities, displayed there forever.

Beyond the ceiling, artwork hung on the walls like in a museum, the smallest being no larger than her palm and the largest in the center almost fifteen feet across. The frames were just as stylized—

ornate and metallic, bronze, copper, gold, alloys, shining with every metal sheen known to mankind.

Sculptures and statues greeted any visitor from the entrance to the staircases. Huge chandeliers hung from the tallest ceilings in any of the castle blocks, fire sconces in wrought iron were bolted to the walls in places, more for décor now than for practical use.

A simple map of the building hung front and center, hand-painted in watercolors, marking off different departments and classrooms.

Everything inside was warmth, almost an overload for the senses.

And surprisingly, she loved it.

She rubbed her hands together to warm them, and felt the hair on the back of her neck stand up.

It was *him. Caz.*

She was familiar with the sensation now.

Turning her neck, she looked up the staircase and saw him gazing down at her from the first-floor landing, casually leaning on the railing and watching her like the lord of his domain.

The Psycho Painter, whose paintings she was told weren't displayed in the space, and yes, she had asked.

She hated the way her insides responded to him, his particular brand of stimulus laced with something that made her stupid, like a drug affecting her neurons and making her react in odd ways. Ways like trying to follow him even after he'd told her not to. Ways like speaking in class just to engage him in a heated debate that led nowhere. Ways like trying to dig up information on him through not-so-legal means even though it had nothing to do with her case and everything to do with *him.*

Caz van der Waal was an enigma, an unknown variable in her equation, an unsolved mystery, and she had always loved and hated those in equal measure.

After the library incident or whatever that had been, she had cornered him again the next day as he left the Arts block, and the bastard had simply held the top of her head and pushed her aside like she'd been a fly he had to swat. She remembered standing on the path completely aghast, realizing that a few people had witnessed it and stared at her, and inching her chin higher and walking away.

The next time she tried to talk to him, she'd done it more privately after class, but to no avail since he had started talking to other students.

After that she'd given up trying to approach him for a while and focused on other things instead, so imagine her surprise when it had been *him* giving her attention.

At first when she had showed up in his block, he had assumed it had been for him.

"Couldn't stay away, little asp?" he had asked, that annoying smirk twisting his lips and an unknown look glinting in his eyes that traced every visible inch of her lazily, almost sluggishly with fever.

She had looked him up and down like he was inconsequential, raising a haughty eyebrow. "Who are you, again?"

His eyes had heated at that, a wild glint coming into them. "Ask me again when your nipples aren't begging for my mouth."

That had been so inappropriate, but not surprising coming from him. He had no sense of propriety or politeness in his body. He was crass and crude and cruel.

Salem had immediately crossed her arms, cursing the white shirt that had betrayed her body's reaction, and he had chuckled, walking past her.

Cryptic, confounding, arousing bastard, that's what he was. Anytime they had a personal interaction, the tension between them built until it became palpable. He gave her riddles and non-answers galore, and while a part of her enjoyed playing the game, the back-and-forth stimulating her brain in a way it had never been before, another part of her considered stealing some sort of truth serum chemical from the lab and making him answer just *a single question* properly. She wouldn't do that, of course, but there was no harm just *thinking* it.

Soon after that though, he'd seen her with Aditi and Melissa and stopped approaching her in the foyer. She didn't know if she liked that or hated it even more.

Speaking of, Aditi came to her side, her phone call done, and looked up to where he was standing, watching her unabashedly.

"This is such weird foreplay," the girl muttered, and Salem broke the staring contest she'd unwittingly engaged in and turned to her side.

"What do you mean?" This wasn't foreplay. It was play of some kind, sure, just not the *fore* kind. They couldn't even *talk* to each other without wanting to walk off or do something regrettable.

Aditi rolled her eyes again. "For a smart girl you can be so stupid sometimes, Salem," she said, with no venom in her tone. "That hunky chonk of a man stands there every freaking day at this exact time. Why?"

Salem didn't want to think of it. She shrugged. "Maybe he just likes the spot."

Aditi sighed. "Oh, my naïve little flower. Maybe he just likes the view," she suggested. "He knows this is our schedule, and he stands there and stares at you. And it's not just here. Don't think I haven't heard about what you two do in the psych class. One of the girls on my floor tells me it's like watching a mating dance, the way you two go off at each other. But even aside from that, it's just the way he looks at you, like he'd eat you alive if he could. If he wasn't so hot, it'd be really creepy."

It should have been creepy, but it wasn't. And that had nothing to do with his general hotness, and more to do with him. Though they had met in dubious circumstances and he had always had a slightly deranged air around him, it didn't make her feel slimy. It didn't fire off warning signals in her body and make her gut feel heavy with trepidation. And she, out of all people, knew what creepy felt like.

Stay in the present.

She bit the inside of her cheek, shook it off, and glanced up.

Only to be brought up short.

He wasn't alone.

For the first time in the month that it had become their routine, he wasn't alone on the landing.

"Who's that?" Aditi echoed the question in her mind. "She's gorgeous. I don't think I've seen her here."

And it was a she. A *she* who was standing too close to him. A *she* who was smiling up at him. A *she* who was placing a hand on his bicep, a bicep Salem had never touched.

Salem wondered what that hand would look like cut away from her dainty arm.

And then something worse happened.

He raised his hand and tucked her hair behind her ear.

The same hand that he had fisted her hair with, the same tattooed fingers that had traced her curls, the same arm that had held her immobile.

Something cold, cold settled deep within her gut, her blood turning to ice, the chill straightening her spine, the ice so cold it felt like it was burning her from her inside, rendering her organs black, making her want to excise them from her body.

Maybe she was the frigid bitch Lara had accused her of being.

What the hell was happening to her?

"Okay, we hate her now," she heard her friend say, and turned to face her.

"Why?" She raised a brow, letting the ice within her radiate outside. "Who cares?"

Seeing Melissa heading their way, she ignored Aditi's knowing look and muttered a "let's go."

She ignored it all the way to the exit, until she turned around, just once, to see the landing was empty, both him and his *she* gone.

Oh, fuck him.

Salem Salazar didn't care.

Yeah, fuck him.

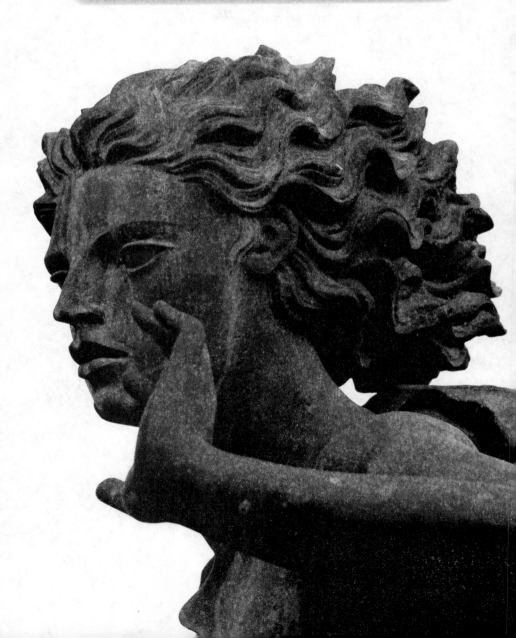

"I cannot fix on the hour, or the spot, or the look,
or the words, which laid the foundation.
It is too long ago. I was in the middle before
I knew that I *had* begun."

—Jane Austen, *Pride and Prejudice*

CHAPTER 14

SALEM

Long hair floated in the wind in slow motion, strands spread wide, hanging in the air like hair didn't. Bloodied feet were lifted a few inches off the ground, hovering over the concrete like gravity had lost hold on the physical matter.

But it held Salem rooted in place.

The cliff loomed dark before the raging sea. Moonlight illuminated the area in an eerie glow. All senses, except the visual, were muted.

The girl with her back to her lifted her arms and turned, floating in the air to see her.

Salem tried to take a step back in surprise but couldn't move.

Rot covered half the girl's face, skin peeling off, exposing bones where flesh should have been, rendering her once beautiful face horrid. Her mouth opened, as though to say something, and more flesh dropped off.

Salem watched in horror as Olivia reached her hand out to her, a snarled scream rising from her throat as she extended her reddened fingers *for help. Fingers on the extended hand began to rot rapidly, as though the air around it had turned acidic, and Salem tried to raise her arm, trying to move and get to her so she could make her safe.*

"Olivia," she voiced, calling out to her, trying to understand what was happening. "Olvia, talk to me!"

"Sss . . . ssa . . . ssal . . ." her sister's voice warbled, unable to form her name, she guessed.

"Yes, it's Salem," she encouraged her, watching her sister decomposing right before her eyes. "Tell me."

"L . . . ki . . . ll."

Nothing was making sense.

Out of nowhere, a bolt of huge, dark vultures descended from the sky, vultures like nothing Salem had ever seen before. They began attacking Olivia and ignored Salem, taking her sister's hands, stomach, and neck in their beaks.

Salem stood frozen in terror as they dragged her sister higher in the air, dragged her back away from the cliff, leaving trails of blood behind on the ground, until she was right over it, hovering in the air.

And then they dropped her.

The moment she went out of sight, Salem's body unfroze, and she ran to the edge to look down, scared of what she would find.

The beach was empty.

No vultures, no bodies, no nothing.

Salem stood up, confused, and turned to go, and suddenly she wasn't on the cliff anymore. The lighthouse was behind her.

She was standing not on the cliff, but on the rocks right underneath the lighthouse with a view of the cliff and the beach. How?

But she was waiting for something, someone. She was scared, agitated, but excited to meet them.

What?

Who?

This wasn't what she was feeling. Salem was feeling confusion, not fear. She looked down and saw a man's clean, dark hands attached to her body instead of her own. She wasn't in her body. She was in someone else's—and could discern it was someone else's emotions she was feeling. Those of a man.

Who?

A scream pierced the air and she saw someone jump from the cliff, hitting the beach below. She began to run, to get to whoever it was, to check if they were alive, but this time the vultures had her arms in their beaks, one of them with its jaw around her neck.

The man's neck.

She began to struggle, to escape, and saw the rotting version of her sister come up behind one of the vultures, looking at her with her eyes plucked off, hollows left behind, screaming one word she heard clearly in the air.

"DON'T!"

Salem jerked awake in her room, her chest heaving from the vivid dream she'd just experienced. Sweat covered her body even in the chill of the night, her blanket thrown somewhere on the floor, her hair plastered to her neck.

The clock ticked on her desk in the silence.

She took a deep breath in and calmed herself, deliberately bringing her racing heart rate down, pressing her clammy palms to her cheeks in an effort to center herself.

After a few minutes, once she was breathing normally, she made her way to the shower in the dark, stripped off her pajamas, and turned on the faucet, keeping it cold.

As she stepped under the spray the icy temperature made her jerk before she adjusted to it, her mind slowly clearing as it awakened itself more and more. It was a trick she had discovered after the first few dreams—cold showers brought her back to reality much sooner. She took a quick one, and stepped back out. Doing her ritual, she wrapped a towel around herself and turned on the light above the mirror.

Her eyes looked puffy, red, capillaries standing in stark relief against the white, the gold minimalized under the expansion of the pupils. She was sleep-deprived, and though she could take medication for it, she didn't want to. Medication made her senses dull.

Rubbing her eyes and yawning, she began her morning routine, even though she had no idea what time it was. She brushed her teeth, dried her hair, moisturized her skin, and finally, when there was nothing else left for her to do, she went back out into the room.

The clock ticked and she looked at it.

4:13 AM.

The butt crack of dawn.

Sighing, she pulled out one of her journals and sat down on the desk, quickly recording the dream as she remembered it, knowing it would slowly fade as the day went on. She had started doing it—keeping record of the dreams to refer to, even though she knew they didn't mean anything—right after they had started happening. Keeping data was a habit she had internalized, so it didn't even surprise her anymore.

The dreams had started coming soon after her father died, and they'd been coming more or less every week since then. But they used to be more abstract, a lot more vague, and much, much less gory.

Since she'd come to Mortimer, they'd somehow become more vivid, more detailed, more intense. She had seen the cliff and lighthouse frequently enough that it didn't disturb her much. It made sense—her brain now had visual references for things it hadn't had before.

It was the immobility that did surprise her, though, as she wrote it down. The feeling of not being able to move, the dream paralysis seeming incredibly real. Maybe it was her brain's way of coping with being helpless as time passed and she didn't get any clues. Maybe it was something else. She didn't know.

The vultures were new though.

Her pen paused as she tried to remember them, the memory already slipping away, how they looked, what they did, how many there were all becoming wisps she couldn't quite seem to catch.

Why vultures? she wrote on the pages. *Is it because they are scavengers and feed on dead flesh, and there was rotting flesh in the dream? Is it because I was reading up on rates of decomposition before going to bed? Or is it something else? Why did my brain use vultures and not some other bird of prey instead? There has to be a reason to it, right?*

Her fingers paused again, hovering over the page, trying to remember what Dream Olivia had said to her aside from the final word.

"Lkill?"

That made zero sense.

Sal, maybe for Salem. Kill at the end, maybe a separate word, maybe not.

But L?

What the hell was that?

She pondered over it for a few minutes, and then, exasperated, she shut the journal, put it back in its place on the neatly organized shelf, and got dressed, opting for warmer clothes. The weather had turned colder in the two months she had been at Mortimer. Though the rain had stopped, the gray skies and crisp winds had become a staple.

Once ready in a plaid skirt with leggings and boots, a tank top and zipped-up jacket and a scarf, she threw her hair up in a messy bun, put on her glasses and watch and earrings, grabbed her phone, and left her room.

The building was all quiet, as was to be expected at the time of the morning. She exited, finding the same on the dimly lit streets. Nothing would be open for hours, the whole town a ghost town for a while. Not knowing where she was heading, she slowly started walking down the street.

The main university gates came into view, as did the security guard station on the side. She nodded to one sleepy guard and walked out the smaller gate, passing BBC and beyond. The guard knew her by face, since she was pretty much walking out every other morning. If he thought it strange, it never showed.

Her restlessness hadn't found relief in the last two months. If anything, it had only increased over the previous few weeks, and for reasons she hadn't anticipated.

One, she had no clue about anything anymore beyond what she'd had when she'd come to the university. She had hoped, especially in the beginning, that she'd be able to find something out, but she hadn't. And for some reason, at every turn she had tried, it had felt like something had blocked her. Maybe her own rotten luck.

Two, she had no evidence against Dr. Merlin, nothing proving anything was remotely wrong with him except her own instinct. She had tried to find dirt on him but only seen clean records and high praises. She had tried to talk to him again but he had completely ignored her outside of class, avoiding any appointments she tried to make, rushing from his office any time she tried to catch him, redirecting her to his infuriating TA for any doubts. Though she did catch Dr. Merlin looking at her with that smug smile sometimes. And she had tried to gain access to his office but that had been impossible because of reason number three.

Three was Caz.

Caz, the bane of her existence, the thorn in her side, the delirium in her blood.

Two months. Two months since she'd met him on the beach. Two months of him absolutely, intentionally driving her up the wall, and it wasn't an easy feat. Salem Salazar did not get ruffled, but somehow he had gotten under her skin. She didn't know if it was his voice, his personality, his bizarre behavior, or a combination of it all. But somehow, the man had managed to intrigue and irritate her to the same degree, enough to keep her brain guessing which way it wanted to swing.

And it had only built and built until suddenly, he had touched another girl's hair.

That had given her pause.

She had not done *whatever* she had been feeling.

She'd left with her friends and then just gone to her room and tried to mull over why she had felt that way, and realized it could have been nothing but a jarring break in their routine. Maybe that was why she'd been unnerved. Or maybe she hadn't liked him talking to another girl, hell if she knew why.

So, she'd decided to ignore his existence, to ignore his words in class and refuse to even *look* at him. And when she tried? He was there *harder*. Not speaking, not doing anything, just existing in her periphery, in her vicinity, watching her, mapping her, memorizing her like she was an ode to something.

And for two months, it built.

Built and built and built.

To the point where she wanted to either rip her own hair out or rip his face off.

He refused to talk to her about anything with a straight answer and when she decided she didn't want to talk to him? He was *every freaking where* that she turned.

She went to the library? He happened to have a studio in the basement and just happened to walk past whatever aisle or table she was at. She went for a walk? He just happened to be strolling some-where close by and "accidentally" crossing her path. She went to her classes? He was always there in the one they shared, sitting in his corner, goading her into little debates that she refused to be a part of, throwing challenges with his eyes that were getting harder and harder to refuse and walk away from. Not a day passed that she didn't catch a glimpse of him or him of her, and in a university as big as Mortimer was, it could only be a coincidence so many times.

He was doing it deliberately. Why? She didn't know and she couldn't find out because he *refused* to talk to her like she was some kind of pariah.

He alone was responsible for the spike in her otherwise normal blood pressure.

Two months of this. Of running her around in circles, of him keeping her at a distance but not letting her pull away, and it was driving her *mad*.

Something had to give.

Something had to snap.

Something had to break.

Shaking her head at herself, she walked alone on the cobble-stoned street, dimly lit with a streetlamp every few steps, fog making it even dimmer, enveloping her in a cold hug.

She wrapped her arms around herself as she continued walking and tried to remember the last time she had been hugged. It had been at her father's funeral, where her mother had clung to her for a few minutes before finding another shoulder, and Salem had re-ceived a line of polite, perfunctory hugs.

She saw Aditi hug other people sometimes, and knew it was her own air of aloofness that kept the other girl from doing the same to her. She knew she'd get a great hug if she asked, but she didn't know how to ask.

And deep down, she wondered what it felt like—a good, warm, tight hug that could release endorphins in her body and relieve her stress for a bit. Maybe even give her a few good hours of sleep. Maybe even make her happy. Was she even capable of that? It was quite possible there was something broken in her system that would keep her from feeling that even if she experienced the good hormones. She couldn't really say for certain, since she had never tested that hypothesis.

She probably never would. She could not imagine allowing anyone that close to her that intimately.

But what if you don't have to allow it? a voice inside her whispered. *What if someone just took?*

Memory, of being held immobile between a warm body and a solid wall, came to her. He hadn't waited for her to allow him physically close, he had just stepped in and bent her as he'd wanted, and she'd let him, vulnerable in the aftermath of her panic attack.

She hadn't ever before felt as . . . alive, as aware of herself as she had then.

Or since.

She wondered idly what it would be like without the variable of the panic attack, if that level of intimacy or recreating that feeling was possible and achievable for her outside of it.

But she forced herself not to remember it, to think about him. He'd made it more than clear that had been a fluke of some kind, and he was playing with her like a toy, nothing more.

In the fog and in her thoughts, Salem lost track of time, walking much farther than she'd realized before a tall structure loomed in the distance, piercing the white mist around it.

The lighthouse.

Before she could take a step forward, a voice came from somewhere in the fog, a masculine voice she hadn't heard before.

"You shouldn't be out here alone so late."

Salem squinted as a dark shape came closer and closer, until she could make out one of the guys she'd seen around campus a few times in gray uniform, the one Aditi had danced for at the bonfire, the one who had been with *him.*

"Or early," she corrected him. "Depends on the perspective."

He walked closer, his large frame coming toward her, and Salem felt herself tense, not knowing what to expect.

"C'mon. I'll walk you back," he said, in a voice she would now associate with the fog, as he started back in the direction she'd come from.

She stood where she was, watching his retreating back. "I'm sorry, but who are you?"

He stopped, a few feet away from her, and turned to face her. He was handsome, in the very classic, traditional sense of the word, and reeked of old, *old* money, and she was old money.

"Baron Nathaniel Whitmore," he introduced himself, walking back to her and extending a gloved hand. Whitmore. She knew the name from somewhere, the word itching at the corner of her memory, but couldn't put her finger on it. Must have been one of the endless string of families she'd encountered at social events. She wouldn't be surprised.

She shook his hand, her upbringing taking over. "Salem Salazar."

His hand squeezed hers. "I know. You're quite popular."

She lifted an eyebrow. She would've used "notorious" instead. She had a reputation in their circles after all.

"Both as a Salazar and as—" he gave her a small grin "—*goldengirl01?*"

Salem froze, her hand in his, and stared at the boy with new eyes, apprehension leaking into her bones.

How the hell did he know of that?

She hadn't heard or thought of that name in years. It had been buried and forgotten.

Could he have been the teenage boy she had met that night eight years ago, the only one who could have possibly known that name and her in the same breath?

No. Baron was too posh, and the teen boy had been rough.

Carefully withdrawing her hand, she took a step back. "I don't know what you're talking about."

Baron chuckled. "Sure, you don't, Salazar."

And he began to walk back.

And even though she didn't want to, even though every single part of her wanted to run in the opposite direction, Salem took a deep breath, steadied herself, and followed, suddenly reminded of the night she hadn't thought about in years.

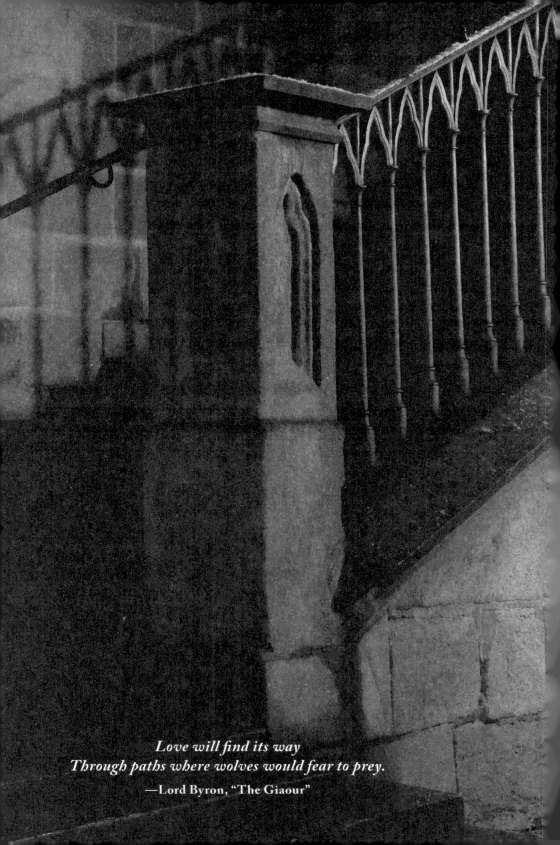

Love will find its way
Through paths where wolves would fear to prey.

—Lord Byron, "The Giaour"

CHAPTER 15

SALEM

Eight Years Ago

The group, *Mortemia,* was weird.

Though twelve-year-old Salem had signed up for the group a month earlier, and though her application was still processing, she was seriously considering leaving it. There was either something wrong with her or something wrong with them, and knowing herself, it was probably her who was in the wrong. That's what most people said.

The one and only reason she didn't leave was because of her new friend—*morningmansion1515.*

He was a boy in the forum also waiting for his application to process, only three years older than she was, in school like she was, and really cool. He had sent her a message almost immediately after she had applied, asking her about her username. At first, she had been a little hesitant, but he had told her a lot of stuff about himself, about how excited he was to attend the university in a few years, how his family had been going for two generations, how he hadn't yet decided the career path he wanted to take, until she started feeling comfortable enough and sharing stuff with him too. Stuff about her family, how she felt so different and alone, how she had never had a friend.

He had immediately said he was going to be her friend, and though reluctant, she had agreed.

He was the only friend she had made, albeit online, and the only thing good about the group. The rest of it was just . . . odd. And that was something, coming from her.

Unlike other groups on the forum, it didn't display how many members there were, or how many were active or who the admins were. Nothing outside of the name. And then every week, the admins of the group would tag a username and give them a task to complete within a certain amount of time. Unless the task was completed as per instructions, the new applicant would be rejected from the group.

But she wondered why no one had talked about how weird the group was anywhere else online. She had tried to look at the regular groups, and even joined the Mortimer University group her sister was in to see what it was like, and it was completely different.

In the Mortimer University group, everyone asked questions and posted pictures and commented on them. They were active and making friends.

In Mortemia, there were no posts, none except from the users called admins.

She dreaded, in the pit of her stomach, being tagged by them and given a task of some kind.

Her phone chimed as she wandered around outside at a dinner party. It was a Friday evening, and someone on their side of the town had an anniversary or something to celebrate, and she had escaped out of the house to their gardens, hating the floofy dress her mother had picked for her. Salem had promptly been dressed for the evening, her hair pulled back into a tight ponytail that hurt her head, and dragged out despite her reluctance. Sometimes, it felt like she was behind a glass wall, telling her mother she didn't want to do something, and her mother just couldn't hear her. Her father just smiled indulgently at her, like she was a child, and let it go.

She couldn't help but compare it to how they were with her sister. If Olivia wanted something, it got done. If she didn't want something, no one would make her do it.

She ignored the bitter taste in her mouth and unlocked her phone, looking at the text notification. Morningmansion1515 was the only one who understood. She didn't know his real name or his face, nor he hers, since he'd told her it was forbidden to exchange names and face photos in the group for security reasons, but she knew he had a nice chest because he had sent her that photo.

She pulled up the last text she'd sent him.

Goldengirl01: I don't even know why I'm applying to this group. Can't I leave and we can talk somewhere else?

He had just replied to it.

Morningmansion1515: No! I've told you before. I can't talk to you out of here if I want to be accepted. There are rules.

Morningmansion1515: After everything we have shared, I thought you trusted me.

Goldengirl01: I'm just not comfortable here.

Morningmansion1515: Sorry, but if you want to be my friend, you have to stay in the group. You will get comfortable, don't worry. You have me :)

Her stomach sank.

She didn't like the way he'd said that. But maybe this is how friends talked to each other? She didn't really know. There were parts of their conversations she always wondered that about. She didn't have any experience. Should she tell him that?

Her fingers hovered over the keypad, hesitating, before something crashed into her back, sending both her and the phone flying.

"Shit!"

Salem looked up, dazed and slightly shocked at the unexpected fall, flat on her stomach on the grass. As moments passed, the side of her hip began to throb and she looked up, only to see her phone broken a few feet away.

"What the fuck are you doing standing here in the dark?"

Salem turned at the harsh words, phone forgotten as anger took hold of her. The idiot who had come barreling into her, pushed her to the ground, broke her phone, and hurt her had the audacity to curse at her too?

She sat back on her tush and looked up at the boy, surprised to see he wasn't that old. But he didn't look like he belonged at the party. One, he wasn't dressed for it, and two, his clothes were too big, too old for him. His shirt hung loosely on his thin frame, like it had been someone else's, and the jeans were too faded to have been bought for him new. He couldn't have been older than her sister.

"Are you crashing the party?" she asked him, anger forgotten in the face of curiosity.

"Mind your fucking business," he sneered.

"Mind your language," she clapped back, grabbing her phone and standing up.

The boy's lips curled and his hands fisted at his sides. "I will say fuck and you can't do fucking shit about it. Now, move."

She was about to stand her ground when she saw something that piqued her curiosity even more.

Blood.

On his knuckles, like he had broken skin there.

She had never seen someone's hand like that in person. No one in her circle fought bloody like that.

He saw her looking at his hands, and shoved them in his jeans pockets, hiding them from sight, sidestepping and walking away from her, heading off the property. She didn't know what prompted her to do it, but she ran after him, walking at his side, trying to match the strides of his long legs. He was tall in the way boys suddenly got overnight. She'd seen that happen in school too.

"Did you hit someone?"

He gave her a sideways look. "As I said, none of your business. Now, scram."

"Are they dead?"

He suddenly stopped, looking around to see no one had heard her, then hissed. "Are you fucking mad? I told you to leave me alone."

She folded her hands over her chest. "Not until you fix my phone."

The look on his face was priceless. "Excuse me?"

She pointed a finger at him. "You made me drop my phone and break it. So, fix it. Or I'll tell everyone about you." It was obvious he was sneaking around and didn't want to be found out.

He huffed a laugh. "Fix your own damn phone. You have more money around your neck than most people see in a lifetime anyway," he said, referring to her mother's emerald necklace. It was called a choker, and she had wondered when she was putting it on if it had choked someone somewhere and got its name like that.

Salem shook her head. "I can't ask my parents. There are messages in there . . ." Her voice trailed off. The messages were on her phone and she didn't know how to explain it to her parents or anyone who knew her. This stranger, she didn't care about.

"Then ask your little boyfriend to fix it for you," he told her bluntly, assuming the messages were from her boyfriend.

Voices came from the garden and she dragged him deeper into

the shadows of the trees, not wanting to be discovered yet. There was a little thrill in talking to someone who was clearly sneaking around and had fought someone, someone rough around the edges who would totally appall her parents if they found out.

"I can't," she spoke, keeping her voice low. "He's not my boyfriend and I can't contact him without the phone." He would think she was stupid.

The boy looked at her in the dark for a long minute. She couldn't make out the color of his eyes in the shadows, just that they looked light. "You're telling me you don't have a boyfriend but you have messages from a boy on your phone that your parents can't see? Am I getting that right?"

She lifted her chin at his tone, the same condescending tone she'd heard from her father when he thought she was too stupid to understand something.

He brought one hand out of his pocket and extended it to her, palm up, slight scrapes visible even in the shadows. "Alright, it's the least I can do."

Salem hesitated for a second, wondering if she could trust him with that, not knowing if he'd return her phone or run away with it. She didn't really have much on the device anyway, just the messages and her family's phone numbers that were public information.

He seemed to sense her reluctance. "I have a friend who can fix it for you by tomorrow," he assured her. "Just tell me where to drop it off and I'll leave it in a box for you. If I don't, you can always tell everyone you saw me, right?"

Right. That made sense.

Quietly, she placed the phone in his hand and watched him pocket it. "Leave it at the East Academy front desk, for Salem, Floor Five." She was the only one with that name on Floor 5. It felt better, knowing he didn't know her last name or her address.

"Alright, Salem. I'll see you later."

With a nod, he walked backward into the woods, disappearing from sight.

Salem went back to the party, wondering if she would see the boy or her phone again.

She didn't.

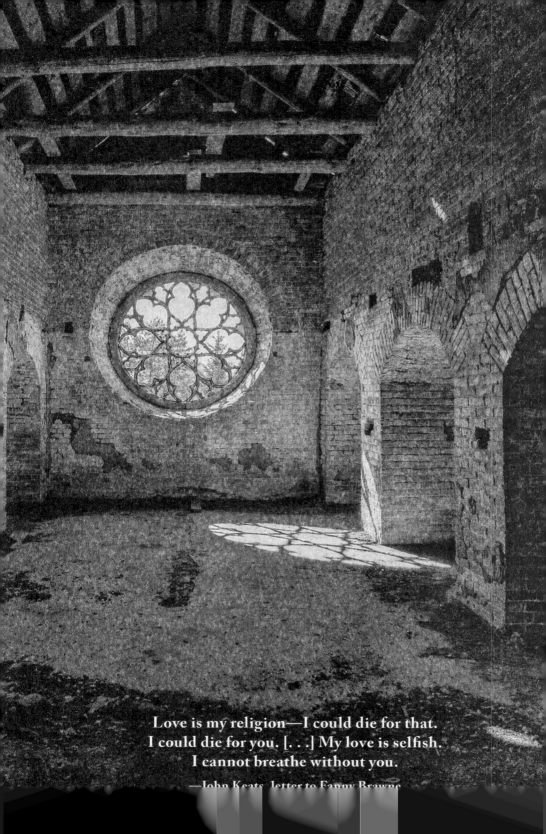

Love is my religion—I could die for that.
I could die for you. [. . .] My love is selfish.
I cannot breathe without you.
—John Keats, letter to Fanny Brawne

CHAPTER 16

SALEM

Present Day

The memories brought on by that name, one she didn't like to think about, in hindsight, filled her with lead in her stomach. She walked with Baron in silence, wondering if she should come right out and ask him what exactly he thought he knew or just ignore it and hope it went away.

With each step, though, the latter seemed more and more of a farfetched option.

"You must be wondering how I know that, right?" he asked, unbothered, and she stayed silent, keeping her head high, hiding her turmoil. If she addressed it, acknowledged it, it would open a can of worms she had pushed away in the corner of her mind, never even thought about. She wasn't ready to do that, not with this stranger she didn't know.

After a few seconds of her non-response, he chuckled, but didn't push for anything.

They walked back in that strange, awkward silence until she saw the gates of the university.

"If you must know." Baron stopped a few steps away from the entrance, turning to her. "I know all about you, Salem Salazar."

Salem looked him in the eyes, noting they were dark. She doubted he knew everything about her, and even if he did, she couldn't understand what the agenda of a postgraduate university student she'd never met in her life could be.

"What's your purpose here?" she asked him point-blank, crossing her arms over her chest.

"No purpose." His dark eyes gleamed. "I just like to shake things up now and again."

"Then why tell me?"

"So you know that I know."

She blinked at him, trying to take his measure.

So, he knew that she'd met someone she'd thought had been a friend in a weird group when she'd been a kid. Her first and only friend, she'd thought. As an adult, she didn't understand how she could've been so stupid. But then, loneliness made fools out of all of them.

She hadn't known better and sent him some pictures, the kind a child should never have taken or shared with anyone even though she had been coerced, and after her phone was taken, she'd been removed from the group and those pictures had been all over the internet. Everyone in her school had seen them before they were taken down and her father had the story and the photos buried. Though thankfully her face hadn't been visible and the family was able to refute it, her name had been attached to it and smeared for a while. For a few months, every boy in school had thought her easy and the scandal had seemed to be the end of her world, until everyone moved on to the next thing and she was eventually forgotten. In retrospect, it bothered her more that she'd been too young to understand the consequences of everything and her own foolishness in trusting a stranger.

Even though she knew she was being harsh on herself, looking back, she knew she'd been the victim and it had been illegal, what had happened to her.

But legality was a fickle thing in the matters of their society. The only thing that mattered was reputation. And hers had begun to rot.

It had been rotting ever since.

The boy who had tried to grope her at the party had been a result of that. So had her sister standing up for her. Her parents hadn't given her another phone after that, not until a few years later when she was older. And she had just isolated herself by then and had stopped speaking anyway.

She didn't like to think of that chapter in her life. That was one of the reasons she never investigated the group or anything about it after. Everything had been buried and forgotten, and all she wanted was to forget as well.

She was here, as odd and ill-fitted as she was. And though bringing it back up was prickling, she didn't understand what this man thought he had over her head. He should've known she had skin made of scandals and seclusion. She didn't fear society.

Before she could tell him that she didn't care, the hair on the back of her neck stood with awareness, the voice she knew down to her marrow as the one inciting responses in her brain, the voice of sea and smoke, coming from right behind her.

"What the fuck is going on here, Whitmore?"

She didn't turn but she noted his voice was tight, condensed like the mist on her skin, enveloping her but intangible.

"Well, well, well, van der Waal." Baron smiled, like he knew something no one did, and she was riled enough by his mention of her past to believe that maybe he did. "Out for an early run?"

She felt Caz step behind her, similar to the way he'd been at the library, except this time with a little distance between their bodies. The distance didn't help. She could feel the gap pulsing with something, something that made her want to take a step back and see if she fit against him as she remembered, something that was pulling, tugging, taking her. The cells of her back felt like particles of iron suddenly thrust into the field of a magnet, moving, rearranging, re-homing themselves.

She clenched her hands into fists in her coat pockets and kept her face neutral, not betraying a thing to the stranger in front of her.

"I asked," the voice spoke almost over the top of her head, the words and the breath hitting the back of her messy bun, moving it infinitesimally but enough for her to feel it in her roots, "what the fuck is going on here?"

Baron huffed a laugh, rubbing his hands together, probably to warm them but looking like a stereotypical bad guy in the movies instead. "I could ask you the same thing but I'm pretty sure of the answer. You have no subtlety, dude." Baron shook his head. "You're not the only one watching. Remember that."

The man behind her growled—*growled*—though whether in warning or threat, she couldn't tell. The sound penetrated her brain and did something to her insides she couldn't explain, something new, a new kind of tingling with the auditory sensation. It was a sound she hadn't heard before. People in polite, civilized circles like theirs didn't growl like big beasts. They would poison each other with a smile or stab each other's backs with manners.

Who the *hell* was this man?

Baron chuckled again. "Being a brute doesn't do anything. Think with your head, the one on your neck."

The whole situation was bizarre as they stayed silent, measuring each other. It was clear that neither of the men trusted her enough to speak freely in front of her. Knowing they were wasting time on an impasse, Salem smoothly stepped sideways.

"Thanks for walking me back," she told Baron politely.

"My pleasure," he answered, just as politely. "Remember what I said."

As if she would forget anytime soon.

She could feel waves of *something* emanating from the other man in their huddle, something dark, but she ignored it and him as she'd decided she was going to do, and walked through the campus gates.

Dawn was cracking over the horizon, the gray light chasing away the black night, lighting up the world enough to render the streetlamps useless. She walked back to the residential block, not knowing what she was going to do to dispel this sense of restlessness that seemed to have taken over her life. It never quietened, not when she was awake, not when she was asleep, and there was a part of her deep inside that just wanted to lie down on the street and close her eyes until it passed.

She felt *tired*.

The sound of footsteps behind her alerted her to another presence. Just by the awareness in her body, she knew it was him, and she just wasn't in the headspace to play any of his games, not at the moment. She turned to tell him precisely that, only to see the bane of her existence in human form jogging up to her, a dark, fierce scowl on his rugged face that she'd never seen in the months she had known him she had known him, and the words died in her throat.

"What—" She opened her mouth, only to have his hands slide into her hair at the back of her head, completely dislodging her bun as he fisted the strands, making his palms knot against her skull. Her heart rate suddenly shot up, breathing becoming difficult. The roots of her hair came alive at being tugged, not harshly but firmly, the neurons and synapses firing away as sensation traveled down her body from the point of contact.

She blinked up at him, thankful for the glasses that created a barrier between her and the intensity emanating from him. He leaned down, glaring at her, coming close, so close that his mouth, the one she hated when he smirked, stopped just an inch apart from hers.

There was no smirk on it now, just a tight flatness, the beautifully formed upper lip pressed to the fuller lower lip she knew was soft and pillowy from the one time she'd smacked their lips together.

Their noses almost brushing, the scent of paint and petrichor, the scent that made her feel some type of way, invaded her senses, along with the sound of his harsh breathing and her own blood rushing in her ears.

The orange of the streetlamp behind him and the gray from the morning combined to create an eerie fire-and-ice filter over his face, his gray eyes volatile. He was buzzing, his skin, his energy, the air around him, buzzing with tension and aggression and power of some kind, and she felt the oddest urge to soothe it, to cool him and calm him down so he came back to his natural, chaotic but controlled, self.

Unbidden, slightly hesitant, she brought her hands up to the sides of his forearms that were exposed by his pushed-up sleeves, for the first time feeling his bare skin and hair under her fingers, the ink and sinews under her hands, the hard muscles like stone under her smaller palms.

Keeping her eyes locked with his, she squeezed once.

"Hey."

She saw him drag a deep breath in at her softly spoken word, his broad chest expanding out under his sweatshirt, and he dropped his forehead to hers, just regulating his breathing, his fingers twitching in her hair.

"Hey," he mumbled back, his voice registering even lower.

She could see the minute details of his face so close, each hair in his brow, the shadow on his jaw, the vertical line on his forehead, the small scar at the corner of his nose she'd never noticed before, a tiny mole near his hairline, a lock of hair falling on his forehead. Her fingers itched with the sudden urge to push it back away from his face, so it joined his longish hair.

She mapped it all as he often mapped her, and tried to relax her own racing heart, no idea what the hell was happening but just following her instincts and seeing where things went.

It took him a few moments, not too many but still too many, before he exhaled and pulled back, loosening his grip in her hair, now gentling it, stroking it, petting it, following the bend of each curl with his fingers as he'd done with his pencil two months ago, the memory becoming core in her mind.

It was so soothing, the motion of his hands, almost lulling her, relaxing her so much she could have fallen asleep standing up in the middle of the street.

God, she was so tired.

"How do you know Baron?"

The words jarred her back to reality, completely at odds with the gentle, almost hypnotic motion of his hands. His voice was hard, the blade of a scalpel, cutting her quick.

She blinked at the contrast and though she could tell him she'd just met the man a few minutes ago, she owed him no answers, not after the way he'd been playing with her, the way he'd not answered any of her questions, the way he'd touched the other girl's hair. She wondered if he'd petted and stroked her hair too, the way he was doing now.

Stepping out of his hold, feeling his fingers drift through her strands and unraveling them as she pulled away, she turned and began walking back to her building again.

What the hell possessed her in his vicinity, she did not know and at the moment, didn't care.

"Tell me." He caught up easily and fell into step by her side.

"And I should answer why?" She let her voice drift off.

"Because."

"Thanks, but no thanks."

"Did you know him before you came here? Know his family?"

She had to give it to him, he was persistent. Too bad, so was she.

Whitmore did ring a bell in her head but nothing concrete. She shrugged.

"Fucking hell," he spit. "Fine. One question. Ask me one question, and then I want an answer."

Salem stopped in her tracks, unable to believe that after weeks, *months* of trying to hound and corner him with no give, it was something as innocuous as this that made him give in.

Questions barreled into her mind. She had so, so many she wanted to ask him, personal, not personal.

Where were you before coming to Mortimer?

Why were you on the beach that night we met?

How did you know the girl who died?

Do you know something about the rest of the deaths, about my sister's?

Who were "they" that you froze up about in the library?

Why did you tell me there couldn't be anything here? Not that I wanted it, but I'm curious? Was it because of the girl on the landing? Who is she and who is she to you?

Why are you asking about Baron all of a sudden?

Why are you watching me all the damn time?

Can you maybe stroke my hair and make my mind quiet for a little bit, mute my demons long enough for me to rest for a bit?

She didn't know which one to ask him, which one took precedence, her mind blanking, slow, sluggish from the lack of sleep and general sleepless nights she'd been having.

She needed to think, move away from his field and get her brain working. "I'll take a rain check."

She turned to leave and felt him grip her bicep, turning her back around again to face him. "What's going on with you?"

Salem looked at him, puzzled.

"You've been off the last few days," he stated, daring her to defy his observation. "You're not meeting with the girls in the block these days, you don't go to the library, you're distracted in class, and this is not the first morning I've seen you leave campus this early. You look dead on your feet. So, what the hell is going on with you?"

Had she not noticed and known he was watching her, this would have surprised the hell out of her. For some reason, though, it did the opposite.

Salem had given up speaking for *years* and no one in her own flesh and blood family had noticed. And yet she had gone off her regular routine for a few days, and this man, the one who confused the hell out of her, the one who wasn't a friend, wasn't a foe, wasn't anything but *something*, the one who inspired so many ugly, not so ugly, feelings in her . . . he noticed.

He noticed her breaking her pattern.

He noticed her being off.

He noticed her looking tired.

She hadn't said a word to anyone about the things weighing her down, and yet, somehow, he had noticed it.

For the first time in her life.

Someone had *seen* her.

No, she wasn't stunned. She wasn't creeped out. She wasn't aloof. She was *moved*.

Moved down to her core at something so simple, something so many people in the world took for granted, something she had never experienced for herself before.

Being seen.

And yeah, it moved her something *fierce*.

And it wasn't because he was the first person to. No. It was that she had wanted him, not anyone else, to notice things about her. There had been people in her life she could've maybe allowed closer who would have seen her too if she didn't keep them at arm's length. Yet, she had let him into her personal space, something within her wanting *him* to see. And it reveled in knowing that he did.

But all she did was just gape at him, unable to find the words to express everything happening inside her in the moment. How could she tell him that? Where would she even begin?

She saw his eyes rove over her face, take in her features that she knew looked as tired as she felt. Then he murmured a "fuck it" before dragging her with him in the opposite direction.

"My building is that way." She pointed behind them, keeping up with his pace.

"I know," he acknowledged. Of course he knew. "We're going somewhere else."

"Where?" she asked, not really knowing or getting what he was doing, why he was doing it. It made no sense for him to suddenly want to be in her vicinity privately after having avoided her successfully for weeks.

He turned his neck to level a look at her before heading in the direction of the library. Her heart began to pound, not at the brisk pace but at the intention. The library was the only building open on campus twenty-four seven.

"Why?"

He didn't reply, but turned right on the path directly headed to the block, taking a shortcut. It was more like an alley nestled between two old buildings, shrouded in shadows, the stones under their feet misted with a thin sheen.

At this hour, she doubted there would be a soul in the library. She didn't know why her body was tensing, as though preparing for something. He wouldn't slaughter her between books, although paper could be a sharp, unsuspected weapon. She remembered reading about a case where a murderer had used paper to slit his victim's throat and then burned it, erasing the weapon and his fingerprints from it.

Distracted by the morbid thoughts in her head, she startled when the library door beeped as he scanned his card, and she noticed idly it was different from the one she had. Hers was white plastic with the university crest. His was black metal with another crest—a gold and silver one—embossed in it.

One that reminded her of something she'd seen before.

She didn't know if it was the conversation with Baron that triggered the memory, but she remembered seeing the black background with a gold and silver vulture years ago.

Mortemia.

Though the vulture was different. She stared at the card. It was the same color and theme, and yet different, the bird not at rest as it sat still in the logo, but rather in flight with a snake in its beak and clutched in its claws.

Had the logo just evolved or was it a different thing entirely? But how could it be? Mortemia had been a group specific to the university. Why the hell did he have this? Was he a part of the group?

Had they come after her?

A terror unknown to her filled her veins.

She snatched her hand away from his arm, and he turned to her, freezing when he saw the horror of her memories seeping onto her face.

"Who the fuck are you?" she asked in a whisper, her voice uneven, shaken, the curse escaping her lips unbidden.

He didn't say a word, just looked at her, maybe trying to figure out her reaction.

She took a step back away from him, and he followed.

She took another back, and he followed again.

"Stop." She raised a hand in front of her defensively, taking in his face, his demeanor, everything, utterly confused by what was happening, by her past colliding with her present like this when she'd thought she'd put it to rest, by *him* having anything to do with that wretched group. The thought made her sick.

"Stay away from me."

"Salem—"

And without listening to another word, she ran.

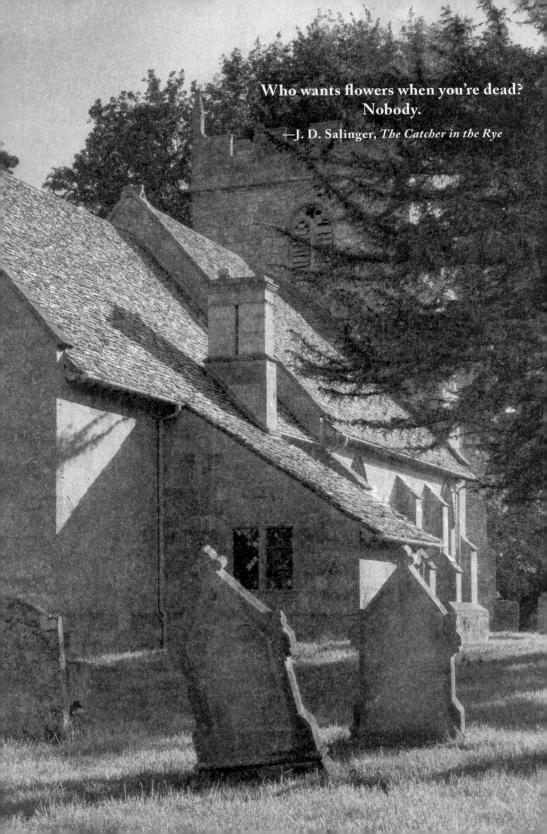

Who wants flowers when you're dead?
Nobody.

—J. D. Salinger, *The Catcher in the Rye*

CHAPTER 17

SALEM

If avoiding someone could be an art, Salem would switch majors and graduate with honors.

After the disturbing dream and the disturbing realization that Caz was involved in something she wanted no part of, she had taken avoiding him to the next level. She didn't know if he was a part of Mortemia, a group she knew for a fact existed and was supposedly made up of legacy students, a group that had no qualms leaking photos of a minor and ruining her name just because she failed to comply with their fucked-up rules she didn't even know about. But she knew she wanted absolutely nothing to do with anything remotely related to them.

Not unless they had something to do with her sister's and others' deaths.

But the incident with Caz had given her something new to look into—the crest with the bird and the snake, a crest she'd never seen before.

And what was with the damn vultures? First the dream and then the logo. It was disconcerting, and if she'd believed in signs, she would've thought something of it.

"Your application looks good, Miss Salazar," Dr. Bayne told her, breaking her thoughts and bringing her attention back to his office. "The only thing missing are two letters of recommendation from professors endorsing your application."

Salem took her file back and put it in her tote. "Who would you suggest I ask?"

Dr. Bayne opened a folder in front of him. In the world of digital, he was still old school, preferring pen and paper for everything, which was why she'd printed her application out at the library this morning before coming to see him.

Library. Card. Logo.

Don't think about it.

Bite cheek.

Stay in the present.

She shook her legs while waiting for him to consult the file. "Dr. Abram teaches your Introduction to Forensics classes, yes?"

"Yes," she confirmed.

"In that case, I'd suggest asking her and Dr. Merlin for letters. They're the most likely to give you them without a fuss. They have a history of writing good ones for previous applicants."

Salem felt her stomach knot tighter than it already was at the mention of Dr. Merlin. She'd avoided him outside of class too, still trying, though, to find a way to access his office. "Could there be anyone else but Dr. Merlin, professor?"

She watched the older man glance up at her, his astute eyes taking her in. "Any particular reason?"

Salem hesitated, then decided on half a truth. "I just don't feel comfortable enough in his class to approach him for one."

The older man didn't respond immediately, scrutinizing her over the top of his glasses. "That's odd considering he was praising your participation in class the other day when I bumped into him. Said you were active in discussions, very strongly opinionated. A 'keen, bright mind,' he said, if I recall correctly."

Hell.

"That's very . . . kind of him." She didn't know what else to say. She started to stand. "I'll have the letters to you by the end of the week, Dr. Bayne. Thank you."

As she turned to leave, she heard the older man call out from behind her. "Salem?"

She turned, surprised. He'd always called her by her last name, as was mandated by the university.

"I know this is not the university policy, but I have to say," he began, his hands folded on the desk. "If something is bothering you, come to me about it. I am your academic advisor, yes. But I was also a father to a daughter I lost too early. I was also the academic advisor for a student who passed too soon. I don't want to see another life go wasted, not if I can do something about it. So if you need to discuss something, know that my office will always be open."

Salem looked at the man in silence in the wake of his words, and swallowed the tightness in her throat, touched. He knew if she complained to the administration about what he'd said, there could be consequences. Breaking the code of conduct between students from affluent families and faculty was against the rules. He was putting his professional and academic career on the line offering her that, and yet he did it.

Even though the university had a Guidance Office, set up especially for students after all the deaths that had happened on campus.

From what she knew, there were also lifeguards on the public areas of the beach, and private security that patrolled the campus just to prevent any other tragic accidents.

She wondered if someone taking a risk like that could have helped any of the students who had died. If it could have helped her sister.

"Thank you, Professor," she told him, the sincerity in her words matching the sincerity in her heart. She appreciated this, him, more than she could say.

Dr. Bayne was a good man. A good man who had suffered too much loss but still retained the goodness inside him. The world was a better place with him in it.

He gave her a nod and she left his office, his words lingering with her.

Mortimer was changing her, making her somehow soft in a way she hadn't been before. She didn't know if it was her new friends and their influence, or Dr. Bayne and his steady guidance, or the back-and-forth with the bane of her existence whom she was avoiding, or even just the constant crowd of students talking about school and partying on the weekends and normal life everywhere.

She could feel herself opening up slightly, accepting that not everyone in the world was against her, that she was blending in, not as someone invisible but as one of the crowd, and it felt nice.

She exited the building and out into a rare sunny afternoon, the clouds having parted long enough to give a rare glimpse of the castle and campus bathed in full light, showing the colors of the garden, the fallen leaves, and the old stones in all their glory.

The crisp sun warming her skin, she turned her face up to it and let herself breathe in, realizing she had a week to get the letters. Dr. Abram wouldn't be any issue. Salem was acing Forensics, because of both her interest in the subject and the online course that had already prepped her for the first-year basics. Dr. Abram was very happy with her performance in class, and very encouraging about her desire to make a career out of it.

But it was somehow getting Dr. Merlin's signature on her letter that bothered her. She still couldn't get the image of her sister's pendant on his mantel out of her head. It left a tight knot in her chest, realizing the man was somehow, someway, involved in something to do with her sister and she couldn't even find anything about him.

She suddenly opened her eyes.

Maybe she could.

She'd been trying to find ways to get into his office through the right means. What if . . . she tried a wrong way?

An idea taking root in her mind, she headed toward BBC, knowing exactly whom to ask for help.

You want me to do *what*?" Aditi gasped, looking around them to make sure no one heard them. Thankfully, between the sunny day and the weekend, BBC was mostly empty except for a few students finding solace in a book or research with a hot drink against one of the full windows.

Aditi leaned away from the countertop separating them, pulling a wooden section back. "I can't have this conversation with you on the opposite side of this damn thing. Come back here."

Salem didn't even hesitate, walking through and getting behind the counter, looking out at the café from this new vantage. She could see everything from here—the windows, the entrance, the tables, even the main university gates at the end of the street outside. Pretty nice.

"So, let me get this straight," Aditi began, leaning against the countertop again. "You want me to use my network and find someone who can get you access to Dr. Merlin's office?"

Salem nodded.

"Tell me why," Aditi demanded. "And don't give me bullshit about him keeping your papers or something hostage. I'm not an idiot."

Salem knew that. Aditi was smart, smarter because she made people believe otherwise. But still, Salem didn't know what and how much to tell her. It wasn't just about trust anymore. Salem did trust Aditi to a degree, but it was also about the other girl's safety. She didn't want to involve her unknowingly with some kind of danger, especially when she was planning on finding the truth by offering herself up on a platter. Aditi didn't deserve that. But she couldn't lie to her either.

So, as she had done with Dr. Bayne, she opted for half a truth. "I can't be sure, but I have a very strong suspicion that he has something belonging to my sister in his office."

Aditi's brown eyes widened. "The fuck? How do you know that?"

Salem hesitated for a split second. "Because my sister mentioned it once in an email to me."

Aditi's face was somber. "She mentioned that she left it in his office?"

"Something like that," Salem answered vaguely. "I just need to go into his office once, just once, and search for myself. It will give me some peace of mind."

No, it wouldn't. Because if she didn't find anything, it would make her more restless. And if she found something, she didn't know what she would do. Not yet.

Aditi considered her for a moment before nodding. "It'll be done."

Salem felt her shoulders relax. She hadn't even realized how tense she had been, asking for help. It had gone against everything within her, but knowing that it had worked, she felt lighter.

"Thank you," she told Aditi sincerely, realizing she was genuinely thanking the second person today for something they had done for her. Maybe pigs were flying somewhere in the world after all.

"Don't mention it," Aditi replied in the same tone. "I know someone who might know someone. I'll talk to him."

Before Salem could nod, she heard the front door open and looked automatically to see the bane of her existence walk into the café, the top of his head almost touching the edge of the doorframe, his presence suddenly making the cozy café feel congested.

She wasn't ready to face him. Her mental preparation was shit.

Without even thinking about it, Salem ducked and hid under the counter, behind the wooden paneling that covered the front of the billing area, blocking her from sight. Aditi gave her a bewildered look before pasting a civil smile on her face and greeting the newcomer.

"Gorgeous day, isn't it? What can I get for you?" Aditi asked in her perfect people voice. Salem could tell the difference now after knowing her for months.

"Answers," Caz said, and her eyes fluttered in response to his voice. *Damn it.* She needed to reprogram her brain and block this response to auditory stimulation from her life. She was going to give up her love for sounds if it meant diminishing the effect his had on her.

She had a clear view of her friend's face, and her smile didn't falter. "What do you mean?"

"I mean, what the *fuck*—" He emphasized the word. "—is going on with your friend?"

The sheer audacity of him. Salem glared at the wall in front of her, amazed that he had the guts to walk up to her friend and demand answers like he had some kind of rights to her. He didn't. They were nothing. Sure, they had been doing this weird dance for months. And sure, they both knew that the other wasn't right in the head. And sure, he noticed little things about her and she about him. But that didn't mean anything. He was just toying with her and she had better things that needed her mental energy. But who the hell did he think he was marching up to *her* friend and demanding answers about *her* like she was his?

"You'll have to be more specific," Aditi said without missing a beat. "I have a lot of friends." Truth.

The sunlight streaming in through the windows next to the main door, opposite the counter, was casting shadows and she saw his massive one put its hands on the slab and lean forward.

"Do not fuck with me, Aditi."

She had never heard his voice sound like that. Cold. Frigid. Icy. It . . . it didn't suit him, at least not the him she knew, though that knowledge was limited. No, he was the collision of control and chaos, blaze and brimstone and barbarism, hellfire and hedonism, a hades of his own underworld, and damn her if a part of her didn't want to be the girl he brought into it.

The chill didn't match him.

Aditi sighed, unfazed. "I can't help you if you're not specific."

Salem had to give it to her, the girl was brave.

"Fine," she heard him grit out. "How's this for specific—tell me what you know about Salem, and I'll keep what you and Whitmore do to myself."

Aditi and Baron? The guy who had sort-of blackmailed her? And her friend?

Wait, was he the tech friend she'd told her about?

Was she in cahoots with Baron? Did she know what he knew about her?

Was she really her friend or another pretender?

She watched her friend's face pale, her eyes drifting to Salem for a split second before she looked back at the fully blackmailing man before her.

"You don't want to make an enemy of him, Caz," Aditi told him.

Caz leaned lower. "Did you know he met her early in the morning last week? All alone? Right after he left your room? Are you sure you can trust him?"

His voice, that cajoling tone, would make spirits question their own death, much less a mere mortal.

Aditi's face hardened. "What do you want to know?"

"How well do you know Salem?"

Aditi shrugged. "As well as anyone else, I suppose. She's pretty quiet, as you already know. Very guarded. Keeps mostly to herself. Though I don't blame her, honestly. It's hard enough going through shit and grief alone but having that thrown back in your face every day by cruel peers? I can't imagine how she does it. Still stays here, I mean. I would've left in the first week if I'd been in her place."

"She's stronger than people give her credit for."

Salem blinked, stupefied. Her friend had uttered a bunch of words saying nothing everyone didn't already know, but he had added to it.

He thought she was strong.

She hadn't known he perceived her that way. She'd never really thought about it but now that she did, strength didn't come to mind. To an outsider, it could seem that way, she supposed. Still, it felt oddly nice hearing that about herself, especially coming from him.

The man with his hands right above her head, separated by a counter, nodded in the shadow. "What about Baron? Has she ever talked about him?"

"No."

"Anything else?"

"You have to be specific." Aditi threw up her hands. "I could keep talking and you wouldn't find the answer you're looking for. So just ask me what you wanna know."

"Has she ever talked about her sister?"

Salem stilled, watching the shadow for any movement.

"Not much," Aditi answered honestly. "She doesn't talk about her family. She doesn't talk about much outside of school and classes at all."

That was true enough.

He folded his arms across his chest and his shadow expanded, became bigger, almost looming over them.

"She tell you she's applying for the Excellency Awards?"

Salem was glad that she had, in fact, told Aditi and Melissa that a few days ago.

"Yes, she mentioned that."

"Why?"

"She said something about honoring her sister, if I recall correctly. That she didn't want it to discontinue and bear that mark on the family name. The awards have been around, what, like fifty, sixty years?"

Caz stayed silent for a few beats.

Salem's thighs were beginning to burn from squatting for so long when she wasn't used to it. She braced her hand on the side of the wall, and tried not to move or make any noise to alert the man or distract her friend.

"I need you to convince her not to apply."

Salem bit the inside of her cheek. What the hell?

"Why?" Aditi echoed her thoughts.

"Just take my word for it," he answered vaguely. "For her own safety."

Aditi held her hands up. "You're beginning to freak me out. Take this up with Salem. I'll support her whatever she decides to do."

Salem would have called Aditi an amazing friend, albeit one with her own secrets, had she not just learned about her association to Baron. She had shown Salem everyday aspects of friendship Salem had never known, and it filled parts of her, teaching her how to be a better friend too. But she needed to honestly clarify that the friendship was real and not fabricated like she was beginning to fear.

Caz's wry snort broke into her thoughts, his shadow running a hand through his overlong hair. "I would, except she's intent on avoiding me for some fucking reason."

Aditi glanced at her for a split second, then folded her arms over her BBC apron, mirroring the man. "Did you do something?"

"I don't know," he confessed, and Salem felt a pang of sympathy. She could understand how her reaction that night might have confused him, left him with questions he was trying to find answers to. But at the end of the day, it wasn't her business. She had her memories, she had her traumas, and she had more important things at the university to focus on. He'd already taken up too much of her mental real estate and energy, and she had to redirect her resources back to the task at hand, the mission she had come for—the unexplained student deaths and her sister's illogical suicide.

Her friend didn't say anything and neither did the man, simply heaving a sigh and walking away, his shadow getting smaller and smaller until it disappeared completely from sight.

"Well, that was fun."

Aditi extended a hand to Salem and helped her stand. Pins and needles ran down her legs, straight to her feet, making them shake. She jumped on the spot a few times to get her circulation going, cursing the fact that she'd foregone her bra underneath the tank top and the loose, casual cardigan she had pulled over it. Her breasts, though okay enough without a bra to walk around, were not gravity-defying when she jumped like that. She made a mental note to never do that again.

"So, you wanna talk about this?" Aditi asked.

Salem quietly stood there, letting Aditi find her own words.

The other girl swallowed. "Baron and I have been . . . hooking up for a while."

Salem wasn't surprised, remembering the way her friend had danced and the man had looked at her. Aditi's early nights in, random disappearances on the weekends, blushing whenever she talked about her tech friend—in retrospect, it should have been clear to her.

"It's just physical though," Aditi clarified, and Salem didn't know who she was reassuring. "He's got his own thing and I've got my own thing. We just like the physical activity."

Salem waited a beat. "Did he ask you to be close to me?"

"In the beginning, yes." Aditi, to her credit, didn't flinch. Salem did though, and Aditi immediately took hold of her hands, rushing to explain. "He just asked me to keep an eye on you in the beginning, but he has *nothing* to do with us being friends, Salem. That is all you and me. I realized early on that you're actually super cool and one of the smartest, most nonjudgmental people I've met. Sure, you've got baggage, but who doesn't? It just makes you being here even more amazing, and I'm so proud to have you as a friend."

Salem swallowed at the barrage of words, sincerely heartfelt words, and felt her eyes burning. She blinked rapidly to clear them, and gave her friend's hands a squeeze, for the first time in her adult life choosing to believe someone's opinion of her. "I think you're really cool too."

Aditi returned the squeeze, letting her hands go.

"Just so you know." Salem adjusted her cardigan and hiked her tote bag up her shoulder. "He was lying. Caz, I mean," she clarified, owing her friend some peace of mind even though Aditi had insisted it was just casual. "Baron didn't meet me all alone. I was out for a walk and he bumped into me, and then he walked me back to the gates. That's all."

He had semi-threatened her too, maybe, but her friend didn't need to know that.

Aditi let out a breath of relief. "Caz is an asshole."

Salem didn't disagree, but she also didn't like him being called that by someone else. She didn't say anything else though.

"You should put him out of his misery, you know?" Aditi suggested, picking up a rag and wiping down the counter. "I don't know what happened but think about it before he goes on a rampage threatening everyone and burning the place down just because you're ignoring him. He's deranged enough to actually do it. That hunky chonk of a man doesn't take being ignored by you well."

Salem bit her lip. "I don't think I'm ready to talk to him."

Aditi gave her a grin over her petite shoulder. "Who said anything about talking?" She wagged her eyebrows. "Corner him and smack a kiss on him like you did at the bonfire. Climb that man like a tree and take him to pound town. He looks like he'll show you a good time around."

"Orgasms *are* good stress relief," Salem mused out loud, and Aditi began to laugh.

"Indeed. Go relieve your stress and then tell me all the deets."

Salem felt her lips twitch at the absurd conversation. "You're incorrigible."

"I know," Aditi declared, sounding proud.

Salem prepared to leave. "I'm going back to the room to nap."

Aditi yawned. "Lucky bitch. Nap an hour extra for me too."

Salem gave her a nod and walked around the counter, leaving out the rear door of the café that opened into a back alley, just in case he was somewhere in the front. She needed to think about everything that had happened and she needed the peace and quiet of her room to do it.

Taking quick, brisk steps down the narrow alleyway nestled between the building she exited and another that looked empty, she took a long route around the outside of the campus, walking through the east side of the town toward the smaller back gates that only the residential block people knew about since they opened close to it. Though the gate was locked most of the time, it could be accessed with student cards.

As she walked and made her way, a smaller building she had never noticed before, since she had never been this way during the day, came into the picture.

The local police precinct.

Steps slowing, she considered the building, her mind off the events of the café, thoughts running a mile a minute in another direction entirely.

She had the whole day off, no commitments except a long-overdue nap, and a multitude of questions that maybe, just maybe, could find a new direction there. This was an avenue she'd yet to explore. Maybe it was high time.

Taking a deep breath in, hoping against hope, Salem walked toward the precinct.

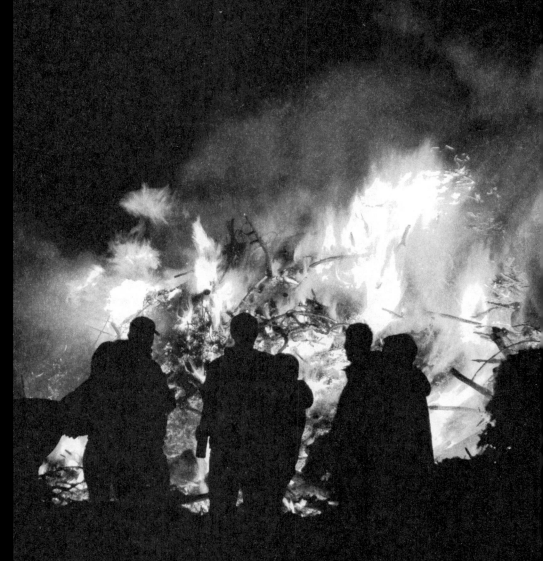

When does a war end?
When can I say your name and have it mean only
your name and not what you left behind?

—Ocean Vuong, *On Earth We're Briefly Gorgeous*

CHAPTER 18

SALEM

The precinct was small, smaller than the BBC premises, and executed even more minimally, just a basic functioning building.

Salem walked in with confidence, and approached the only desk with a smile her socialite mother would've approved of wholeheartedly. An older lady sat behind the desk, with short salt-and-pepper hair, maybe in her mid to late fifties, reading a novel. She looked up when Salem approached.

"Good afternoon!" Salem greeted her cheerfully, imitating how she'd seen people do her entire life.

The older lady smiled. "Good afternoon to you as well, my dear. How can I help you?"

Salem flashed her student card, grateful that the university was fancy and it just had the crest on it, all student data and details stored digitally, so she didn't have to tell the seemingly nice lady her real name.

"I'm a student at the university," she explained, keeping that smile glued to her face so hard her cheeks were beginning to hurt from those muscles' previous lack of use. "A senior," she fibbed. "I've applied for the prestigious Excellency Awards, I'm not sure if you've heard of them."

"Of course I have." The lady puffed her chest up. "Been right here in this precinct for nearly thirty years, my dear. Not much about the university I haven't heard."

Salem tried to contain the glimmer of hope taking root within her heart. "That's wonderful," she told her enthusiastically. "You're in the perfect position to help me, then."

"Have a seat." The lady looked at her encouragingly, urging her to continue.

"I'm interviewing some local Mortimer population for a survey of the town." Salem took out a notebook from her bag, sitting down on the wooden chair. "Just people who have lived here for ten or more years, and I'm hoping to just ask you some questions. Only if you're not too busy, of course." She doubted there was much engagement here, the entire area completely empty, not another soul in sight.

The lady patted her short hair down. "Nah, the weekends are slow and I'm the only one here. I got all the time in the world. What kind of questions?"

Salem shrugged casually. "Just regular questions, about how the town has changed in the last few years, about the university from an outsider's perspective, normal stuff, you know."

The lady seemed to consider for a split second, and then she nodded. "Only if you promise not to mention my name."

Salem had no idea who she was. She was just calling her "lady" in her head.

She didn't say that, just nodded and began to think quickly on her feet, trying to phrase questions so that they seemed innocuous but were not.

She pretended to rummage around her bag for a pen, quietly turning on the recording app on her phone and slipping it back inside. Pen in hand, she beamed at the lady.

"Shall we begin?"

The policewoman nodded.

"Just for the record, may I know how long you have been living in Mortimer?" Salem asked, starting with the most innocent question.

"Twenty-eight years," the lady replied, clear pride in her voice.

"That's great," Salem agreed with her. "Has the town changed much in the time you've lived here?"

The lady considered for a short moment. "Yes and no. Yes, there are definitely a lot more people here now. Businesses growing and people buying houses. No, 'cause the spirit of the town is still the same. We're all community here. We take pride in preserving our historic buildings. Except maybe the lighthouse, but that one was abandoned long before I started living here. Now no one goes near there. Local legends and all."

Intrigued, Salem straightened. "What local legends?"

"Oh, they're rampant in these parts." The older woman waved it away. "This place is so old, people here made up stories about it and passed it down version by version. The lighthouse, well, it's said back in the seventeenth century, when it was still in use . . ."

She paused for a breath and Salem waited.

"Yes, back when it was still in use, the caretakers just up and vanished. The investigators who came to check found half-eaten plates of food and upturned chairs, like they'd left in a hurry, but nobody seemed to know what had actually happened. Since they got no answers, locals refused to go up to the tower to turn on the light, and it just went out of use with time. Now it's just standing there like a carcass, all rotten and decaying, but no carrions to feed on it."

The imagery painted by her words reminded Salem of the vultures in her dream, the ones ripping into flesh right outside the lighthouse.

A shiver danced down her spine and she wrapped her cardigan tighter around her.

"That's a morbid tale," she muttered and the older woman chuckled.

"Yeah, it is," she said, tapping her fingers on the table. "These parts are full of them. There are so many morbid tales and legends around Mortimer. Take your library on campus for example. Did you know it used to be a prison back in the day?"

Salem nodded. That one she'd known.

"Did you also know that some say the prisoners, they weren't kept for crimes."

"What else were they kept for?"

"Human sacrifices."

Salem blinked in surprise. The shiver that had danced over her spine seconds ago was joined by another, as she wrapped her head around the rumor. "What?"

"I'm sure there's nothing to it," the policewoman reassured her. "Old places like this inspire so many conspiracy theories too. The library has some mad tales about it. Old, abandoned buildings around town, each with their own history and twisted tales. Even the woods, so many places hidden inside them. If I started, it'd be nightfall before I was done listing them all. This place is so rich in folklore."

Damn.

Salem was not one for eerie stories and local legends born out of mysterious pasts and overactive imaginations. But she couldn't deny, it was curious.

"Anyway." The lady came back on track. "Though we have a precinct in town, crime is so low I can tell you how many times there's been something serious in these parts. Best place I've lived."

Taking the opening like the gift it was, Salem scribbled notes and thoughts and casually asked. "That's so good to know. Anything serious that you remember?"

"Just some kids dying, rest their souls," the lady informed her sadly. "Most were accidents, a few were not. The university is so big. Pressure is high too. Some kids can't handle that and choose to end their lives instead. It's very sad."

A bitter taste filled her mouth. Salem ignored it and looked up like this was news to her. "That's terrible! Their poor families. But the university is so prestigious, it must have been just one or two, or we would have heard about it, right?"

The lady shook her head. "I don't remember the exact number but it was more."

Salem kept scribbling, as though she was noting down every word. "How did they pass away?"

"Can't say." The lady shrugged. "Some were accidents. One overdosed on drugs, one even slit her wrists. It was gruesome."

No common cause of death, Salem wrote.

"Anyway." The lady changed the topic, clearly not wanting to talk about it. "The university is a boon for this town. Did you know they give scholarships to children born here? Both my boys graduated from the School of Law. Work as prosecutors now."

Salem had not known that. That was an interesting little tidbit.

"That's wonderful," Salem complimented, wheels in her mind turning at how to bring the conversation back on the right track, when the lady, clearly proud of her sons, began speaking again.

"Yes, the scholarship was such a blessing for them," she went on, enthused. "They worked so hard and got into one of them elite students' groups too. It gave them so many connections. You might know it. It's called Morti something. Mortimoria? Mortimerine?"

Salem froze, her pen hovering over the page in her hand.

"Mortemia?" she asked, forcing her voice to remain steady.

The older lady snapped her fingers. "That's the one. Mortemia. Great group."

Salem swallowed the lump in her throat, moved past it. She'd been forced to think of the group thrice in one week when she'd gone years without giving it a thought. What were the odds?

"Do you know how they became a part of the group?"

The policewoman shook her head. "Sorry, my dear. They didn't tell me any of that. Just the name and how much it helped them."

Salem adjusted her glasses, pushing them up her nose, just to expel the restless energy filling her body. "So, what does the group do?"

"I don't know, honestly. My sons got interviews through them."

Salem nodded, writing that down. Then she put her pen down and closed her notebook, showing that she was done. "Thank you so much for answering. This has been very helpful."

The lady gave her a nice smile. "Of course, my dear. It was nice talking to you."

Salem opened her mouth and pretended to hesitate, watching the older woman.

"What is it?"

"I don't want to overstep and make you uncomfortable," she said softly, looking down at the desk like she was conflicted. She wasn't. She was just imitating what she'd seen people around her do all the time.

"What is it?" the older lady asked again.

"I was just wondering . . . Do you know anything about the girl who died two months ago?" There was no way she didn't know. She worked in a precinct and there had been a death right across that street at the university, and at least for a day, news and media had covered it along with locals talking about it.

The lady looked slightly uncomfortable. "You know I can't talk about that."

Damn it.

Salem nodded as if in understanding, swallowing her disappointment. "I get it. It's just that it was my first week here and I'm a scholarship student too," she lied through her teeth. "So, it scared me a bit thinking there was some kind of killer on the loose. That's what everyone on campus was saying."

The lady looked around even though the entire precinct was empty, in her own words from minutes ago.

"Completely off the record?"

"Of course," Salem reassured her.

The lady leaned forward, her voice lowering. "It wasn't murder. She killed herself."

Salem did not entirely agree. She had seen the marks on the girl's wrists, evidence that there had been something beyond suicide. Either the police had done a shit investigation, which seemed more and more likely as she realized they had chalked up all these deaths to students not taking pressure well, or the lady wasn't telling her the truth. She couldn't tell. All she knew was they had no reasons listed in any of the files as to *why* the supposed suicides had happened, none except stress.

So, either the investigators were incompetent or the investigation had been deliberately botched.

She highly suspected the latter.

"You didn't mention what you were majoring in, my dear?" the older lady asked her.

Salem blinked and replied. "Journalism." Did the university even have journalism? She couldn't recall.

The lady paled a shade. "Oh, dear."

Salem felt her eyes narrow slightly at the reaction. "What?"

"Nothing." The policewoman shook her head. "Just . . . A journalism major came to talk to me a few years ago too. He had been an applicant for the awards as well. Scholarship student too. His project had been similar to yours, some kind of survey about the university. It's just so similar, I got déjà vu."

What the hell?

There had been an actual student with this bullshit project? Or had he made it up like she had to get answers? Answers for what? Could he maybe help her with answers?

"That's such a coincidence." Salem couldn't keep the surprise out of her voice. "Would you maybe happen to remember his name? Just so I can see if he ever published his project and get some help?"

The woman was shaking her head before Salem had finished talking. "I'm afraid that wouldn't be possible, my dear."

"Why?"

The older lady leaned back in her chair. "Because his body was found a few weeks after he interviewed me. He had jumped down from the top of the damned lighthouse."

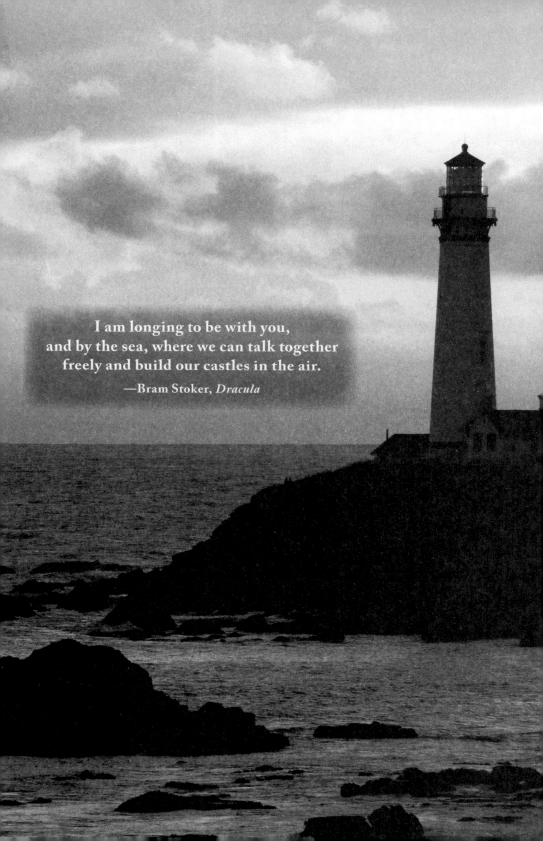

I am longing to be with you,
and by the sea, where we can talk together
freely and build our castles in the air.
—Bram Stoker, *Dracula*

CHAPTER 19

SALEM

The threads were weaving together, tangling, knotting, making a picture.

Salem looked at her murder board, for the first time focusing on the one case she had always considered the anomaly, the exception, the one that broke the pattern.

Maybe it was the key.

She stared at the photo of the boy postmortem. The only male to have died in the last decade of recorded female deaths.

She didn't know his name. The column on his file had simply said *unidentified*, which meant he hadn't been in the records or they hadn't been found, the only photo on file the one after his postmortem along with the report.

She glanced over the report with more scrutiny this time.

Extensive injuries to his body from falling on the rocks beneath the lighthouse. Cause of death was broken neck. Contusions and bruises matching the fall impact and pattern. No foul play indicated, no other marks on the body, none except one.

A tiny, almost unnoticeable tattoo behind his ear. Some kind of symbol.

She squinted.

She'd seen that somewhere.

Where?

Where had she seen it?

Salem looked frantically around the massive board, trying to pinpoint exactly when and where she had seen it, when suddenly her eyes fell on her printed notes, the ones she'd jotted on her phone at the beach.

The girl on the beach, Tanya.

She had seen the same mark in the same place on Tanya's body.

How the hell could she have missed this? It had been right in front of her eyes.

She picked up a string and joined Tanya's photo to the unidentified male. Then she gazed at the full board, the photos, the notes, the data, the strings, with new eyes, and suddenly, some of it was making sense.

If the boy was the same one the policewoman had told her about—and it seemed like he was since they both had died falling from the lighthouse, and there had been only one death on record from there in the last few years—that meant he'd been interviewing people and asking questions too.

But had he really been a journalism student? A scholarship student? Had he genuinely been working on a project similar to what she'd made up or had he made it up too to get close to answers? But answers about what? And had he gotten them? His death definitely seemed to suggest that.

He had asked the right questions and gotten too close to the truth, and he'd been removed. That was why he was the only male death in the whole picture. The pattern, the focus, had to be the female deaths.

The vibration of her phone broke her concentration. She looked down to see a text from Aditi.

Aditi: Got it! Access code is 1003#1031.

She stared at the first half of the numeric code, her hand tightening around her phone.

October 3rd.

Olivia's birthday.

That fucking monster.

Was he mocking her or gloating to himself? Was it sadism or hubris?

The other half of the code was unknown. Why October 31st? Halloween? Samhain? Someone's birthday? Anniversary? Why was that date significant?

Gritting her teeth, she typed a quick reply.

Salem: Thanks! I owe you one.

Aditi: No problem. Just be careful. If you get caught, you could get in a heap of trouble.

Salem: Don't worry, I will.

Message sent, she quickly changed out of the clothes she'd been wearing and put on her best camouflage outfit—black leggings, black turtleneck, black boots, black gloves, and, most importantly, a black beanie to cover her entire head and control all her hair so she didn't leave any accidental DNA behind. She switched out her glasses for contacts. She hated putting them in and taking them out, but they were more practical for her mission. And then she put her phone on silent and slipped it into her pocket.

Ready, she left her room, making sure it locked behind her, and went out of the building, thankfully not bumping into anyone. It was eleven o'clock on a Saturday night and there was a huge party at one of the seniors' mansions off campus. Most of the students had gone there and those who hadn't must be in their rooms sleeping or studying.

It was the perfect time to sneak around, with the least chance of anyone even seeing her. Still, she was extra careful and vigilant as she exited the residential block and turned to the lone building at the end of the campus that housed the psychology lecture hall and Merlin's office. In her head, she had dropped the title of doctor after learning that he had used her deceased sister's birthday as his access code.

That truly, truly enraged her blood and chilled it at the same time.

The wind was cold against her face, the ground slightly wet with the moisture in the air. The campus that night somehow seemed creepier than it ever had before. Maybe it was listening to the police-woman talk about legends and folktales, but seeing the vast castle and ancient towers looming against the night, seeing the wrought iron lamps and the cobblestone streets, she felt transported back in time a few hundred years, realizing it all would have looked exactly the same.

Mortimer was frozen in time.

She felt a shiver go down her spine.

Tugging her turtleneck over the lower half of her face, she hunched and walked into the shadows, hurrying and heading straight to her target. Bypassing the path that led up to the auditorium/lecture hall gates, she stepped onto the grass and went around the round building toward where she remembered seeing the entrance to his office.

The further she rounded the building, the closer the woods got. And though she had never given it much thought before, tonight, for some reason, she was a little shaken. The woods were dark and creepy, shadows disappearing into the umbra, silhouettes of trees and branches moving in the wind suddenly seeming like dark hooded figures moving through the thicket.

Dear lord, she was truly losing her mind.

It was the lack of sleep and her dreams and the conversation combining together, nothing else. There was nothing in the woods, nothing to be scared of. She had been all over this campus at all times of the day and night and never had any reason to feel creeped out.

Crickets chirped. A night creature called somewhere. And she breathed through her nose, forcing her mind to stay on task.

She would never get an opportunity like this again. She couldn't let anything screw it up.

Finally, she found the small door tucked into a corner where the round shape ended, a keypad mounted on top of the wall.

She typed in the access code and heard the satisfying click of the locks.

Pulling the knob down, she quickly slipped in and closed the door behind her, hearing the locks engage again.

Utter darkness.

Everything was completely, utterly dark inside.

Just a small sliver of moonlight came in through the window she recognized. She didn't dare turn on any light or even her phone flashlight. The window to the office was visible from the cliff, the beach, and the lighthouse. Just in case anyone was roaming around and happened to look, she couldn't risk anyone knowing she was there at all.

Letting her eyes adjust to the darkness, she took in the office space, checking to see if anything had changed. It appeared to be the same.

Determined to find something, she walked straight to the mantel, to see the catch-all bowl still there. Only this time, it wasn't just her sister's pendant she noticed, shining like crystalline blood in the moonlight. There were other pieces there too. Pieces she didn't recognize. A dainty gold bracelet. A pair of pink flower earrings. A star-shaped metal pendant. A diamond ring in white gold. Small pieces, and she knew exactly what they were.

Trophies.

Just there, out in the open, right where he could see them, where anyone would walk past them without knowing what they were and he would revel in the power of it. The power of getting away with it.

Just by looking at the assortment of jewelry—jewelry that had once belonged to girls like her sister, jewelry that their families never got back and just assumed had been stolen—just by looking at them she could tell what he was.

Sick. Sadistic. Sociopathic, possibly psychopathic. The idea of having the trophies in the open where he could see them day in and day out, where anyone could see them, reeked of his narcissism.

Even though every part of her wanted to snatch the pieces away, keep her sister's and send the rest to the families after finding them, she didn't touch the bowl, fisting her hand and gritting her teeth and moving on to find something else.

She headed to his desk, not moving his chair or sitting down, but silently opening one of the two drawers. There was nothing of note there, just some random stationery and some academic papers. She left them alone and tried the other drawer.

Locked.

Damn it.

Just as she began to look around for a key, a large hand suddenly covered her mouth, pulling her forcibly back into a solid body and dragging her back to the bookshelf. She began to struggle against the hand, but he was too big, too strong, his grip on her too secure.

"Calm the fuck down, little asp, or we're both fucked."

The voice pouring into her ear and right into her brain made her body comply. The relief she felt knowing it was him muffling her mouth and dragging her back was paramount, something she would have to reevaluate at a later time, especially since she had decided he was dangerous. He still might be. And yet she let him drag her back into his huge body, calming her pounding heart down.

He opened the door next to the bookshelf, the one that led to the lecture hall, and pulled her out, closing it softly behind them, tucking them into a shadowed corner.

"Don't fucking move, you got that?" His tone brooked no debate.

She nodded, or at least tried to with his large hand covering half her face over her turtleneck.

Muffled voices from the other side of the office door reached her.

There was someone on the other side, and she'd almost gotten caught. In fact, had this infuriating man not pulled her out, she would have been found and lord knows what else. She jerked in his hold in surprise, and he held her tighter, pulling her deeper into his body, his front solid against her back, chest to hip, his face above hers, tilted, listening as well.

"No one's here," a man said, a voice she couldn't remember hearing before.

"I got the notification that the locks were disengaged," Merlin's voice came, and she could hear the anger in it.

"It could have been a tech or a wiring issue," the other man said. "The only one who's got the code is that TA of yours and you vouched for him."

Salem tensed in his hold.

Merlin had vouched for him. Sadistic, psycho Merlin had vouched for Caz, his TA, the only one he seemingly trusted. Was Caz some kind of a protégé?

A sick thought entered her mind—he couldn't have had anything to do with her sister. . . . No. She discarded it immediately. He hadn't even been in the university when her sister died.

But even as she stood against him, her muscles began to lock, freezing, tensing, stress filling them one by one. She didn't want to be standing so close to him, not after hearing that, but she didn't have any other option. Swallow the bile in her throat or risk being found out.

She swallowed.

"I don't like this," Merlin complained, and the other man sighed loudly.

"Just look around, for fuck's sake. If nothing's taken, then let's go. It's getting late and we need to be there on time."

Where? A social event?

Footsteps came toward the door, and she stepped back, deeper into his arms and completely in the shadows, holding her breath. He seemed to be holding his too.

Footsteps stopped. "Everything is the same."

From the direction of his voice, she knew he was close to the mantel, most probably looking at his trophies to make sure they were undisturbed. Salem was never as glad as she was then to have listened to the logical side of her brain. Thank goodness she hadn't touched a piece. Monsters like Merlin, the ones who collected trophies, were obsessive about them to the point that they knew if one had been moved a fraction of an inch.

Slowly, the footsteps receded. Sound of the door opening, door closing, locks reengaging.

Silence descended.

Heartbeats passed.

It dawned on her they couldn't leave, not without opening the main door and disengaging the locks, and possibly alerting Merlin again. They had to wait until someone came, the cleaning crew, or maybe Merlin himself, and then leave.

The silence became too loud.

She became too aware, of Caz's size, his nearness, his unpredictability.

She was here for the night with a man she did not know, a man who could be a monster's protégé, a man she had seen threaten to gouge someone with a pencil, a man who could easily apply a little more pressure to her face and suffocate her and make her another statistic.

She was locked in for the night with Caz van der Waal.

"My whole life is a dark room.
One. Big. Dark. Room."

—*Beetlejuice*

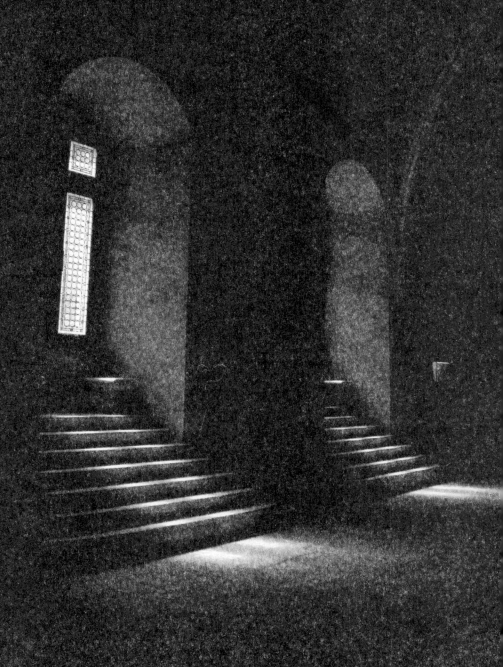

CHAPTER 20

SALEM

The pin-drop silence in the lecture hall was jarring.

So was the complete, utter darkness.

It amplified the slight sound of his breaths over her head even more, magnified the feel of his large, muscular body behind her back even more, solidified the scent enveloping her senses even more.

It all combined, going to her head, messing with the mix of emotions and questions already present there, mixing with the anxiety and the anticipation and the all-encompassing way her blood began to sizzle in reaction to his proximity.

It was pure science, she knew, nothing else. For some insane reason, her molecular structures responded to his, her pheromones to his, her heartbeats to his.

His hand remained over her mouth, the other settling on the curve of her hip, right between the dip of her waist and the floor of her pelvis, the touch passionate, proprietary, possessive, like he had all the right in the world to be holding the side of her hip like that.

Salem felt her eyes flutter closed without her permission, the heat from his palm seeping under the fabric of her sweater and right into her flesh, melting the skin frozen there for lifetimes.

She felt his nose nuzzle over the top of her head, then stop.

The hand from her mouth moved, taking hold of her beanie and ripping it off in one smooth motion, letting her hair explode and tumble down her back. She brought her hands up instinctively to touch it but his hand flashed forward, capturing both her wrists and bringing them down in such a way that his arms completely bracketed her, as though hugging her from the back.

She opened her mouth to speak, realizing the turtleneck was still over it, muffling her.

She was essentially unable to move with him at her back again, this time unable to speak too.

His nose returned to inhaling deeply, scenting her hair, and she felt a rumbling noise in his chest, the vibrations from it touching her back, making it vibrate too, traveling around over to her chest, pebbling her nipples to sharp points that began to ache.

She made a noise, muffled by the fabric around her mouth, and felt his breaths traveling down, coming to a stop right at the crook of her neck and shoulder. He nuzzled the spot over the fabric, like a giant, rumbling beast holding its prey by the neck, petting the latter before opening his maw and eating it whole.

She shouldn't feel so turned on by the thought of that, by being consumed by him, being the sole object of his attention, the sole recipient of his passion, the sole cradle for his obsession.

Something inside her wanted it with a fury that surprised her.

A fury that didn't care or want to think about who he was, who he could be.

"It'd be so easy right now, wouldn't it?" he rasped against her ear, his lips touching the shell and sending shivers running marathons over the length of her body. "So easy to push you against his desk and fuck you raw."

The image was vivid in her mind's eye—her pushed over the table, her leggings ripped down just enough to give him access, him holding her hands behind her back as his hips punched into her, moving her over the wood, making her eyes roll back, the tension that had been building between them snapping, swallowing them in the darkness around them, inside them, between them.

Her breasts began to heave at the imagery, fabric stretching taut over them, feeling tighter than it had before, her panties getting wetter with each breath, arousing her to a level she could never remember feeling with another.

"And you'd let me—" His voice, the voice that had lured her into the sea and choked her with the smoke, murmured, sounding lower, raspier, somehow even more tingly to her brain. "—wouldn't you?"

Yes, she would. Consequences be damned, uncaring at the moment if his hands were covered in blood or paint.

"Look at me," he commanded, and she turned her neck, suddenly finding his face there, right there, so close their noses brushed and his breaths fell over her, coffee and mint combining together with his own scent of paint and petrichor, the combination so decadent it made her mouth water with the need to consume it.

"Fuck."

His eyes, those mercurial, glittering eyes, were shining like a wild beast's in the little moonlight coming into the hall from the windows, the piercing on his right ear glinting.

Their gazes locked in the near darkness.

Her panties were ruined.

He tugged her closer, pressing her entire back against him, the solid evidence of his arousal hard against her back, large, larger than she'd ever seen, the length of him like a rod of steel against the tail end of her spine, heavy and hot and throbbing.

And then he moved his face in, covering her mouth with his with the fabric of the sweater between them.

Her eyes closed and her neck moved, willing the piece of clothing to come down so she could feel him against her lips, naked and willing.

It remained in place.

She tried to pull her hands free. His grip tightened, not letting her go.

She tried to pull away and turn. The hand on her hip kept her in place.

She glared at him, tugging her neck back, pissed that he was denying her.

The smirk she hated, the one that twisted just a side of his mouth, graced his face, pushing her anger higher. She made more noises, struggling against him, and nothing changed except the offensive smirk—it just deepened.

Before she could think of something else, his face came into her personal space again, and he did something she couldn't have predicted, rendering her still with surprise.

He took the top of her turtleneck between his teeth, and inch by inch, second by second, heartbeat after heartbeat, pulled it down.

Slowly.

Torturously.

Maddeningly.

His lower lip brushed against her lip as he continued on his way, his eyes half-lidded on hers, sending little shocks of sensation from her mouth to her core, making it throb with emptiness that wanted to be filled. His teeth never let go of the fabric, his lips brushing over hers on the way down, until his neck was bent and the sweater was off her face completely, snug against her neck, warm from being in his mouth.

It was the most sensual experience of her life.

"You wanted to say something?" he asked, referring to the noises she'd been making before, his tone tinged with both mild amusement and mad arousal.

Salem tried to remember what she'd been wanting to tell him, but the wires in her brain were fried, her system short-circuited after that bizarre semi-kiss that had left her lips tingling, wanting more, wanting it all.

Her lips parted, and before she could stop herself, she smashed her mouth to his.

Bliss.

That's what it felt like, what he felt like. The closest she could come to compare to the word that had been a part of her vocabulary but never her experience.

The restlessness in her system seemed to mute itself, the endorphins in her body taking over, making her feel high as he took possession of her mouth.

And that's exactly what he was doing.

He was possessing her.

Stroking her tongue with his, filling her with his venom, venom that penetrated her skin and went into her vessels, carrying it right to her heart, infecting it too until it pumped it out to spread all over her body, priming her for his possession.

But venom had never tasted better, like the mint and coffee she smelled on his breath, like the desire and deviance she saw in his eyes, like the sin and seduction she heard in his voice.

She felt herself become his vessel, eating the fruit in the form of his mouth, nipping, sucking, and binding herself to him for an eternity in his underworld.

He let out another of those rumbling noises, and a responding noise left her throat in response.

She hadn't realized he'd let her hands go until she found them around his neck, holding and hanging onto him as her knees liquified and they continued consuming each other, her fingers touching his hair, feeling the strands between her fingers for the first time as he fisted her hair in one of his hands.

His other, the one on her hip, traveled over her stomach to cup one of her heavy breasts, squeezing it in his large grip, and she felt her hips move of their own accord, humping the dry air as a shot of pleasure arrowed straight down to her core. His fingers, his tattooed, skillful fingers, circled around her nipple, not touching it, passing over it, teasing her, torturing her, and she let out a sound, something sounding so much like a pleading mewl she surprised herself.

She felt his smirk against her mouth and did what she'd wanted to do for a long, long time.

She bit it.

His hand fisted in her hair tugged her head back in response, the domination in the move heating her blood to a frenzy.

She wasn't done.

She wanted more.

She needed more.

She looked at him with feverish eyes, and his roved over her face, mapping her out like he always did.

"Let me paint you."

The words didn't process over the rush of blood in her ears. She saw his mouth move but she was stupid with sexual frustration, and it took her a few moments to come back to herself, for his words to penetrate her mind.

His words.

Other things.

Everything.

She suddenly pulled her hands away and took a few steps away from him, heart thundering as she took deep breaths to calm herself down, her flesh finally flatlining from the frenzy it had become, the ghost of his touch haunting the places on her skin.

He crossed his arms over his chest, and she didn't let herself look down at it, keeping her gaze on him. Him and his reddened, swollen mouth.

Damn it.

She turned, putting some more distance between them for good measure, walking over to the large desk and leaning on it, hiding her face in her hands.

What had she done?

How could she have done this? Right after finding everything she found at Merlin's office? With him, of all people? Right after understanding the very real possibility that he could be working with Merlin? But why would he have hidden her if he worked for Merlin? But then, why would Merlin vouch for him if he wasn't working with him in some capacity?

It made no sense.

"Look at me," she heard him command again, and she ignored it, trying to streamline her thoughts. Yes, there had been tension between them for a while. Yes, she was insanely attracted to him, and she could admit now it was beyond the physical. She found his fire attractive, his mystery and his reputation, the way he watched her with that wild, deranged look and the way he consumed her like she was elixir and he was dying. She found him, all of him, attractive.

Except maybe the smirk, or the way he goaded her, or the way he fed their rivalry.

She found him attractive and she wanted what had happened to happen again.

And for that, she needed to know some things.

They needed to have a long overdue conversation, and it wasn't like they could walk away from it, trapped as they were.

Making a decision, she put her hands down and looked up, only to see him standing by the window, looking outside.

Fuck, he was magnetic.

The feminine appreciation in her deepened seeing the figure he cut in the pale moonlight, his frame filling out the windowsill, light blocked out by his massive shoulders that tapered down a muscular back to his waist, everything in proportion like an artist had painted him to rugged, masculine perfection.

She shook herself.

Focus.

"Why do you have a different student card than regular students?" she opened, asking the one question that would decide how this conversation was going to go. If the answer wasn't to her satisfaction, she was going to be done with him.

He didn't turn to her, but rather continued watching outside the window, his face somber in profile, his dark sweater almost blending with the shadows. The tattoos on his neck seemed to shine in profile, the swirls and curves like vines climbing up his muscular neck that his hair exposed.

"It's a membership card," he told her succinctly. Of course it was. She wasn't an idiot.

"To?" she prodded, watching his face closely for micro-expressions.

It didn't change, not much. Just infinitesimal tightening around his slightly swollen mouth. "None of your business."

The words, and way they were delivered, tickled something in her memory. She pushed it aside and hopped back on the desk, her legs dangling above the floor.

"We can have an honest conversation," she told him. "Or we never see each other again. Choose."

He turned at that, giving her a dark look. "You can't stop me."

Salem agreed. "No, but I can ignore you."

"Like you already haven't been," he scoffed.

He had no idea how frosty she could become. Even with her ignorance, she hadn't been indifferent to him, not deep down. But she knew she could be. "It can get much, much worse. You can cease to exist for me."

His eyes bored into hers, the look on his face fierce. "No, I can't. You can try as much as you want. Whatever this is, infecting both of us, it's not going anywhere. Trust me, I've tried. I've tried so fucking hard to stay away from you."

Salem blinked at the vitriol in his voice. "Why?"

He let out a breath, leaning against the window, his arms crossed over his chest, one foot propped on the wall behind him. He looked like he wanted to say something, almost began to, but then exhaled again, letting the words die.

She tried changing tactics. "Did you follow me tonight?"

"Yes," he answered simply.

"Why?"

He shrugged. "I had nothing better to do."

She doubted that. "So, what? You decided to stalk me instead?"

"Why not?" His tone had zero remorse. "You've been acting weird, and I wanted to know why. Which brings me to my question. What are you doing here?"

Salem considered him for a long moment. She didn't trust him, not emotionally, and she didn't trust his intentions. But they could talk circles around each other all night if one of them didn't give an inch.

"The answer depends on what you tell me next," she told him honestly.

His eyes narrowed slightly.

"Do you know the deaths?"

The words landed like a bomb going off, booming for a while, and then leaving silence in their wake. She waited, with bated breath, as he considered her for a long moment with the same distrust she had for him.

"Yes," he replied succinctly.

"And do you know Merlin might be connected?" she asked, keeping her cards close to her chest.

"Yes."

She took a deep breath and swallowed. Now for the hard one.

"And do you . . . help him with them?"

He gave a brisk shake of his head.

The breath she'd been holding escaped her. Her tensed shoulders relaxed slightly. She tilted her head to the side, considering him curiously. "Why are you assisting him, then?"

The side of his jaw visible to her clenched. "I have my reasons. Why were you in his office?"

Salem gripped the side of the desk she was on, looking down at the shadows moving on the floor. "My sister."

There was silence for a beat. "Your sister?"

Salem looked up at him again, to see him facing her fully.

"Yes," she told him. "I was in his office one day and saw something of hers in there. I just wanted to check my eyes hadn't been mistaken."

She saw him trying to figure out what it could be, going through a list of things in the office she had no doubt he'd been in countless times. He mentally mulled over it, and his gaze sharpened on her. "The jewelry."

She nodded. "He told me it was his ex-wife's. But I know it wasn't. It was Olivia's."

One of his hands came up to the bridge of his nose, pinching it between his fingers as he closed his eyes and thought on something, the air around him tense, serious. He walked to the desk in the corner, the one he sat in during class, and planted his ass in the chair. She looked out the window, letting him think about whatever it was, waiting for him to be done.

"Salem."

The word surprised her. In all the time she'd known him, she couldn't remember one time he'd called her by her name directly. The tone, and the fact that he'd used it, lent even more seriousness to the matter.

"You need to withdraw your application for the awards."

The words surprised her, though after eavesdropping on his chat with Aditi, they shouldn't have.

"Why?" she asked him, turning fully on the desk to face him, curious about his answer.

"You know why," he told her, his tone grave.

Because all the dead students had been applicants.

"The deaths," she supplied. "You need to give me more, Caz."

He leaned back in the chair, pushing it back on its hind legs, rocking it in motion, his hands on the sides. "You're in danger," he told her bluntly.

"From whom? Mortemia?" she asked, the name slipping from her lips.

Caz blinked at her. "What?"

His reaction confused her. "Mortemia? The group for legacy students?"

He cursed. "I'm not talking about some idiotic student association, Salem. This is serious. Life-threatening. And you need to take this more seriously and stop gambling with your life."

She'd always, always reacted adversely to that tone, the one that reminded her of others telling her to behave properly for her own good.

She hopped off of the desk, brushing any lint from her ass, and marched up to his space, where he stopped rocking in the chair, stilling it, watching her, alert. Pressing one palm flat against the top of the table and curling the other over the back of his chair, she leaned forward, lowering her voice.

"You seem to have a mistaken impression that you have a say in what I do with my life," she began. "Let me make it very clear. You don't. If I want to walk off a cliff, I will. If I want to take early morning walks with a handsome stranger, I will. If I want to apply for an award knowing it makes me bait, I will. You don't have a say in it."

Her chest was heaving by the end of the tirade, the number of words coming from her mouth surprising even her.

He sat still, watching her with icy eyes burning, the side of his mouth curled in that damn smirk. "Try it. Try walking off a cliff, I will block you. Try making yourself bait, I will catch you. And try being with another man, I will use his blood and make you the canvas."

Suddenly, his hands flashed forward and pulled her, making her fall on him, sideways on his lap, his hands going into her hair in a move she had come to recognize and associate with him.

"I might not have a say in what you do," he declared, his eyes fierce on her face. "But I damn well will have my hands in it. Understand that."

She glared at him, right back at the impasse they had started from, her body shaking with adrenaline and something else.

And suddenly, out of the blue, a yawn cracked her jaw open, rendering her glare useless.

His lips twitched, not with the smirk but with amusement. His hands began to play with her strands, in the way that she'd found hypnotic, lulling, on the street. It still was. She didn't understand why her brain felt it was safe for her to fall asleep, why it was sending those signals to her body. She didn't want to fall asleep, not like this, not with him and so many unsaid secrets between them, not when she didn't know what could happen.

But somehow, suddenly, her arms were like lead, her body heavy, her eyelids sluggish, made even more so by the gentle, repeated movement of his hands on her hair.

"We're not done," she mumbled. They weren't done talking. They would talk. But maybe after a nap. He was hard but so comfortable. And the spot under his clavicle was nice. His steady heartbeat under her ear was nice too. It felt so nice, just to stop her brain and let go.

She'd take a nap and then get back to him.

Okay.

Just a short nap.

The last words she heard, right before she drifted, were in his soft, low voice.

"And we never will be."

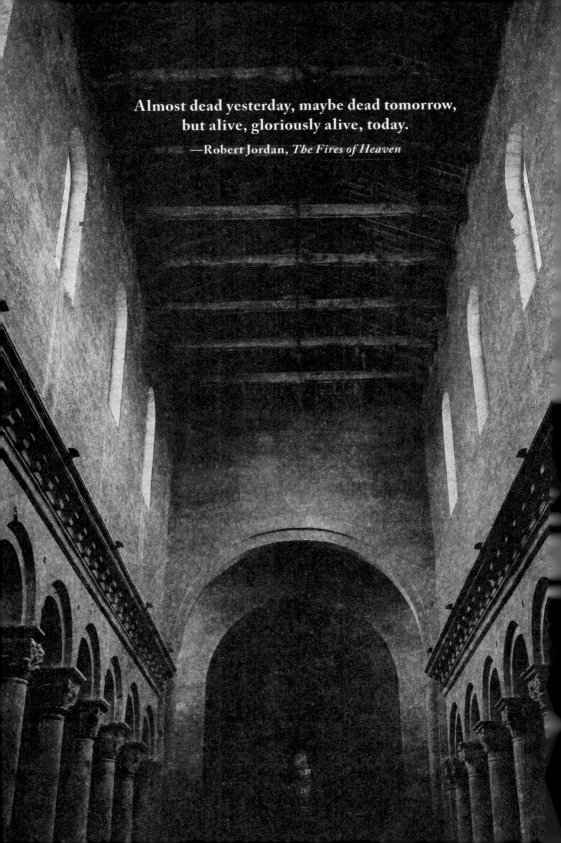

Almost dead yesterday, maybe dead tomorrow,
but alive, gloriously alive, today.

—Robert Jordan, *The Fires of Heaven*

CHAPTER 21

SALEM

Salem woke up with a jerk.

She sat up on the bed, looking around her room, daylight filtering in through the closed windows, looking like it was early morning.

Wait.

Her bed? When did she get there?

Last thing she remembered was going to Merlin's, almost getting caught, Caz saving her ass. Then the kiss, the hottest, most sultry kiss, the talking, and then her falling asleep on him.

Yes. That was her last memory. When did she get to her room? Moreover, how did she get to her room?

As though in answer to the question, the door to her bathroom opened and Salem panicked, jumping off the bed and moving backward, extending her arms in a fight stance, ready to battle whoever had invaded her space.

Caz stepped out.

A hot, wet, half-naked Caz.

What the hell?

His hair was wet and slicked back from his face, a towel in his hand drying it and another wrapped around his waist, exposing his entire torso to her gaze, and *holy hell*, what a torso it was. Supple, sun-kissed skin smoothened out over taut, strong muscles, indentations between his pecs and abs bringing them into stark relief. A delicious vein went down the side of his neck, throbbing right next to a vine tattoo, one that she'd usually seen escape into his collar and under his clothes. She could see it now, going down his chest, joining a litter of beautiful artwork, mostly black ink with some color here and there. She could see the expanse of it—a star over his left pec, surrounded by tiny vines and swirls that connected it to wings on the side that disappeared from view. On the right pec, a paintbrush stabbed his skin, blood seeping out of the wound and dripping down, right into the mouth of a snake coiled around his side, something written on its skin. And on his other side, beside the abs, was a bird, watching out intensely.

A vulture.

The image broke Salem out of her ogling, bringing her eyes up to the man, who was watching her back.

And that's when she realized she was in her tank top and panties, nothing more.

Oh shit.

The urge to immediately dive under the blankets came over her, but she fisted her hands and stood her ground, letting him look, focusing on the more important matter—namely, what he was doing there and why she was half-naked.

His eyes took her in, her exposed skin, her full breasts with hardened nipples evident against the fabric, her little belly and the curve of her hips going down her thighs that touched, creating no crevice for her pussy as it clenched under his scrutiny, down to her nude-painted toes.

"What the hell are you doing here?" She broke the silence, asking the question screaming the loudest in her mind.

"No 'thanks for carrying me back to my room'?" He threw the towel in his hand in the hamper for dirty laundry on the side.

She narrowed her eyes at him. "I would thank you if I remembered."

He shrugged, and Salem watched the individual muscles on his body move to aid the action. "Not my fault you sleep like the dead."

Salem blinked at him in surprise. Like the dead? Her? Salem had trouble sleeping and when she slept, she did so terribly, bothered by dreams and waking up fitfully. Hearing him say that was a shock. How could she have slept like that? Had she been in such desperate need of rest that her mind had completely conked off?

"In fact," he said, moving to her bed, "I slept like the dead for a few hours too. So good that I don't think I'll be leaving your bed anytime soon."

To say Salem was trying to wrap her head around everything would be an understatement. When had he slept in her bed? Had they slept *together*?

And how the hell did they even get out of the lecture hall?

Before she could voice a single question, he dropped the towel to the side and got into her bed, flashing her his very hard, sculpted ass for a few seconds. "I'll leave in a bit," he told her, clearly not understanding that she was still catching up, her brain slower at the moment. "Just get in for a bit."

He wanted her to get in bed, her bed that he had gotten into without asking her, after using her bathroom that he had taken a shower in using her towels, while he was *naked*?

The sheer absurdity of it, of everything, hit her out of the blue, and Salem did something she hadn't done in many, many years.

She began to laugh.

Holding her stomach, bending over, loud peals filling the room, sounds she hadn't made in more than a decade leaving her mouth, Salem laughed. She laughed until she was red in the face, tears flowing down her cheeks, looking at him as he watched her with mild amusement.

"You're insane," she wheezed out when she could manage, still chuckling. "Totally insane."

"Over you?" he mused, relaxed like a king in *her* bed. "Yes."

That sent her on another bout.

She fell onto the bed over the blankets, unable to stand any longer, still holding her stomach, and then suddenly she was on her back.

Her hair spread out over her light blue covers, her hands by the sides of her head as she looked up, finding him looming over her. His naked chest brushed against her straining breasts, nipples rubbing over him, just the fabric separating them. He put his weight on one elbow, his other hand coming to her fanned hair, pulling and spreading the strands out to his liking, his eyes concentrating on the task while she concentrated on him.

"What are we doing?" she asked him softly, her words a murmur, her brain truly trying to understand what was happening.

"I don't know," he answered, his words ringing with honesty. "But I like this."

She did too. And that was dangerous. Because there was something holding him back, pulling him, erecting a wall between them he couldn't breach. And until she knew what that something was, she couldn't trust him.

Her eyes flickered momentarily to her murder board, relieved to find it hidden by the cover she had ordered for it especially. No one ever came to her room but she had wanted to be careful, just in case. Though anyone would be able to tell it was a pinboard of some kind underneath it, the contents would be hidden until they uncovered it.

But she hadn't been too careful right then, not with her look.

As attuned to her eyes as he was, he caught her attention drifting and looked up to see what had it.

Salem leaned up, capturing his mouth, distracting him.

It worked.

He turned to her fully, tilting his head to the side, coercing her to open her lips, and she did, her body humming again with the effect he seemed to have on it. Their breathing became heavy, sheets rustling as they moved, tongues introducing themselves to each other, familiarizing, tasting, consuming.

His hand stroked a path down her neck, over her breasts, plucking a nipple and making her arch before going down her stomach, coming to a stop over her panties. Salem moved her hips in silent invitation and he pushed a hand between her legs, right over her pussy, the cotton a layer between his digits and her walls, clenching and grasping and weeping with arousal.

"You're fucking soaked," he spoke over her lips and she panted, biting his lip in response. "Has anyone owned this pussy before?"

"I've had sex before."

"I'm not talking about limp-dicked assholes who left you unsatisfied."

"How do you know they didn't satisfy me?" she mused out loud.

His eyes darkened, pupils almost swallowing the grays whole. "Because they didn't own your mind, not like I do."

Salem stared up at him, the epiphany triggered by the truth of his words. He was right. She'd never felt bone-deep satisfaction before, not like she suspected he could make her feel.

"You don't own my mind," she told him, trying to dispel him of the notion.

He chuckled, kissing the corner of her mouth. "I own your mind. I'm going to own your body. And then, I'll take your soul. Because you're coming for mine, aren't you? Mind, body, and soul. Now tell me, has anyone owned this pussy before?"

Salem shook her head.

He released that amazing sound, the growl-like rumbling from his chest, and she pushed closer to him, writhing on the bed, needing relief, seeking it. But he kept teasing her relentlessly, just stroking over her panties, denying her, building her, inflaming her.

Deciding she needed to do something, she put her hands on the panties and tried to move the fabric to the side, only to have him take both her wrists and trap them over her head with one hand, the one he was leaning over on.

"Caz," she pleaded, and heard him swear.

"Beg me again, little asp," he murmured over her lips. "Infect me with your poison."

It was crazy how she'd thought of his kiss as venomous when he called her the same. Maybe they were both the poison. Maybe they were both the antidote. Maybe what they thought would infect them was going to cure them after all.

She had zero shame in asking for relief. "Caz, please."

"Please what?" he insisted, his index finger going back and forth over the cotton.

"Please make me come," she breathed, fluttering her eyes open. "And if you can't, then let me go so I can take care of it myself."

His finger stopped at her words, his mouth moving in that smirk. Then, he cupped her completely in his palm. "What if I don't let you go? What if I keep you right here, hanging on the cusp of an orgasm? What then, hmm?" He nuzzled the side of her neck, sparking new sensations everywhere.

She groaned, almost on the verge of tears.

She, Salem Salazar, cold, frigid bitch, was about to cry and mewl in the hands of a man. Who would've ever thought?

"I'll do anything you want," she offered, ready for him to just *do* something.

He leaned up, looking down at her. "That's a dangerous offer for someone like me, little asp. I could defile you, destroy you, damage you beyond repair. Do you want that?"

She opened her eyes and locked gazes with him. "I want you." She admitted the truth, one she had been denying to herself for too long.

"Fuck." It was him who groaned this time, leaning his forehead against hers. "You're going to unman me."

Salem watched the expressions flickering over his face in fascination—a scowl that could be mistaken for anger but she knew was desire, a tightness to his jaw that could be mistaken for rage but she knew was control, a wildness in his eyes that could be mistaken for insanity but was need. Need for her.

He stared at her for a long second. "I want two things."

Salem blinked at him, waiting.

"I want to paint you," he stated, repeating what he'd said to her after their first real kiss. Salem didn't really know what that meant or entailed, but she was curious, both to see him work and to see his artwork.

She nodded. "Okay."

Triumph gleamed in his eyes, an almost unhinged look entering them as he pressed a deep, toe-curling kiss to her mouth.

Salem licked her lips. "And the second?"

"I want you to show me what's on that," he said, tilting his head toward her murder board.

Salem froze.

She couldn't show him that. That was all of her research, her notes, her theories, everything in one place. And she didn't know either how he would react to the depth of it or how he would use it.

Salem swallowed. "I don't trust you."

He grinned. "And I don't trust you. So?"

It had everything to do with it. Trust was paramount, pivotal, powerful. If she couldn't trust someone to carry her baggage, how could she share it with them in the first place?

Salem pulled away. It wasn't worth the orgasm. She could use her own hand later and achieve the same result.

"So, this had something you can only share with trust?" he mused out loud, drawing his conclusions, the correct ones. "Show me and I'll make your legs shake," he offered, moving his hand in a way that sent heat arrowing over her spine.

"No." She shook her head, resolute. "I can make myself come after you leave."

"I'm not leaving," he stated matter-of-factly. "Not until you show me what's there."

Salem stayed silent, prepared for his aggressive moves. What she hadn't been prepared for, however, was him suddenly letting her go and ripping her panties off, pushing her legs back. Her chest heaved as he paused, looking into her eyes, and she bit her lip, spreading her legs wider. He fell onto her like a starved beast.

Salem's thighs strained, the muscles quivering as he held her open, his mouth tasting her, tongue teasing her, tunneling into her and back out, flicking over her clit and back, over and over and over until she was shaking, shouting, shying away from him as he held her down, not letting her move away.

With her arousal already high thanks to his fingers, she began to climb the peak quickly, rapidly, her breasts heaving as she cupped them, tugging at her nipples, feeling the pleasure bound down to his very, very talented mouth. He built her up and up and up, and suddenly, just as she could see the stars behind her eyes, he stopped.

He fucking stopped.

Salem, for the first time, heard a growl come out of her own throat, more animalistic than refined.

She glared down at him, the sight of him between her legs, his mouth wet with her juices, making her pussy clench. "Get out."

"Let me see it—" He pressed a kiss on her mound, unbothered by her words. "—and I'm going to ravage you."

She wanted to be ruined, to be ravaged, to be *absolutely railed.*

She also wanted to trust him, to know that she had the ability, that she could, and more importantly, she wanted him to be able to keep it.

When she didn't say anything, he began to eat her out again.

He brought her right to the edge again, stopped again, and asked the same thing.

Again, and again, and again, until she was a whimpering mess, and so raw that all she wanted was to turn on her side and hide from the world.

After the fourth time, she lost count.

After the next time, she lost consciousness.

Salem felt flayed open when she came to, her guard completely down, her emotions more vulnerable than they had ever been.

She turned on her side on the bed, her eyes burning, both from the contacts she had left in and the multitude of things she was feeling.

She was alone again.

Like always.

Alone and on her own.

Tears streamed down her face, going into her pillow. Her throat tightened and choked on a sob, and she didn't understand what was happening. Nothing had happened. *Nothing*. Not someone's death, not someone calling her names, not something bad. So she didn't know why she was crying. She rarely cried, if ever.

It must be the hormones, nothing else. Her hormones had fluctuated a lot in the last twenty-four hours. That must be it.

But knowing that didn't stop the shaking, the hollow feeling in her stomach, the incessant tears that didn't seem to stop.

She stared at her window in misery, letting whatever was happening pass so her brain and body could settle.

And suddenly, she felt movement behind her.

She turned on the bed, shock coursing through her as she saw him, still in her bed, sleeping.

He was there.

She lightly touched his chest, just to check that he was real, and felt warm flesh under her palm.

Her tears continued streaming down her face, for a completely different reason this time.

He hadn't left.

He hadn't left her alone.

After everything, after her denying him over and over again, he still hadn't left.

Since saving her in Merlin's office, all through the night and till morning, from the lecture hall to her room, when he could have dropped her and gone, he had stayed.

He hadn't left her alone.

The thought kept repeating on a loop in her mind and she did what she'd wanted to do for a long time. She snuggled into him, fitting into his body like she'd been carved for it, his hardness and her softness mashing together and falling into place like puzzle pieces.

His arms came around her naturally, in his sleep, and she let out the tightness that had been stuck in her throat. She memorized every part of it, of the feeling of his arms around her, his body against her, just holding her and giving her comfort she hadn't understood she'd been craving. She had been hungry, so hungry for this, just for something so simple as this. Humans needed other humans, in some way or another. But at its most basic, humans needed affection—children that of parents, teens that of friends, adults that of lovers and families. Salem had never had any of it. Her parents, though good at heart, had never understood her and never extended her the affection she had seen them being capable of with her sister. Her sister had never extended her much affection because Salem herself had blocked it most of their lives. In retrospect, she wondered how much of the blame was her sister's and how much her own, how much her broken relationship with her mother was because of her own burdens. Maybe, she needed to reevaluate. Friends had been out of the question and she'd only had one sexual partner just to prove to herself that she wasn't broken, that she could have sex without her baggage burdening her, that she was beyond her traumas. Not that it had worked. The entire experience had lasted all of ten minutes and left her as detached as she'd been before. It was then that she'd decided to sleep with a partner she could trust more next time, to make it less clinical and more emotional. Salem had never given any affection to herself, so how could she have expected the same from anyone else?

As she snuggled in his warm, sleepy embrace, her nose burning, her eyes wet, her chest aching, she tasted affection, tasted what it felt like, tasted it all. She felt protected, from the world, people, and even herself.

And she wanted it.

Realization settled upon her. If not with him, with someone else, but now that she had tasted it, she wanted it for the rest of her life.

Salem glanced at his sleepy form, feeling oddly grateful to him, and something else, something that had bloomed in the frigid winterland of her heart when she'd found him there.

He hadn't left her alone.

She might not know anything else about him, but she knew that he hadn't left her alone when he had all the reasons to, and that was enough for now.

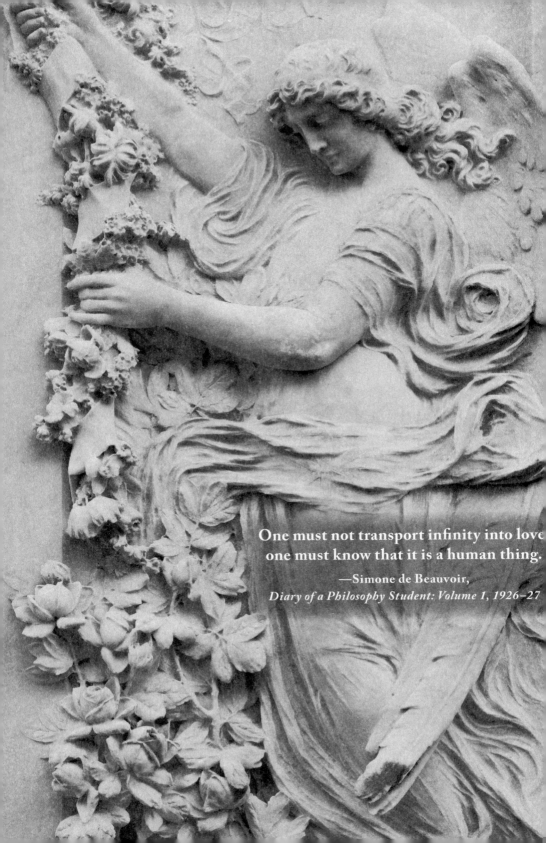

One must not transport infinity into love,
one must know that it is a human thing.

—Simone de Beauvoir,
Diary of a Philosophy Student: Volume 1, 1926–27

CHAPTER 22

SALEM

The next time she woke up, she felt more well rested than she had in a long time.

She yawned, looking around her small room, and saw it was dusk outside, the sunlight fading as darkness descended. She had slept the day away. Thank goodness it had been the weekend.

Feeling gritty, she quietly moved out of the bed, aware of Caz still sleeping peacefully, his back to her, a massive skull on it with a multitude of classical artwork designs within it. His whole body was a work of art, one she wanted to trace with her fingers, taking her time with it.

Leaving him to slumber for the moment, she tiptoed her way to the bathroom, pulling out a fresh set of clothes on the way. Stripping off, she stood in front of the mirror and took stock of herself.

There was a reddened hickey on the side of her neck, one she hadn't even felt in the haze of her heated lust. Her mouth was swollen, as were her eyes. Her face looked puffy, and a pillow crease ran vertically down her cheek. And her hair that she never left loose while sleeping was a massive, messy poof of a cloud around her face, her curls looking like snakes. Was that why he called her little asp? Her curls?

Shaking her head, she took out her contacts and brushed her teeth. That done, she turned the water on, cold as she preferred, and stepped into the shower, letting it drench her hair, her face, her whole body.

Not even a few seconds had passed and the hair on her neck prickled.

She turned her head to see Caz standing in the small bathroom, making it so much smaller, shirtless but wearing jeans now, leaning against the counter, arms folded, watching her.

Salem turned back, and knowing how obsessed he was with her hair, took hold of her shampoo. The scent of pine and flowers filled the tiny space, and she poured a dollop on her palm, all the while aware of him watching her. She took her time, massaging it into her scalp, letting the ritual relax her. It took her a few minutes to wash her hair and condition it, and he stayed there the entire time, in the same posture, watching his own private show.

Finally done, she wrapped a towel around her hair and another around her body, stepping out and almost into his personal space in the tiny area. He didn't straighten, just tugged her into himself, his gray eyes taking in her fresh-faced look.

"You could bring gods to their knees, you know that?" he murmured softly, his hands tightening on her hips, before drifting to the corners of her eyes, tracing them like he did. "Just one glance from these eyes would have driven men to murder in old times. Still might."

Salem tilted her head to the side. "Would it drive you to murder?"

He pulled her closer. "Oh, little asp. It would drive me beyond."

"What is beyond murder?"

"Damnation."

Salem gave him the eyes he was so fond of while gazing into his. "You didn't leave."

"You didn't want me to," he stated simply, and Salem felt the surprise. How had he known that when she hadn't?

He tapped the side of her head. "I own this pretty little mind of yours, Salem. I know the way you think. Why do you think I pushed and poked you so much during class?"

To learn how she reacted and what she said. He had always done that with her—picked on her, gotten her to react more than anyone else—and Merlin had never stopped him. To anyone else, it would look like he was trying to bully her, create a rivalry of some kind, but she understood now what he'd been doing. He'd been learning her thought patterns and behavior.

Damn.

But speaking of class, it reminded her of Merlin and of everything else that had happened.

Proving that he did know how her brain worked, he heard her unasked question. "You want to know how we got out?"

She nodded.

He pulled away his hand that had been tracing her face softly and pushed it into his jeans pocket, taking out an old-school metal key, a very old one from the looks of it. "It's a skeleton key." He showed it to her. "Opens almost every lecture hall and auditorium in this place, especially the ones without any digital keypad."

She hadn't even known that could be possible. She'd grown up in a house with different keys and locks for each and every room. This was very novel, very cool to her.

"How did you get this?" she asked, taking it from his hand and weighing it. It was heavy.

"One of the perks of my membership," he stated, taking it back and pocketing it again.

"Will you tell me what the membership is about?" she ventured, and he was shaking his head before she had completed the question.

"It's for your own safety."

Which meant whatever he was involved in was dangerous, dangerous enough that she would be unsafe if he told her. And it wasn't Mortemia, that much she knew from his reaction.

What the hell was it, then?

"After you passed out," he informed her, "I picked you up and got us out. Came right here. Thankfully, no one was around so getting up here was pretty easy. You got agitated in your clothing so I took it off and let you be. I'd meant to leave but . . ."

He trailed off, his eyes shifting to the side, to a spot beyond her shoulder, as if lost in some kind of thought.

"But?" she urged him, putting her hands on his chest, willing him to come back and continue.

He seemed to return to himself at her touch, and she made a mental note for it for the future, just in case.

Touching anchored him.

He glanced back at her and took a deep breath, his look tenuous, tentative.

"Let's make a pact for trust talk."

Nice play on words. "What do you mean?"

"I mean, whatever we tell each other in this space can never be shared," he clarified, his gaze intense. "It means you and I take it to our graves, no matter what."

That sounded like a step forward, a way to tentatively try trust. She nodded. "Okay."

He held her jaw and planted a deep, solid kiss on her lips, biting her lower one until skin opened and he sucked it in. Salem rose on her toes and let him plunder, giving him a bite in return when he smiled.

He pulled back and she saw a smear of red on his lip. "Had to seal the deal."

She felt like rolling her eyes. Barbaric beast of a man.

"So, trust talk," he started, and Salem focused, intent on listening to what he would share, hoping it wasn't a confession that he was some kind of a serial killer or one in the making. She could deal with everything else and keep it in the vault of her mind.

"Can I also trust you not to ask me anything more if I tell you something?"

Salem hesitated. That could be tricky for her, given her curious nature, but she nodded nonetheless.

His hands tightened on her hips as he picked up the thread from their previous topic. "I meant to leave, but your bed looked inviting."

Salem waited.

And waited.

Confused.

That was the secret? Her bed looked inviting? What?

"Okay," she drawled, trying to understand what he was saying.

He took another deep breath in. "I haven't slept in a bed in over a year, Salem."

Salem stared at him in shock. What did he mean by that? Hadn't slept in a bed in over a year? What? How could he not have slept in a bed in over a year? Where the hell was he sleeping then? Why?

"Don't ask me," he reminded her, his demeanor serious. "Not yet."

Salem swallowed down the words, biting her lips, the place where his teeth had been tender.

Something had been off about him since the beginning, secrets surrounding him like shrouds, and learning one caused even more to rise from the ground, like ghosts being mass summoned on a dark night.

She didn't really know how to respond to it. So, she asked the one question at the forefront of her mind, one that would see how far her trust talk could go.

"Can I trust you not to kill me?" she asked him seriously, her nails digging into his pecs with the tension in her body.

"Yes," he assured her, his voice strong, unshakeable. "Killing you isn't in the cards."

"Then what is?"

"Possessing you," he murmured, kissing the corner of her mouth. "For now."

"And later?"

She saw his face shutter, ignoring the slight pang her chest gave in response.

"Later cannot be in any of our promises, Salem," he told her seriously. "My purpose here forbids me from even being around you, much less anything else."

"Then why are you here?" she murmured, her heart beginning to pound as she waited for his answer.

He considered her, his eyes roving over her face. "Because I was a man on the path to damnation and I saw salvation instead. Because being near you makes me feel something beyond rage. Because the chaos inside me quietens when I'm near you." His words were shaking by the end of his sentence, his hands holding her possessively. "You've become my muse, little asp."

Salem knew he meant every word, the lines of tension etched on his face, the ferocity of his gaze, the heat of his body, all of it witness to his truth.

Her heartbeat stabilized, glad to know she wasn't the only one affected.

"Can I trust you not to destroy me?"

The damn smirk twisted his lips. "Depends on the destruction."

She slapped the side of his bicep, letting the light moment fade into seriousness again. "Your purpose here isn't just education, is it?"

He didn't respond.

Salem hesitated. "Does it have something to do with the deaths?"

He gave a brisk nod.

Alright then.

"I cannot say how things will be tomorrow and I can't give you anything more than this, right here, right now."

Salem was okay with that, for now. She had decided while cuddling up to him that she was going to take it and enjoy it to the fullest, as long as it lasted, relieving her stress and filling her tanks with the touch and affection she had been denied. It helped that their mental and bodily chemistry sizzled.

"In that case . . ." She took a step back and grabbed his hand, leading him outside. He followed, ducking under the doorway because of his huge build.

She quickly changed into a fresh pair of shorts and a new tank top with her back to him while he picked up his sweater. While he checked his phone, she slowly moved to the murder board, turning to see him watching her.

He pushed the phone into his pocket.

Salem paused. "Can I trust you not to use any of this against me?"

He folded his arms over his chest. "Depends on what it is."

Exactly the answer she would have given in his shoes.

Taking a deep breath in, she flipped the cover up, and gave him a front-row seat into the dark, depraved crevices of her mind.

And all I loved, I loved alone
—Edgar Allan Poe, "Alone"

CHAPTER 23

SALEM

Salem watched with a lead weight in her gut as someone other than her looked at her murder board for the first time. She didn't know how it would appear to someone on the outside. Obsessive, maybe? Passionate? None of the adjectives she would have particularly associated with herself.

Caz moved around the area, his sharp gaze taking in every single element on the board. He went over the notes she had printed or scribbled on the sides in the margins, the threads connecting and going through different parts of the board, the reports she had found and pinned, and the photographs. He lingered particularly on the photographs, observing each face with a keen eye she knew from experience didn't miss details.

He moved from one side of the board to the other in silence, and her heart rate kicked up a notch.

Though he had met her while she'd been hovering over a dead

body, this was different. That could have been an accident, any innocent passerby stopping out of curiosity. This was darker, so much deeper, so detailed. This showed her darkness and dogged determination in pursuit of uncovering the truth. This showed him a side of her she had never been comfortable showing anyone, and anyone who had seen it had rejected it immediately, calling her odd and ostracizing her from their life.

Salem bit her lip and pushed her glasses up her nose, tugging at the end of her hair behind her back in a nervous movement, trying to stand still in place and brace herself for his reaction.

She didn't know how she would take it if he reacted to her innermost thoughts the way others who had just had a glimpse in her life had. She didn't know how she would react. Externally, she was confident she could school her expressions and not betray a thing. But internally, she didn't want to think about it.

"How long did all of this take you?" he asked in an even tone, not giving a thought away.

She bit the inside of her cheek and then swallowed. "I started two years ago but really got into it last year."

He nodded distractedly, reading some of her notes in the margin of a report. She liked the fact that he wasn't rushing through but taking his time, but she hated the fact that he did it without giving any kind of reaction to her, to reassure her and calm her overworking mind.

She observed as he shifted from photo to photo, pausing over Tanya, the one they had met over on the beach.

"She was in my department," he mused. "Talented too."

That's what Salem had heard when she'd asked around as well. Tanya had been a very talented young artist with a bright future ahead of her. Her death seemed very odd and out of the blue.

"She was pregnant when she died," Salem told him, something

she had forgotten to write in the notes somehow. She saw him cut a look to her sharply.

"What?"

Yeah, it had shocked her too. She nodded. "I have it on good authority. Her pregnancy wasn't known but she was definitely expecting a baby."

Caz stared at Tanya's photo, a flash of something dark crossing his face, making Salem's stomach suddenly knot for an entirely different reason.

"Do you know who the father could be?" she asked tentatively.

He shook his head but the tightening of his jaw told her the truth. He was lying. Why? Was it a friend of his? Or was it . . . ?

Horror washed over her at the mere idea. "You're not—"

"Fuck, no!"

Her breath of relief was loud. The vehement, quick denial combined with the disgust on his face confirmed the fact that he'd had nothing to do with it. But he knew who had and he wasn't telling her for some reason. Was it a member of whatever club he was in? Was that why? Was he protecting her again?

Questions danced in her mind as she watched him take note of every little thing, his eyes finally coming to the one of the unidentified bodies of the only male on the board.

Caz stilled.

Took a step back.

Took another.

Stepped forward.

And stared.

Stared at the photo with an energy she had never sensed coming from him, not like this.

Rage.

Pure utter *rage.*

It filled the air black, made the air around her thicker, harder to draw in her lungs, like tar, sickly and ugly. Salem froze in response to his fury, watching his hands fist by his sides, his arms shaking with the sheer control he seemed to be exerting on himself, trying to contain whatever was happening inside him.

"Caz?" she called softly, not wanting to jar him when he seemed to be lost somewhere else.

When he didn't respond, she took a step toward him, then another, careful not to startle him, and placed a hand on his bicep. "Hey."

Her touch seemed to jerk him out of whatever headspace he was lost in. He turned to look at her, the pupils of his eyes blown, the gray darkened to a storm she could see brewing. She didn't ask him what had happened, it didn't seem like the time for it, not when he looked two seconds away from exploding.

Caz seemed to shake himself out of whatever state he had gone in to. He extended his hand and brought the cover on the board down, hiding everything from sight, his hands gripping it for a second too long before he let go, fisting his hands on the wall and leaning against it, dropping his head.

Salem looked at the board, at him, and something clicked in place in her head.

He had lost someone too. That was why he was there, doing whatever he was doing and keeping whatever secrets he was keeping.

She really didn't know exactly what was going on with him at that moment, but if her suspicion was true, she knew what had brought her a modicum of peace when she'd been in an overly emotional state.

Stepping behind him, she tentatively wrapped her arms around his waist, pressing her front to his back, and gave him a squeeze. His hands shook with some surge of emotion she couldn't identify, one he was clearly trying to hold back. She could feel him drag deep breaths in, feel his back expand against her face, and she held on tight, grounding him as he'd grounded her, showing him affection as he'd unknowingly showed her.

He let her, not saying a word, not accepting or rejecting her touch, just being as she was being, their bodies fused together, their breathing falling in sync, in and out, together as one.

She didn't know how long they stood there like that, didn't know how long she let him take and let herself give, didn't know how long they existed like that.

But slowly, very slowly, she felt the storm pass.

The rage simmered, becoming a low flame compared to the blazing inferno, his muscles losing stiffness and relaxing. His head came up and he straightened, opening his hands from fists on the wall and flexing his fingers, bringing them down to her hands where she was holding him.

He broke her grip and turned around, and somehow, it became worse.

Because right there, in his beautiful, mercurial eyes, was such deep, raw pain it took her breath away. Salem stared up at him, feeling the agony in his eyes within her chest, like it was her heart breaking and her eyes burning, somehow the connection between them making her feel what he was feeling. She would take his annoying smirks any day over this agonized sorrow.

He cupped her face, pressing his forehead to hers, and drew steadying breaths in.

"I have to go," he told her, his voice rough.

Salem didn't want him to go, not in the state he was in. She didn't know where he would go, what he would do, and she didn't know why but the idea of him going out like this, hurt and in pain, made her stomach twist.

But she could see the determination in his stance. He wouldn't stay, not this time, not even if she asked him to.

"Are you sure?" she asked, because she wasn't sure. He hadn't said anything to her about the board, nothing about why he'd reacted like he had, and though Salem had never cared for validation, she felt vulnerable too, needing just one sign from him that he wasn't repelled by everything she had trusted him with, that it was his own demons chasing him, not hers. Because if that was the case, she would hold down the fort.

But he didn't give her a sign.

He just let her face go and stepped back.

Without another word, he walked to the main door and slipped out, taking all the energy with him, sapping her. Salem sat on the bed, watching the door he had walked out of, wondering if he had just become another one of the people in her life to abandon her.

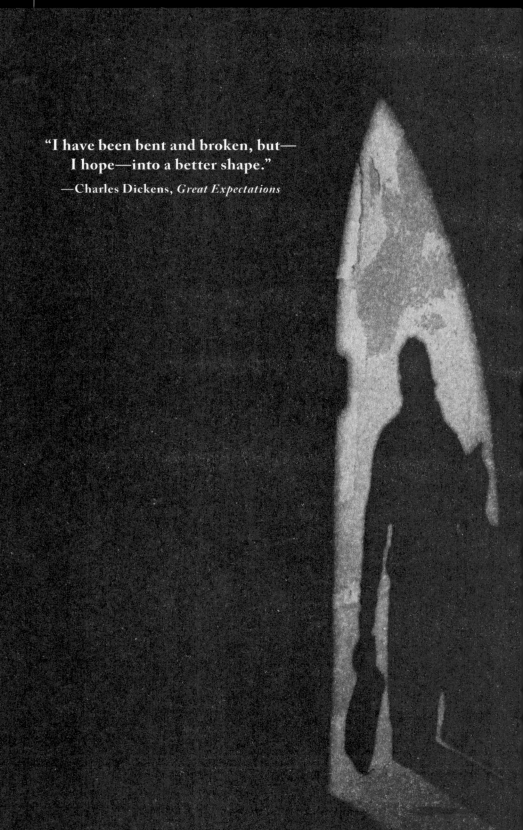

"I have been bent and broken, but—
I hope—into a better shape."

—Charles Dickens, *Great Expectations*

CHAPTER 24

CAZ

Caz ducked a punch and came up swinging, hitting his opponent in the side of the ribs, hearing the curse words ring out in the gym.

"Fucking hell, what's gotten into you?" Baron shouted from outside the ring, watching Caz beat the shit out of one of his juniors.

Caz didn't grace him with a reply, just punched the kid opposite him once, twice, and another time for good measure before taking out his mouth guard and jumping off the ropes.

He heard Baron round the ring to walk up to him, his shiny shoes clickety-clackety on the gym floor. Who the fuck even wore shoes like that to a fucking gym?

"You wanna talk about why you almost made mincemeat out of Paul, there?" Baron leaned against the wall as Caz took a quick shower and cleaned off, uncaring of the other man. His dick was bigger anyway.

"Fuck off, Whitmore." He donned his usual dark clothes and boots, swinging his bag over his shoulder.

Baron just smiled. "Won't have anything to do with a golden-eyed, gorgeous girl now, would it? If not and if you're done with Salazar, let me know, so—"

Caz had his hand wrapped around the guy's shirt and him pushed into a wall before he could finish the sentence.

"Stay the fuck away from her," he growled in his face, and the bastard laughed.

"Oh, you're fucked, van der Waal."

Caz just glared at him, feeling the rage that never quite left him burning even brighter these days.

Baron pushed him off and moved to the side. "You're screwed if you claim her, because then they will have leverage over you, and you're screwed if you don't, because they would make someone else stake a claim. Such a dilemma."

Caz didn't want to discuss this, not with this bastard of all people. He had enough on his plate as it was.

"They know you've been stalking her anyway." Baron kept speaking, pushing his hands into his pants pockets. "Scaring any guys who've looked at her twice. That's all still pretty explainable, still. You could excuse it by saying you were keeping an eye on her and that would still fly. But it's getting sticky now." The guy sounded almost gleeful. If Caz was chaos, Baron was mania. They were both similar in a way but different in their executions.

"As I said," Caz told him evenly, zipping up his bag and getting ready to leave. It was getting late and the gym would close in a few minutes. "She's none of your business."

"Oh, but she is. By the way, you know the object of your little obsession was blackmailed when she was a minor?"

Caz froze, his senses sharpening. "What?"

"I'll let her tell you the story," Baron offered magnanimously. "It's quite a thrilling one."

How the fuck did this dickhead know all the secrets around this place?

But well, that was his thing. That was why Baron was a resource, and a pain-in-the-ass ally. The main lights in the gym slowly started to go off. That was the problem with smaller towns, nothing stayed open late. Caz began walking to the exit, knowing Baron was right behind him.

Caz knew the guy suspected, or maybe even knew, stuff about him. He had since he'd received the phone call and looked into him, and Eric hadn't been able to block him off completely, just a bit. But surprisingly, Baron hadn't said a word to *them*, nor to him, just deflecting any probing questions about Caz.

Caz didn't trust the fucker though. He was certain Baron was just keeping his cards close to his chest and biding his time, and that he would hang him out to dry like dirty laundry once it was up.

"What do you want?" Caz cut through the bullshit. He had no patience for games, not in the last two days. Since leaving Salem's room on Sunday, Caz had pretty much disappeared from campus for two days. Was it shitty on his part to vanish without a word to her? Yes. But did he need the space before he destroyed something? Yes. He needed the space to process, to regroup, to think, and he couldn't do that around her without telling her the whole truth.

The other man's demeanor sobered, or as sober as Baron could be. "Just giving you a heads-up. Salazar filed the application yesterday."

Fuck, fuck, fuck, fuck.

That self-sabotaging little fool.

She had no idea what she'd just done. She'd opened the season for hunters and walked into the clearing, the perfect little prey. She had made herself fair game, losing the immunity her sister had given her.

It was his fault too. He should have been more honest with her. Maybe if he'd told her the extent of everything, she would have heeded his warning better.

Or maybe not.

Maybe she would've run headfirst into danger because that's what she did, with no care to her own life, with no faith in anyone, with no trust that she would be missed. He had known her long enough, observed her long enough, and heard the talk about her around campus long enough to know exactly how she thought of herself, how she wished it had been her instead of her sister who had died.

She might just get her wish now.

Running his fingers through his hair, he let out a frustrated sigh. "Why are you telling me this? What's in it for you?"

Baron looked to the side, a frown on his face. "Believe it or not, nothing. I'm just returning a favor to someone who cares about your little muse."

Aditi. Aditi must have asked Baron to look out for her friend, and she seemed to be the only person Baron did any favors for. Though they were careful, never together on campus or in public, Caz had kept an eye on Aditi as well after her proximity to Salem increased, and, lo and behold, found Baron sneaking off with her. Caz knew the guy well enough to know that was only happening as long as the girl was serving her purpose for him. The day she was done, he would discard her.

Caz simply gave a nod, not letting his thoughts show. If push came to shove, he would use Aditi against Baron.

The other guy returned the nod and left.

Caz walked out of the gym and into the late evening, the chill in the air getting worse and worse as days passed. He shoved his hands into his pockets and began his trek back from the main town where the gym was to the campus, mulling things over to sort out his thoughts.

Seeing her murder board, full of detailed investigation that rivaled cops he had once known, had been a surprise. He had expected something on the pinboard in her room but not what he had found, not the thoughts and notes scribbled in neat handwriting in the margins, thoughts crammed in every space she could find. He had not expected to see the intelligence in her mind and her keen eye for detail manifesting itself on the board.

People called her cold, frigid, unfeeling, and he could see why. To anyone looking from the outside, she had a chill about her, her face perpetually frozen in a stoic mask with very little give, no interest in anything around her, only her eyebrows moving or chin tilting up in a haughty manner that left anyone before her feeling like slime beneath her shoes. The only point of life in her entire body was her eyes. Only those hypnotic, magical eyes. The only visible fire in her ice.

He had thought her icy at the beginning too, just like the rest of them, but over time, prodding and poking at her just to see her react, see if she *would* react. And he'd slowly, between the deliberate gauntlets thrown and the determined stalking, *seen* her, gotten to know her, and he'd been wrong. People were wrong, they didn't know her, not like he did.

She hid her fire from the world behind a wall of ice, burning so bright on the inside, with passion and fervor and strength unlike any he had ever seen. She had been hurt by life, rejected by the world, abandoned by the ones she'd loved, and so she'd built a shell around her so hard it looked impenetrable, making anyone who looked her way think there was nothing worth knowing there, that the wall was all there was.

But it wasn't. It had taken him time, but bit by bit, hit by hit, he had cracked it open, split it wide enough to slip in, and found himself in the core of her—soft, vulnerable, empathetic, and so damn *hurt* it radiated from her until all he wanted to do was become her shell, so nothing and no one could ever hurt her again, not without going through him.

And thinking like that was dangerous.

Because while she had gambled with her life, he had gambled with his long before she stepped foot at Mortimer, for a reason not dissimilar to hers.

She had started it all for her dead sister.

He had started it all for his missing brother.

Or rather, a brother he had suspected had died but hadn't known for sure, not until two nights ago.

His older brother who had been the only family, the only parent, the best friend he had ever had, until he had come to study at Mortimer and vanished, leaving behind nothing but a letter that had come to Caz a few weeks after, a fail-safe triggered by his disappearance. The fail-safe had led him to Eric, his brother's roommate, the only one who had known his truth.

Caz had known for a while, in his heart, that his brother was dead. There was no force in the world that could have kept his brother from contacting him otherwise, not for so many years. That was what he had come to Mortimer to find, answers.

And that night in her room, he had found them.

The photo of his brother after his autopsy.

The injuries listed in his report.

The strange tattoo behind his ear that Salem had made a note of.

Unidentified male.

His brother.

Lassiter. Laz.

Caz and Laz, the two peas in a pod, the two sides of a coin, the two brothers for life.

Suspecting something and having it confirmed were two different things. Seeing his brother's photo, his dead body's photo, there on the board unexpectedly had hit him like a truck. The rage that had always gotten him in trouble, that his brother had constantly told him to keep under control, had erupted. He had wanted to rip the board apart, to scream and shout to the skies, to go out and kill the people who had done this.

Because he knew they had.

There was no way in the world his brother had jumped from the fucking lighthouse, at least not of his own free will. His letter had confirmed as much all those years ago.

Caz strolled into the street outside the campus, watching students milling around the place, like a typical weekday evening. Most stared at him, giving him a wide berth thanks to all the wild rumors about him on campus, the anger at the world he harbored in his eyes enough of a deterrent for anyone to come talk to him.

He headed for the gates, scanning the surroundings as he usually did out of habit, and suddenly stopping in his tracks at the sight inside the café.

Salem sat inside right next to the window, her hair on top of her head in her typical messy bun, curls escaping and dancing around her face and neck, glasses perched on her cute nose and an oversized cardigan tucked tight around her. A steaming cup of coffee—hazelnut because he knew that's what she preferred—sat on the table in front of her. His eyes drank her in, missing her, the fact that he hadn't seen her in two days and that felt like an eternity, especially when he used to see her daily.

But it wasn't that which stopped him in his tracks.

No, it was the man sitting opposite her, too close to her, almost his age, laughing at something she said and making her crack a small smile.

That smile fell like daggers in his chest.

They were his. Her smiles. Her laughter. Her tears. Her noises. *Everything.*

He knew he was being unreasonable, but the idea, the *sheer thought* of another man seeing her softness made him see red.

She was *his,* and it was time the world knew that.

Changing directions, he headed to the packed café, seeing her suddenly look out the window as though sensing his mad gaze on herself like she always did.

He saw her breath catch, her eyes widening slightly, before drifting to the guy sitting opposite her.

Fuck him.

He swung the door open and turned right, students taking one look at his face and clearing a path for him as he headed straight for her table. The closer he got, the more pissed he became. He stood over them like an avenging beast, hearing the entire café fall silent and watch what was happening. Caz had never, in the time he'd been here, been public about anything. He had rejected advances of girls who'd come on to him privately, he was rarely seen in the limelight even though people watched him all the time. The closest he'd gotten to public display of anything had been in psychology class goading her into arguments just to see her reactions. But since that had been in an academic space, no one had given much thought to it, not like he was aware of them doing now.

The guy in front of her looked at him, at her, at him again. "Can I help you?"

"Yeah," Caz spoke, his voice rough, low, almost a growl. "Fuck off."

The guy straightened in affront. "Excuse me."

Caz ignored him and pinned her with his eyes. The gold in hers, liquid, lustrous, luxurious, shimmered in the lights, and fuck if it didn't hit him right in the solar plexus, right like it had since the first time he'd seen it directed at him in the darkness. He hadn't lied to her when he'd told her her eyes could drive a man to murder, because they had, even without her knowing.

Then, she took those eyes away, looking down at the table, deliberately ignoring him.

He felt his lips twist in the smirk she hated, even as the anger inside him simmered, joined by the tightening lust.

She had gambled her life and he his, they were damned anyway. Better to go down in glory.

Caz took hold of her hair in his fist, turning her neck and tilting her head back, drowning in the pools of gold for a second, seeing the heat flash in her eyes, before leaning over her and slamming his mouth down over hers.

He heard gasps around them, heard someone squeal, heard camera shutters going off, and he ignored them all. She made a surprised little noise that he swallowed, then stiffened for a second before slowly succumbing to the pressure of his mouth and softening for him.

Fuck.

He continued drinking from her, a starved beast falling upon a feast, a lord of barren lands sipping from the lady of nectar, a man in the shadows dancing with a woman who knew darkness, claiming her mouth right out in the open for the world to see.

His action was going to have consequences for both of them, the deadly game he had been playing coming to a head soon. But as he moved his mouth over hers, devouring her for everyone to see, he sent a very clear message to everyone watching, knowing *they* would be watching.

She was off-limits again.

She was his.

And coming for her would make them all understand why they'd called him Death in prison.

END OF PART II

PART 3

DELIRIUM

I am unstable, sometimes melancholy,
and have been called on some
occasions imperious.

—Mary Shelley, *The Life and Letters
of Mary Wollstonecraft Shelley*

CHAPTER 25

SALEM

ortimer was hundreds of years old, with a legacy of producing the brightest, most visible faces in the world across industries and fields—from media to politics to corporate field to art, even crime, though the university didn't ever want to associate its prestigious, elite reputation with the latter. There wasn't a field untouched by those who graduated from Mortimer.

But there was a sect, a small sect of the uber-exclusive within the pool of the already exclusive, who also came to Mortimer and left with everyone else.

They were the truly powerful. Because they went under the radar completely. They knew how to keep low profiles, be the kingmakers instead of the kings, right-hand men of the media, politics, corporate, art, crime lords. These were the invisible shadows on their shoulders, puppeteering the entire world and shaping the destinies of the world.

And they were a collective.

Or so the rumors went.

It was impossible to be at Mortimer and not hear of the rumors hushed in low whispers instead of loud chatter. That was probably why it had taken so long for Salem to hear them.

It was said that no one left Mortimer the way they came.

Salem hadn't understood what that meant until just three months into her semester, already changed so much from the girl she had stepped in as. Because the old her would never have asked her mother what she just did.

"What do you mean?"

It was the slight discomfort in her mother's voice that tipped her off that she was on the right track. Nothing made Selina Salazar as uncomfortable as a hint of a potential scandal. Too bad fate had dealt her exactly that so often. Over the last few months, in talking every day with her mother, she had begun to understand her in a way she never had before. Her mother, having had a tumultuous early life, prized perfection and organization in every way. Her emphasis on politeness, on propriety, on manners and appearances that Salem had once not understood, she could grasp better now.

"I mean," Salem continued, walking toward the Merlin Auditorium with the phone pressed to her ear. "Where are Great-grandmama's things?"

She heard background noises of a party behind her mother and wasn't surprised she was drowning her loneliness by surrounding herself with people. Maybe Salem shouldn't have called her in the middle of the afternoon and stuck to their morning routine. But the thought had just popped into her brain and she hadn't been able to control herself.

"I'll have to remember," her mother spoke distractedly. "Is it urgent?"

"No, it can wait."

"Then, I'll call you later, darling."

And she hung up.

Her mother *never* hung up, not without saying a proper goodbye. In fact, how to properly greet someone and bid farewell had been a part of Salem's and Olivia's etiquette classes.

Salem stopped in the middle of the path and stared at her phone for a long second. As she'd made her way to her last class of the day, seeing the Merlin building and how old it was, she had suddenly remembered her great-grandmother—in her memory an old, wrinkled, strict but subtly sensitive woman—telling her about it when she'd been younger. Her grandmother had been a writer, and in an era where photographs and video footage were a rarity, she had copiously taken it upon herself to record memories in her own words. In fact, she had been the one to tell a young Salem that keeping records of her version of things would always be important and inculcated a habit of keeping records in her, gifting her a new journal on every New Year's Day until she passed when Salem was eight. After that, Salem had taken it upon herself to do it, to the point that she now didn't even think about it.

That was why it had taken her time, maybe, to remember that. Her great-grandmother's journals. There was no way the older woman hadn't recorded her time at the university, a significant event since she'd been in the first generation of women who had received a scholarship to the university and had met the love of her life on this very campus, eventually becoming a Salazar.

From what Salem remembered of her, she had to have kept notes of her time here. And though she didn't know if she'd find anything helpful in them, the researcher in her still wanted to look for any new information, any new patterns, anything that could help guide her forward from the standstill she seemed to be stuck in.

The feeling of being stared at broke through her musings, making her aware of the multiple sets of eyes on her as she stood in the middle of the path.

That enigmatic, idiotic, infuriating man.

It was all his fault.

She'd been fine. After he had left her and dipped, completely disappearing on her for two days, she had come to terms with it and stabilized herself emotionally. Had it pinched? Yes. Had it felt like she'd never open herself up again? Yes. Had she wanted to stay holed up in her room and not leave it for a week? Also, yes. But life didn't work that way. And it hadn't been like she'd suddenly been left alone after always having someone, like her mother was.

Salem could understand why her mother was hurting—she'd never known loneliness, never been without her family, her husband, her favorite daughter, her circle of friends, and then one by one, they were all gone until she was left with Salem, the daughter she had never understood or tried to bond with, and now couldn't avoid because she was the only one left for her.

Salem didn't have that problem. She had always been alone. She knew how to exist with that loneliness—it was her constant companion. Everyone left, but it didn't. It had been there with her when she'd been surrounded by family and social friends, and it was there when none of them were. When she was younger, she'd hoped that it would go away. But over the years, the hope had been slit open by the sharp blades of abandonment and ignorance, left on the floor alone to bleed slowly and painfully, until it had gasped its last breath when a man had chosen to stay with her. But blood loss made the brain delirious, and that's what her hope had become, delirious right before it died. And it now lay decaying somewhere in a grave inside her.

And she was okay with that.

She knew she'd be fine. She just had to focus on the actual deaths in the real world and forget about the one inside her, just as she'd always done. It kept her relatively sane and ensured her survival, and wasn't that the whole point of it?

So Caz disappearing on her, while devasting, hadn't destroyed her. Or even surprised her, if she was being honest. And she didn't blame him. Anyone would have freaked seeing the murder board, seeing the darkness inside her laid in display outside. She'd even expected that.

What she hadn't expected, though, had been going to BBC to meet Aditi and Melissa, whose brother, Nathan, had come to town to see her. She hadn't expected him to be nice and genuine, as she'd come to associate Melissa with as well. Evidently, that's what children from loving, normal homes became—the Olivias and Aditis and Melissas and Nathans of the world. The world did need more of them than Salems, that was for sure. They were missed when they were gone. They had people who turned the world inside out to find why they were gone. Had it been Salem instead of Olivia who had died, she couldn't say for sure anyone would have gone out of their way beyond a cursory investigation. Her father for sure would not have been devastated enough to go on a murder-suicide spree. Her mother would have definitely cried, and Olivia might have pushed for some answers, but that was it.

And no, this wasn't Salem being self-deprecating. It was the truth and she knew it. She had evidence throughout her life to prove it.

That was why, when she'd caught a glimpse of Caz outside BBC, she'd been surprised but accepted it, because of course they would cross paths on the same campus. What she hadn't expected had been for him to go still, for his eyes to catch fire the way they did when he was particularly pissed about something, for his body to suddenly be in motion and stalk into the small café. Her instincts sitting there had screamed for her to get up and run, knowing that he would catch her, and the lizard part of her brain had actually been aroused by the idea.

But she'd stayed frozen, not wanting to create a scene at Aditi's workplace.

And then, after entering the place like he'd owned it, he'd just kissed her like he'd owned her too. She was mad, so fucking *mad* at him, like she had never felt. The sheer audacity of the man after giving her whiplash after emotional whiplash astounded her. But that lizard part of her brain? It was pleased, and she was mad at it too.

The result of that very public, very long kiss was the stares.

Salem wasn't new to people staring at her and whispering, but never for something like this. She didn't mind it for the kiss though. A part of her liked it, the public validation, the public claiming, the public proclamation a positive experience pleasing her inner self. Her kisses in the past had always been private. Her first partner had been her first consensual kiss, both of them in high school, and it had been a very secretive one-time thing behind the bleachers, and then they had amicably parted ways. Her only public experience had been the leaked photos and this was entirely different.

Even with Caz, their moments had always been private.

Validation in public was bizarre to her.

Her phone buzzed in her hand and she looked at it, grateful to be looking at anything but the stares on her.

It was her group chat with the girls, a first for her, which Melissa had titled *NDA: No Daddies Allowed (Only Issues).* Hilarious.

She swiped it open.

Aditi: @Salem, has it gotten better?

Salem typed.

Salem: Nope.

Aditi: Don't worry, it'll pass.

Melissa: Actually, it won't.

Aditi: Why?! PDAs are nothing new on this campus. It's college, for fuck's sake.

Melissa: It's simple. But don't shoot the messenger *shrug emoji*

Salem: Meaning?

Melissa: Meaning Caz van der Waal is a mysterious mothereffer, has a reputation of being slightly crazy, and has never been seen even remotely interested in anyone romantically. People just put it up to him being in his "artist zone" and abstaining or something. Enter you.

Melissa: Now, we adore you, but you come with some seriously shitty reputation, dude.

Melissa wasn't wrong. They adored her? Salem blinked at the screen. Melissa kept typing.

Melissa: You're stunning, but the male population in this place won't touch you with a ten-foot pole. Most are trust-fund brats and can't risk the hit to their reputation, and the few others who would have been told off by Mr. Mystery Artist for weeks.

What?

Aditi: I heard that too.

How had she never heard of this?

Melissa: Anyway, he sees you talking with my brother. He goes crazy, or crazier, and bam! Kisses you. And it was a HOT kiss, girl. Like I just saw the video and I was fanning myself.

Aditi: I was there and I was fanning myself. Man's got moves for sure.

For the first time in a long time, Salem felt her cheeks heat. She looked around to make sure no one noticed, and aside from a few stares from some passing students, everyone seemed to be heading to class. She had to too.

Salem: Doesn't explain why the staring won't die down.

Melissa: Because, my dear friend who gets hot kisses, people are curious. They're curious about A. Why he doesn't care about his reputation, which is even more of a mystery with the way he just appeared out of nowhere. B. What is it about you that got his attention, that too in such a way that he had to make such a loud public statement, which by the way,

Melissa: *insert slow clapping gif*

Aditi: I agree. I like him. He wears that I don't give a fuck attitude so good.

Melissa: I know right? You think he has any hot brothers?

Salem rolled her eyes and looked at the time. Shit, she was getting late. Locking her phone, she brisk-walked to the auditorium, entering behind the last of the students. Merlin wasn't in class yet.

To not put any more attention on herself, she slipped onto a bench right at the back, in the last row in a shadowed corner, instead of the front where she had been sitting, and took off her coat, shoving it on the seat beside her.

The auditorium was warmer, so much better than the crisp chill outside.

Pushing her glasses up on her nose, she put her tote bag on the coat and took out her notebook, opening it on the table.

Everyone had settled into their seats, talking and chattering. Salem looked at the door connecting the lecture hall to the office at the back, remembering the way she'd stood there in the darkness with him, remembering the way his teeth had tugged at her neckline, the way his lips had almost kissed her, teased her, before devouring her. Her eyes flitted to the desk in the corner, where they had talked and she had passed out on him.

Had it only been a few days ago? It felt like a lifetime, the way things had changed inside her since more significant than the last few years of her life combined.

While she cherished the memories, there wasn't any point thinking about it anymore, especially in class.

The office door opened and Merlin entered, accompanied by the dean.

That was surprising.

"Students," the dean spoke in an authoritative tone, his eyes going over the class. "There was a break-in in Dr. Merlin's office last weekend."

Salem kept her gaze straight, not moving, not twitching, not daring to fidget to give herself away. Murmurs broke out in the room and amidst them, the entrance opened a bit, a figure slipping inside unnoticed, unlike how he usually arrived in class, striding down the steps to the desk in the corner like he owned the room.

Like the devil she'd been thinking of, he slipped in quietly, almost unnoticed in the murmurs, and took a seat at the back. To anyone watching, it would have seemed that he'd taken the nearest seat to avoid any disturbance while the dean was there. But she knew him better than that.

Caz van der Waal didn't do anything without reason. There was method to his madness, which made him more dangerous in her opinion, since he straddled the line between both. There was a reason he strode and brought attention to himself every day, and there was a reason why that day he didn't.

As he slid down the bench closer to her, she was suspecting it had something to do with her.

She ignored him.

Had he just come back and explained, she would have listened. But no, he'd gone barbaric on her ass and brought all the limelight to her in a way she wasn't comfortable with, and not talked to her at all.

That was the main reason why they'd never have worked out anyway—not lack of chemistry or sexual tension or unattractiveness, or even trust which would've come organically eventually. It was communication—he didn't talk to her and she didn't know how to talk to anyone. They were doomed. Best lay it to rest.

"Something very important—" The dean's voice took hold of her attention again. "—and very personal to Dr. Merlin was stolen."

Salem felt a small furrow come between her brows before she ironed it out. While she had broken into the office, she hadn't taken anything. She hadn't even touched anything. The only other person who'd been there that night had been—

Caz.

She controlled the urge to turn and take him in. He'd been there that night, but could he have gone back into the office after she fell asleep without bypassing the alarm? If he had, then how?

She saw him take out the pencil he always had on him, his tattooed hand, the hand that had written his name in sin on her skin, coming into her peripheral vision. The pencil inched toward her open notebook, scribbling something in a slanted scrawl.

I want to taste you again.

Was the man *insane*?

He was acting as though whatever the dean was talking about was completely unrelated to him, as if she didn't know that he had been there, as if she wasn't done playing whatever game he was playing. Yeah, she was done. So she continued not responding, wearing the aloofness around her like a cloak.

He scribbled something again. She flicked her gaze to it.

Tell me you don't want me.

Salem picked up her pen and wrote, in clear bold.

Fuck off.

Then she underlined it for good measure, her gaze flickering to him for a split second.

The bastard was smirking.

Her palms itched with the urge to smack it. God, he made her *so angry.*

He would be the straw that broke her back and drove her to the actual murder that she'd never thought she would commit. She'd always known she was capable of it but it had been an academic interest, the actual act uninteresting to her. Not right now. Right now, she was imagining hitting him so that smirk would fall off his face. She was imagining biting it, making his lips bleed, so she could taste the iron and get high on the metallic tang like a vampire. She was imagining the bite scarring over his flesh, a mark for everyone to witness what she'd done.

She took a deep, slow breath to calm herself down.

He wrote something again.

Your nipples are hard. Fuck, I love your tits. Did you wear the white for me?

The white was the dress code. He was trying to provoke her into a reaction. She pretended not to be affected and listened to the men at the front.

"If anyone has any information, tell us within the day," the dean said sternly. "You will remain anonymous and won't be punished even if you're involved."

She felt a hand on her thigh.

A warm, large, tattooed hand with calluses that she'd never

expected someone in their society to have. Men she'd known got manicures. Calluses were for those who worked with their hands. But he did work with his hands, so that explained it.

She didn't dare look down, not with the dean looking around the class.

The hand moved over her thigh, and slowly, very slowly, inched under her teal tartan print skirt, sending shivers up and down her spine, leaving a wake of goose bumps on her skin, making her afore-mentioned breasts feel heavier, tighter with the increased blood circulation. A bundle of heat gathered and throbbed between her legs with the circulation, and as his hand moved closer and closer, memories of those fingers, of his rough voice rasping in her ear about owning her pussy, of his eyes flaring as her juices flooded her, all of it went through her mind like a kaleidescope.

"But only if you tell us the truth." The dean droned on, and Salem was hypersensitive, hyperaware that she was in a class full of her peers and faculty and all it would take was one turn of someone's neck to suspect exactly what was going on at the back, especially with videos of the kiss already circulating around.

Thinking about the kiss had her feeling hotter. Her friends had been right. The man knew what he was doing.

"But if we find you—"

His fingers reached her panties.

"—it will go on your record—"

Pushed them to the side.

"—permanently."

Swirled around her. With his pencil.

"Do you all understand?"

Heads nodded, and it took everything in Salem to fight the way her eyes wanted to roll back in her head, the feeling of the wood probing around her, flicking her clit in hard motions before lightly entering her, creating sensations that made her squeeze her thighs, trapping his hand in between. He inserted the pencil inside a few inches, pulled it back out. Salem gripped the table, her knuckles paling with the force it took to keep a calm, neutral façade when all she wanted to do was pant, uncaring of who saw or heard. The idea, that he could push her on the table and do it in front of everyone, sent a secret thrill inside her. He would do it too, not caring what anyone thought, and that kind of indifference, of indecency, of impropriety when all her life she'd been told to uphold it, was so tempting. At least in the freedom of her fantasies within the secret of her mind. She didn't actually want that. The secret, being in public but having a private moment, that walked the rope between her fantasy and reality, that she liked.

At least she could be honest with herself. She liked his brand of unhinged. It attracted her, appealed to her, absorbed her in its vortex. She liked the things he did, liked being surprised and not knowing what he would do.

The dean left the hall.

Merlin turned to the class. "I would appreciate any help anyone could provide in this matter."

His eyes came to her, hardening at the sight of the man beside her, who upon innocuous inspection looked to simply be sitting casually. Merlin looked at her again when he spoke. "The item in question holds great meaning to me. So please think and let me know after class. Caz?"

The man in question withdrew from her, leaving her panting on the inside, her walls weeping and soaking her underwear. He got up from the seat smoothly and went down to his own desk.

"Today, we'll talk about group psychology."

Caz leaned back on his table, similar to how they had been that night, and looked straight at her. Then, without taking his eyes off her, he brought the pencil up to his mouth, a pencil that was glossy in her juices.

He sucked on it, his tongue flicking out at the tip, tasting her, before licking it clean.

Her thighs clenched.

Good lord.

A few students turned to look at her—because he was looking at her or because he was doing so licking a pencil provocatively, she didn't know. But it made her want to slide down and hunch slightly in the seat, turtling as if to prevent them from seeing her soft insides.

"Why don't you start with explaining what it is, Caz?"

Merlin's voice broke through her thoughts and brought her out of the fog of lust that seemed to envelop her brain. She shook it off and focused.

Caz spun the pencil in his hand as he turned to the class. "Group psychology basically deals with understanding what happens to your individual psychological functioning when you're in a group setting."

A girl at the front, a row behind where Salem used to sit, asked, "Would this class constitute a group?"

Caz tilted his head. "Yes and no."

Merlin, leaning back on his own desk, chimed in. "You are all here in a group. You have a group identity of commonality, that you're all freshman, all students, sure. But do you feel invested in the group enough to feel like you belong? Like you would contribute or take away something of value to it?"

The girl shook her head.

Merlin nodded. "Precisely. So, while this does constitute a group, psychologically speaking it doesn't have as much impact on your individual identity as it would in, let's say, a fraternity or a sorority like in some universities."

Caz smoothly picked up from where Merlin left off after the man looked at him. "While Mortimer doesn't have them, why do you think such groups have a hazing or an initiation type ritual?"

The guy sitting in the row below her spoke up. "Because it makes you feel like you belong?"

Merlin looked at the guy, then her. "Very good, Mr. Markin. Why do you think that is, Miss Salazar?"

Salem kept her face aloof, knowing he was watching her like a hawk for some sign of discomfort. "Because humans have an inherent need for inclusion, no matter what the cost."

"What kind of cost are we talking about, Miss Salazar? Can you give us examples?"

Salem thought about it for a moment. "It can be anything, Dr. Merlin. People pay exorbitant membership fees for clubs just to have a place of like-minded people looking for inclusion. So, it's a financial cost. Or the college hazing, where they pay an emotional price to let themselves be humiliated even though it goes against self-protective instincts, just so they can feel like they're a part of something bigger than themselves."

Merlin looked half-impressed, folding his hands over his chest. "You're correct, Miss Salazar." He turned to the class. "This is understanding how the 'I' becomes the 'we.' How the self takes a backseat to the collective."

He turned to Caz again. "Anything to add?"

Caz nodded at her. "Adding to what Salem said—" He spoke in his raspy, rumbling voice, and she swore she heard a girl sigh somewhere in the room. "—there can be another kind of cost."

She was surprised to see Merlin's lips flatten, the side of his jaw clenching before he turned to the class again. "In that case, let's move ahead."

"What cost?" The words left Salem's lips before she even thought about it, her eyes taking in both the men.

Caz's eyes came to her briefly, then he looked at Merlin as though waiting him out and challenging him silently to address it.

The girl from earlier chimed in. "I'm curious too, Dr. Merlin."

Merlin was pissed Caz had brought it up, she could tell. Nevertheless, he answered. "Secrets."

Secrets.

That was definitely an interesting price to pay in a group setting. Salem frowned.

Another boy vocalized her question. "How can secrets be a cost, Dr. Merlin?"

"Would you like to explain this, Caz?" Merlin turned to the younger man. "Since you started it?"

Caz gave him the same smirk that annoyed her, except when it was directed at someone like Merlin, she was absolutely okay with it. "With pleasure."

He pointed the pencil in his hand at the boy who'd asked the question. "Let me give you a hypothetical scenario. Go with me here, okay?"

The boy nodded.

"Let's say you committed a crime," Caz began. "Let's say you're a murderer—we won't argue the how and why, just that you are." Merlin cut a sharp glance at him before continuing his silence, his look pensive, as though wondering where he was going with this. Salem was interested too.

Caz continued, maybe realizing, maybe not, that the whole class was in his thrall. "You don't get caught, but this crime you committed, it's your secret right?"

The boy shrugged. "I guess."

"And it's a secret that eats away at you. So you find a gang of people who have committed similar crimes, you tell them what you did, basically mortgaging your secret for a membership to their group. As long as you remain a good member, your secret is safe. So, you become them. You become a criminal and do their bidding, even out of a false sense of loyalty and security. Sort of like a brotherhood, but it can never be that since they have the power now, don't they?"

The boy nodded again. "That's how criminal gangs work."

Caz nodded. "It's a collective. Individuals forget who they are when they're in the collective. That's why you'll find that people in groups can behave much more dangerously than individually. Being in a group, especially in violent crimes, somehow absolves the individual of a sense of responsibility."

A girl from the middle row exclaimed, "That's why boys go wild on bachelor parties!"

The class burst into laughter while some of the guys said a chorus of gibberish in their defense.

Merlin smiled, looking much more relaxed. "Yes, but even then, there's a difference when you study the impact of it with short-term and long-term exposure. Boys going wild on bachelor parties would be short-term verses them belonging to a gang."

Salem raised her hand, and Merlin looked at her. "Yes, Miss Salazar?"

"Is duration the only variable in the equation?" she asked, her interest piqued by the subject.

"No," Merlin said, not elaborating, moving the topic forward, clearly not interested in addressing it. Whatever it was about the question she asked and the example Caz had given, it had made Merlin uncomfortable. Anything that made a monster like Merlin uncomfortable warranted a closer look in her opinion.

She took a second glance at Caz, seeing him mindlessly spinning the pencil, his eyes a thousand miles away as the class continued.

Secrets, he'd said.

The man was full of them and so was she, and it seemed never shall the twain meet.

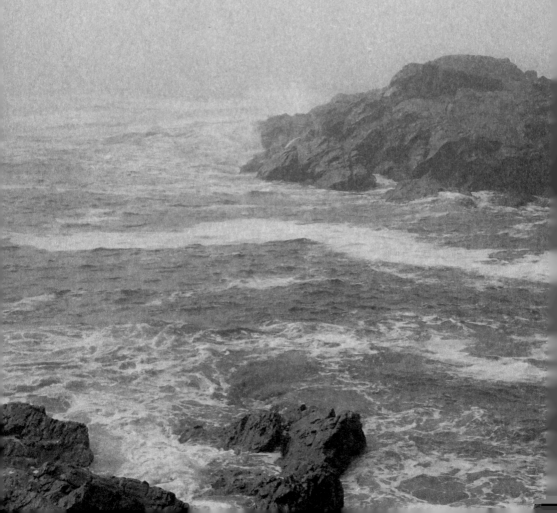

If all else perished, and *he* remained, I should still continue to be; and if all else remained, and he were annihilated, the Universe would turn to a mighty stranger.

—Emily Brontë, *Wuthering Heights*

CHAPTER 26

SALEM

The cliff was ethereal as winter set in.

Light drops of rain hung suspended in the air and Salem sat at the edge, watching the mist cloak her, make her one with itself, hiding her seated form from anyone around. The dark gray evening sky expanded endlessly, meeting the darker gray sea at the horizon. The cold had slowly set in, enough for her to feel it in her bones despite wearing multiple layers. The wind was all around her, frigid, sharp on her exposed skin, biting with sharp, invisible teeth.

Salem gazed down at the sliver of a beach, looking like nothing more than a strip of land before the sea swallowed it whole. If Tanya had jumped, the chances of her hitting the beach were actually slim, even though it hadn't seemed that way from the beach below. Looking now, she could see that the trajectory would have made her hit the rocks instead of the beach. Which meant that either she had died on the beach or someone had placed her there after she died. Why?

Salem glanced at the rocks, seeing them lead in a curved edge around the coast to the lighthouse.

The abandoned, rumored haunted, lighthouse. If she'd thought the legends around the library ridiculous, the ones around the lighthouse were absolutely insane. And seeing it right then, a dark tower of old stones and paint that had peeled ages ago, shrouded in white mist that made it appear even eerier, standing on the rocks that dipped right into the sea, Salem could believe it. Even looking at the lighthouse from a distance, she could feel a chill settle inside her, as though *just looking* was going to infect her.

She was haunted enough as it was.

The dreams had returned with a vengeance, except this time, instead of her sister, she saw herself rotting and being torn apart by vultures, unable to do anything. She couldn't do a thing in the dreams to stop it, paralyzed and sluggish as she witnessed her demise and disintegration at the mercy of scavengers feeding on her body.

She hadn't slept peacefully, just an hour or two each night, since the night she'd slept with Caz, surrounded by him and the safety of his arms. That had been days ago. And she'd spent the time since he'd kissed her in public and almost fingered her in almost public ignoring him.

To his credit, he had tried to corner her and talk to her, but she'd simply given him her patented chill and walked away. She wasn't interested in going around in circles with him anymore. She had officially hopped off the ride and that was that. Though she wondered semi-deliriously in her terrible state if she could work out a deal with him just so she could *sleep*. Or maybe, she could just take her pills.

She really didn't want to, though.

Exhaling a loud breath, the air dissipating around her face, disturbed by her breathing, she looked out at the sea and wondered how easy it would be to just lean forward a bit, just a little, and go *splat* on the rocks. She wondered, almost dispassionately, if someone would find her body like she had Tanya's or whether she would lie there for days, rotting and decaying like in her dreams, before someone stumbled upon her.

At least she would be asleep then. No more disturbing dreams, no more escaping emotions, no more *nothing.* Just long, quiet peace.

Maybe, she thought in her muddled state, Olivia had been troubled too and had simply wanted to sleep. She shook the thought off immediately.

She had to stay awake. For answers. Because she knew no one would look, not for a long time, not like she was.

An arm wrapped around her waist, a shriek leaving her as she was pulled back gently from the edge, the fog around her completely disturbed. The scent of the sea mixed with paint and petrichor, and her tense body relaxed a bit, realizing it wasn't someone who was going to push her in.

Well, the jury was still out on that one.

She stayed still as his warm, large body settled behind her, his legs coming to the sides of hers, his arms wrapping around her waist right under her breasts, caging her in, replacing the cold, invisible wind that had been biting her with his warm, tangible form, the sharp teeth of the frost with his own teeth in a mouth of warmth. He nuzzled the side of her neck, pressing soft kisses down her shoulders and back up her neck, just sitting and holding her and giving her affection in the way she knew she was famished for.

Her sinuses tingled. She twitched her nose and blinked her eyes to control whatever was happening within her, a small, fragile part of her soaking in the visible display of affection, another part, a bigger, harder part, reminding her that it was temporary. Like life, it would never last.

"Salem?" he murmured into her neck.

"Hmm?"

"Stop thinking."

The words gave her brain pause. What did he mean by "stop thinking," exactly? How did someone do that? Wasn't that the main purpose of the brain, to figure things out? And how the hell did he know she was thinking? Who the *hell* did he think he was to tell her to stop thinking?

"I can literally hear you screaming in your head," he told her, his voice so soft, low in her ear, shooting straight up her auditory nerves and into her brain, creating that relaxed, fuzzy feeling in her it always did. "Give it a rest."

She didn't know how.

Evidently he did. Because he literally guided her through it. "Lean back into me."

Salem didn't want to comply, wanted to hold onto her anger at him and her distrust of the situation. But she was

So.

Damn.

Tired.

Her body leaned into his before her brain could compute it.

"Good girl," he praised her softly, and it was like a nerve was suddenly touched in her brain. It sent an electric wave through her whole system. "Now, relax your muscles. You're wound so tight. Let go. One by one. Okay?"

"Okay," she mumbled, feeling her muscles slowly relax as he instructed her, shoulders, neck, arms, back, hips, legs. Even sitting on the cold ground, in the cold, she felt warm, like she was wrapped in a cocoon of the softest, most fuzzy blanket that rubbed against her skin just right.

She felt limp as a noodle.

Was he a magician?

He chuckled in her ear. "No, little asp."

Oops, she'd asked that out loud.

She kept her eyes on the horizon, feeling the steady heartbeat and warmth and soft kisses, and felt her eyes get droopy. God, she wanted to sleep so badly. She could almost see herself falling into the void. But she was outside, and though her body trusted him, her mind didn't. Or did it? Was that why her blinks were getting slower and slower? Did her body know something her mind didn't? Was there a communication gap between them? Which one should she trust? If she couldn't trust herself, then who?

"Sleep," he murmured quietly into her hair. "I'll be here."

Fuck it.

Her brain finally shut up and she jumped in headfirst.

It was the pain in her ass that woke her up. The literal kind, not the metaphorical one in her head.

The mental joke surprised her, bringing her fully awake as she blinked her eyes open. She was looking at the sky. It was dark, almost pitch black.

Wait, why was she looking at the sky?

Taking stock of herself, she realized she was lying down on some kind of stone slab. There was a ray of light coming through from somewhere in the woods, like moonlight from behind the clouds.

The woods? Why was she in the woods? She'd gone asleep on the cliff and woken up in the woods, like the time she'd gone to sleep in the lecture hall and woken up in her room.

But the woods made no sense, though, looking around, she realized she recognized the place. She had followed him to this place in the beginning of her semester, which had been just months ago but felt like lifetimes to her. The crumbling old structure behind her loomed dark and sinister, rising from a layer of fog right out of some horror movie. Creatures of the night added a great soundtrack to the setting too, making her shiver.

A bite of cold on her nipples suddenly brought her attention down to them, bringing her attention to another fact, one her hazy mind hadn't noticed.

Her shiver hadn't been because of the unease. It was due to something else.

She was naked.

She was naked, lying on some kind of altar in front of some kind of ancient sacred place, in the middle of the woods, in the darkness of the night with pale moonlight.

What the hell?

Seriously, what the *hell*?

What in the psycho shit had he done?

She looked around frantically, trying to locate her clothes or something to get the hell out of there, and saw a thick, woolen blanket at the base of the altar. She was sitting up to reach for it when his voice came from behind her.

"Stay still."

She'd begun to hate those words from his mouth. He always followed them with some crazy shit.

"Are you *insane*?" she hissed, covering her breasts and looking back to see him.

Naked.

He was naked too.

Yup. He was mad. She had enough evidence.

"Insanity is a spectrum," he answered, like he was in class and provoking her. "We're all a little mad here."

"Do not." She grabbed the blanket, covering herself with it. "Do not quote the Mad Hatter to me right now."

He chuckled, distracted, and it was the first time she focused on what he was doing.

He was painting.

Not sketching like she'd seen him do, but full-on painting. There was a huge canvas in front of him, the size of his torso almost, though where he'd gotten it from in the middle of the woods, she had no idea. He had a paintbrush tucked behind his ear, his piercing glinting in the moonlight with his movements, his hair swept back from his face, bringing his bone structure into sharp relief. Tattoos covered him from his neck down to his abs, and even lower from what she could see. His cock, which she now saw for the first time, was much, much larger than she'd expected it to be, than she'd felt against her during the times they'd been close enough.

And he was hard.

Dear lord.

He glanced up at her, his eyes light and heated in the semi-darkness, before going back to the canvas. That's when she noticed one of his hands holding a palette of paints she couldn't even make out the colors of, his other hand, his right, dominant hand, moving over the canvas in rapid strokes.

"Move the blanket," he instructed her, and Salem tightened her grip on it.

"And die of hypothermia? Like you? No thanks."

She saw him roll his eyes. "It's not that cold."

Looking at him, no one would have said it was. He was just . . .

warm. She doubted he'd ever felt cold in his life, not the way she did, right in the soul.

"Cazimir van der Waal." She called him by his full name for the first time. "Where are my clothes?"

His hand paused on the canvas. "Inside. That's—"

The hesitation made Salem frown. He seemed to have struggled with something before he looked at her. "Pact of trust," he said, calling back to their conversation in her bathroom.

Salem didn't want to, but she nodded, curious.

He took a deep breath and went back to the painting. "That's not my last name."

A ripple of shock went through her as she processed his words. Not his real name? Who was this man?

Salem swallowed. "Then what is?"

He nodded at her blanket. "Take it down. I just need to add some details."

"Who are you?" She stayed adamant.

"Lose the blanket and I'll tell you."

Shaking her head at his absurd demand, she pushed the blanket away, exposing her naked form to his gaze. She wondered what she looked like in his eyes—hair disheveled all around her, breasts heavy, nipples pebbled to tight points, rolls in her stomach evident as she kept sitting, her legs closed but her mound visible.

He didn't say anything, just went back to the painting, and she wanted to draw his eyes back to herself, to call upon his patience, to make him tell her what he thought.

He wasn't the only one with tricks.

She lay back down on the altar as she'd been originally, her body suddenly hot, not feeling an iota of the cold she'd woken up with. Salem kept her eyes on him, watching him move and work with that concentrated look on his face, and that look did something to her.

She spread her legs, exposing her core to the cold night and hot eyes, feeling the wetness in between. No one was going to come into the woods. It was the middle of the night and the place was secluded enough that she wouldn't even have known about it had she not followed him that day. She could also tell no one would be stumbling upon them by the fact that he was painting there. He was notorious for being private when it came to his art, so he wouldn't have been doing it if there was a possibility of being discovered. She knew all that, and yet, being so out in the open and so exposed, being the object of his concentration, did something to her brain, which in turn did something to her body.

Of their own volition, her hands came up to her breasts, feeling their weight in her grip.

His breathing got deeper but he didn't tell her to stop.

She didn't stop.

She swirled her fingers around her nipples as he swirled his paintbrush in the palette, imagining they were the bristles instead of her digits, imagining she was the canvas instead of the one on the easel, imagining they were his hands instead of her own.

Her breath hitched, the sensitivity in her nipples increasing tenfold, sensations shooting down straight to her core, making her wetter, making her writhe, making her world contract between them.

The speed of his hand picked up and she matched it. "Tell me your name," she demanded in a breathy voice, one she'd never heard come from her throat before.

"Later. Keep doing what you're doing."

Salem felt her breathing deepen, her heart beginning to pound a staccato in her chest. She let her eyes settle on him and tugged on her breasts, a little noise escaping her throat, her hips writhing on air heavy with the arousal brewing between them.

Her fingers traveled down her body in a familiar path, right to where she ached the most, softly dragging down her stomach, down her pelvis, between her nether lips and encountering wetness. So much wetness, as though her body was preparing itself for the giant cock she had visuals for. She watched it, throbbing and bobbing, the mushroom-shaped head a darker angrier color than the rest of him, a clear fluid glistening at the tip.

Her mouth watered.

She wanted to taste it, to taste him, just as he'd tasted her. She wanted to lick him, take him, swallow him whole. She wanted to go down on her knees and have him grab her hair the way he was obsessed with doing, and she wanted him to take what he wanted, holding her immobile and making her take him, the idea making her gush even more around her fingers.

"Oh, god," she whimpered, her fingers becoming frantic as she pushed two of them inside her, rubbing her clit with the other hand. Heat traveled all over her body, making her arch her spine, making her whimper again as she tried to go deeper but couldn't. It wasn't enough. It never was. She needed more. She needed him.

"Caz," she begged, turning on her side and pressing her hand between her legs to find some semblance of relief, to no avail, her body so hot she felt a thin sheen of sweat covering it.

She groaned, feeling herself climb higher with the new angle, her peak feeling closer as pleasure shot up and down her body, the awareness of his eyes on her amplifying it, making her hotter, louder, wetter. She was so wet she could hear the squelching sounds as she moved her fingers inside herself.

"Caz," she called out on a moan, calling for him to come to her, calling for him to take her like the primal animal she was feeling like, calling for him to end her torment.

And suddenly, she was up in the air, being twisted, until she was bent over the altar, the side corner digging into her stomach, her hot breasts pressed against the cold stone, her feet off the ground, her body held up by the man behind her. One moment she'd been on the slab, the next she was over it, his hand fisted in her hair, tugging her head back until her spine bowed and her neck arched, her nipples rubbing against the chilly stone, the sensation so acute it sent her crashing into a mini orgasm, her entire body shuddering.

And right in the middle of a shudder, he thrust inside her.

A scream left her throat, muffled by his mouth covering hers, his tongue penetrating her the same way his cock was, spear into her, her walls clenching and unclenching around him helplessly, her hands grappling with the opposite edge of the altar to get a grip.

His lips left hers and went to the side of her neck, biting and licking the length of it as he pulled out behind her, only to piston in again, bottoming out inside her aided by her wetness, sending her nipples scraping against the stone so she cried out, tears streaming down her face unbidden as the scale of sensations everywhere—inside her, outside her, around her—overwhelmed her.

Her lips were quivering and she bit down on them, her hands holding onto the edge for dear life as she hung over the slab, her toes curling in the air, held in place by his hand on her hip and in her hair, and his cock, moving in and out of her, her walls adapting to his girth and length, caving for him, welcoming him with ecstasy like a lover come from battle.

"Fucking hell, Salem," he growled in her ear like he did, and the sound just made her flutter around him. "Such a good girl, taking me so good."

She almost came from the words and voice alone, the sounds triggering her overstimulated brain.

He felt it.

"You like being called a good girl, hmm?" he asked, his voice molten lava coursing in her body, igniting her from the inside out. "Tell me, little asp."

She was so lost to her lust and the feelings around it she didn't even care about the nickname. "Yes."

"Good girl," he praised her, pulling out, leaving her empty for a split second before filling her again, his pace slowing, his length so deep inside her it almost hurt, but hurt so good. "My girl."

His voice was pure sex, more sex than they were having.

"Who's fucking you?"

"Caz," she whispered, the slower pace making her clench harder, taking her right to the edge. He was edging her, like he had before.

"Caz who?"

He was having the conversation balls deep inside her. Seriously?

She would've moved but she had no give, no ground beneath her feet and no space to do anything. She whimpered.

"Please," she begged him shamelessly. "Please, Caz."

The hand on her hip moved around her body and came to a breast, squeezing it, tugging the nipple, and she felt herself tighten around him.

"Tell me," he cajoled her, slapping her breast, and she went liquid. "Caz van der Waal."

"No." He spoke against her neck, pulling out and pushing into her, oh so slowly her eyes rolled back, vision blurring. "Caz Vanguard."

Vanguard.

She knew that name.

From where? Somewhere.

Before she could think more, he moved her body up slightly so the edge of the stone slab pressed against her clit instead of her stomach, and the effect was instantaneous. With him deep, so deep inside her that she could feel him in her soul, his scent in her nose and his warmth wrapped around her skin, his sound in her ear and his tattooed hand splattered with paint on her breasts, her body started to shake and fire infused her veins, burning brighter and brighter and brighter until it scorched her completely, from the roots of her hair being pulled by him down to her toes curling in air. Salem screamed and exploded into a billion pieces.

She died, such a beautiful death. For a split second that got imprinted in her brain as a core memory, so powerful that there would be a before this and after this for her, a before him and after him.

Heart pounding loudly in her ears and her chest and her throat, she felt like a giant pulsing heartbeat, alive for the first time outside the cage of her ribs.

She became aware of his increased pace behind her, almost frenzied, uncontrolled, his hand squeezing her breast and snaked into her hair, his lips trailing open-mouthed kisses on her neck and coming right back to her mouth, in a wet, sloppy, dirty kiss that made her flutter around him again, the urge to keep him, save him deep inside her, so acute it filled the marrows of her bones.

"Come inside me," she said against his mouth. "Come inside me, Caz."

At her words he groaned loudly, both his hands moving to her hips, one going to her clit and rubbing it, his lips covering hers in another hot kiss as he pumped his hips once, twice, thrice, before he flooded her, triggering another orgasm right on the tail end of his.

By the time her senses returned, they were both panting heavily, him curved around her as she stayed limp over the altar.

The altar.

She couldn't believe she'd just had her brains fucked out of her on an altar outside an old ruin in the middle of the woods in the middle of the night.

But it had been life-changing.

She felt new, more aware of herself, of her surroundings, of her emotions. She knew the heights of pleasure she was capable of. She knew the depth of connection she was capable of. She knew the nuance of emotions she was capable of.

Post-orgasm clarity was a thing for a reason.

She could admit, after her multiple orgasms, that what she felt for him would probably never go away.

As he slipped out from her and lowered her feet to the ground, she felt his come run down between her thighs, and instead of making her feel dirty, it made her feel cherished, trusted, *wanted*.

She felt *wanted*.

She turned around to see his eyes tracking his semen, his mercurial eyes hot with desire so intense she felt insatiable.

"Is this a one-time thing?" she asked, just to clarify.

He stepped into her personal space, holding her hair gently, and pressed a hot kiss to her mouth, the kind that had her panting again by the time he pulled back.

"Does it feel like a one-time thing?"

It didn't. But she was terrified of it being more, of being abandoned. "I don't know how to give you more than that." She paraphrased his words back to him.

His lips twitched. "Then I'll take it, little asp," he said, eyes roving over her face in that way he did. "You like that. The idea of me taking?"

She did.

She nodded.

"You want me to take from you?"

She hesitated, then nodded.

His eyes blazed. "You just gave me the keys to your castle. What if I plunder?"

"I'll plunder right back."

He smiled. "Fuck, you're perfect."

The smile warmed something inside her, something she hadn't even known had been frozen. It had cracked, and now it was melting, and she stared up at him, no clue what was happening, no clue where it was going, no clue where it would end, but for the first time in her life, not bothered by it. She let herself revel in the feeling—of being desired, of being wanted, of being accepted.

She reveled in the feeling of being alive.

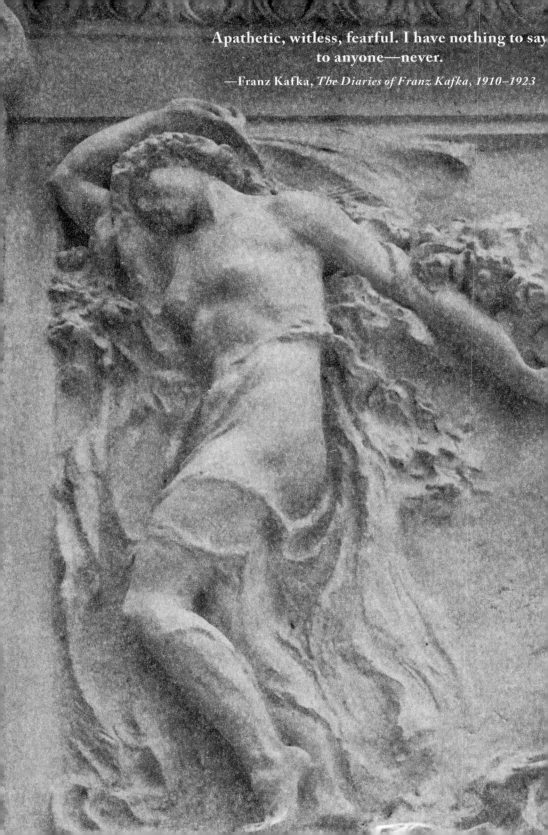

Apathetic, witless, fearful. I have nothing to say
to anyone—never.

—Franz Kafka, *The Diaries of Franz Kafka, 1910–1923*

CHAPTER 27

SALEM

I need my clothes."

She did. The cold was beginning to get to her again, and she really wanted them before she fell sick.

Caz nodded and walked back to the canvas. Salem ogled his ass for a few seconds, admiring the sculpted perfection of it, before seeing what he was doing. He was covering the canvas with opaque fabric.

"I wanted to see that," she told him, walking quickly to his side to try and catch a glimpse, but he simply picked up the covered canvas in one hand, the easel in the other.

"Grab the palette and the brush," he told her, tilting his head toward them. Salem turned and saw they were both on the altar, right beside where she'd been. In her madness, she hadn't even noticed when he'd put them there or that they were there the whole time.

She quickly picked them up along with the discarded blanket, and turned to see where the hell he was going naked. She hoped they weren't going to make the trek through the woods like that, especially with come running down her legs. She wanted to clean up a bit before walking any distance.

But to her surprise, he didn't head toward the woods at all. Instead, he moved toward the abandoned, crumbling, looming structure before them, the one she'd dismissed both times she'd been there, thinking it had no value.

Apparently not, because he went under an awning of some kind, and pushed the large door open with his shoulder. Still surprised, Salem followed behind, more curious than hesitant.

The first thing she felt was warmth.

The inside was much warmer than she'd expected, the thick stone walls protecting against the cold from the outside. She looked around for the source of the heat, not seeing anything yet. There was a long hall, completely empty, with debris around the floor and cracks in the walls that were somehow still standing despite the weathering and the erosion.

Salem clutched the blanket to her chest and followed carefully as Caz avoided the hall completely and instead went through a small door tucked right next to the entrance. She followed behind him, unsure of where he was leading her but trusting him with her safety at least.

A soon as she reached the door, what she saw inside stopped her in her tracks. In a large room, almost the same size as hers on campus except with no windows, just an overhead glass square, there were a few items neatly placed around the area, a large radiator in the corner heating the place up.

Caz set the easel down in one corner, putting the canvas down with another tarp-covered canvas, while Salem took stock of the room. A gym bag had been set down in another corner of the surprisingly clean room, along with a single chair holding her clothes and his, folded neatly. But it was the sleeping bag in the center of the room that sent her mind racing.

She looked at him with new eyes, pieces and parts of what she knew suddenly clicking into place.

He had appeared at Mortimer out of nowhere. No one knew his family background and he was private. No one knew where he lived but assumed it was one of the houses by the beach outside town. No one knew when he came and went. No one knew he hadn't slept in a bed in a year.

Salem studied the sleeping bag. It looked warm, comfortable, or as comfortable as sleeping bags could be.

He was squatting here.

The question was why?

She watched him open his gym bag and give her a fresh towel and a t-shirt. "There's a bathroom in the corner." He indicated a small door on the side. "It's not much but it has plumbing. Freshen up if you want."

Salem accepted the clothes and towel silently, her mind muddled, trying to make sense of everything suddenly pouring into her brain. She walked to the bathroom and went in. He was right, it wasn't much. There was a small sink, a shower, and toilet, very basic and very old, but clean.

Salem turned on the shower, grateful that she was used to taking cold showers since the water was chilling. She quickly washed up and freshened herself as much as she could, pulling his t-shirt on over her head. It hung on her much smaller frame, almost to her knees, and she wished there was a mirror so she could see how it looked on her body.

As quickly as she could, she went out, needing information more than anything else.

The moonlight coming from the skylight overhead was the only illumination as she made her way to him. He was already in the sleeping bag, and he extended his hand to her. She looked at his hand—that large, talented, tattooed hand that she knew so well. She really had no idea who he was, no clue of his history or even his present. Anything she knew about him was possibly not true. And as she considered his hand, her heart pounding, she realized she didn't care deep down. She knew he gave her the only semblance of peace she'd ever felt, the only form of affection she had ever craved, the only sliver of life she had ever glimpsed, even if all of it was temporary.

Taking a deep breath, she slid her hand into his, and felt him exhale, like he had been holding his breath with her. He tugged her down and she went down on top of him, her legs straddling him, her hands falling on his chest, her hair surrounding them. She felt him close the sleeping bag around them as silence settled, not heavy but not peaceful either, with questions and explanations hanging in the air.

The creatures of the night continued creating their music outside as she listened to his heartbeats, slowing down more the longer she stayed on him, his hands rifling and sifting through her hair in that lazy way he did.

"I'm too heavy," she whispered, not wanting to break the silence but aware that her whole weight was on him. She didn't want him to die, not yet.

"You're perfect," he murmured into her hair in an equally low voice.

Salem felt something warm fill her stomach at his words.

And suddenly, out of nowhere, it hit her.

Vanguard.

The family her father had killed.

Salem pulled away, horror seeping into her face as she moved to her side. Was he? Was this some kind of revenge? Because her father had killed his family? Or was she overthinking? What was *reality?*

"Salem?" He half sat up, alarmed.

"You . . ." Her words trailed off. "Vanguard."

His jaw clenched. "I don't use that name anymore."

Salem took hold of his shoulder, staring deep in his eyes to discern the truth. "Did my father kill your family?"

Caz sighed, running his fingers through his hair, making him look wild. "It's complicated."

"You need to tell me the truth," she told him, her desperation to know that he wasn't using her to fulfill some vendetta driving her mad. "Tell me right now, Caz."

He lay back down, facing the ceiling, and opened his arm for her. "Come here, it's a long story."

Salem looked at the opened spot, attracted to it but holding herself back. "And you'll tell me?"

He gave a brisk nod. She went into the spot, burrowing into his side, her face on his chest, looking at him while he curved his arm in to hold her in place.

"Your father killed the Vanguards," he told her, softly stroking her hair back and forth, in a gesture that was one of self-soothing almost as much as soothing her. "But I haven't been a Vanguard in a long time. Twelve years, in fact."

"What happened?" she asked quietly.

"My parents died in a boating accident," he stated, his voice flat, as though the event didn't affect him. Or maybe it affected him too much. "I still don't know if it was an accident or not. But after they died their estates and properties, everything, went into the care of my uncle and aunt. They had somehow worked with a lawyer to alter my parents' will, and since my brother and I weren't adults, they were our legal guardians. We couldn't contest the will."

Salem's heart hurt for the pain she heard in his voice at the end. It hadn't been there at the mention of his parents or guardians, but at the mention of his brother. She hadn't known he had a brother. And going by the twisting feeling in her gut, she didn't think she would get a happy answer.

"Where's your brother now?" she asked him softly, waiting with bated breath as he kept looking up through the glass.

"He's in the sky," he said. "A star, right next to your sister. Look."

The pain in his voice broke something inside her. Her own pain, the pain she had been keeping and nurturing for years, came to the fore, as though called by his, the melancholy of their agonies meeting in the middle, recognizing each other, and embracing, becoming a dance of melancholies in the air between them.

She didn't look up at the ceiling, but at his tattoo instead, the one right under her hand, the star over his heart.

For his lost brother.

She pressed a soft kiss to it, not knowing if she could do anything that would lessen the pain. But she knew one thing that might, the one thing he'd taught her when she'd broken down—being there. Being there for him, showing him she was there for him in his pain.

His arm gave her a little squeeze, and she felt the vise around her ribs ease, breathing becoming easier.

"He was almost an adult when our uncle disowned us and threw us out on the street," he continued in the same low tone. "Our trust funds were dissolved thanks to their asshole lawyers, our accounts frozen, and our lives changed overnight. We went from living in a mansion to being homeless, from luxury cars to walking everywhere until our feet bled."

He took in a deep breath, as though the memories were weighing on him, and Salem rubbed his chest, again taking inspiration from the way he rubbed her hair and how it soothed her.

"Laz was a big guy, so he passed for an adult and kept custody of me. He was wicked smart but had to drop out because neither of us could afford to go to our old school anymore. Our focus became survival."

Salem listened, letting him share and unburden himself, willing to carry some of his weight if it made him feel lighter.

"Did I say he was a big guy?" he asked, a small smile on his lips.

"Yeah." Salem swallowed, the knot in her throat tight. "Like you."

His smile deepened. "I'm bigger than he was." The smile slowly faded. "He started working as a bouncer. It made enough that he could get us a small place and food on the table. I switched schools and started working part-time waiting tables for a local catering company to help out. Things were going okay, or as okay as could be."

Salem waited him out, letting him take his time and find his words, slowly petting him as he played with her hair unconsciously. "Your father spotted my brother at a friend's club. They met a few times. Your father liked him, and he made my brother a deal."

Salem frowned. "What deal?"

He huffed a laugh that didn't reach his eyes. "His daughter was going away to Mortimer University. He didn't want to send her without protection, because he was afraid something would happen to her."

Olivia. Of course her father had been worried about her.

Caz continued. "So, he offered my brother a deal. Befriend Olivia, be her protector and secret security, and he would get a full-ride scholarship to the university on any subject of his choice."

Salem opened her mouth, then closed it, not finding words to say. Knowing her father, it completely tracked. This was definitely a deal she could have seen him making with a young boy almost her sister's age.

"Your brother took the deal?"

Caz nodded. "Not just for himself though. I had an interest in painting." He smiled again. "Laz was sure I was going to be great one day. He took a scholarship for himself in journalism, that was his thing. And he had your father get a full ride for me in Arts from a legacy family, so it would appear on paper that I belonged. He didn't want me to be looked down upon by any peers I'd grown up around."

Salem looked at him in mild awe, trying to compute that kind of love. What did it feel like, to be so deeply loved and adored and supported? She wished she'd known his brother, if even for a day. He might've given her a glimpse of that love, shown her through his love for Caz how true it could be, being loved by an older sibling.

She wished Olivia had loved her like that.

Her nose tingled and she pressed it against his warm skin to keep the sensation contained. It was slowly falling into place with Olivia's and Laz's deaths two years ago.

"That's how you showed up last year?"

Caz hesitated, before nodding. "Yeah. We'd never changed our names but I . . . had to."

Salem wanted to follow that up, but a huge yawn cracked her jaw.

She heard him chuckle. "Sleep. More later."

Salem shook her head. "No, I want to know. I have questions."

"I'm not going anywhere, little asp," he told her, his words a promise in the dark against her hair. "You're exhausted. Rest that pretty little brain of yours."

"But—"

"But nothing." He turned on his side, facing her. "We'll talk later. You need rest."

"How do you know?" She narrowed her eyes adamantly.

He brushed his lips against her. "Because you fell asleep in my arms on the edge of the cliff. Because your pussy took a pounding.

Because you're feeling too many things you're not used to. Take your pick."

The way he understood her baffled her brain sometimes. She had so many questions for him, so many things she wanted to learn now that the Pandora's box had been opened, but he was right. She was exhausted, and maybe, he was too. Maybe, they just needed a full night of sleep without knowing they were alone.

And looking at him, knowing even the little she knew now, she recognized he was lonely too. He lay alone every night in a world where no one and nothing belonged to him. She could feel his ache, his agony so deeply within herself it was like her own, just a different variant of it.

But it didn't have to be that way. Not anymore.

She made a decision. "On one condition."

He raised his eyebrows in silent inquiry.

"You're moving in with me tomorrow," she stated. "You'll sleep in a bed every night till you die, no matter what happens between us. I promise."

The ferocity of her words surprised her, and ignited something in his flint eyes. He grabbed the back of her head and dragged her face up for a deep, thorough kiss, one that made her synapses fire up again.

He pulled back an inch, and stated just as fiercely, right against her mouth, his words a vow against her lips:

"And you'll be in that bed with me every night till I die. I promise."

Salem really, really wanted to hold him to that.

But right then, she just held him and breathed.

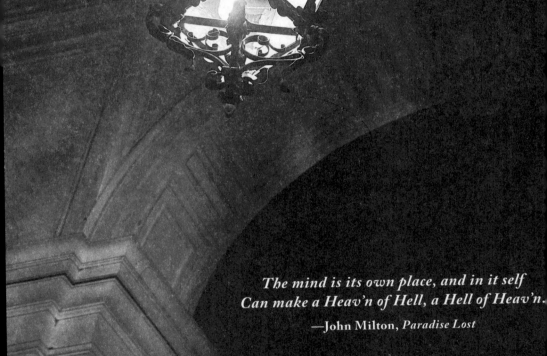

The mind is its own place, and in it self
Can make a Heav'n of Hell, a Hell of Heav'n.

—John Milton, *Paradise Lost*

CHAPTER 28

SALEM

"Miss Salazar, you called?" The accented voice of Anna, the Salazar family's twenty-year-old housekeeper, came on the line, reminding Salem of the house she had grown up in.

While never quite cold, Anna had never been particularly warm either. What she had always been, and still was, was efficient. Which was exactly why Salem was calling her. If there was anything that needed to be done, especially in secrecy, the portly woman was the person to do it.

"Anna," Salem greeted her, raising a hand at Aditi in a silent wave as she entered BBC. "I hope you are keeping well."

"Yes, miss." The older woman sounded the same, like time had frozen her since Salem had been born. "What can I help you with?" Straight to the point. Salem had always liked that no-nonsense attitude about her. It had been refreshing in the world she had lived in.

"I need you to do something for me, Anna," Salem began. "With discretion. My mother cannot know."

Anna hesitated. "Within boundaries, miss. I answer to Mrs. Salazar."

Salem had expected that. Anna was nothing if not loyal. "Of course, nothing untoward, Anna. Do you remember Great-grandmama's journals? They were brought to the house after her funeral, if I remember correctly."

"Yes, miss," Anna agreed, taking a few moments to think. "They are all in a box in storage. Do you need them?"

Smart woman. "Yes," Salem replied. "There are important notes in them that will help me with a project. There is a special award I have applied for this year. I called mother but she seemed reluctant to part with them." Honesty was the best policy with Anna, especially since she could easily talk to her mother. "Would you be able to pack the box carefully and have it sent to me as soon as possible, please? I wouldn't ask you if it wasn't urgent."

"Of course, miss. You'll have them by tomorrow. Is there any particular address you'd want me to direct it to? Or your residence on campus?"

"My campus residence, please." Salem felt a sliver of excitement course through her as she thanked Anna. "Oh, and one more thing."

Then she stated the other thing she wanted and hung up, turning to Aditi. The other girl looked tired, the same way Salem had felt for days until her deep, deep sleep last night in an unconventional, uncomfortable place. Caz had been asleep when she'd gotten up, gotten dressed, and slipped out, walking back to the campus. She had a meeting with Dr. Bayne before classes began and she couldn't miss it.

But her friend had her attention now. "What's going on?"

Aditi sighed. "Boy problems."

Salem leaned on the counter. "Baron?"

The other girl rolled her eyes. "Who else have I been banging on the regular?"

Salem didn't say anything, just patiently waited for Aditi to come out with it. The other girl lasted all of ten seconds before caving. "He's being weird. Well, weirder."

Salem frowned. "Weird how?"

"When we began, he used to leave after we, you know. Last few days, though, I don't know what's gotten into him, he's staying the night, leaving in the morning. And then this morning he just left, acting all weird, telling me we were done, and I don't know what's happening. And when I asked him about it, he was all cagey."

Her friend was freaking out because Baron was possibly catching feelings for her. But Baron was a shady guy, she knew. She couldn't imagine him doing something out of pure emotion without some kind of calculation behind it. "Do you think he's maybe feeling more for you?"

Aditi scoffed. "Yeah, no. Man is hot in bed but cold at heart. We both knew exactly what this was, and it sure as hell hadn't run its course. It's something else. I have a gut feeling."

Salem's reminder for the meeting buzzed her phone and she pocketed it. "Listen, I have a meeting with my advisor. Let's meet after classes. I have to update you guys about something too."

Aditi's eyes widened. "Holy shit, did that hunky chonk of a man win you over?"

Salem was the one to scoff this time. She waved her friend good-bye and hurried out of the café, avoiding bumping into the morning foot traffic as she brisk-walked her way to the meeting.

Her phone vibrated again with her mother's customary early-morning call.

"Good morning, Mother," Salem greeted her.

There was a brief pause. "You seem to be in a good mood," her mother noted, pleasant surprise in her voice. "I take it everything is going well?"

"Yes." Salem picked up her pace around the fountain in front of the old castle building where Dr. Bayne's office was located. "How are you doing, Mother?"

"Good, now that I hear you sound happier." The words made Salem slow down. There was sincerity in her mother's tone, and that confused her. Salem's happiness had never been a topic of conversation for them. This felt a little out of left field.

"Anyway," her mother continued when Salem stayed silent. "Good news is we have buyers for two of our properties. I have been quite enjoying showing them off and getting the best deal for them. Isn't that great?"

"That's great," Salem agreed. Though they weren't short on funds, her mother's lifestyle had taken a hit after the scandal, and if selling properties gave her a modicum of comfort in her loneliness, Salem was all for it. "Have you . . . ?"

Salem stopped.

"Have I what?" her mother asked.

"Have you ever thought of moving away? Maybe starting new somewhere?"

She heard her mother laugh softly. "Of course I have." The laugh died down. "But I will be a Salazar no matter where I go. What I see here, I will see anywhere else. Societies like ours are very small."

Salem pondered on that, thinking about the truth of the statement, especially in light of what Caz had told her. He had stopped using his name and become someone else. That had been the only thing that had shielded him.

"And you've never thought to change your name?" Salem wondered out loud.

"No," her mother denied immediately. "This is the name of the man I loved and married. The name of a legacy I became a part of. The name of children I carried in my womb. People can take our lives, our homes, our reputations, but they cannot take our names. No matter what tragedies we face, what we lose, this name stays with us."

Salem felt surprisingly moved by the emotion in her mother's voice, something beyond pride. It was surprising because Salem had always felt like a blight on this name, but the emotion in her mother's voice suggested otherwise. It put her mother in a different light, made her understand her differently.

"Anyway." Her mother deliberately changed the topic, talking about other regular things before they said their goodbyes.

Salem was in a thoughtful mood as she entered the castle through the small side door, directly entering the lower foyer that opened up into a small courtyard. The morning was surprisingly bright and sunny as she made her way to Dr. Bayne's office. The old part of the castle his office was located in was chilly despite the sun outside, the high ceiling of the corridor and expansive stone walls making everything drafty. Salem tugged her sleeves over her hands, trying to shield them and shake off the bite. She climbed the old stone stairs to the second floor, surprisingly alone on her way. It was early morning, but usually there were still a few students on campus. Was it a holiday or day off and she'd missed the notice?

Dr. Bayne's office. As she tried to figure it out, she turned right from the first floor landing, toward his office, and stopped in her tracks.

There were voices coming from inside, loud voices, loud enough to stop her.

"We have a bouquet of four flowers this time," a male voice said, and Salem recognized it. It was the same one she'd heard that night hiding next to Merlin's office. The man who had been with Merlin.

What was he doing in Dr. Bayne's office? What bouquet were they talking about?

"We need one more. And how many gardeners?" Dr. Bayne asked.

"Seven."

"That's a good number," a girl's slurred voice came, another voice she recognized.

Lara. What was she doing? Was Dr. Bayne Lara's supervisor as well?

Curiosity got the better of her. Crouching, she leaned forward and lined her eye up to the keyhole, peeking inside, trying to see what was happening.

Dr. Bayne sat in his chair, next to a man she didn't recognize with his profile to her and Lara, on her knees in front of the stranger, giving him a blowjob.

Salem pressed her hand to her lips, shushing herself physically, shock coursing through her veins at seeing a girl she had known peripherally throughout her life, a girl who had been the epitome of prim and proper, be degraded on her knees for a man at least thrice her age, in the company of Dr. Bayne.

Lara was choking on the dick, drool and spit running down the sides of her mouth, her mascara running down her face that Salem could see.

"When is the pruning scheduled?" Dr. Bayne asked, looking down at a file with disinterest, as though there wasn't oral happening right in front of him.

"When they blossom after winter," the stranger answered, and Dr. Bayne nodded.

"What about the fertilizers?"

"Seem to be okay," the man getting the blowjob grunted.

It was a bizarre conversation, and an even more bizarre visual, one that made Salem frown and step away from the door. She quickly backed away from the office and went out of the lobby, out into the main staircase that was slowly filling in with students heading to their classes.

Salem started for hers, unable to wrap her head around the fact that what she had witnessed was happening so close to so many students. What had they been talking about? And what the hell was Lara doing there, like that, so early in the morning?

She was too slow in moving because a second later, she heard her name being called and turned to see Dr. Bayne at the mouth of the lobby, waiting for her with his usual warm, genuine smile. Her brain couldn't compute this as the same man she had seen inside.

"Miss Salazar," he greeted her. "You just got here?"

Salem nodded mutely, thankful for the first time that talking wasn't expected from her because she couldn't find the words.

"C'mon," he invited her, and walked toward his office. "Let's wrap this up quickly so you can go to your classes."

Salem walked into the office, a little hesitant, her eyes falling to the place Lara had been kneeling, right in front of the chair she usually took. It felt dirty now, so she walked to the window instead, looking out.

"Are you alright, Miss Salazar?" Dr. Bayne asked, concern in his voice.

Salem studied him, focusing herself to remove emotion from the situation and study it dispassionately. Nothing seemed out of the ordinary. Had she not peeped through the keyhole, she couldn't have even guessed anything was amiss. But maybe it wasn't. What if it was a more regular thing than she knew?

"Just a sleepless night, Dr. Bayne." It would've been the truth had she said it yesterday. This morning, it was a blatant lie.

Dr. Bayne nodded and took his seat, rotating his chair to face her as she leaned next to the window. "Are you worried about the awards?" he asked. "Your application went through seamlessly, despite your not going to Dr. Merlin for your recommendation letter."

There was no admonishment in his statement, just curiosity, like he was waiting for her to reveal her cards the same way she waited for everyone else. She knew this game. So she simply nodded. "As I'd said, I didn't feel I had enough of a rapport with him to ask, not like I do with other faculty."

Dr. Bayne considered her, his hair glistening in the sunlight coming into the room. "Why would you think that, Miss Salazar? He mentioned to me that you even talked about your sister with him."

Merlin had a loud mouth, and apparently, Dr. Bayne had a big nose.

She just shrugged, waiting him out.

They went on like that for a few minutes before Dr. Bayne gave her a swift nod. "In that case, there is nothing else. Your application was accepted. You're now one of the applicants for one of the most prestigious awards. I just wanted to check in on you and ask how your project was going."

Salem hiked her bag higher up her shoulder. "It's going great, actually."

"Are you comfortable sharing what it is?"

Had he asked her an hour ago, she might have told him. But her glasses, though still on her face, had lost the rose-colored film she had adopted for him, to the point that she was questioning if he'd ever even had a daughter and if she'd ever died, or if it was a story fabricated to generate empathy and get people to relate with him. She almost felt bad for thinking like that, but she forced herself to leave the emotion behind and look with the lens of an investigator.

She pushed her glasses up her nose. "Just investigating some cold cases," she told him, which wasn't a lie at all. All the deaths she was investigating had gone cold or had their files shut.

Dr. Bayne smiled. "Well, if you manage to solve one, that would add to your repertoire with the board when they look through the applications. That kind of critical thinking and tenacity can be of great value to society."

Salem nodded. "Forensics never lie, professor," she told him, keeping her eyes steady on his. "No matter how deeply buried, it always carries the truth. One just has to unveil it. That's my job. I will uncover the truth."

His smile dimmed a fraction, just a fraction, but she was watching for micro-expressions and she saw it. She kept her own face completely stoic, grateful for how handy years and years of experience had come in.

"You'll be late for your class." Dr. Bayne pointed at the door. She headed to it.

"And Miss Salazar?"

She turned.

"Next time we have a meeting, make sure you're well rested."

Salem waited outside the pub-style bar for Aditi and Melissa. Drunk Damsels was a little outside of town, on the stretch of the only road that connected the university to the outside world, about half an hour from campus by foot. Though she could have called a cab, the walk was beautiful, a path along the coast with beautiful views and beaches and breezes on one side, thick, lush woods on the other. And with the student population always flocking to and from there, the path was never quite empty.

Originally, she had planned to meet the girls outside BBC and they'd have walked together. But there had been some issue in their department and classes had run super late. So they'd told her to go ahead and get them a table, and that they'd meet her there.

She looked down at her phone again. They were supposed to be there five minutes ago.

A text notification popped up on the screen, making her heart race. It was a new number in her contacts, one she had added that day.

He had cornered her in a corridor earlier that day.

"Why did I wake up and you were gone?" he asked, kissing a line down her neck.

"I had a meeting." She breathed out. "I would've left you a note, but . . ."

"But?" More kisses.

"I didn't have anything."

"You had your phone," he pouted, and she felt her lips twitch at the exaggerated way he was doing it.

She shook her head and handed it to him. "Fine. Add your number."

He smiled, triumphant.

She looked down at the text, shaking her head at the way he'd saved his number.

Love of my life: You need to leave me your finger next time.

Love of my life: How the hell do I get in? Was this your plan? Trap me in the girls' building? Revenge for any public displays, even though I know you're secretly kinky for it?

She knew what he was doing, why he was doing it. Being all dramatic so she didn't regret her decision and get uncomfortable. She went to contacts, updated his name, and typed out a response.

Salem: There's a keypad. Code is 54639149.

Bane of my existence: Who the hell keeps codes like that?

Salem: I do. And you better learn it.

Bane of my existence: Fine. When will you be home?

Home.

Salem blinked at the screen, surprised by the rush of emotions suddenly assaulting her. She'd never thought of any place as home in her life. She'd had houses and rooms. Not a home, not once she'd grown up and out of the idea of one.

And she knew the word held the same meaning for him. She knew what he was doing.

Fuck.

Salem: Waiting for the girls. Hopefully by midnight.

Bane of my existence: Take care of my pussy. Said pussy gave a ghost of a clench at being acknowledged by him. She'd just had him once but already she was insatiable, waiting till she could go to him, be with him, learn more about him and ride him to bliss.

Salem took a breath to calm her ass down, and switched chats to see the girls' location. Ten minutes. They were walking too.

She locked her phone and had just turned to go in to grab a table when light hair caught her eye across the street.

She knew that hair. She'd admired it many times, and just that morning, seen it in a fist.

Lara.

The girl's back was turned to her. She was facing the low wall that separated the road from the short beach, and then the sea beyond. Darkness had descended, and aside from the light of the bar and streetlamps at a distance, it was shadowed and gloomy.

Salem stared at the girl's back, an awful, awful feeling twisting in her stomach. She looked around, to see if anyone else had noticed her or had come with her. The students hanging outside, waiting outside, were all in groups, talking and laughing with each other, none the wiser about the girl who was standing alone across the street.

Somehow, under the orange light of the lamp, her hair looked more reddish brown than blond, and Salem felt queasy.

She looked exactly like Olivia from the back.

Dream interspersed with reality. Olivia's rotting face cut to Lara's back, and Salem bit the insides of her cheeks.

Stay in the present.

Thankfully, she saw Aditi and Melissa walking her way sooner than she'd expected and she waved to them, pointing at Lara standing still near the short wall.

She saw the girls frown as she crossed the street quickly to where Lara was.

The girl was eerily still.

"Lara," Salem said carefully, not wanting to disturb her if she was lost in thought or having some kind of psychological breakdown.

Lara turned to face her, her gaze empty, like she was having an episode of some kind.

Salem hesitantly touched her shoulder. "Lara, it's Salem. Lara?"

No reaction, no expressions, nothing. It was like she was in a fugue state.

Aditi and Melissa reached them, their faces full of concern. "What's wrong with her?"

Salem shook her head. "I don't know. But she's not okay."

Aditi had her phone in her hands. "She needs to be taken to the hospital." She pressed the phone to her ear. "Hey, it's me. Yeah, yell later. Listen, we have a problem. Yeah, a girl from Business is outside the bar. She's just blank, not responding. I don't know, you tell me?"

Salem listened with one ear to the conversation, the majority of her focus on Lara. She took hold of the girl's wrist and pressed her thumb to it, looking down at her watch. A minute passed and her pulse was normal. Not low or high as one might have suspected. Was her condition because of what had happened that morning? Had she been raped? Could Salem have done something to prevent whatever this was?

Salem stepped closer to the girl, trying to reach her, when her eye fell on something that stunned her.

The small symbol behind her ear. A tattoo of an unknown symbol. She was marked, just like the two dead people on her board.

"Lara, if you're in trouble, you need to tell me," she urged the other girl. "Who did this to you?"

When Lara didn't respond, Salem looked at Aditi and Melissa, aware they were listening in. Salem pushed that to the side and focused again on Lara.

"Are they making you do this?"

A flutter.

Just a flutter of her eyelashes.

But more, much more than anything in the last few minutes.

Salem took hold of both her hands, gripping them tight, her heart beating rapidly. "Who are they, Lara?"

Something cackled in the air, startling Salem into turning around. Just a parked car's alarm going off.

Before she could calm her heart, the grip on her hands tightened for a split second before Lara pulled away. Salem let go, looking at her in surprise as she looked at Salem with one second of clarity, saying one word that rocked her to her core.

"Bird."

Before Salem could even process the impact of the word, Lara climbed over the low wall and walked onto the beach.

"What the—" She heard Melissa begin to speak and then cut off as they looked at Lara, walking barefoot, straight to the dark sea.

No.

Without hesitation, Salem jumped over the wall and landed on the beach, grateful that she'd worn flat, comfortable boots as her friends fell behind her on the unstable sand.

"Lara!" she called, aware of the girls getting other people's attention and calling for help. Someone screamed for the lifeguard who had gotten off the beach due to the tides. Knowing that they were there behind her, she went after Lara as she walked faster and faster toward the sea.

Salem could feel her heart thundering in her chest as she ran after the girl as best she could, the sand wet and awkward under her flat boots.

"Lara, stop!"

The girl kept moving, almost running now.

Lights didn't reach so far into the beach. The clouds offered almost no moonlight. Salem just heard her rushing blood in her ears and the sound of the waves in front of her, seeing Lara's white dress as a beacon in the darkness. She marched on.

"Lara, think of your family!" She screamed the one thing she knew Lara cared about.

No effect.

"Salem!" she heard Aditi yell. "Salem, come back! The riptide is coming in. You can't go in!"

Fuck.

She froze on the beach, shaking from head to toe, torn between her own survival and protecting someone else, someone who was connected someway to everything happening at the university. If she let her go, the link would be gone, her chance of finding something, anything, evidentiary next to none if the water washed it away.

"Salem!" Melissa screamed her name as well, and Salem took

a step forward, watching Lara wade into the incoming tide. She wanted to move forward, charge into the waves and bring her back, get her to a hospital and demand answers.

She needed answers.

But the tide was touching her feet now, the other girl submerged in it to her waist.

She turned in the water, and Salem saw the flicker of life in her face at last. She looked at Salem, and Salem at her, aware of the water touching her ankles now.

Lara didn't say another word. Just turned around again, submerged in the water to her neck. Salem kept watching her, unable to move, watching as the girl, a girl she had known her entire life, was swallowed by the sea.

A strong hand gripped her arm and pulled her back. She looked to see Baron dragging her back from the water, the lifeguard beside him, and her feet complied, even as her mind tried to process what had just happened.

Baron took her back to the wall, where her friends waited along with a large crowd, an ambulance and a police cruiser just pulling into the road. As soon as she reached the wall, Aditi and Melissa enveloped her in a tight hug, telling her how worried they had been, and Salem let it wash over her, a sound coming from herself making her aware her teeth were chattering.

Baron picked her up and easily put her on the other side of the low wall, doing the same to Melissa and Aditi, his hands staying on Aditi's hips.

Someone wrapped a blanket around Salem and she looked up to see it was a kind-looking emergency responder. There were more of them out on the beach, with flashlights trying to locate Lara in the dark tides, hoping to find her swimming and bring her back.

"You'll have to stay and give statements," a cop standing with them told everyone, looking especially at her. She managed a semi-nod.

"I've called van der Waal," Baron told her, looking at her with a severity she hadn't seen from him. "Let him take care of you, Salazar."

She just hugged the blanket around her, feeling chilled to the bone, her eyes on the sea with no sign of the girl who had gone into it. She wondered how many bodies lay in those waters, unknown and unnamed, and felt a shiver go down her spine. Her teeth kept chattering.

"She's in shock," Melissa said to someone, and wrapped an arm around her. It helped, but didn't dissipate the chill from her bones that seemed to have found her again.

The sound of tires screeching filled the air and she looked up to see Caz jumping out of a car, a dark, unhinged look on his face, a ferocity in his eyes as he searched the crowd, finally spotting her in her little huddle. She saw his eyes flare, his jaw clenching as he came toward her, covering the space in long strides, the crowd parting around him like the sea that never did, following him with their eyes.

He came to her like a storm, all charged and lit up so bright it blinded her and electrified her the same, as he stepped into her personal space, his hands fisting in her hair, tilting her neck up so he could look into her eyes. He searched them, back and forth and back and forth, and Salem looked into his, turbulent like storm clouds, feeling like she was in the middle of one, zapped and suddenly burning alive.

But she was so cold, and she knew what would help.

And then, as if he understood exactly what she needed, maybe because he needed it too, he wrapped his arms around her, picking her up off the ground, the blanket falling down as his embrace replaced the warmth—much better, hotter, tighter. She wrapped her legs around his waist as he just stood there, cupping the back of her head in one large hand and holding her up by the other under her ass, scenting her hair and kissing the side of her neck, in the spot she had come to think of as his because of his odd obsession with it.

The cold slowly leached from her bones as she hugged him back, hanging on to him, holding on to him, tucking her face into the space under his neck, feeling his pulse throbbing against her cheek, the chattering of her teeth and shivering of her body slowly subsiding as he warmed her from the inside out, not saying anything but just with his presence, just by being there.

The clearing of a throat brought her back to reality. She hid inside him for a second longer, wishing that she could hide there forever, that he was big enough to keep the world at bay.

"Chin up, baby," he whispered into her ear, and she let out a shaky breath, pulling back.

She looked around to see people watching them, from her friends to other university-goers to the police waiting for her statement.

Salem squeezed his shoulder once, and unwrapped her legs as he let her down.

One of the policemen came up to her, a notepad in hand. "We'd like to know what happened."

Salem turned to him fully, realizing Caz had taken a stand behind her, his hands on her hips, his stance broad and immovable, daring anyone to ask him to leave, a solid wall of warmth behind her, letting her lean on him, rely on him, take from him.

Salem exhaled slowly, letting the emotions disperse as she focused on the investigative side of her brain, and relayed everything to the police officer, starting with seeing Lara and the blowjob thing in the morning, through seeing her outside, to the very end, telling him everything except the symbol tattoo behind her ear. The lights kept flashing, the emergency responders kept searching, the crowd kept watching.

Everyone around her listened to her account of things then gave their own statements, and through it all, the dark lord, with blaze and brimstone in his soul, stood behind her.

Nevertheless life and death are mysterious states,
and we know little of the resources of either.

—Joseph Sheridan Le Fanu, *Carmilla*

CHAPTER 29

SALEM

It was midnight by the time everyone wrapped up their statements and dispersed. The police told them that Lara wouldn't be found until the tides receded in the morning, and possibly carried somewhere farther along the beach, if she was found at all.

Salem sat in a booth at the bar. It was still open and buzzing with activity, the kitchen open in the back to serve the hungry customers who had been outside for hours. Nothing like death to get everyone talking, including her. Caz sat on one side, Melissa on the other, joined by Aditi opposite them with Baron next to her. They had just ordered food, and though it seemed insensitive to eat after what they had witnessed, the fact was they were starving. Salem hadn't eaten anything since a quick lunch, and given the exertion her body and mind were already feeling, she needed the nourishment or she'd pass out. And she didn't want to. She needed to tell Caz about the mark and ask him more questions. They needed to talk.

Baron was evidently on the same wavelength because he took a sip of his water, not drinking since he was driving. Caz too, since he was driving as well. He had a car, a sleek black one that he'd slammed the brakes on earlier and left on the street and had later had to park properly. She had no idea how he had it or where he had kept it hidden, his secrets intriguing her more and more.

"So," Baron began. "Let's talk about the elephant in the room." He turned to her. "You saw Lara this morning in Dr. Bayne's office, giving someone a blowjob? And then she just up and runs off into the sea?"

Salem nodded. "Dr. Bayne is my advisor. He was helping me apply for the awards."

She noticed the look Baron and Caz exchanged, and made a mental note to ask Caz about it later.

Aditi fidgeted, as if she was uncomfortable. Salem raised her eyebrows at her and she mouthed "later." Salem nodded.

Their food came and they all dug in, Salem taking a huge, completely unladylike bite of her chicken and mashed potatoes. Caz took a massive bite of his grilled cheese sandwich, inhaling half of it in one go. She could now see why he'd ordered four of them.

Baron leaned forward, cutting into his grilled fish. He placed a piece on Aditi's plate and ate the rest. Aditi tried the fish, wrinkled her nose at him, and turned to her pasta. "It feels weird eating like this after what happened."

Melissa spoke from the side, chewing her pasta delicately. "That's the fucked-up thing about it. I can't stop thinking how she was looking at us. It was eerie."

Aditi nodded. "What do you think, Salem? Your expert opinion?"

Salem forced herself to swallow the food, the taste completely bland on her tongue, the lump tight in her throat. Her insides were jittery. Lara's face morphed into Olivia's face, her lack of expression becoming her sister's, and Salem bit the inside of her cheeks to stay in the present.

"It's difficult to say without examining anything," she informed them, trying to switch into the analytical part of her brain, trying to remove her emotional response from the situation as hard as it seemed. "If her body is found and an autopsy is done, the report could shed light on it, rule out any narcotics or medication or allergic reactions, though I highly doubt it was that. She was calm. Her pulse was completely normal."

Caz chewed thoughtfully, swallowed, his tattooed throat moving with the motion. "Maybe she had a psychotic breakdown," he suggested. "If what you saw this morning was nonconsensual, it's possible her mind simply couldn't take it and dissociated from the trauma. It happens more often than we know."

Baron hummed. "Possible."

Salem shook her head. "I thought of that too but it doesn't make sense. It felt . . . specific. I can't explain it, not without evidence. Why this place? Why like this? There are so many more ways to go, much less public and much less painful, if that was what she wanted to do."

"Maybe she wanted to make sure everyone saw," Melissa mused.

The table went silent, thinking on her words. Salem was thinking too. She knew it wasn't just a suicide, it couldn't have been. Salem might not have liked Lara but she had known the girl long enough to know how she viewed it. Lara had been at both her sister's and her father's funerals, and though she hadn't been unkind then, her views on suicide had been apparent. It was irresponsible to leave the family behind like that, and she wouldn't have done that. Add to it the odd symbol behind the ear and the "bird" she said in a moment of lucidity, and Salem was convinced there was more to it and she could feel she was getting closer to finding answers. She could *feel* it.

They finished eating in relative silence, an odd group of people. They paid for the meal and left. The girls hugged her in the parking lot again before Aditi and Baron went off to his car and Melissa went back inside the bar to find someone because she didn't feel like being alone that night.

Salem could relate.

She looked at Caz from the passenger side seat of his very nice car, and felt her hand go to his hair, brushing the longish strands away from his face as she leaned back against the window.

"How did you get the car?" she asked.

He slid her a look before returning his focus to the road. "One of my paintings sold last year."

Salem felt her eyebrow go up. "So, the rumors are true?"

"Which ones?" he asked in a wry tone.

"You sold paintings for millions?" she fired at him.

"One painting. Five million," he fired back.

Damn. That was a sweet deal.

"Then why stay in the creepy temple thing in the woods?" she asked, wondering why he didn't stay in a house or the residential building if he had the money to.

He stayed silent for a long minute. "I was looking for my muse."

Salem blinked at the unexpected answer. "By sleeping in a bag in the woods?"

He shrugged. "Woods. My studio in the library. Just those two."

She had yet to see his studio in the library. Though she remembered how she had followed him there once, a lifetime ago, she had never gone down. "It feels so long ago," she said out loud.

He knew what she meant. Of course he did. "It does."

Salem brought the conversation back on track. "So, did you find your muse?"

"I did," he confirmed, taking a right turn to the university parking building close to the main gates. The building came into view, and they entered, going down to an empty spot.

He did the hand thing she had seen women rave about online but never understood the fascination with. But watching him as he put one hand behind her headrest and spun the wheel with the other, his tattoos magnified somehow as he reversed into the spot with precision, Salem got it. It was hot.

Once done, he cut the ignition and turned to her, snaking a hand into her hair.

"I found my muse on a beach on a dark night," he told her, holding the back of her head, his eyes blazing. "And she was the most stunning creature I had ever seen, with living snakes in her hair and fire in her eyes, yet made of ice."

Salem breathed deeply, remembering the night vividly, the night he had been drawing while she stood over a dead body. He had thought her stunning, the sincerity in his voice convincing her he was speaking his truth. And it had touched her, that he viewed her so beautifully.

"Okay," she whispered, her throat tight.

A side of his lips twitched. "Let's go."

He leaned in and nuzzled the side of her neck before getting out of the car. She got out, not waiting for him to come around and open her door, and joined him at the gate, tucking her hand in his warm, calloused one, as they walked back to the resident buildings. The castle and campus were all empty this late, the wind chillier than it had been the night that she'd been naked in the clearing.

They reached her building in companionable silence, and then walked to her room.

She opened the door and was surprised to see how much fuller the space felt with his things—a suitcase next to the closet, his laptop and accessories on the desk next to hers. But not all of his things. He couldn't be living that sparsely.

"Where's the rest of your stuff?" she asked him, walking to the closet, to see his clothing occupy the space she'd emptied for him in the morning. Dark shirts and t-shirts, dark pants and jeans, dark jackets and coat.

"This is it." He toed his boots off next to the shoe stand at the entrance. "I moved most of my painting stuff down to the studio. Don't need much personal stuff."

Salem studied him. Why was he living so frugally when he had the money? Something wasn't adding up.

She sat down on the bed and extended her hand out to him, much like he'd extended his to her last night, and he took it, just like she had. She pulled him onto the bed beside her, making him sit next to her. "Pact of trust, remember."

He let out a breath, leaning forward, his elbows on his knees, and hung his head for a moment. "I just . . ."

Salem instinctively began to rub his back slowly.

"I was in prison for a year."

Salem's hand froze, completely thrown by his words. "What?"

He sighed. "Remember my brother, the one who took your father's deal and came here to protect your sister?"

Salem nodded, still frozen, waiting for an explanation.

"When I was younger, I had anger issues," he told her honestly. "Laz always knew how to get me to calm down, but with him gone and me in school, living with a temporary guardian he was paying, well, I spiraled."

Salem's fingers flexed over his back. "What happened?"

He stood up suddenly, like his body was too wired to be still, and headed to his bag, the one he kept with him at all times. Salem stood as well, not understanding what was happening. Was he leaving?

She let out the breath she'd been holding when she saw him rummage inside it, until he was clutching something small in his large hand. His back expanded on a loud inhale, and he turned to her, walking right into her personal space and taking hold of her hand.

Salem looked down at the object in her hand, confused, until she recognized the cracked screen.

Her phone.

Her old phone that she'd broken on the ground.

Her broken phone that she'd given to a stranger boy one night eight years ago.

Her lost phone that had never been returned again.

Salem stared at it, holding the weight in her hand, her heart in her throat as she processed the information coming at her at lightning speed.

"I don't understand . . ." Her voice trailed off.

He pressed his forehead to hers, much like the time they had been standing on the street. "You wore a necklace that night." His face moved, his nose finding the side of her neck, the spot he loved. "It was one of those fancy snake necklaces, that wrapped around your beautiful neck."

Salem was breathless, both with the realization that he had been the boy she had met—the rough boy full of rage and irritation—and with the fact that he remembered her mother's choker that she had made her wear.

"Little asp," he murmured against her neck, and she felt her knees go to jelly, as another realization hit her—he called her that because of that night, and not because of her hair. She had been little and she had been wearing an asp.

The layers underneath what she had once thought a simple nick-name shook her. To not only meet but to be remembered and recog-nized years apart caused such a heady, hazy rush, going straight to her heart.

And then she remembered. She pulled back a bit and he straight-ened.

"You called me that on the beach the first night," she accused him, no venom but calling him out for everything he had been hid-ing, was still hiding from her.

He nodded. "I knew you were coming to Mortimer this year."

She gripped his arms, beseeching him to tell her everything. "How?"

He let out a breath, flexing the vein on the side of his neck that was popped under the tattoos. "I found it really odd, back then, that a young girl was texting a guy who wasn't her boyfriend but the mes-sages weren't ones she'd want anyone she knew to see," he recalled, blowing her mind again with the fact that it was him, the tall lanky rough-around-the-edges boy. "I was crashing the party that night with a friend and he got caught trying to steal something, so he dipped and I was running out the other side when—"

"—when we bumped," she completed.

He pushed a curl away from her face, his eyes blazing on her. "I recognized your eyes. They're very distinctive to the Salazars, and I'd seen your father around my brother a few times. I immediately knew you were related to him."

Her fingers on his arms went down to his waist, holding him as he continued playing with her strands, lost in thought.

"I felt protective over you, since my brother had made a deal to protect your sister. So, I took your phone and called my brother, telling him everything."

His brother had known about it?

Caz continued. "Laz told me to find out what was in it, if it was something that you needed protection from. So I did."

Salem's breath caught, her eyes breaking away from him and looking at his chest, something hot like shame filling her. He knew how desperate she had been for a friend, how low she had stooped just to find the semblance of something remotely similar to it.

His fingers came to her jaw, gripping it, turning her face up so she faced him. She couldn't. She closed her eyes, not wanting to see whatever she would see in his eyes.

"Look at me," he instructed her, and just like every time before, her body complied. She opened her eyes and he was looking at her, not the way she'd thought he would, but fiercely, just like he always did, like she was the singular focus of all his attention.

"You did nothing wrong," he told her, his words carrying the same ferocity.

Salem swallowed. "I was stupid."

"You were a child," he corrected her. "A lonely child. And he was a predator, not a fifteen-year-old boy like he'd told you."

That just made it worse, to have confirmed what she'd suspected all along.

She didn't want to talk about it anymore, so she changed the subject. "What happened then?"

He stayed silent for a few beats, his face telling her he knew exactly what she was doing, but then thankfully went with it. "I told my brother. About the group here and about what I'd found."

Salem nodded for him to continue.

"He contacted your father." Caz went back to her hair. "The group had been posing as a student group to get students from the university to meet them. Your father was furious when he found out. Had my brother do the groundwork for evidence, and the group dissolved."

Salem had never heard of that, even in rumors. "But no one heard of it, how?"

He tensed. "Because there's another group, a more powerful one, and your father was a member of it. So was mine. They buried it."

Salem opened her mouth to ask about it, her heart beginning to beat faster as the rumors she'd heard on campus about secret societies were confirmed. But before she could ask, he surged ahead, clearly wanting to move on from the topic.

"The guy you'd talked to escaped when they went for him, and he got back to the city. My brother asked me to keep an eye on him from afar and report back."

He took a breath and stepped back, leaving her suddenly floundering as she watched him walk to the window, looking out at the dark sea.

"I had been following him for a few days, reporting back to my brother so he could report to your father, when I saw him do . . . something." His grip tightened on the ledge, his tattoos flexing like a live thing. "My anger issues were on a short leash, and I snapped. Sent him to the morgue. But I was young, so instead of prison, they sent me to juvie."

Salem sat back on the bed again, her legs feeling weak. "When did you get out?"

"Two years after," he told her. "When I turned legal. My brother had . . . made some connections in his time here, and they helped him."

Salem stared at the young man before her, unable to believe how much of a life he had lived, how much turmoil and turbulence he had seen. The strength in him was astounding, making her feel smaller, her life looking like a walk in the park compared to his.

"What happened then?" Her voice sounded hoarse.

He leaned against the wall, still looking out. "Your father had grown really fond of my brother over the years. He had asked him to consider being with Olivia in a more permanent capacity."

"As security?"

He gave her a look. "As a life partner."

Her jaw dropped. She tried to remember back to the time, a few years ago, when she'd been selectively mute and not speaking to anyone, going through her final years of high school and dreading everything. She tried to remember her father ever talking about a match for Olivia, her sister ever talking about it. It was a blank.

"He never said anything," she told him, unsure of what to believe.

He shrugged. "Laz and Olivia had been together for a while. I think your father knew, but because he liked Laz, and because we came from a legacy family as well, even though we were piss poor at the time, he didn't mind. Maybe he would have told you all later."

"Maybe," Salem mused, unsure. She felt like she hadn't known anyone, feeling like even more of a stranger to her father, who had been not aloof but certainly distant from her.

Something occurred to her then. "Did you know my sister?"

If he had, it changed something. If he'd known the perfection that her sister had been, Salem would never compare. She gripped the blankets under her, her heart pounding as she stared at his back, willing him to give an answer so she could ease the knot in her stomach.

He shook his head, and a breath rushed out of her, relief filling her veins. She knew it was stupid and selfish, but she wanted one person in her life to know her first, see her first, want her first.

"I knew of her," he said. "Whatever Laz told me. He really cared for her, but his focus had been lifting us out of poverty and making enough money for us to never want for anything ever again."

"And my father offered him that?"

He nodded. "I'm not sure if Laz was considering it, not until your father offered to have my record buried, and Caz Vanguard buried. He offered a new identity for me, one that would be untraceable, and gave us the choice for me to take back the Vanguard name in the future if we wanted."

She could see her father doing that. The Salazars were a powerful family line, made even more powerful by her shrewd father. She could see him offering to give a young boy a fresh future and bury his past, not out of the goodness of his heart, but to secure the boy's older brother as an alliance for his older daughter. While Caz believed her father had grown fond of his brother, and maybe he had, she knew that the fact that the Vanguards were a legacy family almost as old as theirs had to be a factor in it. Laz Vanguard had been the heir to the Vanguard empire, robbed of it cruelly, but with the potential to take it all back with the help of her father and his alliance.

In fact, she wouldn't have been surprised at all if her father had orchestrated his meeting with the boy, seeing an opportunity and taking it, but going at it in a roundabout way so it seemed more organic and less calculating.

It was falling into place.

"So, you became Caz van der Waal," she deduced, nodding to herself as it began to make sense. "Where were you before Mortimer? You got out of juvie, and then what?"

"I had already become van der Waal and my brother was still Vanguard, and still at Mortimer since your sister was too," he explained. "He didn't want us to be here at the same time and tip anyone off to our connection. That would ruin the ruse."

She nodded, even though his back was to her and he couldn't see it.

"So, he sent me overseas to a private college specializing in the arts," he told her. "I was there, talking to my brother every day, seeing him during the breaks, until your—"

He paused.

Salem followed the trail of his thought. "Until my sister died," she finished.

He finally turned, leaning back against the window, his hands gripping the ledge by his sides in a way similar to the way she was gripping the bedding.

"Yes," he stated, a dark look on his face. "It shook Laz, both because he'd liked her and because he was meant to protect her. He had failed, and Laz hated failure more than anything."

A deep breath filled his lungs, his body tensing, and Salem braced herself.

"The last time I spoke to him, a few months after Olivia died, he told me he was looking into your sister's death," he told her quietly.

"For my father?"

He shook his head. "For himself, because things didn't make sense. He disappeared after that."

Salem blinked, thrown by that. "What do you mean he disappeared?"

"He disappeared, Salem." His jaw worked. "I kept calling, his number was unreachable. I called your father, and he was . . . not stable. I was about to leave and come here to find out what was happening when I got a letter from Laz."

Salem bit the inside of her cheeks, waiting.

"Basically, it was a fail-safe letter, triggered to be sent if he didn't contact me for a week. It told me something was wrong, and that if he hadn't contacted me, it was because he couldn't. That the chances of him being dead were high. But it told me, in clear words, that he wouldn't have killed himself, so if he was dead, it was someone else's doing."

Salem felt her lips part, her eyes widening. "So you don't know if he's actually dead?"

Deep sadness filled his face, the agony in it palpable. "I do now," he said, turning to look at her murder board, which was covered. Salem looked at it, knowing the board like the back of her hand, and went through everything on it mentally until suddenly it hit her.

Unidentified male.

The journalism student asking questions.

The pain in Caz when he had looked at the board the first time.

Laz Vanguard. Her sister's protector. Her lover's brother, and from the sounds of him, an amazing older brother.

Salem's gaze flew to Caz, realization settling upon her that she had been the one to inadvertently confirm his worst nightmare. Her body was frozen, but she forced her limbs to move, forced herself to stand up, and forced herself to slowly walk to him. She reached out a hand, tentatively touching his arm, letting the sincerity of her emotion show for once.

"I'm sorry," she whispered, not knowing what else to say.

He moved his hands from the ledge and put them on her waist, bringing her forward between his legs, their faces at a much more level height with him half-sitting on the window ledge.

"Hold me," he demanded softly, and Salem immediately wrapped her arms around his neck, breathing out the weight on her chest, breathing in his scent and letting it fill her, letting it soothe her as he did the same, his muscular arms completely wrapped around her.

She pressed soft kisses to his shoulder, whispering "I'm so sorry" over and over, and he just held her tighter, his nose buried in her neck. After long minutes of just this, just them embracing and taking comfort in each other, he pulled back a little.

She locked gazes with him, brushing back a lock of hair that had fallen on his rugged face, leaving her hand on his jaw, feeling the scrape of stubble under her palms.

"Are we done with the storytelling tonight?" he asked, and though she had questions, a lot more questions arising from the new information she had now, she could see that telling her everything he had had taken a toll. She pushed down her curiosity in the light of his exhaustion and gave a small nod.

His shoulders relaxed.

Looking at him, and knowing herself, she knew they both needed to rest before going back to their regular routine tomorrow, though her routines had turned upside down over the last few days. Somehow, she was surprisingly okay with that, with adapting to a new routine with him.

She pulled back and tugged him toward the bathroom. "Come."

Taking her clothes off along the way, she threw them in the laundry hamper and didn't look to see if he was following. She knew he was, simply by the way her back was tingling with the weight of his eyes and the warmth of his body.

She heard the rustling of him taking his clothes off as well while she turned on the shower, for once turning the water warm, and stepped in, letting it wet her hair and her skin and clean her.

She felt him step in behind her, closing them in the small glass cubicle that suddenly felt a hundred times smaller with his large frame occupying the air within it, filling it to the brim.

She watched in fascination as he tipped his head back, the tattoos on his neck coming into focus, a flower and vines going around with skulls and snake heads, down his chest to join the others. The water pounded on his muscles, running in rivulets down his broad chest, down his tight abs, down the thin trail of hair leading to his groin, leading to the large, heavy length she remembered feeling inside her just the night before.

Had it just been one night? It felt so long ago.

"If you keep staring," he said without opening his eyes, somehow aware that she was looking at him, "you won't be able to walk tomorrow without feeling me."

Her walls clenched once, but she ignored it and picked up the gauntlet he'd thrown. "Or maybe, you'll be the one with that problem."

With that, she went down on her knees, doing what she'd wanted to do since she'd seen him naked, and wrapped her mouth around him.

His answering growl was everything feeling right in the world, at least for then.

She would deal with the rest tomorrow, deal with the deaths tomorrow, but for tonight, he was there, she was there, he was alive, she was alive, and they were going to *live*.

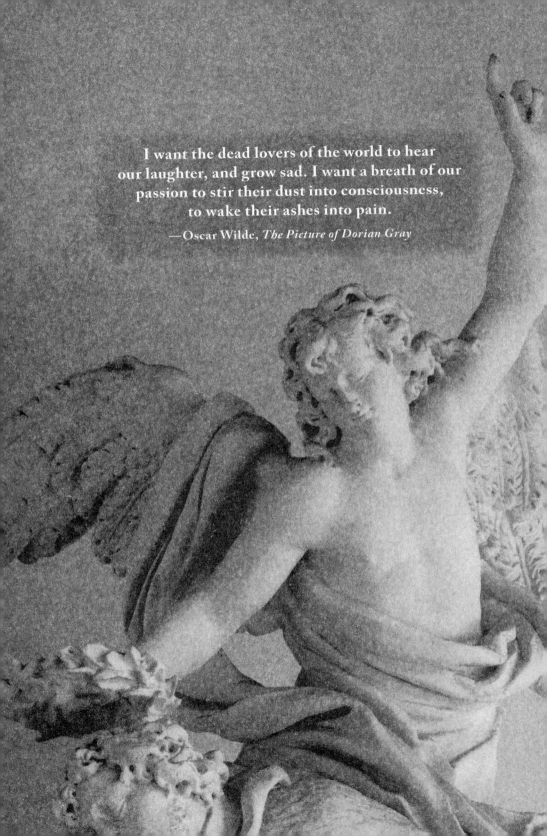

I want the dead lovers of the world to hear
our laughter, and grow sad. I want a breath of our
passion to stir their dust into consciousness,
to wake their ashes into pain.

—Oscar Wilde, *The Picture of Dorian Gray*

CHAPTER 30

SALEM

Salem lay in bed, Caz pressed into her side, looking at her, propped on his elbow as he caressed her hair.

This was her favorite part of being with him. The sex was great, but it was the after that got to her, when he nuzzled her softly, petted her carefully, held her closely. In the aftermath, with their walls down, intimacy swirled between them.

"You okay?" he asked her, his voice low, and she realized that as rough as he got, it was this side of him that made her fall deeper.

She nodded. She was sore, the best kind of sore, but she was good.

She caressed his jaw, marveling at the freedom to touch, to feel, to be. "I like this," she murmured.

"My face?" he teased.

A chuckle left her. "Yes. But also this. Us. Like this."

He twirled a curl around his finger. "What do you like?"

Salem paused in her stroking, considering his question. "I like how soft you are with me after being so rough. I like that you give me what I need, sexually and emotionally. These quiet moments, I like them."

He bopped her nose. "Look at you, melting for me."

Salem gave him a mock glare and he laughed, the sound rich and lustrous, filling the cracks inside her, a balm to her soul after everything that had happened.

He brought her close, turning to spoon her, and pressed a kiss to her neck. "Sleep."

Salem felt her eyes get heavier, and settled in.

There was a buzz on campus the next morning.

Evidently, word about what had happened with Lara the night before had spread around, many witnesses telling their friends their account of things and others just taking the word of mouth and running with it.

Salem stood next to the administration block by the old library, the part of the castle that was the oldest given to the admin staff for paperwork. The fact that it was next to what had been a prison was mildly disturbing, especially when she remembered the rumors the policewoman had told her about it.

She had been on her way to collect the package that Anna had sent her when she stopped in her tracks in front of the entrance. The main gates to the university were visible from where she stood, and she could see a media van right outside, with a reporter, one who had been in the studio when Tanya's death was being covered. Now she was pointing to the university with her mic to her face, another woman behind the camera recording her.

Curious, she changed her path and headed to the gates where a few students stood and lingered.

"Although Mortimer University is one of the most prestigious, exclusive institutes of education in the world," Salem heard her say as she neared the gates, "there is a disturbing tale of death that remains buried behind its walls. Since we have not been granted permission to be on the premises, we are coming to you right from the gates. What exactly is going on at this university? Are these students, who come from some of the most elite families, truly safe?"

Salem pondered the words just as the reporter's eyes flitted to hers. The woman's eyes widened.

"Turn the camera," she told the camera lady, before looking at Salem with the gates between them. "That's Javier Salazar's daughter." Fuck, her eyes.

She had begun to turn and leave when the woman had the audacity to call out. "Do you know why your father killed the Vanguard family, Miss Salazar? Did your family have a feud with them? I heard he was having an affair with Mrs. Vanguard and got caught."

Salem's hands fisted as she stood her ground, aware of the students who had turned to look at her. It was nothing she hadn't heard before, but she had always dodged the questions. Knowing what she knew, becoming who she had become, she didn't run. In fact, this time, she turned to look straight at the reporter, lifting her chin up in that haughty way she had perfected, wearing her cloak of ice so she could feel the chill emanating from her.

"Get out."

She might be covered in scandals, but she was a Salazar, and that name still carried weight.

"But I am not on university property," the reporter told her, almost gleeful.

"Yes, you are," Salem said, bringing her down a peg. "The ten acres around the boundary is still university property. There is a sign at the mouth of the street. Learn how to read."

The reporter's face flushed.

"You heard her." Baron's lazy drawl came from her side. "This is private property and you're trespassing."

The other students chimed in as well, until the media van pulled out, and Salem gave a nod to Baron in thanks. Others lingered, and he gave them a look, prompting them all to leave.

He looked at her in contemplation. "You've changed."

Salem raised her eyebrow. "You don't know me well enough to comment on that."

The man chuckled. "I've done enough research on you to know you never stood up to the press before, not even when they were hounding you and your mother after everything happened. This was . . . unexpected. Van der Waal seems to be rubbing off on you."

Salem ignored his last sentence and the warmth it filled her with, the memory of Caz filling her last night, of him sliding inside her this morning before she was even fully awake, fucking her into the bed like an insatiable beast before planting the softest kiss on her and leaving, all of it filling her.

She kept it all close to herself and asked this man the question that she had always wanted to ask him. "Why did you research me?"

He seemed to tense slightly at the question, his eyes drifting to the side, before coming back to her. "Well, both Salazars and Vanguards are some of the longest lines of legacy families. It was a shock to . . . shock to everyone with what your father did. Didn't make sense. Hence the research into you when you were coming."

Salem took a note of his hesitation, her eyes narrowing slightly. "Do you mean it was a shock to whatever legacy group my father was in?" she asked him, keeping Caz's name out of it since his true identity was under wraps.

Baron seemed to still, his eyes looking around to check no one had heard her, before he dragged her to the side of the gate in a more private space. "How do you know about that?"

Salem shrugged. "I'm a legacy, remember?" She let it go at that, let him think she knew because of her family.

Baron considered her for a few moments. "Yes, but it's just surprising because, well, as outdated as it is, the female legacies don't know about it. So how did you?"

Salem kept her face clean of any twitches that would give her away, and said casually, "I overheard my father talking about it in his study when I was younger. I've known it ever since." Sounded completely plausible, especially since Baron already knew she eavesdropped.

"Hmm," he hummed, not convinced, but he let it go. "I have to get to class. My advice? Don't tell van der Waal that you know."

Salem's grip tightened on her phone. She was confused, since it was Caz himself who had revealed it to her. "Why do you say that?"

"Let's just say," he said, walking backward, "he's not who he seems to be. A wild card of sorts. Weirdly loyal to them."

Or maybe that was an act. "And you're not?"

A slashing grin. "I'm only loyal to myself."

And he walked off. Aditi had her hands full with that one. Shaking his words off, Salem turned to her original path and continued to the admin block.

The day was gloomy, gray and giving major seasonal depression to anyone who liked the sun. Mist was perpetual around her knees at this time, the cobblestone paths shiny with moisture, the air heavy with invisible droplets that made her hair frizzy even in her bun. She tugged her coat tighter around herself, warding off the chill as she quickly made her way to the entrance.

A lobby with a front desk to her right, wide steps opening to an office space on the left, stone walls left unpainted and textured, and chandeliers on high ceilings, all the interior she had come to associate with Mortimer greeted her as she entered.

An older gentleman sat behind the front desk. "May I help you?"

Salem headed to him. "Yes, I've received a package."

"Student card, please."

Salem gave it to him, watching as he scanned it and handed it back to her. He turned and picked up a cardboard box from a shelf behind him, placing it on top of the flat surface in front of her. "Here, Miss Salazar."

He extended a form out to her along with a pen. "Please mark that the package does not have any of the items listed and sign here."

Salem quickly marked it safe and signed.

Then she picked up the box, felt her arm muscles scream, and promptly put it down again. She looked at the package, knowing how heavy it would be, and that lugging it back to her room, up an incline, all by herself, wouldn't be possible for her.

Opening her phone, she pulled up her thread of texts.

Salem: Are you free?

Bane of my existence: Tell me.

Not yes or no, but depending on what she told him.

He was cute.

Focus.

Salem: I got an important package. It's heavy. Can I put it in your library studio?

Salem: Don't want to carry it all the way to the room.

Bane of her existence: Coming.

Just one word, and she felt her muscles relax.

She locked her phone and waited, walking to the side by the notice board, looking at the different notes on it talking about exams in a few weeks, an end-of-the-year charity gala organized by the board that all students were invited to, and the break at the end of the semester right after that.

The next few weeks were going to be packed.

The hairs on the back of her neck prickled with that familiar awareness, that familiar way the molecules moved around him to collide with her skin in a vibrato, and she turned to see him stride into the lobby, his eyes on her.

She felt it, that intense, fierce way he looked at her, felt it right in her stomach that caved in from the force, right in her chest crushing around her ribcage, right in her core fluttering with the memory of him. But most of all, she felt it right in her mind, the intensity transferring from his eyes to hers, firing the neurons in her brain, changing the receptors, realigning them to accept the overload of sensation, sending electricity down her spine and dispersing it throughout her body.

She shuddered, in that delicious way she had come to recognize and associate with him, and his eyes flared, because he saw it too.

"Hey," he greeted her in that voice of rumbling sea and raspy smoke, a voice she now knew wrote sin upon her skin and fire on her flesh, and she felt a breathy "hey" come from her own chest.

A throat clearing had her realizing that the man at the front desk was still there, watching them. She felt a slight flush cover her face.

"This it?" Caz asked, looking at the box on the countertop.

She nodded, and watched in awe and appreciation as he picked it up like it weighed nothing, when she knew it was heavy, watching the muscles in his biceps and shoulders bulge under his jacket, the way they bulged when he picked her up or used force to keep her immobile.

A wisp of feminine appreciation curled around her, affecting the throbbing spot between her legs. It had become a perpetual problem around him. Ever since he had taken her that night in the woods, ever since she had felt him, the power of him, the weight of him, inside her, her body immediately prepared itself for another taking the moment he was in the vicinity. Though, if she was honest, it had been doing it long before that night.

He walked out the door and she followed him, cold wind slapping her in the face as she wrapped herself tighter, ogling him as he swiftly moved to the next building and entered the library.

The librarian gave them a chin-up nod and went back to her bodice-ripper. Salem had found out she had a penchant for them, and looking at the hunk on the cover with the long dark hair and gleaming chest muscles, in a clinch with a buxom beauty overflowing out of her dress, she didn't blame her.

She followed Caz right to the back of the library, where the door led down to his studio space, the doorway where she remembered panicking and him coming up behind her, the first time they had been intimate in such close proximity.

Her heart began to pound as the door opened and she saw the narrow space again, saw the tiny doorway that led down the stairs, and her hands began to tremble. Caz stopped, turning to look at her, his eyes calculating.

"Stay here," he instructed, and she was more than happy to comply, staying right outside the door, keeping it open with one hand, the other gripping her tote.

She watched him jog down the stairs with the box, disappear from view, a thump coming from below as he dumped it, and then he was bounding right back up.

Salem kept her eyes on him as he strode to her, wrapped an arm around her waist, and tugged her in, pulling the door closed behind her. It locked with a click behind her back, trapping her again between the stone walls and him, making her breaths lock in her lungs as she looked around.

Before she could process it, she was suddenly high up in the air, her legs over his shoulders, her face almost touching the stone as she steadied herself by holding the ceiling, the feeling of being trapped amplified a hundredfold by the way he had locked her against it.

"What the—"

The words died in her throat as his teeth tugged her panties out of the way, much like he'd tugged her sweater down her lips, his head burying itself under her uniform skirt, his mouth falling on her.

Salem felt the panic mix with pleasure, the combination charging up her clit to her brain, clicking in a way she hadn't anticipated as he kept her locked into place and began to consume her.

"Oh god," she cried out, unsure what she was feeling, her body confused between the signals of fight, flight, or fuck, her palms holding the stone above her to try to stabilize herself.

The aggression of his mouth was telling her that he wasn't playing around, that he wasn't savoring it and edging her. Rather, he was pushing her to the cliff, leading her straight to the drop, making her jump as his tongue wrote deviant desires on her clit, his hands wrapped around her thighs and holding her steady on his broad shoulders.

She dragged a hand down into his hair, writhing against his face, chasing the pleasure she knew he was capable of giving her while her face against the ceiling brought the memory of being trapped to the fore, her heart skittering in her chest as she began to pant.

She didn't have to beg him, didn't have to listen to his voice, didn't have to do a thing as he took her to the edge, moving his mouth expertly over her nerves like they were his own, firing sensation after sensation up and down her body.

And then he let her drop.

Salem brought her hand from the ceiling down to her mouth, muffling the scream that left her throat as her orgasm crashed into her, her body shuddering, her thighs shaking, her toes curling.

It lasted just for a few seconds, or maybe a few minutes, she didn't know. She just stayed limp, looking up at the stone ceiling, letting her racing heart calm down as he pulled back, his teeth tugging her panties back into place, and let her slide down the door until the ground was back under her feet.

She blinked up at his face, seeing his mouth and jaw glistening with her juices as he leaned forward, kissing her deeply, making her taste herself in a way that felt so dirty but so decadent.

"What was that for?" she breathed when he pulled away and stared down at her.

"So a better memory replaces it. So that every time you come here, this is immediately what you think of rather than whatever terrifies you." He nuzzled her neck, speaking against her skin. "I want to be the only villain you see. I want to be the only devil who drags you to hell."

His words should have been disturbing, but they thrilled her instead. Knowing that he could take over her vulnerabilities, consume them whole, and laugh while doing it, made her feel a sliver of power.

"You're crazy," she whispered. He was.

"About you?" He pressed a kiss to her neck. "Utterly." *Kiss.* "Absolutely." *Kiss.* "Shamelessly."

"Why?" she asked, not understanding. No one had ever been as obsessed, as focused on her. Even with the history she knew they had, she didn't understand it.

He straightened, sliding his fingers into her hair, so she looked up into his eyes, feeling completely surrounded by him. "Because life with you feels greater than death. Because you make the artist in me burn with the need to create, make the man in me burn with the need to possess, make the killer in me burn with the need to protect. You make me want to live, Salem. You give me a modicum of peace in a world of chaos. Is that reason enough?"

Salem just stared at him, the emotions in her body a riot, her vision becoming hazy as her nose tingled, the tightness in her throat overwhelming her as she clung to him.

She just nodded, her lips quivering with the need to say words she couldn't find, and he pressed his forehead to hers, stilling the tremors, his words tattooing themselves in her brain, changing her chemistry, her composition, her core.

To a girl who had never been accepted, never been wanted, never been loved, a girl who had been abandoned more than she had been embraced, a girl who had made peace with the fact that she was meant to be alone for the rest of her life, however long that might be, the words . . .

She felt the flame ignited by them burn slowly in her ice heart, warming it from the inside, changing her at a molecular level, changing her form, changing everything she had been and transforming it to who she could be, and she cupped it close, nestled it deep, and let it melt her.

To that girl, his words weren't reason enough.

They were *everything*.

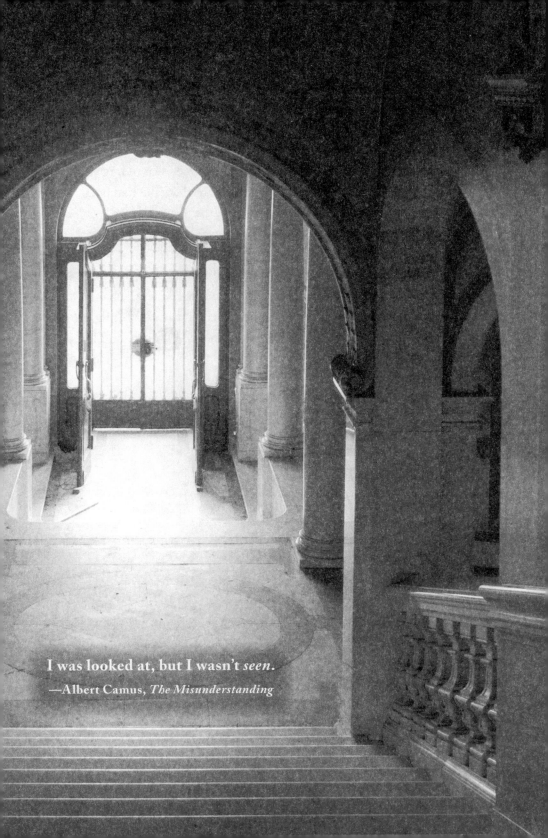

I was looked at, but I wasn't *seen*.
—Albert Camus, *The Misunderstanding*

CHAPTER 31

SALEM

After rocking her world, both physically and emotionally, Caz had led her down the stairs for the first time, left her in his studio since he had to go.

She looked around the room, a huge space that had been a dungeon at one point but was now his studio right under the library.

The gray stone walls were jagged and uneven in the windowless hall-like room, doorway arches breaking up the space. She could imagine there had once been wrought-iron cages in the arches, keeping people locked in here, that had been removed over the years.

A surprisingly comfortable couch with a pullout bed was pushed against one wall, a row of shelves similar to those in the library above taking up the space on the other side, filled with painting equipment, a gym bag similar to the one he had in her room, and a spare set of boots. A fireplace was carved into the wall right beside it, empty but present, and she could imagine a time when wood must have burned there. It wasn't needed now, since the central heating in the library above and the insulation of the basement kept it warm.

But it was the canvases, eleven that she could see, all similar in size to the one he had used in the woods when painting her, that held her attention. Because unlike the ones he had covered in opaque tarp, these ones were right out in the open.

And.

They.

Were.

Stunning.

Salem felt her breath catch in her throat as she walked to the one that had caught her eye, a large painting, done in blacks, grays, and blues, of a nude, faceless woman lying flat, being dragged somewhere by her legs by a cloaked, hooded figure. It was a disturbing image, one that evoked discomfort in her, but she couldn't deny the sheer talent in front of her.

She turned to another painting, this one even more disturbing, done in blacks and browns—another nude, of a man this time, lying dead as a river of blood flowed from his mouth, a hollow skull covering his penis in a way that was uncomfortable.

She turned to the next painting. And the next. And the next. Until she'd seen all the eleven and understood what the note on his file from his supervisor had meant. His art was unconventional, disturbing, and provocative. It was meant to be that way, and it gave her a glimpse at who he was inside—someone who understood darkness, understood death, understood the disturbing and delirious nature of them. Just like she did.

And though she wasn't any expert on technique, the use of darkness and light in his work was remarkable, the fact that he could create something like this on a blank canvas only from his mind completely awe-inspiring.

The fact that he had led her into his secret lair, a dungeon of darkness where no one came and no one saw his creations, a place he was notorious for keeping private, made something go soft inside her. It was his equivalent of a murder board.

Letting her mind drift back to the reason she stood there, Salem turned to the box that held her great-grandmama's journals. She dragged it to the couch, toed off her boots, and got comfortable on it.

And then she opened the sealed box, looking down at the dozen or so leather-bound notebooks, all inscribed neatly with the year on the first page in the late woman's fancy scrawl.

Salem took them all out and organized them by year, stacking them on the side, then opened the one for the year her great-grandmama had come to Mortimer.

This journal belongs to Evelin Anderson.

Year: 1920

Salem flipped the pages until she reached the day Evelin had come to Mortimer.

July 21st

The castle is unlike anything I have seen. It is so vast, so beautiful. There are woods and the sea in the same place, and oh my, I have never seen them before. My humble home stands in a place full of sun, and it is jarring to be here where it is so rare.

The people haven't been very kind yet. They belong to families with more wealth than I can even dream . . .

Salem read through the pages, noting her great-grandmama's account of the university and the people around it. It was such an odd experience, to read about the place she was at, see how it had been before and how much it had and hadn't changed, to know her own legacy had started here with the woman writing it.

To know vs. to read was a different experience altogether, the words making the line she came from so much more real.

Salem continued to go through the paragraphs as slowly, the tone changed.

December 19th

I was a skeptic. I didn't believe the folklore and the gossip the maids indulged in about Mortimer, not until last night. I had a restless night. Unable to sleep, I walked out of my room to take a walk and tire myself. No one was awake at that hour. It was a full moon night, too bright and too burnt, like an overripened fruit, so I decided to forego the candle and wrapped the cloak around myself.

Salem turned the page.

I went to the cliff, walking along the path that led to the beach. But the stairs were too high and my nightdress too long. It was dangerous, so I walked in the opposite direction, toward the lighthouse.

Salem leaned forward, very curious about what her great-grandmama had to say about the damned lighthouse.

They said to never go there, that it was haunted by the spirits of those caretakers who had never been found. They said it was haunted by the spirits of anyone who had been there, that the lighthouse swallowed them whole and never let them escape.

*I had never believed the gossip, not until I heard the sounds and saw
the shadow moving in the window, lit by the light of the moon, a
cloaked figure with the face of the dead, gone in a blink.*

What the hell?

Salem reread the words, unable to believe what she was seeing,
the account of her own great-grandmama's experience, a woman she
had known to be practical and strict, not fanciful and whimsical.
This did not fit what she had known.

She continued reading.

*I ran back to my room and prayed. I do not want to be haunted. I
do not want to die. I should have listened to them. I should have
stayed away from that lighthouse. There are dead crawling on
these grounds, spirits in the stones, demons in the darkness, and I
pray they do not find me.*

Salem felt a shiver wrack her body, suddenly aware of the fact that
she was sitting alone in a room that had once housed prisoners, prisoners who had died, their blood and tears swallowed by the walls.

She looked around the room, and saw the paintings surrounding
her, more images of death and darkness, and she had no shame in
admitting she felt spooked.

Salem was practical like Evelin, not whimsical, not fanciful, but
rational and a believer in evidence. And it was in her hands, evidence, and that was what spooked her even more.

Stay in the present.

Focus on the facts.

Shaking it off, she turned back to the journal, afraid of what she
would encounter on the next pages. Surprisingly, thankfully, Evelin

only wrote about the university after that, about meeting Salem's great-grandfather, about how taken by him she had been, about how he had seduced her. Salem's eyebrows went up. From the account of things, her great-grandfather had been a bad boy, not caring about propriety and decorum as had been the norm at the time, blatantly seducing the good girl from a good family until she got pregnant with his baby out of wedlock, and marrying her so they completed graduation with each other and their first child.

That part of their family history had never been passed down. She had always been told they had met each other, fallen in love, and married. No baby out of wedlock, which she could imagine had been huge at the time. They had six children after that and lived a long life together, him passing away just a few years before she did.

It was quite romantic, actually.

Salem pored over the journals, one after the other, time flying by, until she knew everything there was to know in the pages. And aside from that one mention of the lighthouse, there had been nothing out of the ordinary in them.

Nothing, except one thing.

A break in the entries. It wouldn't have stood out if Salem didn't see the pattern. Evelin had made one entry per week, every week, for years and years without fail, except one time. No entry for two weeks. Right before she met Salem's great-grandfather.

Salem didn't think she'd been sick, because if she had been, she would have made a note of it. But no, she had just picked up where she'd left off seamlessly, like the two weeks of her absence weren't a big deal.

But as she was someone who studied patterns, it was a glaring gap for Salem.

She shut the last journal and a small slip of a paper fell out as she set them aside. She picked it up, turning it around to see rough sketches of some kind, none of which were clear enough for her to make out, the ink and paper faded. She turned it over and saw something written in similar faded ink.

> *Dear friend,*
>
> *I believe you. The villagers have talked about seeing them around the lighthouse. They wear cloaks on full moon nights and something bad happens around new year's time. I will write when I know more.*

More faded words.

New Year's.

Her brain got stuck on that.

Her sister had died just a bit after New Year's.

Salem sat back and tried to make sense of things.

There was some kind of a secret society on campus, she already knew. Maybe multiple ones. And from the little she could glean, they had been operating for many decades. Could the deaths she was investigating now be connected to them? Could it be that? Could Olivia and Laz have died at the hands of something like this?

Salem opened the emails on her phone, the emails from Olivia that she had saved, and pored over them again, examining them with new eyes, trying to see if there was any clue in one of them.

She slowly made her way down, trying to keep herself detached from the emotion that threatened her whenever she looked at her sister's old words, and clinically examined them. One paragraph caught her eye.

> *Salem, I don't know if you will ever see this but I know you're the only one smart enough to figure this out. Things have gone beyond my control. I have done things I never should have. They made me do it. But it's too late now.*

They made me do it.

New Year's.

Cloaked figure.

Lighthouse.

Salem was pretty sure, after all of this, that there was either some kind of a group that had driven her sister to her death or some kind of a serial killer targeting smart students. She didn't know about the others, maybe they were connected, maybe not. But the evidence of Olivia's words rang in her ears.

They made me do it.

A sense of foreboding suddenly settled in her stomach, the knot in her gut twisting and turning. She knew, surrounded by journals and emails written by her dead family, that she was close to the answers.

She intended to find out, once and for all, what they were.

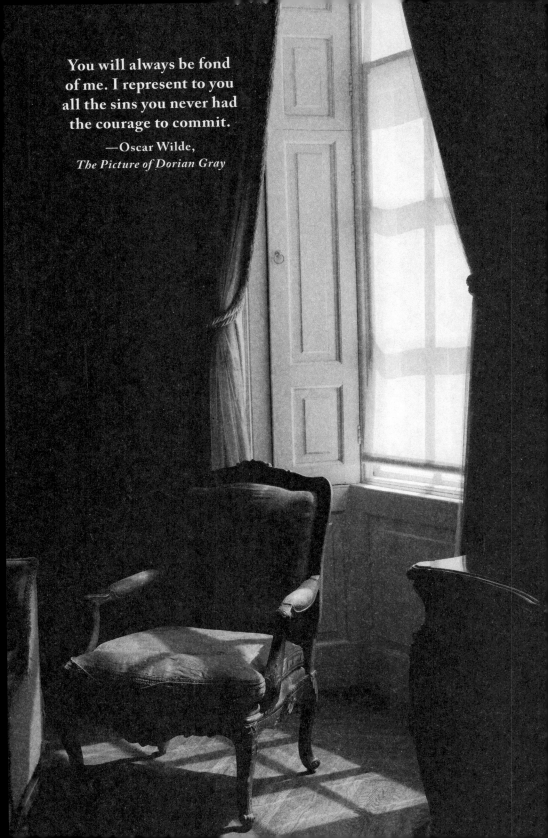

> You will always be fond of me. I represent to you all the sins you never had the courage to commit.
>
> —Oscar Wilde, *The Picture of Dorian Gray*

CHAPTER 32

SALEM

The next weeks passed in a blur of new routine.

She slept through the nights, only occasionally dreaming, mostly resting deep and well, surrounded by warmth and Caz, after being fucked within an inch of her life then adored and petted in a way that turned her limp.

Then she woke up before him, went out for a walk, and came back with a coffee for him and for herself, something they shared while talking, learning to communicate with each other, which he was admittedly much better at than she was. Then they saved water and showered together, and he usually washed her hair, taking any excuse to touch and play with it. He left before she did, and after she got ready, she went to her classes.

She loved her curriculum. The faculty were impressed by her and gave her projects that were more advanced than her course, and she loved rising to the task, her passion for forensics especially shining through. Though the content of the class was intense, she was on top of it, excelling in both her lab work and her theory, and looking forward to acing her exams the following week.

Somewhere in the middle of the day, Caz found her wherever she happened to be on campus, and made out with her for a few minutes before running off. She knew he was working on finishing the paintings. He had told her one night, after they had finished their frenzied coming together and relaxed, that his work was going to be presented for the first time at the charity gala, since it was his final year, and then auctioned off. That was what had been keeping him busier, as he finished a collection of paintings, mainly working on his main masterpiece, which he refused to show her.

After her classes, she met up with her friends and hung out with them, making it a point to keep that time as a part of her new routine. Aditi and Melissa, as she'd come to learn, were wonderful people and even better friends, and now that she was opening herself up slowly, accepting the fact that maybe there was some value in her company after all, she tried to be a better friend to them as well.

Aditi was still on-again, off-again with Baron, the guy not giving her any reason for breaking up their arrangement and still somehow sneaking into her life. Melissa also started seeing someone, the guy she met at the bar the night Lara died.

Lara, who was never found after the tides went low. Her family was informed and collected her things, and Salem remembered seeing them devastated as they left, completely confused. She could relate to that incomprehension.

Between Dr. Bayne and the man she had seen, Salem tried to make sense of what was going on.

She knew there was a secret society of sorts in Mortimer, one for legacies, that her father and Caz's had both been a part of, and that both Caz and Baron were now a part of. What she didn't understand was how the deaths could be related to them, especially if her sister and Caz's brother, both legacies, had been victims. She didn't understand how Merlin was connected to the deaths, even though he clearly had the souvenirs. And she didn't know what connection Dr. Bayne and the man in his office had to the whole thing.

And there was a connection.

Because Olivia and Laz died, both legacies.

Merlin had souvenirs of Olivia and other victims.

Dr. Bayne and the man had been with Lara and she'd died too.

It was all connected, she could feel it, she knew she was close to figuring it out, but something kept escaping her, something that would be the final piece of the puzzle, and something she was certain Caz knew but was keeping from her. She didn't know if it was because he still didn't trust her completely or for another reason. Maybe he wanted to tell her but couldn't. Maybe it went against some kind of rule in his boys-only club. Maybe he was protecting her.

There were too many conjectures and not enough conclusions.

Salem stood on the cliff in the early morning light, as the darkness slowly dissipated, the cold and the fog wrapping around her in tendrils, keeping her hostage as long as she stood there.

The wind was loud, as was the sound of waves crashing on the shore. Wildflowers that had once fluttered in the wind on the side of the cliff leading up the woods were wilted in the cold, waiting for the season to change and for new blooms.

Looking at the flowers reminded her of the bizarre conversation she'd heard in Dr. Bayne's office, about bouquets and flowers and gardeners, which could have been literally about florals or some kind of keywords. She didn't know which.

Shaking her head in frustration, she gazed at the lighthouse in the distance, wondering where her great-grandmama had once stood, if it had been exactly where Salem was now. She wondered about her entry a lot, something she kept to herself as well, not intending to tell Caz until he told her whatever secret he was still keeping from her.

Her buzzing phone broke through her thoughts. She looked down to see her mother's name flashing on the screen, calling her in the morning, like always.

She picked up. "Good morning, Mother."

"Did you have Evelin's journals sent to you?" Her mother opened the conversation with that, her tone hard. Salem was surprised it had taken her so long to find out. She must have been too distracted to pay attention to what Salem was doing—or simply didn't care. Salem was leaning toward the latter from past experience.

"Yes," she confirmed, gazing out at the sea, wondering why the journals were so important to her mother. Evelin hadn't been her grandmother, rather her grandmother-in-law. Her mother had not known her until she had married into the family, so there couldn't be any emotional memories for the diaries, not like the ones Salem could claim to to have.

Her mother stayed silent for a long beat. The wind whistled around Salem, whipping her coat around her frame, the scent of sea and woods and winter crisp in her nose.

"You need to let it go, Salem," her mother told her with finality. Salem was familiar with that tone. She had heard it all her life when her mother had asked her to do things she hadn't wanted to do, attend events she hadn't wanted to attend, be polite to people she hadn't wanted to even see.

It was less the tone and more the words that made Salem pause now.

"Let what go, Mother?"

"This need to dig graves."

Salem frowned slightly. "What do you mean?"

She heard the older woman sigh. "You've always been like this, Salem. Your need to uncover the truth matched with your stubbornness has been in you since the day you were born. You always looked at everything with curiosity, wanting to know how something happened, how something worked. We used to think you would grow up to become an engineer or something." Her mother chuckled at the end, and then sobered.

Salem pushed her free hand into her pocket, trying to understand what her mother was telling her. She stayed silent, waiting for her to continue.

"Your interests turned darker," her mother mused. "In the beginning, we were worried about you. Understandably so. But you just wanted to dig up bodies, dig up their truths, and there was some comfort in that, I suppose, rather than what we had thought you would become."

"A killer, you mean?" she asked plainly, well aware through her own research that she'd showed what an outsider might take to be signs of criminal behavior even though she'd never had the urge inside.

"Yes," her mother answered, just as plainly. "But you didn't, and . . . and I know I haven't been the best mother to you." The admission fell in the line between them, making Salem grip her phone. "But I have always loved you, Salem. You are and will always be my child. That's why I need you to let it go now. Find peace."

Salem's nose tingled at the words leaving her mother's lips. It was the first time she had talked to the older woman at length, the first time her mother had sounded genuine with her, the first time Salem remembered being told by her mother that she loved her sincerely rather than as a throwaway distracted term.

Or maybe she had always told her and Salem had never listened.

Salem tried to see her childhood through a different lens, tried to remove her emotion from the situation and analyze it from her mother's perspective. A woman who wasn't bad by any means, who had two children, whom her world had revolved around, one day and one night, one exceptional and one eccentric. Maybe Salem had closed herself off emotionally so much that she had never believed her mother when she reached out, had never seen the gestures as genuine just because the older woman had been different with her from how she had been with her sister.

And despite everything, her mother called her every single morning, checked up on her. Maybe what Salem had thought of as her checking up on her only option was more nuanced. Maybe everything was more nuanced.

The world wasn't black and white like she thought it to be. Instead, it was like Caz's paintings, a spectrum of blacks and grays and whites, of darkest corners and light. And Salem didn't know if she was right or wrong anymore, things inside her muddled and gray, much like the ambiance around her.

"You know," her mother began when she didn't say anything, "I named both you and your sister for peace. I wanted you both to be the most peaceful, content little girls who spread joy and peace in every life they touched."

Well, her name had failed spectacularly in that regard.

You give me a modicum of peace in a world of chaos.

His words, imprinted on her soul, came back to her. Maybe the name hadn't failed her completely. Maybe she hadn't failed the name completely. Maybe there was space for nuance in life.

Salem swallowed. "I know I haven't been the best daughter to you either," she admitted. "I know that she was. I know you loved her in a way you'll never love me."

"Salem—"

"I've made my peace with that." Salem talked over her.

"I'm sorry," her mother whispered into the line.

It wasn't her fault. Salem hadn't believed she was worthy of being loved, she still didn't deep down, but now, at least she knew she was wanted, by her friends, by her lover, by herself.

"Can we not start again?" her mother asked softly. "You're my only child now. And the last year, I've seen you, Salem. Your tenacity, your tenderness, your toughness. I didn't understand when you were a child but they are your strength. You have made me feel stronger just by how you have carried on."

That meant a lot to her, to hear her mother say that. She knew it was tough for the older woman too, to change and adapt in a new world, to own up to her mistakes and apologize for them. Salem appreciated that.

"It's fine, Mother," she told her. "We can try."

Her mother let out a breath. "Then you need to stop whatever you've been doing, trying to find answers that are not there. Trust me, Salem, I have tried as well, and hit a wall every time. Let it go, please. I don't want to lose you too."

Salem couldn't promise her mother that, not when she'd been working on it for this long, not when she could feel in her bones that she was *this* close. She needed answers, and suddenly it occurred to her that her mother might know some.

She ignored her mother's request and asked another question instead. "Mother, did you ever hear Father talking about the Vanguards?"

The line went heavy. She could feel it in the silence that followed her question. Her mother hated that name, and had never wanted to hear a word about it since her father's fiasco.

Salem wondered what she'd think of her daughter sleeping with the enemy, the morbidity of the idea, of her sleeping with not only a Vanguard by blood but the younger brother of the boy who had protected Olivia because he had been paid by their family, it was scandalous.

If society ever found out she was involved with a Vanguard, the scandal would be monumental, the fact that they'd come together despite the river of blood between them.

Just imagining their faces made her want to giggle, which in itself was surprising. She *never* giggled.

"Why do you ask?" her mother asked shortly.

Salem ignored her question. "They were a legacy family too, were they not?"

Her mother sighed loudly, as though she was trying to be patient with her only child. "Yes, Salem. They were a legacy family too. Five generations, if I remember correctly. We were family friends with them, their boys and you girls in the similar age group. Until the accident that destroyed that family."

The story tracked with what she knew. "And the boys?"

"Dead, probably." Her mother hesitated. "No, wait. One of them was alive, I believe. Last I heard they had fallen on hard times after getting disowned by their guardians. One of them became a criminal."

Caz had. She already knew all of it so the veracity of what her mother was telling her was verified. "Did Father ever talk about them?"

She could tell the woman was trying to remember. "Maybe a few times in passing. Nothing of consequence. Why?"

So her father hadn't told her mother about hiring Laz Vanguard, about considering him for a son-in-law, or burying the records for a young Caz. Her father hadn't told her mother about the club and demolishing it, or the fact that Caz had watched and killed the man who had leaked Salem's photos.

"Nothing," Salem answered her. "Just wondered, that's all."

There was a sound of a bell behind her mother.

"I have to go," the older woman said. "I meant everything I said, Salem."

"I know, Mother."

"I would like to start fresh," her mother told her seriously. "But if you don't stop digging old graves, you'll not even realize when the next one is your own. So stop now, before it's too late."

And with those ominous words, the line went dead.

I look at the sky [. . .] and my mind
keeps poisoning itself uselessly.

—Sylvia Plath, *The Unabridged Journals
of Sylvia Plath*

CHAPTER 33

SALEM

W e're done, bitches!" Melissa screamed, throwing her hands in the air dramatically as she tended to do, making Aditi laugh and Salem shake her head. A few passing students hooted as well, the air around campus light.

They had all just finished writing their final exam for the semester, the sun was shining after being absent for two weeks straight, and the cold was a memory under its blaze. School was out and they all had the charity gala to attend in a week before going on winter break, returning in the next semester.

Salem was dreading leaving. Despite its secrets and mysteries and shitty weather, Mortimer felt more like home than any home she'd ever had. She had found herself here, found friendships that she was hopeful would last a long time, and found a connection so deep but that she didn't really know how to define. She had begun sleeping peacefully without medication or tiring herself out, taking long walks all around campus, and studying what she loved without feeling judged for it. She didn't want to leave the insulated bubble of that, go back to the outside world where she had never belonged, and feel like a square in a circle all over again.

More than anything, she didn't want to leave Caz. She knew it was stupid, but the idea of distance between them was making her anxious, her doubts resurfacing, questions pouring into her mind.

What if he got space and realized he didn't want her?

What if she got space and her walls got too high?

What if he didn't want to crack them again?

Or the worst, what if he forgot about her?

She didn't want to be forgotten, not by him. She didn't want to not matter to him. Because he mattered to her—the way he was with her, uncaring about public or private, the way he let her see his crazy and his cozy spaces, the way he forced her to crack open and let him in.

Being with him every day, in her life, in her room, in her bed, had made her an addict. He was her drug of choice, and she was delirious for him.

And for some reason, the idea of leaving him was making her stomach tie itself up in knots.

"Earth to Salem." Melissa waved her hand in front of Salem's face, breaking her out of her thoughts. "Where'd you go?"

"Back to bed with her hunky chonk." Aditi rolled her eyes.

Salem felt her face flush slightly.

Both the girls giggled at her expense.

"Oh my god, you two are insatiable!" Melissa laughed. "How can he be banging your brains out every night and *still* look at you like he wants to tear you open and eat you up? It's so intense, it makes me melt just being in the vicinity."

Aditi nodded. "Listen, I'm happy for you, very happy. You needed a good dicking down—" They giggled again. "—which I'm sure he's doing very well. But like, the boy is hooked and it ain't just to your coochie, girl."

Melissa cackled at the way Aditi said it, and Salem felt her lips twitch too.

She shook her head, turning to a bent-over Melissa. "How's it going with Mr. Bar Guy?"

Melissa straightened, her face flushed with laughter, and waggled her eyebrows. "You're changing the topic, but it's okay. I don't have any problems talking about my sex life."

They began to walk toward the main gates, heading to their regular joint as Melissa started telling them about the man she'd met in the bar, the hot man who had just exchanged first names with her before taking her back to his place.

Aditi exchanged a look with Salem as Melissa kept gushing. They were both thinking the same thing.

Not exchanging names, picking her up at a bar and taking her to a sparsely furnished rented apartment in town, going to the city for his "job" on the weekdays and just showing up on the weekends to meet Melissa. It was suspicious. As sad as it was, the guy was either married or a spy.

But Melissa wasn't a naïve idiot. She was smart, and if she was trusting herself with the guy, they would as well. So both she and Aditi kept their lips zipped and listened to her.

Salem looked around the campus as they walked out. The activity was the most she'd seen in weeks, from students leaving exam halls to seniors who'd had their exams earlier helping prepare for the gala, to organizers and staff running around and setting everything up.

The Mortimer Annual Fundraising Gala happened every year around this same time, the event highly exclusive and invite-only,

hosting an auction mostly from the School of Arts, and all the pro-
ceeds going to various global charities. As altruistic as it was, Salem
knew the major reason most splurged was to write it off on taxes.
Whatever the intent, at least it was going somewhere to actually help.

The event was hosted in the School of Arts building itself, in a
massive gallery that took an entire wing of that part of the castle,
with paintings on one floor, sculptures on other, and any miscellaneous items on the third.

The buzz this year was louder than usual, because Caz van der
Waal was going to display an entire collection of pieces. Salem knew
he already had the front of the gallery booked out for his works,
students and their families interested both because they had heard
so much about his work and because he kept it so private. Salem was
curious too, about the last two pieces he hadn't let her see, one of
them painted on the first night he made love to her.

And that was what he did, wasn't it? Even when he held her by
her hair and pushed her into the bed, even when he bit her neck
and slapped her breasts, even when he got so rough he became a
beast and made her cry and whimper, he made love to her. Because
no matter how rough he got or how controlling or how dark and
dirty, the after was always the same—full of soft kisses and gentle
caresses, of petting and stroking and holding, cuddling with her,
treating her like she was something to be cherished, breaking her
and putting her back together, erasing her and painting her back
to life. She loved the ferocity, the roughness, the dominance because it was always followed with the reverence, the softness, the
worship.

She saw the man in question walking toward the woods, Baron
and the other guy she'd seen with him once following him.

Salem frowned slightly, wondering where they were heading off
to. A meeting? For their club?

"Guys." She stopped the girls in their tracks, her eyes on the woods. "I'll join you in a bit."

Aditi frowned. "What's going on?"

Salem tilted her head to the woods. "Just need to check something."

"Ooh." Melissa rubbed her hands together. "Are we going spying? Love!"

Aditi shook her head and started toward the woods. "C'mon. Let's check whatever you want to check."

Salem watched both girls with mild surprise, then shook herself. They made their way into the woods. Thanks to the sunlight, the path was lit up bright, the rays filtering through the trees and giving them a clear view of the three tall guys in the distance. The boys turned right, heading to the clearing where the bonfire had happened months ago.

Salem ducked low and the other two girls followed. They squat-walked their way behind some bushes with a clear view of the clearing, and Salem watched in surprise as two other boys she didn't know joined the group.

"What's going on?" one of the new boys asked, pushing his hands into his pockets.

Baron looked at each one of them. "The selection has been made."

One of the new guys smiled, but Caz didn't. In fact he stilled, staring steadily, almost deadly, at Baron, his arms folded over his chest. The blond beside him threw them what looked to be a nervous glance.

Baron looked to the guys. "That's it. You'll be escorted when the time comes."

The new guys grinned and thanked him, then ran off. The blond shared a look with Caz before turning and heading out as well, leaving only Caz and Baron in the clearing.

Salem exchanged a look with the girls, each of them wisely silent. They turned to see the men.

"So, we doing something about it?" Baron asked Caz, shoving his hands into his coat pockets.

"What about . . . the families?" Caz asked.

"You know it'll be taken care of," Baron replied. "You need to tell me right now if you can't pull through. I get it. But I need to be prepared."

Caz clenched his jaw. "I'm not backing off."

"Stubborn fucker." Baron huffed a laugh. "I don't get your motive."

"It's not for you to get."

Baron nodded. "I don't care, honestly. As long as you don't fuck me over, we're good." He extended a hand for Caz to shake.

Caz took it. "What's the plan?"

"Meet me at the gym on New Year's. I'll brief you."

Caz nodded. "Deal."

The men exchanged a few more words and then went the opposite way, emptying the clearing, until all she heard was her own breathing and that of the girls by her side.

"What the fuck was that?" Aditi asked, the confusion in her voice the same Salem felt inside. Salem assumed it had to do with the legacy club, since she knew the men were both in it. They didn't like each other much, barely tolerated each other, but if they were working together, it had to be for the club, right?

"That was so weird," Melissa whispered, even though they were alone in the clearing. "What do you think that was about?"

Salem shrugged, not knowing where to begin or what to even tell them, when she didn't know anything for sure.

"You know," Aditi mused, her eyes on the clearing. "Baron keeps getting these texts and calls at the weirdest of hours. At first, I thought maybe he was seeing someone else. But it wasn't that. He's part of some bird-watching group, of all things. Weird hobby, sure, but makes sense why they all gather at odd hours. So maybe this is about that?"

Bird-watching.

Bird.

Vultures.

Salem just stared at her friend, her mind working. It was a smart decoy on Baron's part, to make it look like a bird-watching group to explain the hours. But the fact that Lara had just said "bird" before dying, and the vultures she kept seeing in her dreams like her sub-conscious mind was trying to tell her something her conscious mind couldn't understand, it was all piecing together. The whole picture still wasn't clear to her yet, but maybe it would be soon.

Whatever was happening, the men were going to talk about it on New Year's Day outside the gym.

She needed to be there. That was the only way she was going to learn what the hell was going on.

"C'mon." She spoke for the first time. "Let's get out of here."

Slowly, silently, they walked out of the woods, their minds occupied by the conversation they had just heard.

To celebrate the end of exams and a successful semester, they de-cided to venture out of town and go to Aston, the much larger town an hour away from Mortimer, right past the end of the woods. The main draw for that happened to be a nightclub, the only night-club in a hundred-mile radius, that was frequented by Mortimer students often.

They weren't the only ones with the idea, it seemed. Students carpooled and booked cabs, going in droves to celebrate.

Salem adjusted her short dress after getting out of the cab, followed by her friends, who looked like bombshells in their high heels and short, strappy dresses. Aditi was in electric blue that brought out her darker skin, and Melissa in gold sequins.

Salem's was similar, since all of them came from Melissa's closet, but hers had to be stretchy to accommodate her curvier frame. It was also short and strappy, only in black. She'd left her hair tumbling and Aditi had done her eyes in a smokey look that made the gold in them pop.

"You look like a dark goddess," Melissa had complimented her, and she wished Caz could have seen her. Since the plan was last-minute and they had all gotten ready in Melissa's room, all Salem had done was let him know that they were going to Aston and she'd be back later.

Truth be told, she was a little mad at him for keeping whatever secret he was keeping from her, despite her asking, and instead making plans for something behind her back. It pissed her off, enough that when Melissa had suggested the plan, completely out of her routine, she had said yes.

Aston was much more crowded than Mortimer, and the line outside the club entrance was long. But she could see a few fellow students from Mortimer entering without lining up.

Well, she had a name that held weight too.

Skipping the queue, she told her friends to follow her and walked right up to the security guard, wondering for a split second if Laz Vanguard had worked the same job once just to make sure he and his brother survived.

Shaking off the thought, she held her ID up. "Table for three, please. For Salazar."

The guard spoke into his headset before giving her a nod. "Right this way, Miss Salazar."

Tucking her ID away as the girls hollered, they entered the dim space lit up only by neon lights that frankly hurt her eyes and loud music that pounded in her ears. This was so not her scene. She almost regretted agreeing to come, but her friends happily headed to the bar, and she followed, signing herself off for a night of sensory overload.

Her friends got themselves drinks and she shook her head when asked. Inebriation was the last thing she wanted in this new environment that she didn't trust one bit. Was she too careful? Maybe. But she'd spent her life studying cases of people who would've lived if they'd been a little more careful.

"C'mon! Let's dance!"

Melissa grabbed her hand, leading her to the dance floor, holding Aditi with the other, the three of them forming a train, weaving through the crowd to reach the full dance floor.

The music pulsed in her ears, moving through her body, and seeing the carefree way her friends and everyone around them were moving, she started to move too, letting herself feel free, do something for herself.

She could see some familiar faces from campus around the club as well, seeing them let loose and have fun like the young daredevils they were, and even as she tried to let go completely, a part of her stayed aware of her surroundings at all times, knowing exactly when someone got too close to her or the girls and moving around accordingly.

Until dancing people separated her from her friends, and she missed one completely and felt hands on her waist.

She didn't know these hands.

They were too plain, too clean, too . . . nice.

She started to move away but the hands stayed on her, gripping her hard. She tried to turn, but they kept her in place. She tried to lift her heels but they moved in time, keeping her off-balance. Whoever it was, was strong.

Salem began to feel fury fill her. She took a grip of the hands and dug her nails into his flesh, scratching it off until his grip loosened slightly, just enough for her to turn around and see who it was.

He was wearing a skull mask of some kind. Without a word, he put a piece of paper in her hand and left her alone on the dance floor.

She frowned, trying to control her breathing, and opened the paper.

You're next, goldengirl01.

What the hell?

Some are Born to sweet delight
Some are born to Endless Night.

—William Blake, "Auguries of Innocence"

CHAPTER 34

SALEM

She crumpled the note in her hand, then tore it for good measure, letting the pieces fall to the floor.

Another pair of hands came to her waist, another clean pair, another she didn't know, pulling her back into a moving body, and she was done with strange men thinking they could touch her like that.

She pulled herself out of it just as someone shrieked behind her, and she turned to see the man who'd been holding her on his knees in the middle of the dance floor, a furious, ferocious beast of a man hovering over him.

People created a wide circle around them, and the music got cut off.

Her gaze went from the tattooed hands that she knew like the backs of hers, now holding the other man's, up his arms exposed by the folded sleeves of the shirt he was wearing, up his strong neck and rugged face, and halted on his mercurial, pissed-off eyes.

Eyes that were trained on her.

He was mad at her? Whatever for?

He pulled his hand back, landing a punch right on the man's nose, a spray of blood gushing out on impact. The guy screamed as people gasped.

Then Caz took out the pencil that was always on him, and put it right on the guy's jugular.

"Come within ten feet of her and I will put you in the ground. Got that?"

Violence. Rage. So much of it in his voice, and knowing what she knew about him, she knew he was capable of it too.

"Yeah, man," the guy warbled out. "Fuck."

Caz let him go and he crumpled to the floor. Then he turned and headed straight at her, a lord of vengeance, a god of death, a beast of brutality.

Salem stood her ground and tilted her face up. He stopped just on the edge of her personal space, his eyes roving over her form, before he bent and put his shoulder in her stomach, throwing her over his shoulder.

A shriek left her as she clutched the back of his shirt for stability, though he spread his palm on her ass to keep her dress from rising and keep her from moving.

"Are you crazy?" she shouted at him as he began to walk to the exit.

"For you." He smacked her ass. "A thousand percent."

He stopped for a second. "Do you girls want a ride back?"

Salem's face flushed at the realization that her friends were witnessing this, this barbaric, primitive move the bastard had pulled on her, through absolutely no fault of hers.

"Um." She heard Aditi hesitate, but Melissa accepted.

"Yes, please. Thank you."

"Collect your coats and follow me," he told them, and continued carrying her out. The cold night air made her shiver, and he distractedly rubbed the top of her thighs while waiting for her friends to join them. Once they did, he moved—to where his car was, she assumed.

And the entire time, she stewed.

First, how the hell had he found her? And second, how dare he?

A few minutes of walking later, he suddenly turned her right-side up, the blood in her head rushing down her body, making her unsteady on her feet as she weaved in place, holding his body for support. He opened the passenger side door for her silently and she slid in, aware of her friends getting in at the back.

He got in behind the wheel, and in silence, they drove back. Salem looked out the window at the passing scenery as Aditi broke the silence and made small talk with Caz, Melissa joining in as they talked about art and random stuff. Salem listened but kept her head turned aside all the way back, until they reached Mortimer, the town, then the university parking, where they all got out.

The girls hugged Salem goodnight, thanked Caz, and left them alone.

Salem began to walk out of the parking lot, crossing the street and going in the gates without a word to him, all the while aware of him following her. She didn't want to be in close proximity to him, not right then, so she turned and headed to the cliff, hoping against hope he would let her be.

Of course, he didn't.

"Leave me alone," she hissed at him, moving as fast as she could on her block heels to the cliffside.

He didn't listen, not until she turned and poked a finger into his pec, the hard muscle bending her finger instead. "You had no right."

His own anger, much more palpable than hers, flared. "I have every right. Need I remind you who's inside you every night? What name you scream when you strangle my cock? Whose hands are on every inch of your skin?"

Salem took a deep breath, trying to calm herself down. "It seems like you're the one who needs the reminder. I'm with *you*, you idiot. So, what the hell was that?"

He took a step closer to her, grabbing her by the waist, exactly where the guy's hands had been. "That was me getting pissed, Salem," he told her seriously. "You ask me if I'm crazy, and I am. I'm crazy about you and I'm crazy for you. Seeing you that close to another guy? You're lucky I didn't fuck you right there in his blood."

Salem was breathing heavily by the time he was done talking, the image he was painting in her mind somehow arousing her, her high emotions only aiding that. She glared at him for a beat, then another, while he glared at her.

And then, as though in sync, they reached for each other, pulling each other close at the same time that their lips crashed against each other, teeth gnashing, tongues fighting out their anger. His hands dipped under the neck of her dress and pinched her nipples hard, and she cupped his length in retaliation, biting his lip until his skin broke.

He pulled back, a deranged smile on his face as he leaned and smeared the drop of blood on hers, one of his hands going under her dress, plunging two fingers inside her.

"Mine," he growled against her mouth, and the sound rumbled from his chest to hers, brushing her aching nipples and heavy breasts, and setting her on fire like he always did.

She shook her head, even in her haze. "Not yours. Not until you stop keeping secrets."

His fingers moved inside her, as though in punishment. "Not even if I'm doing it for you?"

She'd thought of that. "You don't get to decide that. I won't be yours otherwise."

His eyes darkened. He pushed her down on the ground, laying her so close to the edge of the cliff her neck could feel the incline of it. Then he pushed her legs up, shoved the soaked panties to the side, and slammed inside her, holding her steady so she didn't fall off.

Salem loved the feeling of him sliding in, sliding home, rewiring, rewriting, recalibrating the association of this cliff to her memories, her knowledge, her dreams.

The danger added another rush to her blood, the closeness to the edge both in and out making her cling to him as he fucked her, their anger mixing together and coming together explosively as the fact that he was giving her something visceral in a place of death penetrated her. A tear slid down her cheek, an odd sort of catharsis happening inside her that she couldn't explain to herself, her emotional core shifting and moving and holding on to him.

"You." He thrust inside her. "Will always be mine. No matter what secrets you keep, no matter what secrets I keep. There won't ever be another for you or for me."

She shook her head, groaning in pleasure, almost giving in to the argument and stopping herself. "I refuse . . . to accept secrets. I want all of it or nothing. No in-between. Not anymore."

He pulled out of her, flipping her so she was on her knees, her dress ruined and hair disheveled, the view in front of her taking her breath away as she held the ground to stay safe, feeling him plunge into her again, only his hands on her hips keeping her from flying off, only his strength making her survive.

Right on the tail of that thought came his fingers on her clit, and she felt herself come, panting as he came inside her, neither of them having lasted more than a few minutes.

She heard the wind and the sea and her blood in her ears, his breathing heavy behind her as he pulled out of her and tugged her away from the edge, falling to the ground.

Salem sat up, adjusting her dress and wrapping her fallen coat around her, and looked out at the view. He leaned back on his elbows, looking up at the sky instead. They both caught their breath and calmed their heartbeats, the quickie doing exactly what it needed to, letting their anger and annoyance out enough for them to have a much-needed conversation.

"I know you and Baron are up to something," Salem began after a few minutes of silence, keeping her eyes on the dark sea.

"Sometimes, I wish you weren't this astute. It's difficult keeping things from you."

She took his words as the compliment they were, and waited. She had stated her stance on this and given him an opening. If he didn't take it and didn't trust her, she couldn't help but feel disappointed at the idea.

"I'm not supposed to tell you any of this," he started. "Pact of trust?"

Salem gave a nod. "You know I won't share it."

"I know. I'll tell you some things, but I can't tell you everything, not yet. You'll have to trust me on that."

She peeked a glance at him, he was still looking up. Could she?

She swallowed, knowing in her heart of hearts that she already did. "Okay."

He relaxed slightly. "You know the legacy group both Baron and I are a part of, right?"

Salem nodded, knowing he could see it in his periphery.

"The society was created centuries ago, when the first generation of legacy students came to Mortimer," he said, his voice low. "The idea was to network, make the exclusive group even more powerful, be the kingmakers of the world."

Salem indicated for him to continue.

"In the beginning, the group had been small, but a structure was established within the circle," he told her. "Three factions—core council, remaining members, and fresh recruits. Proposals would be brought before the council and voted upon. Favors exchanged. Civilized discussions with dinners. You know the type. There were a lot of . . . questionable rituals in the beginning, but those times were different, and thankfully they were done away with."

Salem pulled her knees up and wrapped her arms around them, turning a bit to be able to see him better as he spoke.

"Things were going great."

"Until?" she asked.

"Until some of the recruits about twenty years ago got more . . . radical ideas."

Salem felt her heart begin to pound. "What do you mean?"

He turned his neck to sear her with an indecipherable look. "Some recruits felt that the initiation rituals were too basic, not hardcore enough to induce a feeling of loyalty to the group. They felt that power wasn't incentive enough, they needed a deterrent too."

Salem frowned, something from one of her classes coming back to her. "They wanted the group identity more than the individual."

He huffed a dry laugh. "Yeah."

One thing didn't make sense. "Why, though? Why after so many years of existing peacefully?"

"Good question," he complimented her. "One of the members threatened to go public about the society if the council denied his request for something."

"And did they?"

"Yes."

Oh shit. "What did he do?"

Caz sat up, mirroring her pose, with his arms around his knees. "He got the file ready. Was about to go public when the society . . . contained him."

Contained him? "How?"

He just gave her a look and she knew. They'd killed him. Damn.

"And my father was a part of this society?" she asked, just to confirm.

A brisk nod.

She inhaled, wrapping her mind around the new information, getting back on track. "Okay, so the radicals wanted to add a deterrent?"

"Some of the older, outdated rituals that had been a part of the society in the beginning."

"For the initiation?"

He nodded, but remained otherwise silent. Salem pondered his words. What could this be? Did he know?

"Have you been initiated?" she asked, wondering what the deterrent was.

He shook his head. "Not yet. Both Baron and I will be initiated later. They test the new recruits for a year now before initiating them. It's a very hush-hush process."

Okay, so all of this made sense.

"What about the deaths?" She asked the question bugging her mind. "Are they a part of . . . whatever this ritual is?"

He shook his head. "Not that I'm aware of yet. Our society likes to stay secret, so it doesn't make sense for them to be going on a killing spree, now does it?"

He was making sense too. It was all so confusing.

She looked out at the sea again, wondering for the hundredth time what the hell was happening in this place, when suddenly she remembered something that had slipped her mind in the rush of her emotions.

"Is there another society at play here?" She knew he would recognize the name.

He turned his neck to face her. "Why do you ask?"

"Just tell me." She needed to be sure.

"I can't say for sure. Why?" His eyes suddenly sharpened on her. "What's going on?"

Salem took a deep breath and told him about the masked man and the note, and the fact that it'd had her username. She told him that Baron knew her username, but that the man in the club had been shorter, so she was certain it hadn't been him. By the time she was done, he was tense, his body rigid like a statue.

"I'll fucking kill him," he spit out, the territorial, barbaric beast from earlier ever-present. She didn't think it was ever going to go away. She might have to make her peace with it.

She put a hand on his arm, rubbing it softly, saying the one thing she knew would get him out of it. "I'm tired. Let's go to bed."

He nodded, swiftly standing up.

She looked up as he bent and picked her up again, coat and heels and all, this time with a hand under her knees and another under her shoulders, giving her more stability as he began to silently move toward the residences and their room.

Salem leaned on him, letting him take her home, trusting him to keep her safe.

A solemn passion is conceived in my heart;
it leans to you, draws you to my centre and spring
of life, wraps my existence about you—and, kindling
in pure, powerful flame, fuses you and me in one.

—Charlotte Brontë, *Jane Eyre*

CHAPTER 35

SALEM

School of Arts was lit up like a beacon. The beautiful fountain in the front was filled with falling water and twinkling lights, changing colors as the water was spit out by the statues. A red carpet had been rolled out from the building to the gates, a waterproof, ornately decorated tent covering the pathway in case of rain.

A fleet of luxury cars lined the street outside, driven by valets and parked away as elite guest after elite guest walked out, decked in jewels and attire worth entire real estate properties. People greeted familiar faces with handshakes and air-kisses, getting photographs clicked by the house photographers who would then distribute the media kit to the press to publish. Security was amped up, patrolling the premises and standing alert at the gates.

Salem stood to the side, waiting for her mother to show up, knowing she had been invited by the board. Aditi's parents had already made their appearance, greeting Salem with the same warmth they had the first time, including Melissa this time, delighted to see their daughter happy with new friends. Melissa's brother and family had come as well, and her friend had introduced them to Salem as the girl with the hot possessive boyfriend, thanks to the kiss he had planted on her in front of everyone ages ago.

Salem had smiled politely, her belly fluttering at her friend referring to Caz that way. They hadn't talked about any terms or titles or even their relationship status. She just knew she was his, as he liked to remind her, and he was hers, as she reminded him too. But she knew that's how they looked to anyone. Boyfriend and girlfriend.

The sound of her name being called distracted her, and she looked up to see her mother making her way down the red carpet. Salem watched her mother with new eyes, watching the way she walked with her head high even as some people whispered about her, showing up to a public event like this only to support her daughter, dressed to the nines in a full-sleeved gown and dripping in family jewels that were collectors' dreams.

Selina Salazar was a class act.

Maybe Salem had more in common with her mother than they'd realized.

Her mother reached her and wrapped her in a hug, a hug tighter than any she'd given her, and Salem hugged her back, letting the scent of the floral perfume that was just *her mother* fill her nose.

"You look stunning, my darling." The older woman pulled back and held her hands, running those dark eyes over her daughter. Salem looked down at herself, her lips twitching at the memory of making Caz watch her get dressed in the long, shimmery black gown that hugged her curves, a high slit exposing her right leg and the strapless corset exposing her neck and arms. Her hair was pulled back in a half ponytail, leaving it loose on her back. Lined eyes and red lips completed the look, along with her watch and diamond earrings.

"Thank you, Mother." Salem inclined her head. "You do as well." And she did.

They made their way inside, and she waved to her friends, calling them over for introductions. She could sense her mother was truly surprised by that fact that she had not one friend but two, and that both of them were nice, normal girls in comparison to her broken, broody self.

Selina greeted them both with the same warmth Salem had seen her show Olivia's friends, inviting them over to their house for the holidays along with their families.

"Any friend of Salem's is always invited," her mother told them with a wide smile that lit up her beautiful, classical face, one Olivia had inherited from her. For the first time, though, Salem could see glimpses of herself in her face too.

"I hope that's true." The voice from behind her made her breath catch, seeing Caz walking into the circle, looking absolutely breathtaking in a black suit with no tie, his hair pulled back in a low bun that immediately made him look like a sexy hybrid of wild pirate and wicked master of the universe. His arm slid around her waist, and Salem saw her mother's eyes widen, first at the gorgeousness of the man in their circle, and then at the fact that her daughter not only had friends, she had a lover too.

"Mother." Salem introduced him, her manners overtaking her. "This is Cazimir van der Waal. Caz, my mother."

Her mother extended a hand to him. "Call me Selina, please. It's wonderful to meet you, Cazimir."

"Caz, please," he corrected her. "The pleasure is all mine. I've heard a great deal about you."

He had. She had told him little things, big things, late in the night between his arms.

Her mother looked between them. "Are you a friend of my daughter's, Caz?"

He gave a slashing smile. "Boyfriend."

And it was confirmed. Salem let out a breath as Aditi laughed. "They're the biggest lovebirds on campus."

Her mother's visible shock was mildly funny. She'd probably thought Salem was going to die alone. She didn't blame her. Salem had thought that too.

"I didn't know she was seeing someone." Her mother smiled. "You're already a winner in my books if you could get my daughter to fall for you, Caz. She's a little . . ."

"Tough to crack?" Caz chuckled, his grip possessive on her. "Good for her I'm just as stubborn."

She looked up at him, feeling the charged electricity between them, ever-present. Her mother's words brought her eyes back.

"I should have expected this, to be honest. The Salazars have always found their life partners in Mortimer, generation after generation."

Salem paused. Life partner? She could see herself growing with him, but could he?

Caz didn't correct her mother, though, just made small talk with her, dodging any and all questions about his own family, until the announcement for the auction was made.

They all moved in unison toward the gallery, Caz stepping away from the group.

"I'll see you all inside," he told them, before turning to her, sliding an arm around her waist and planting a kiss on her surprised mouth in the middle of the corridor. He pulled back, gave her a wink, and turned to leave.

Salem came back to herself and became aware of her mother watching her. She flushed, and her mother took hold of her hand, smiling.

"I like him," she told Salem as they walked. "He's good for you. I've not seen you so . . . alive in a long time. He makes you happy. I can feel it."

Salem nodded. "He does. He . . . he accepts me. He gets me, and doesn't want me to be anyone but who I am. I feel free with him."

Her mother's eyes filled up. "Oh, Salem. I'm so happy to hear this. You deserve to be happy."

Had someone told her at the beginning of the semester that she would be walking hand in hand with her mother having this conversation, she wouldn't have believed them at all. It brought into focus how much she had changed, evolved, grown over the span of a few months, how she had found herself with the help of her friends, her academic pursuits, and most importantly with the help of Caz, a man who never gave up on her, watching her, pursuing her, cracking her, bit by bit, until she opened herself up to him, until she opened herself up to herself. She had discovered a huge chunk of who she was in her emotional capacity triggered by him and the emotions he had wrung out of her, and it was thanks to that work she had done on herself that she could now speak to her mother with more empathy and less resentment.

As they made their way into the gallery, Salem marveled at herself and her own change. It was remarkable.

A large crowd of people was entering the massive gallery. Salem looked inside, seeing artwork after artwork on the walls, different styles and artists. She heard people discussing them and deciding to bid on some of them. She and her mother strolled, browsing through the pieces, her mother liking a few since she was a fan of the arts. Catering staff moved around the room with trays, people holding flutes of champagne as they strolled around.

About thirty minutes later, a gong rang, capturing everyone's attention. An older man stood with a mic in hand, in front of a velvet curtain that hung from the ceiling down to the floor.

Salem felt her breath catch, realizing what was behind it.

The man with the mic began speaking. "Ladies and gentlemen, thank you so much for being here this evening. On behalf of the Board of Mortimer, I express my deep gratitude to you all."

He took a pause. "As you all know, at Mortimer University, we nurture and encourage the arts. We have a long tradition of nurturing some of the most significant artists, and I feel proud in introducing one such name to you tonight. I have not seen such talent in many, many years. His art is brutal, brave, and evocative, his technique a thing of beauty. He is a legend in the making, ladies and gentlemen. Cazimir van der Waal."

Caz walked out from the side to welcoming applause.

Salem gripped her mother's hand, her chest filling with pride. That was him. That was *her* man.

The man with the mic spoke again.

"Tonight, for our feature, we have a never-before-seen collection up for auction. Please remember, these pieces are exclusives and collectibles. Any words, Caz?"

Caz stepped next to the older man, thanking him and taking the mic, his eyes taking in the room, lingering on her, before scanning the crowd again.

He brought the mic up to his mouth and began speaking, and Salem heard a few ladies gasp around the room at the sound of his voice.

So it wasn't just her.

"Every one of the pieces," he began, "is available for auction, all but two."

He paused and people began murmuring.

"These pieces," he explained, his eyes coming to her, "this collection is my masterpiece. I was blocked and it came to me after I found my muse, my little asp."

People turned to look at her, but she just stared at him, wondering what the hell he was doing.

"She went to my head like a drug," he went on, all the while looking at her. "She calls me crazy and makes me crazier. And so, I call this collection *Delirium*."

At his word, the curtain fell down, and gasps rang out in the room.

"My goodness!" her mother exclaimed and Salem felt her lips part, staring in awe at the display before her.

There were the eleven paintings she had seen already in the dungeon hanging up on the walls at the sides, the two pieces in the center making her heart pound.

In one, a girl floated on the canvas, snakes coming out of her hair, long and curving across the top of the canvas, black but looking shiny somehow, like snakeskin textured like hair. The girl was curled in on herself, a skull tucked against her, covering her breasts and vagina from the view, the rest of her side exposed, looking frozen in place, the entire painting done in black and grays and white, except for the eyes of the skull which were open in fiery flames.

In the second, right next to her, the same girl with snakes for hair that looked alive, lying on an altar, looking up at the moon, a shadowed, hooded figure holding the snakes in a grip, partially inside and partially going outside the frame, his shadow tastefully covering her nudity.

The contrast between the paintings, their imagery, the thoughts they evoked were visceral. She had known he would paint her, knew he had been doing it, since it had been something he had requested time and again since the beginning.

Once, she had seen photos of herself leaked without consent, heard people whispering, and had felt nothing but trauma and self-hatred. Now, standing there, watching paintings of herself displayed with her knowledge yet a surprise, people around her still talking, she felt something else. She felt beautiful. Empowered. Adored.

And she realized it was the gaze.

The photos had been destruction. The paintings were desire.

And the people, their words, were admiration. Everyone knew it was her on the canvas, on the two paintings he had displayed and was keeping for himself, letting the world know that she was his, immortalizing it for the times to come, even long after they would be gone.

The thought made her eyes burn.

Even after they would be gone, future generations would look at his art and know she had been his muse, that she was his lover, that she was his.

Salem had never felt as desired, as wanted, as adored as she did right then.

"He loves you," her mother stated from her side.

Salem glanced at her. Her mother was looking at the paintings, slightly misty-eyed, and Salem knew she was drawing comparison to her photos too. And the words coming from her, especially in that context, meant a lot.

She was right.

He loved her.

Salem could feel it in her bones.

There could not have been a louder, more obvious declaration than if he had dropped to a knee and proposed with a ring. But this was better. This was immortal. This transcended death, went beyond it, breaking the cycle.

So, for the first time, she let herself be brave.

She left her mother's hand and began walking up to him, each step making her heart pound as the eyes of more and more people fell on her, while the only eyes she cared about in the moment were locked—mercurial, hot, intense—on her. She walked right up to him, just like she had that night at the bonfire, feeling like a cycle was completing there too, her world coming full circle in this moment as she went on her tiptoes, gripping his shoulders, and kissed him.

Not a peck like the night of the bonfire, but a deep, possessive kiss that claimed him as hers in front of the world, the photographs of this moment under his painting immortalizing them too, as his arms came around her and consumed her, his need, his reverence, his love for her so palpable that the last of her ice melted, compelled by the heat of him.

They kissed, not caring for the world, not caring for anything, just for each other, until he pulled back and stared deep into her eyes, his stare saying everything his lips didn't. She pressed their foreheads together, telling him the same.

Salem had always thought nothing could beat death, that nothing could be immortal. She'd been wrong.

Love, deep, true love, was immortal.

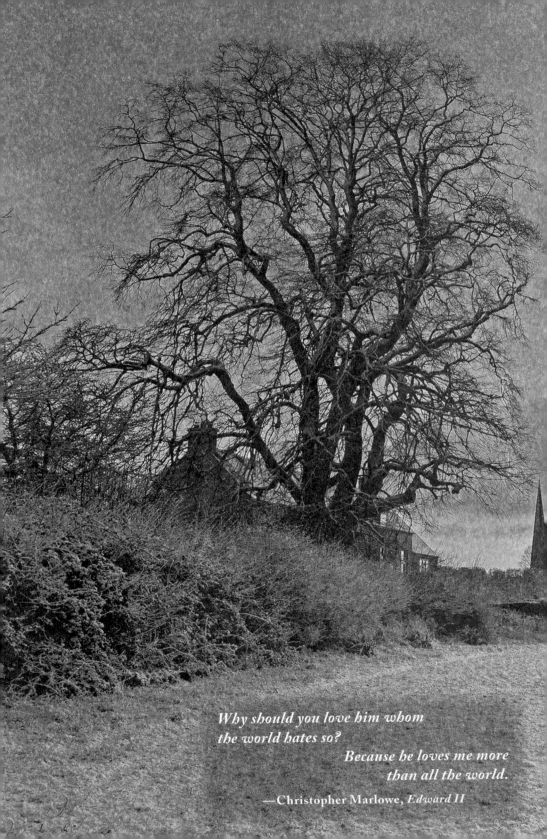

*Why should you love him whom
the world hates so?*

*Because he loves me more
than all the world.*

—Christopher Marlowe, *Edward II*

CHAPTER 36

SALEM

The week after the gala was a whirlwind.

Caz ended up raising a whopping hundred million for his entire collection, sans the two he kept. He donated everything to the charities, and took her mother up on her invitation to spend the end of the year together.

It felt odd, having him in the house she grew up in, but that feeling was trumped by the fact that he got to spend this time of the year with love after so long. They had both been so lonely, that being together had just made life better. The acceptance in her heart that he loved her was still new but it was solid, unwavering, just like her own knowledge that she loved him too.

Her mother loved him as well, even though he was a new acquaintance of hers. Selina Salazar took him under her wing and Salem wondered how she would react if she ever got to know who he really was. Maybe she was better off not knowing.

They spent the week together, and then, after New Year's they went back to the campus. She knew it was to meet Baron and do whatever it was he was doing. She didn't like it, but it wasn't like he had a choice. She preferred to at least be there when he returned.

The residences were mostly empty at the time, most students already home with their families. It felt odd being alone in the building, almost eerie after Caz left to meet Baron, making her promise that she wouldn't follow him, saying that it could be dangerous for her.

She wouldn't follow him, but she had her own investigation to do. Caz might be keeping secrets from her but she had been keeping her own. It was a full moon night after New Year's and she was going to go to the lighthouse and try to see if she found anything.

Salem slipped out of the residences, dressed warmly in her all-black attire, making sure the main door to the building didn't creak behind her.

Snow cushioned the ground beneath her as she walked, making her wish there was a way to clear her tracks so no one could follow them. Under the bright moonlight, as she made her way across campus to the main street, the one that would take her to the lighthouse, Salem huddled into her jacket. It was more than just the cold, biting wind. It was the fact that at this time of the night, enveloped in the dark and wrapped in snow, it all looked like a ghost town, like something frozen in time for centuries.

If she were superstitious, it would feel ominous.

Shadows seemed to be moving and she kept herself alert, crossing the street, her breath puffing in front of her face, the snow crunching under her boots loud in the otherwise silent night. Salem wished she could do something to keep it all quiet but she had neither the skill nor the environment for it.

As the lighthouse came into view, her heart began to pound harder. She turned the corner and walked down the incline toward the rock face, grateful that the lighthouse was out of order. Out here, the only light she had to be careful of was that of the moon, an almost burnt moon, just like her great-grandmama had written about.

Her body shivered, with the cold, with the dread, with the uncertainty, she didn't know. She just shivered as she walked, finally coming to a stop at the entrance to the tall, imposing structure that jutted spookily from the cutting rocks.

There were heavy sounds coming from somewhere deep inside the lighthouse.

Curious but cautious, Salem pushed on the door with her gloved hand, surprised when it gave and opened an inch.

A loud creak filled the air and she froze, waiting to see if something would happen.

Her heart seemed to be thundering in her ribcage as she stayed poised, ready to flee if need be. Moments, heavy moments, passed. Nothing happened. The sounds coming from inside never stopped.

Salem opened the door slightly wider and slipped through, not daring to close it lest it creak again, and took in her surroundings.

It was what one would expect of an old abandoned lighthouse, nothing spectacular. Empty, large space, some broken furniture pushed to a side, and a dilapidated spiral metal staircase leading up to the top. What was more interesting to her, though, was a spiral staircase leading down. Down where?

Salem followed it with her eyes as it went down, seemingly into some dark hole, just a narrow set of stairs leading into it. Obviously, the space was under the rocks and right by the sea. Could it be some kind of a tunnel or a cave? Only one way to find out.

Glad to have written a note before leaving, just in case things didn't go her way, Salem pushed out all the rumors about ghosts and hauntings from her head and started down the stairs.

The space was so narrow she was barely able to even lift her arms to hold the railing or move to balance herself in the tight space, somehow, slowly, making her way down the steps without breaking her neck. Light from the moon disappeared as she went deeper, the sounds she had heard getting louder. Some kind of song?

Finally on flat, soft ground, Salem balanced herself and looked around, trying to get some sense of where she was. It seemed to be some kind of tunnel. The air felt damp and much colder than it had been upstairs. Though she had her phone and she could use the flashlight, she didn't want to alert anyone unnecessarily.

A light at the end of the tunnel, cliché as it seemed, was her only guiding light. The sound seemed to be coming from there too, as did a sound of water and a gentle breeze. Taking a deep breath in, the cold seeping into her lungs, Salem made her way as quietly as possible to the end of the tunnel, careful not to trip on something.

The sounds of water and wind and voice got closer, as finally the tunnel opened into a large cave.

Salem crouched down at the mouth of the opening, hiding behind a large rock to the side, and took it all in. The cave had an extremely high ceiling that had an opening to let the moonlight in, the opening she was hiding beside, and another on the opposite end leading to what looked to be another tunnel. The rays of moonlight fell right in the middle, on a stone altar very similar to the one she had been on in the woods. Fire torches on metal poles were dug into the ground around the altar at a distance, lighting up the area.

A group of five men wearing dark cloaks that completely covered their frames, and skeleton masks similar to ones used in horror movies, stood around the altar. It all looked extremely disturbing, surprisingly stereotypical, and archaic. The only modern thing in the whole setting was a tripod with a camera set up, facing down at the altar.

And the worst, most surprising part was the girl on it.

Melissa. Her friend. Her *unconscious* friend. The one who was supposed to be home with her family.

What the hell?

"Welcome, Mortemians," a familiar voice spoke. Salem watched with mild surprise as Dr. Bayne removed his mask. The rest continued to wear them.

What shocked her more was the name. Mortemians. She thought the group was dead.

Dr. Bayne turned to everyone else. "While tonight our old brethren initiate new recruits in their old, spineless ways, we initiate a new member, one chosen out of many to come into our ranks. Let us initiate him with a gift, a ritual worthy of being a Mortemian. Let us welcome him like a man."

He pointed to a tall figure to the side, beckoning him forward.

Salem was so involved in watching the proceedings that she completely forgot to be alert. A hand grabbed her arm, dragging her out from behind the rock.

"We have an infiltrator, professor."

Salem didn't recognize the stranger's voice, but as she struggled to get free his grip on her arm slipped an inch, enough for her to get free and turn to run. He grabbed her by the hair this time, pulling her to the altar as she struggled and shouted, the pain in her scalp telling her some of her hair was ripped out for sure.

The man threw her on the altar next to the unconscious Melissa, and Salem sat up, glaring at his masked face before turning to level Dr. Bayne with a look.

"I should have known you were involved when I saw Lara in your office that morning," Salem spit at him.

Dr. Bayne shook his head almost fondly. "You're smart, Salem, but too curious for your own good. Lara being in my office was a coincidence."

Salem looked around at the group. "And what of her death?"

He shrugged. "Some people are just weak."

Salem could feel the fury mount inside her. "My sister wasn't weak."

A voice broke through. "No, she wasn't."

Merlin.

She knew the asshole had been involved.

She watched, unable to move, as Merlin took off his mask and stepped closer to her. His face twisted in a sneer as he looked her up and down. "That's exactly why it was so much fun breaking her."

Salem felt her jaw set, her teeth grinding in an effort to keep herself still and not claw his face off.

Dr. Bayne interjected. "We need to proceed."

"Let me at least tell the bitch what we did to her sister. She has it coming for the way she's been with me all semester," Merlin complained, more childlike than man, and Salem could see the dynamic of the group emerging. "It's not like she's going to get out anyway."

She would. Somehow, she had to, and take Melissa out safely as well.

"This—" Merlin pointed to her friend. "—is exactly how I had your sister. The first time, at least," he told her, setting off a surge of rage in her body as she imagined how helpless her sister must have been.

"We got her for an initiation much like this one, you see." Merlin walked around the altar, and Salem kept her eyes on him. "It's all about the group psychology, remember? We all do something together to feel the bond. She was unconscious for most of it. Poor thing was so disoriented when she came to." He stopped next to Melissa, moving her hair to the side, exposing her face to the moonlight.

"What did you give her?" Salem asked through her disgust, referring to both her friend and her sister, wanting as much information as possible.

"A homemade drug." He laughed in her face. "Our resident genius Dr. Bayne grows it himself. It's a type of datura flower, very potent. High doses can cause hallucinations, higher doses can cause death. They have caused death."

Datura. Jimsonweed. Devil's trumpet. She knew the flower was extremely potent, the scopolamine messing with the nervous system in the body. Although she hadn't known it could make someone behave the way he was claiming. But if Dr. Bayne had developed it, he might have added in another chemical and customized it to his needs.

"Why?" she asked, the most important question perhaps. "My sister was innocent. She was good. Why her?"

Merlin stared back at her, the evil she had seen in him lurking out, naked. The others simply stood around, waiting for him to be done.

"That's why, Salem," he told her, his eyes filled with glee. "The initiation was just a part of it. I went to her after, blackmailed her with the videos, saw her break slowly. It was beautiful. And when she decided to be brave, I told her to end it. The human mind is so malleable, you see. It's such a wonder to play with."

He was sick. Seriously, sadistically sick.

And she needed to get out with her friend.

How?

She kept her stare level on Merlin, not like she had another choice, and he sneered at her. "You can't ruin what I have built here, Salem. You think you're some hotshot, coming in here, wanting to find answers? Get the awards started again? We got the awards cancelled, little girl. We picked the best girl from the applicants every year, used them for initiations. They died, until our older brethren had no choice but to let them go."

Salem wanted to ask him what he got out of it. The small dick energy emanating from him was enough of an answer about his ego, but she wondered if this so-called group, that was clearly made of the more radical elements of the legacy societies, had any other mission than to replicate and cause trouble.

"Enough," Dr. Bayne said. "Let's get on with this."

Salem looked around frantically for a weapon, trying to find a stone, something, anything that she could use. Except the fire torches there was nothing, and those were too far away.

"Dr. Bayne," Salem appealed to him, hoping he had more of a shred of humanity than the sadistic monster responsible for her sister's death. "You had a daughter once. You wouldn't have wanted this for her."

Merlin and a few others began to laugh. Salem looked around, trying to figure out what she'd said that was so funny.

A masked member of the group spoke from her right. "His daughter was the first one we initiated, girl."

Horror ripped through her as she looked at another kind of monster, the kind that hid behind a warm smile and fatherly comfort.

"We all have our pleasures, Salem," Dr. Bayne offered with a smile, one that was still kind and warm, making her feel nauseous. "Let's get on with it."

The new recruit, the one Dr. Bayne had pointed to, walked to Salem and picked her up. She began to struggle, her hands going to his mask to rip it off, her legs kicking out trying to hit him, but he locked one arm around her torso, effectively immobilizing her, carrying her to the other end of the altar and placing her on it rather gently.

Heart thundering, she looked up at the opening in the cave, body rigid, and wondered how she was going to survive what was about to happen. She wondered how her sister had, if she had truly forgotten or actually remembered. She wondered if she had killed herself that night, driven by the way her mind and body had been broken, or if it had been pure murder.

She remembered the words, that they were making her do it.

Her sister *had* remembered, enough for her to write it to Salem.

Salem blinked up, unable to even close her eyes as terror unlike any she had ever known engulfed her, tears leaking out from the corners of her eyes and into her hairline.

A body covered hers, and her heart shriveled, her frozen state making her hate herself as the new recruit, still with his mask on, kept her arms trapped by her head and bent over her, his nose going straight to the side of her neck.

Salem stilled.

The nose, the spot, the weight, it was all familiar.

Now that she was focused, she could catch a faint whiff of his scent under the cloak.

Paint and petrichor.

Caz.

Salem felt her shriveled heart beat a pulse, her tight muscles slowly relaxing as the fear dissipated, almost.

What the *fuck* was he doing there?

She didn't know, but she was certain he had something up his sleeve. He was supposed to be with Baron. They were supposed to be planning something. Was this it? Was this what they'd been planning? To infiltrate the last of this nuisance group and end them? Was this a part of their legacy group initiation?

She had so, so many questions and no way to ask them.

"Though we didn't plan on you being here tonight," Merlin told her from the side, "this is a better turn of events than we expected. Do you recognize him? You should, given how often he's had you under him."

The group chuckled and Salem gritted her teeth, her eyes going to them as Caz stayed on top of her, silent.

"Seducing you was a part of his task," Merlin admitted, letting it all out in the open. "He was assisting me to become a part of our society, and I saw how you were with him in class. What better way to destroy you than to have him seduce you and then break you? I like watching people break."

A few weeks ago, Salem might have believed him. But the girl she was now—the girl who loved and trusted this man, who believed him, who knew he had gone to prison for avenging a wrong done to her by this very group, who was on a quest to avenge his brother who may or may not have been killed by this very group—she didn't believe a single word.

Oh, she believed Merlin had tried to recruit him, and she believed that he had played along, but she didn't believe she was a game to him. He loved her, and the fact that the first thing he had done here was nuzzle her neck, a move she knew down to her marrow because of how often he did it, just to reassure her, cemented her own belief.

He kept kissing her neck, pretending not to listen to Merlin, but the tightness in his body gave him away to her, who knew his body inside out. He was listening. No, he was waiting. What for?

Suddenly, someone screamed in the cave and Caz jumped down from the altar. She moved her eyes to see him take hold of Merlin's neck and slam his head hard on the rock, making the man go unconscious.

Noises were happening around her, and she stayed frozen until he came to her.

"Move, Salem," he told her, and the stiff muscles in her neck screamed in relief. She scrambled up and looked around the cave, seeing the cloaked guys on the ground, knocked out. There were some other men in the cave, led by Baron, dressed in suits and wearing masks that looked like a bird's face with a beak curving over the nose, protecting their identities. The suited group went about dragging the cloaked guys away, one of them picking up Melissa. The stranger turned to Salem. "I'll get her medical care."

"No," Salem started, moving to protect her friend, but Baron intercepted her.

"Trust me, she'll be safe." Salem looked at him, turning to see Caz who nodded at her. Her tense shoulders relaxed slightly.

One of the suited men, who looked to be in charge, gave a nod to the guy carrying Melissa. "Thank you. Please make sure she's safe."

The man left with Melissa, and the guy in charge looked at Baron and Caz, who stood next to her.

"Welcome to the society, Mr. Whitmore and Mr. van der Waal. You have both effectively finished your initiations. Please leave while we deal with this . . . nuisance."

Caz picked her up again. "What about the drug?"

"It will flush out of her system in the next twenty-four hours," the man looked at Salem. "For what it's worth, my apologies to you, Miss Salazar. We knew your father very well, and cared for your family. Please take care."

He nodded at the boys and Caz walked out the tunnel with her, Baron leading the way, helping her up the stairs and out in the open.

"A little later and you would've messed up, dude," Caz told Baron, holding her close as they walked back.

Baron shrugged. "I got there on time, didn't I? You're fucking welcome."

These two would never be friends, even though they were allies now.

"You okay?" Caz asked her, and she just looked up at him, unable to give words to everything. Physically, she was okay, but her head felt muddled.

"You can speak, Salazar," Baron said, as though ordering her to do so would make her break her silence.

Caz pressed a kiss to her head. "It's okay. She's okay. She'll just sleep and everything will be fine." He seemed to be saying that to convince himself more than her.

She let it be as they walked back to the campus under the full moon, leaving the questions for tomorrow.

The heart of man is very much like the sea,
it has its storms, it has its tides and in its depths
it has its pearls too.

—Vincent van Gogh, *The Letters of Vincent van Gogh*

CHAPTER 37

SALEM

She felt like death warmed over.

Salem turned in bed, feeling like she'd gone wrestling with a truck and lost, her body hurting, joints aching, feet throbbing, face swollen. She tried to remember what had caused it, and it slowly came back to her.

The night.

The lighthouse.

The cave.

Caz.

He was there, near her feet, pulling off socks that she hadn't even noticed, checking her for wounds before looking up at her.

"Hey." He came to sit by her side, pushing a curl away from her face. "How're you feeling?"

"Like a zombie," she croaked, happy to finally have the use of her voice again. She was never going to take this shit for granted.

He brought her a tumbler of water from the side table and held it to her mouth. She drank, thirsty, until almost the entire bottle was finished. Tired, even from just drinking, she fell back into the bed with a groan and looked out the window.

It was dark.

"How . . . lonnng?" Her words slurred slightly, her eyelids feeling droopy.

"Just a few hours," he told her. "Go back to sleep."

"Mmkay," she mumbled, already passing out.

The next morning, Salem dragged her ass out of an empty bed, woken by the light streaming in from her colorful window. She didn't know where Caz was, but his indent was on the bed and his pillow was warm. Taking a deep inhale of his scent, she got out of the bed somehow, her limbs feeling stronger than they'd been, and stumbled to the bathroom. Quickly doing her business, she stood in front of the mirror, wincing at her reflection.

She looked like death warmed over. There were bruises on her neck and pillow lines on her cheeks, her eyes were puffy and red, her hair wild, her face swollen. She felt like a hot mess and not the good kind.

Taking a deep breath, she decided to brush her teeth and wash her face. Feeling a little more human after doing that, she decided to check in on Melissa before resting more.

Pulling on one of Caz's hoodies over her leggings, drowning and surrounded in his scent, she made her way out and down to Melissa's room, grateful for the empty residences so no one would have to see her like that.

The morning was annoyingly bright, and cracking her jaw with a loud yawn, she knocked on her friend's door. After a few minutes, it cracked open, and the other girl stared at her through bloodshot eyes.

"Everything okay?" Melissa mumbled, opening the door wider for Salem to come in.

"Yeah." Salem walked into the maximalist, bright room, in a similar layout to hers. "How are you feeling?"

"Like shit," Melissa grumbled, climbing back into bed. "I drank too much last night. Never again."

Salem hesitated before taking a seat on the bed, realizing her friend had no idea what had happened and almost happened the night before.

"I though you were supposed to be at home," Salem started, not really knowing how to tell her, if she should tell her at all. Melissa was bright and bubbly and happy, and even telling her what had happened could traumatize her. But could she be dishonest? How did it work? She needed Aditi to guide her through this.

"I got a call from the Bar Guy." Melissa rolled her eyes. "He said it was an emergency so I showed up but he wasn't there."

He must have been one of those group people. But Melissa had been seeing him for weeks, which meant she had been the target for weeks. It made a chill go down Salem's spine.

"So, you drank by yourself?" she asked, curious as to what had happened.

Melissa frowned. "I . . . I don't remember actually. I was at the bar and then I woke up here." Panic started to take over her friend's face. "Oh my god, this is like the night I got drugged at the bonfire. You guys carried me in but I didn't remember. Did someone drug me? Did someone . . . ? Oh my god."

Salem quickly grabbed hold of both of her hands, gripping her tight, and stared deeply into her friend's eyes. "Nothing happened, Melissa, trust me."

She saw Melissa take in a shaky breath, her eyes getting moist. "You know what happened, Salem? Tell me. I need to know."

Well, she didn't have any choice about it anymore. Slowly, she told Melissa how she had gone on a walk and stumbled upon the cave, how they had both been rescued by Caz and Baron and their group. She left things out about the other club, not wanting to dump everything on her too soon, and explained what she could.

Melissa was fully sobbing by the time she was done, throwing her arms around Salem. "Thank you! I love you so much! Thank you! I'm so glad we're okay."

Salem held her back, getting much better at the hugging business than she had once been, rubbing her friend's back in soothing motions as Caz did with her. "Me too."

They pulled back and talked a bit more about things, before Melissa told her she would go back home that afternoon until the beginning of the semester. Salem nodded, wondering what her plans were going to be when the new season began.

After a few minutes of making sure she was okay, Salem left Melissa and walked back to her room, the empty halls echoing her footsteps as she moved.

She put in the code and opened the door, only to see Caz lying down shirtless on his side, watching.

It was all the invitation she needed. She had earned her lazy day. They both had.

Wordlessly, she pulled his sweatshirt over her head and threw it to the side, stripping off her leggings and leaving them in the pile too. She went to her side and climbed beside him, loving the way he immediately tugged her close to him, letting his heartbeat under her ear lull her into a sense of safety. After long, quiet moments of settling in, her mind started to work again.

"Caz?" She checked to see if he'd fallen asleep.

"Hmm?"

"Where did you go?"

"Had a meeting with the Order," he told her honestly. "How's Melissa?"

"Okay. She's going home in a few hours."

There was silence for a few beats after that, before she asked the question that had been on the forefront of her mind.

"What were you doing there?"

A breath expanded his chest, moving her head up and down with it, and she waited for him to explain.

"I was sent there, to infiltrate them with Baron, as a task from the Order," he told her, referring to the legacy group. It was the first time she had heard him call it that, but that was probably because now he was allowed to. "They didn't like the fact that this group was not only attacking award-nominated students but also killing them and driving them to their deaths. Your sister being one. My brother being another, though he was targeted because he got too close to exposing them."

Something confused Salem. "But if your Order knew about this wannabe group, and wanted to eradicate them, why not just do it themselves?"

He stroked the back of her head absently, looking up at the ceiling. "After your father disbanded the group, after what they did to you, they scattered. The Order was never truly certain of who was in the group and who wasn't, though I'm sure they had suspects. That's why they wanted me to assist Merlin. It was my first task, to get close to him."

Now it made sense why he'd been a TA for a psychology professor.

"That reminds me . . ." He turned to the bedside stand, his frame lit by the colorful lights streaming in from the glass windows. He turned back to her, putting something in her hand. Salem opened her fist and looked down at it.

Olivia's pendant, twinkling in the light.

Her sinuses began to burn.

He had been the one who stole it, for her.

She pulled it close to her heart and looked up at him, silently telling him everything she couldn't put into words at the moment. He gave her a soft smile, stroking her hair away from her face, pressing their lips together for a small moment before pulling back.

Keeping the pendant close to herself, she got back on track with the conversation. "And Merlin thought you were shadowing him because you wanted to be a part of his group?"

"Yes," he confirmed. "The man was a narcissist to boot. It wasn't difficult to convince him of that."

Salem nodded. She had concluded that about Merlin herself. "Was he the reason you stayed away from me in the beginning?"

"Partly," he told her. "I didn't want him to focus on you, but you went and dragged it in all by yourself." His tone was wry, reminding her of the times she had picked arguments with him in class.

"The other reason was your sister," he told her. "The Order made a rule after the deaths started happening on campus. Family of the dead, regardless of who they were, were completely off-limits from any games and politics. I was going to initiate in a few months, so I didn't want to risk it."

It made sense. But then he had, and in a very public way. "Why did you?"

He huffed a laugh. "Because I saw you smiling at another boy and didn't think going to prison again was too bad."

"You're crazy." She shook her head.

"About you? Incredibly."

She smiled into his chest, holding him tight. It had been a ride, such an up and down ride with him, but she was glad to be there, to be alive with him by her side.

"Also," he said, "I found out why your father did what he did."

Salem pulled back and looked at him, sobering at his tone. "What do you mean?"

Caz stared at her. "He had been investigating your sister's death for a while. When Laz died, he got the Order to help him find the truth. That's when he realized that Mortemia was still operating. And that my uncle had been the one to restart it with the Vanguard name, after being rejected from the Order."

Holy shit. She inferred what he wasn't telling her. "The Order didn't accept him after what happened to your parents and you boys."

He gave a nod. "The Order has some codes. Not to attack a member, and not to touch families. He violated them both and then wanted acceptance. Didn't even get a foot in the door. That's probably when my asshole relatives started digging and revived the wannabe group."

Salem mulled that over, and another question popped in her head. "Wait, what happens to the Vanguard estate now?"

Caz shrugged. "I'll probably be able to get it back if I reveal who I am. My aunt is still alive but has no kids. And I have the connections now to get it back."

Salem leaned over him. "Do you want it back?"

Caz considered that, brushing her curls away from her face. "I'm considering your father's deal."

She blinked. "What?"

"He wanted an alliance of the Salazar line with the Vanguard line," Caz reminded her, amusement on his face. "We're already pretty good at allying our lines together. What say you, Miss Salazar? Want to have a merger with me?"

Salem felt his amusement but was slightly confused as to what exactly he was asking her. "Just so there's no confusion, you want us to . . . ?"

"Marry," he stated simply. "Not right now, but someday. But I want my ring on your finger and yours on mine. I want the world to know about it and I want you to know you always, always belong. To me."

Salem looked down at his chest, her eyes burning.

She'd never thought, in her wildest daydreams, that something like this could ever happen to her. She had always been the unapproachable, aloof girl, the girl they had called frigid and unfeeling. She had been alone and accepted that she always would be. And then he'd come into her life, like a hurricane, blowing everything around her away, smashing her belief systems into smithereens, until she had been forced to make a new one for herself.

"Salem?"

"Hmm?"

"Stop thinking."

That alone sealed it for her. There was no one else in the world who could shut her brain up.

She gave him a nod, squealing when he suddenly attacked her, taking her down with him, peppering kisses on her mouth, giving her the affection she had once been famished for, affection she now expected, affection she knew she would always get from him.

She didn't know what their future would look like. He was now a member of an ancient secret society, his name one that was stained with blood between his family and hers. Things had changed, she had changed, yet the uncertainty of the future loomed over her. It would always, she supposed.

But she felt free, free from shackles, from questions, from demons.

Lying there in his arms, on the land of Mortimer, a land that had witnessed too much blood and death, more than she could possibly know, she felt at peace.

And though the future was uncertain, for the first time it looked alive.

END OF PART III

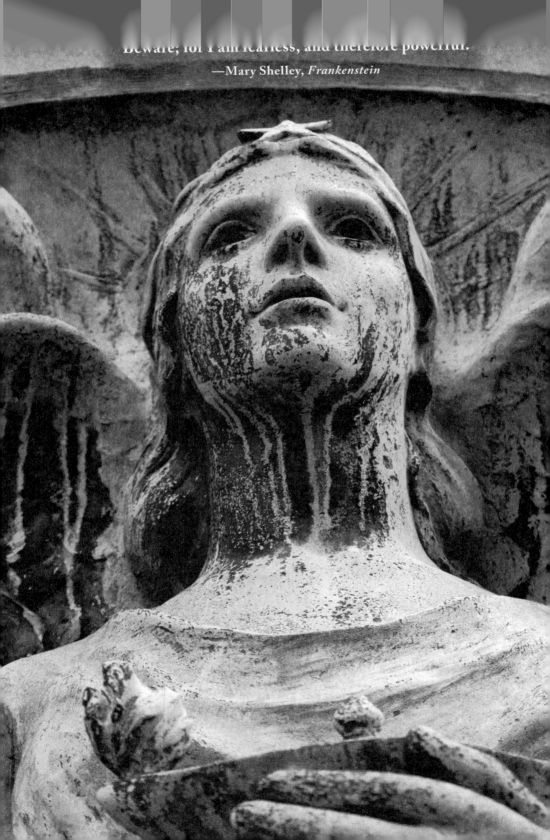

Beware; for I am fearless, and therefore powerful.
—Mary Shelley, *Frankenstein*

5 YEARS LATER

Caz

Baby, you need to slow down," she told him, and fuck if that "baby" didn't get him revving every damn time. She had suddenly called him that in bed out of the blue one night, and he had lapped it up, forcing her to call him that again and again until she used it without thought now.

They were at a wedding, not their own, and he'd just had to pull her into the alcove. With the passing years, and with getting the love she was letting herself get, understanding that her perspective through her growing years had been skewed by her traumas, letting herself heal and grow better, accepting affection from her friends and her mother, and most importantly from him, she had begun to glow more and more, a dark goddess shining so bright she could blind a mortal man, and she did.

She had no idea how many men he had glared at just for daring to look at her too long, how many threats he had given over the years, and how many lives he had almost ruined for coveting her. They could look and want and covet all they liked, but she looked at him, wanted him, coveted him, and that soothed the ugly beast in him some.

Even though she had thought herself invisible and wanted to blend in for so long, she never understood and still didn't understand due to her own self-esteem issues how desirable she was. Even now, after years of being together, she thought him the anomaly, the exception, the rebel who went against the grain by being with her because that's who he was.

While it may have been the allure in the beginning, it was never about rebellion with her. Fuck, being with her was easy. It was flowing with the current, letting the river of life lead them together and enjoying the view on the way.

He looked down at her, not as much as he usually had to since she was wearing insanely high heels and was closer to his face, though still tiny. He had mad respect for women who wore those death traps, no idea how they took one step in those, much less walk and dance and exist like their feet didn't hurt. He knew for a fact that they did, because after they got home, she was going to take them off, place them neatly in the closet, and plop her feet in his lap so he could give her a massage. The first time he'd done it instinctively, he had been rewarded with the best blow job. And even though that wasn't why he did it, it was a nice perk. He was just happy to use his hands on her, happy to make her happy.

"We can't be doing this here," she chided him, or rather tried to, tilting her neck to give him access to his favorite spot on the side. He didn't know, even after all this time, what exactly it was about her neck that made him so feral. Maybe it was pheromones, maybe it was just how dainty that was, but something about her neck drove him fucking wild.

He released a growl-like sound against her skin, knowing full well the effect his voice and his noises had on her, her brain going into overdrive in arousal with the vibrations of the sound. As expected, a shiver wracked her body and she pressed into him, clutching the lapels of his tuxedo and heaving a breathy sigh that made him forget all propriety.

He'd never been a fan of that anyway.

But over the years, he'd had to adapt to somewhat fit into society after he had reclaimed his name. It had created another scandal, a pretty massive one. With his return from the "dead," the Vanguard name had come back front and center, the speculations about his parents' death, his uncle's death, and his aunt's exile to a retirement home the fodder for gossip. It was inflamed even more with his very public relationship with Salem, with her being a Salazar and her father having done what he had.

Caz didn't really give a fuck about anyone or what they thought, but he had cared for Selina and her perspective on things, given how she and Salem had been mending their relationship and how much he liked the older woman. Unsurprisingly, Selina had taken some time to process everything, after they had both come clean and shared everything about his brother and Salem's father, their connection and relationship to Olivia. They of course hadn't told her anything about the Order but after taking her time, Selina had surprisingly been open and accepting.

"Let sleeping dogs lie," she'd told Salem and him over dinner that night. "I have my daughter and now I have a son. I don't care about anything else."

"What about the scandal?" Salem had asked. Caz knew how much anxiety the word alone gave them, and for good reason given their histories in the last decade.

Selina had shrugged. "The world didn't end with the last one. It won't with this either."

Salem had stared at her mother with a stunned look on her beautiful face, and from what he had known, it was quite a different outcome to what they'd been expecting. It seemed her mother had grown too.

"Salem!"

Someone called and he pushed her deeper into the shadows, wanting to keep her like this just for his eyes.

She pushed his chest slightly. "C'mon. You can wait till we get home."

He raised an eyebrow, looking down at the champagne-colored dress she was wearing, not the one she'd come to the venue in to help her friend get ready but rather one she'd changed into upstairs and surprised him with. Surprised him so much, in fact, that he'd descended upon her like a wild beast the moment he'd seen her come down the stairs that opened into the lawns, dragging her down the open corridor and into an alcove tucked away from sight.

The dress wasn't too revealing. In fact, it had a modest neckline with just a hint of cleavage, a simple cut in the side that went up her legs to mid-thigh, a deep back that was hidden by her open hair. It was the fabric that was undoing him. He had no idea what it was, but it was clinging to every curve she had, outlining every place she had filled out more over the years, clinging to her tits in a way that made them look just a second away from spilling out, like the strings were hanging on for dear life. To others, it might look tasteful, to him, it was a tease.

"You knew what you were doing with that dress. You wanted me to drag you off," he accused her and she just gave him a grin, one so full of naughty intent, one he couldn't have imagined on her face when they had gotten together.

Five years ago, Salem had been intelligent but uncertain of herself, of her place in the world, believing she didn't belong anywhere, believing she mattered to no one. She had been in a shell of her own making, too withdrawn, too scared, too lost, even without knowing she was any of those things.

Salem in present day was still the same, except a bit more certain, a little less lost, a tad more trustful. She knew of her place in the world, that she mattered, that she belonged, with him and to him and vice versa. She had a great support system around her in the form of her friends, her mother, her therapist, and her career as a forensics researcher. She had slowly, bit by bit, come out of the shell, shed her old skin, and become something newer.

And watching her transform, come into her own, had been one of the best experiences of his life, knowing that the girl she'd been and the woman she was becoming were both his and he hers.

"Salem, we're getting late!"

The voice got closer and he recognized it as Aditi's. Occasional pain in his ass, mostly a fantastic friend to his girl.

Aditi stumbled upon their little nook and came to a halt, rolling her eyes. "I fucking knew it. It had to be him."

Salem straightened and pushed him back slightly, and he let her. As kinky as she was in her fantasies, most of the ones he loved making come true, in reality she was still the prim and polite girl her mother had raised her to be. It was such a contrast, but one he liked. He liked knowing that only he got to see the side of her no one else did, the side that made her cheeks heat, the side that loved to walk on the edge but didn't have the courage to. It was the side of her that let him take the lead to take her on the wild side, that let him drag her and push her and take her as he wanted because she wanted, that let him and incited him to do things so she could go with the flow and not worry about the blame.

Just like she was doing now.

"I was just coming down . . ." Salem started to tell Aditi and her friend sighed.

"I know, I know. I knew the moment you chose that dress that he'd go nuts."

Salem bit her lower lip to contain her smile, her eyes fluttering to him behind her matching gold glasses, before she looked at her friend.

"Is Melissa ready?"

"Nope." Aditi popped the syllables. "She's panicking. That's why I wanted to find you. Your cool logic calms her down."

It was fascinating to see Salem switch to her cool friend mode. The trio of girls—Salem, Aditi, and Melissa—were tight. They had calls together every other day, even though they were all in different cities, with Aditi working for the Blackthorne Group and Melissa becoming the apprentice to the lead auctioneer for an art gallery in Tenebrae City. Despite their lives and busy schedules, a few times a week, the girls were on a conference call that went on for at least two hours—yes, he'd counted.

In a way, he was fascinated by the bond they shared.

It was very different from the bond he had with the guys he could call friends. Baron, who was still with Aditi, and Jacob, the guy who had rescued Melissa from the cave that day, who was also her to-be husband. Both guys were from the Order and both dating friends of his girl. Their friendship was more incidental, being adopted into the group by the three girls and realizing they had common goals and interests to protect—their girls—rather than any emotional bond.

Though if he had to have allies, these two guys were pretty good. Baron was still a shithead and a dick who knew too much about everything thanks to his ethical hacking business that he'd just started. Jacob was a criminal lawyer, fiery in court but a pretty chill guy outside of it. And Caz, he was a full-time painter working on his next batch in his studio. All three of them were legacies in the secret society they were in.

And now that he was a full-time member, he realized how deep, how powerful it was, how much it influenced the world and the dynamics that existed everywhere in it, and so, solid allies were always a good thing to have in his corner.

The secret society, the name of which was so secret they were forbidden to even think of it, was truly well-oiled machinery the likes of which no one could even imagine, its roots going to the depths of the underworld and shoots going high into the zenith.

Salem's smaller hands straightening the lapels of his jacket brought him back to the present. "I'll see you outside, okay?"

He nodded, giving her a quick kiss, before taking a step back and walking back to the lawns of the venue. It was a mansion owned by a friend of Jacob's near Mount Verenmore, with old stone walls and multiple bedrooms to accommodate any guests who chose to stay. But the highlight was the lawns, with a grand vista of the mountains, lush with trees and gray with the clouds but thankfully, not cold. It was scenic and stunning, he could admit to himself.

The man of the hour stood at the front of the makeshift aisle that was decorated with flowers under an archway. Baron stood by his side, looking bored as he did something on his phone.

Caz walked up to them and saw both men glance up, before sporting matching grins.

"What?" He felt his brows come down at the similar reactions.

"You got lipstick on your neck, dude," Jacob laughed.

Caz rolled his eyes but didn't make a move to wipe it off. He liked wearing the stamp of her lips on his skin, letting the world see he was taken, at least until she was ready to wear his ring. Though he wanted to ask her again, he knew she wasn't ready. She needed more time to settle into her career and in her mind before she said yes to him.

"I want to be the best version of myself when we get married," she'd told him one night after they'd come home from a party and he'd taken her against the door. It fascinated him, how they could be raw and hard but gentle and soft, how one didn't exclude the other, how she could stimulate and soothe him so well.

She had been drawing patterns with her finger on his naked chest, pressed into his side on their bed.

"We're already married, you know?" he'd told her lazily drawing back on her shoulder. "We just have to make it legal."

She'd smiled. "It's still something I want do right. I . . ." She'd hesitated. "I never dreamed I'd find love, much less contemplate the idea of marriage to anyone. I know it's my own issues, but now that I have you, that I have us, I want to be better. I want to go into it with you knowing you're getting the best me I could be. You . . . you're okay to wait, right?"

Caz had pressed a soft kiss to her upturned lips, easing the line between her brows. "I'd wait forever if you wanted me to."

And he'd meant it.

For her, he would wait eternity. Hell, he would be happy just being with her as they were if that was what she wanted till they were old and gray. Some might have thought that being at a wedding would make him feel a pang of longing, but it didn't. He had already claimed her on an altar in their own ritual years ago, an unconventional consummation of their own making, their own first night. In his heart, he was already married to her, and he knew so was she.

So yeah, he could fucking wait till she felt she was the best version of herself. Though, if anyone asked him, she already was. He couldn't dream, couldn't imagine a better her.

The guests took their seats. Caz recognized Nathan, Melissa's brother, and yeah he still didn't like him for that one incident years ago, for sitting too close to Salem. He was possessive, yes, but she didn't mind and it was nobody's business.

Aditi came down the stairs, followed by his girl, and he felt his breath catch again at how fucking stunning she was. That wild, serpentine hair immortalized on canvases in their house, that petite frame that had become curvier over the years, filling out in ways that made him wilder, and those eyes. Those liquid, golden eyes that filled him up to the brim with every look.

Melissa came out behind them but Caz couldn't look away from Salem, not really noticing anyone or anything else, just her, walking gracefully on those strappy metallic death traps, coming to a stop on the opposite side of the aisle. Her eyes glanced down at his neck, where he was assuming the lipstick mark was, and a secret smiled bloomed on her face.

As much as she shied away from public displays, she fucking loved them, and he knew it. Him not caring and wearing her mark turned her on, he could tell.

The wedding ceremony began and he kept looking at her, as was his favorite thing to do, watching her watch her friend, seeing the slight shimmer shining in her eyes as vows were exchanged. He was aware of the bride and the groom kissing in his periphery but his vision stayed rooted to her, observing the reactions on her beautiful face.

Over the next few minutes, everything was done. Guests got up to greet and congratulate the couple, hooting and cheering and clicking photos.

Salem and Aditi hugged Melissa tightly, before Baron drew his girl away, congratulating the bride. Caz did the same, putting his arm around Salem and drawing her to his side while congratulating the couple.

Everyone began to mingle, leaving them four of them standing together.

"Man, I was getting hot seeing the way you were staring at her." Aditi fanned herself, looking at him before turning to Salem. "What does he even eat?"

Salem flushed, and he was pretty sure she was remembering his face between her legs that morning, waking her up from slumber.

"Something delicious," Caz smoothly interjected.

Baron rolled his eyes and Aditi scrunched her face. "Ew. TMI. I don't wanna know."

For a few minutes, he let the conversation flow, before realizing Salem was quiet by his side. Not uncharacteristically so, since she'd always been quiet, but more like she was deep in thought.

"A penny for your thoughts?" he asked her in a low tone so no one could overhear.

"You don't need a penny," she chuckled. "You have gazillions."

He stayed silent, letting her ponder and take her time. One of the things he found so attractive about her was her brain, the keen intelligence with which she examined the world, the singular focus of her mind when she was analyzing something. Her thought patterns were so vastly different from his, more logical, more rational than his creative, emotional ways, it never got old trying to imagine what was going on in her head.

She took a deep breath in, as if bracing herself for something, before looking up and locking their gazes, hers filled with something profound, though he couldn't discern what exactly, the gold almost glowing around her darkened pupils in the setting sunlight.

"Let's do it."

Caz blinked, slightly confused as to what she wanted to do. She must have read the confusion on his face because she stepped closer to him, going on her tiptoes and leaning her weight on his body, her hands flat on his chest, her face upturned and beseeching and fucking beautiful.

He held her steady.

"Pact of trust for life? Let's make it official."

She was ready.

Fuck him.

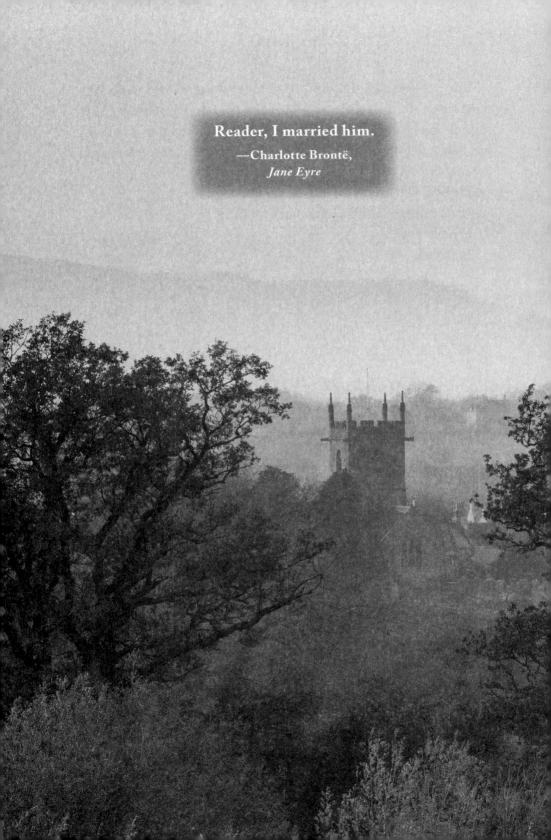

Reader, I married him.

—Charlotte Brontë,
Jane Eyre

5 YEARS LATER

Salem

S alem bent over the hole in the ground, examining the skeletons that had been found. She had gotten the call the night before, dragging her out of her sleep. Usually, the protocol was different, her work starting in the morning and finishing in the evening.

But this case was unique, and needed immediate urgency, so she'd gotten out of bed, much to the disgruntlement of her husband. Because one thing about him? If she had to go somewhere in the middle of the night alone, he was going to drive her.

There had been an incident last year, where she had almost gotten carjacked returning from a crime site, and it had scared her. Since then, there was a bodyguard with her during the day, driving her to and from locations. And if occasionally she needed to go during the night, her husband left his sleep behind and accompanied her himself.

Though they were affluent and still very much a part of their social class, their lives were different. They lived in a beautiful three-bedroom historic mansion that had once been the home of a renowned poet and the married woman he had eloped with, who had lived their lives with new names and new stories. It had felt fitting and they had both immediately fallen in love with the place, though Caz had it renovated entirely to make it a perfect combination of rustic and modern. It was just an hour away from her mother's new place.

Her mother, who had fallen in love with a distinguished widowed gentleman and married him. Salem liked him for who he was and how he affected her mother. He made her more open, more accepting, and more joyful than she'd seen in a long time. Though he had children of his own and Salem wasn't really close to them, it was still a good thing.

And Caz, he was more like a son to her mother than Salem was a daughter. Selina Salazar had all but adopted Caz, giving him love and maternal affection Salem knew he had missed all his life. She knew they had a bond outside of her, and she was glad about it, about the way they had both healed parts of each other—her mother finally getting a son to love and her husband finally getting a mother to love.

And fuck, he had so much love to give, though he was incredibly selective about who he gave it to. For her though, he was all in. She knew it because there was evidence scattered through the last decade of her life for her to examine. But moreover, she knew because she felt it, in the way he watched her with the same intensity, took her with the same wildness, touched her with the same possessiveness. She felt it in the ways he moved his schedule to give hers time, the way he sacrificed sleep to make sure she was safe, the way he stood guard despite all the police officials around, so no one and nothing could bother her.

And just last month, he had surprised her for her birthday and given her a gift that had made her bawl her eyes out—a tiny, golden-furred creature with a tag around her that said "Junie." In memory of her only friend and anchor growing up. It had taken a while for the flood of her emotions to stop, her memories pouring in as the tiny puppy licked her tears and gave her kisses.

It was rare for Salem to get as emotional as she had, more evidence of how vulnerable she let herself be in their home. And through it all, he had stood there, recording her reaction as a private memory for them to keep, smiling at her and looking at her in a way that had made her thank everything out there for bringing him into her life.

She couldn't have dreamed a better him.

The noise of something falling to the ground brought her back to reality.

As a forensic consultant with a focus on cold cases, her time outside of family and friends was mostly spent with dead bodies or authorities, with some academic seminars since she had a pretty impressive resume. Outside of being a Mortimer legacy, which in itself held weight in the world, she had a record of consulting on over fifty cold cases over the years, contributing evidence that helped solve over half of them, giving closure to numerous families. Her reputation, as the cold, analytical forensic expert, had her in pretty high demand.

It was something she'd had to learn to balance, between her work and her marriage. She and Caz had gotten married in a small affair four years ago, a wedding attended only by close family and friends, a total of nine guests. Since then, Caz had become a more exclusive artist, and more involved in the group he was in with Baron and Jacob. They had monthly meetings and get-togethers, planning who knew what. While he shared a lot about the group with Salem, she knew he kept some things secret and probably always would for her own safety and to keep her protected from their crosshairs.

She looked back at him where he was leaning against the car, parked right outside the yellow tape marking the small riverside area closed for civilians, though she doubted any came wandering this way.

He stood in a casual sweatshirt and jeans he'd put on last minute, his hair shorter now, on the sides at least, and longer on the top, his face grim as he took in the people working to gather evidence so late.

"You think this is related, Salem?"

Reed, the lead cop that worked in the cold cases division and her main point of contact, brought her focus back to the skeletons. This case was unique, a cold case that had suddenly become hot because of similar murders happening after three decades. They couldn't say for sure if it was the same perpetrator or a copycat, but the recent deaths had made it top priority.

"It's difficult to say right now," she stated, using the flashlight in her gloved hand to examine the mark on the skull, the broken bones, the discoloration. "I'll have to look at the lab reports to say for sure."

Reed ran a hand over his face. "But?"

"But from the first look, I'd say the pattern of the contusions is similar."

A weary sigh escaped the man. Tires screeched and headlights lit up the area for a split second. Salem looked back to see a camera crew getting out. The press, like vultures, had descended.

"Fuck. This just gets worse and worse."

Salem had to agree.

"I'll have everything sent," Reed said, straightening from his crouch, and Salem followed. "Please, Salem, give me something."

Salem gave a solemn nod. "I'll try my best."

And she would. That's what she did. It wasn't just her passion that drove her anymore, it was the closure. As someone who understood the power of answers after the sudden passing of someone, she knew giving closure to families who had waited years and years was important. That, more than anything else, drove her now, to investigate and seek to the best of her abilities.

"Go home," Reed told her, walking toward the gathered media. "I'll stop by the labs tomorrow."

Salem gave a nod and turned, taking her gloves off and throwing them in a makeshift trash can to the side, signing her name off on the sheet a technician presented to her.

"Is that Vanguard? Oh god, turn the camera."

Fucking reporters.

They were used to seeing her thanks to her profession, and her frigid, aloof demeanor pretty much had them leaving her mostly alone. But her husband—her hot as hell, extraordinarily talented husband who was very exclusive with his appearances near the press, thanks to the way they had hounded him after he had come back to reclaim his name, always had them salivating.

A shot of Cazimir Vanguard was worth a lot. A candid shot, more. A candid shot of him with his aloof wife? Even more.

She headed to where her husband waited, completely unbothered by the pack of hyenas looking at him. He had always been that way, unbothered, unruffled, not a care about who thought what about him. The prim, polite girl in her found it so arousing, to be with a man who didn't care about anything but her.

And he was hers, all hers.

Her husband.

It was still so bizarre to her to use the phrase, even in her own head. His ring was a sure weight on her finger, his gaze a sure weight on her body, and yet, she still couldn't believe some days that she was married to him. Not when someone called her Dr. Salazar-Vanguard, not when she snuck peeks at his matching ring, not when she touched the tattoos they both had on the sides of their necks.

"Hey," he greeted, and his voice still had the same effect on her as it had the first time a decade ago.

She ducked under the tape and went to him, and he opened his arms, letting her step into the warmth of his body and breathe in his scent.

"Is it the same?" he asked her, and she didn't mind. Sometimes, she liked bouncing theories off him, talking about cases she was working on like riddles, and oftentimes, he made points, especially pertaining to the perpetrator's psychology, that had her reevaluating and reexamining things. That was one of the perks of having a partner who wasn't just intelligent, but understood the darkness she dealt with, the darkness inside her, better than anyone. He saw her, and he supported her.

That's why she didn't mind sharing her gut feeling with him. "Yeah. I need evidence to back it up obviously, but it's the same perpetrator. Not a copycat."

The sounds in the area made her turn and watch the activity— the cops, the forensics team, the media. She leaned back into him and he wrapped his arms around her, resting his chin on her head, watching along with her.

"Why stop for so long though?" Salem mused. "Was he injured or imprisoned?"

"Possibly." His voice came from over her. "Or maybe he never stopped, just moved locations and no one ever knew."

Salem stilled, the lightbulb going off in her head at his casual comment, and turned in his arms suddenly to look at him. "You're right. Oh my god, I'll need to cross-reference data and . . ."

His smile made her pause. "What?"

"Nothing." He grinned, not smirking thankfully like he still did at times to piss her off. "You're just stinking cute."

She raised an eyebrow. "When I talk about murder?"

He leaned closer, pressing a quick kiss to her nose. "When you come alive."

Salem held his biceps, blinking at his words, an epiphany dawning over her.

Once, she had thought death was inevitable, but she had never credited the life.

Death still was inevitable, but life was more beautiful somehow because of it. The moments she had, the moments she lived, the moments she breathed, they were all becoming memories for every other life she touched, rippling through the fabric of time.

She looked at the tattoo on the side of his neck, one that she got with him, her only tattoo, and the words it said—*memento vivere.*

Remember to live.

She went on her tiptoes, kissing him as he kissed her back, reveling in the fact that she was alive, that he was alive, and together, they were living.

ACKNOWLEDGMENTS

Enigma is a story very close to my heart. It is a story of loneliness, of loss, and of healing. This was the first book I wrote after my mother's death, and the first thing anyone read from me in over two years. This book came to me at a time when I was lost and doubting myself. The paths of Mortimer made a home in my mind, the loneliness of Caz and Salem echoed my own. There are parts of the story and scenery inspired by real experiences and real cases I've read about, my love of dark academia and psychology combining with my acceptance and understanding of death.

I want to thank some people for making *Enigma* happen.

First and foremost, to my parents. Though my mother isn't here anymore, I feel her presence and I hope she feels proud. And my dad, for showing me unconditional love and letting me fly from the moment I could walk. The world could end but your love for me remained unshakable. Thank you for making me understand the depths and power of love.

Secondly, to my wonderful agent, Kimberly, and the incredible team at Brower. You have been a rock to me. Your passion for my stories and belief in me as a writer has been so incredibly inspiring. Thank you for everything.

To Monique and the team at Bramble, thank you for your love and support and taking care of my fictional babies so wonderfully. Your genuine passion fills my heart. I couldn't have asked for a better team. Thank you!

Thirdly, to my friends, who live far from me but stay in my heart, who know how weird I can be and love me anyway, especially when

I disappear for days without a word. Thank you for being my people for years, the people I can call after days in the middle of the night to talk about the most random of shit and it's like we never stopped. Thank you for accepting my bad sides with the good. You know who you are.

Fourthly, to the beautiful book community, without whom I wouldn't be here. You have cheered me up on more days than you realize. Your love and encouragement have made this journey so much more beautiful than I ever imagined. Thank you for every kind message, for every recommendation, everything. Thank you for being on the ride with me. I'm so, so grateful for you.

And last but not least, to my readers. You're the reason I slap myself every time I feel like an imposter, the reason I don't burn my laptop when I feel everything I've written is shit, the reason I find the courage to share the stories in my head. Your acceptance, your love, your support is the reason I am where I am today, living my dream, doing what I love, and finding the strength to share it.

So, thank you, from the bottom of my heart, thank you for picking my books.

I hope you enjoyed this journey.

To listen to the book playlist curated by the author, visit https://runyxwrites.com/enigma.

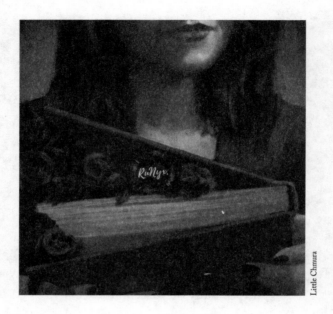

Little Chmura

RUNYX is a *New York Times, USA Today,* and international best-selling author of romance. Her stories range across subgenres from dark contemporary to gothic to historical to fantasy and more, and are currently being translated into more than twenty languages. Her pen name has a very special meaning to her.

RuNyxwrites.com
Instagram: @authorrunyx